Otto Wolff

Grundlagen einer geisteswissenschaftlich erweiterten Biochemie

OTTO WOLFF

Grundlagen einer geisteswissenschaftlich erweiterten Biochemie

VERLAG FREIES GEISTESLEBEN

ISBN 978-3-7725-1091-5

2., überarbeitete und korrigierte Auflage 2013

Verlag Freies Geistesleben
Landhausstr. 82, 70190 Stuttgart
www.geistesleben.com

Einbandgestaltung: Thomas Neuerer unter Verwendung eines
eingefärbten histologischen Schnitts der Haut
Druck: fgb Freiburger Graphische Betriebe
Printed in Germany

In dankbarem Gedenken an Eugen Kolisko (1893–1939),
den universellen Pionier einer
spirituellen Chemie und Physiologie

Inhalt

Vorwort

Dich im Unendlichen zu finden,
mußt unterscheiden und dann verbinden.
Johann Wolfgang Goethe

Es besteht kein Zweifel, daß zunehmend Daten, Tatsachen, Befunde mehr oder weniger zusammenhanglos angehäuft werden und auch abrufbar sind. Deshalb ist auf allen Fachgebieten der Ruf nach Ganzheit inzwischen unüberhörbar geworden.

Neue Tatsachen allein werden jedoch das Weltbild nicht unbedingt erweitern. Wer diese hier sucht, wird enttäuscht sein. Vielmehr wird ein neuer Ansatzpunkt gefordert, d.h. Einsicht und Besinnung auf die Grundlagen sowohl der Medizin als auch der Wissenschaft. Bei der Medizin ist am offensichtlichsten, daß diese heute aktuellen Fragen nach Ganzheit nicht zu trennen sind vom Wesen des Menschen.

Eine unvoreingenommene Beobachtung kann zeigen, daß der Mensch nicht nur belebt ist wie die Pflanze, sondern auch eine Seele besitzt, die anderer substantieller Träger bedarf als das nur biologische Leben der Pflanze. Über das Tier hinaus verfügt der Mensch über Fähigkeiten wie den aufrechten Gang, Sprechen und Denken als Ausdruck des Ich, des selbstbewußten Geistes. Auch hierfür lassen sich spezifische Substanzen finden, was ausführlich dargestellt werden soll.

Erkenntnis stammt auch heute noch aus zwei verschiedenen Quellen, nämlich Erfahrung und Einsicht, die letztlich auf Wahrnehmung und Denken basieren (s. S. 349). Das Verhältnis zwischen beiden wechselt jedoch und ist zeitgebunden. In früheren Jahrhunderten spielte die Erfahrung überhaupt keine Rolle, in der heutigen Zeit wird sie überbewertet, ja als alleinige Quelle gelten gelassen. Erkenntnisse aus Einsicht werden heute als unreal angezweifelt, weil nur als bewiesen gilt, was experimentell, d.h. durch Sinneserfahrung, gesichert ist.

Die heutige Forschungsmethodik sucht ein ihr unbekanntes Phänomen dadurch zu erklären, daß dieses reduziert wird auf bekannte Tatsachen. Insbesondere gilt es unausgesprochen und unbewußt als «Erklärung», wenn das Phänomen auf physikalische oder chemische Begriffe zurückgeführt werden kann, d.h. wenn der sogenannte «Wirkungsmechanismus» im Sinne eines physikalischen Vorganges oder einer chemischen Reaktion dargestellt wird. Es werden auch die meisten Versuche, dem Leben auf die Spur zu kommen, so unternommen, daß chemische oder elektrische Vorgänge (Potentiale, Elektronenwolken) zugrunde gelegt werden. Man meint auch, z.B. das Problem der Vererbung sei dadurch erklärt, daß man die DNS-Struktur und den Code aufgezeigt hat. Dies ist gerade so, als würde man die Sprache dadurch erklären, daß man sie auf die bekannten 24 Buchstaben reduziert und feststellt, daß alle Bücher nur aus 24 Buchstaben bestehen. Das ist zwar eine Tatsache, jedoch sagt diese über den Inhalt des Buches überhaupt nichts aus, sondern nur über das Mittel, durch das dieser zur Erscheinung kommt. Die Kenntnis der Buchstabenanordnung reicht sogar hin, um den Text genau zu vervielfältigen – ohne das geringste Verständnis für den Inhalt.

Selbstverständlich ist eine Erklärung berechtigt, jedoch muß diese vorurteilsfrei geschehen. Hier liegt die Gefahr des heute verbreiteten Reduktionismus, indem nicht durchschaut wird, daß dieser Voraussetzungen schafft, die nicht begründet sind, nämlich, daß alles physikalisch oder chemisch erklärbar sei. Dadurch werden Vorgänge von einer Ebene unberechtigterweise auf eine andere, wesensfremde Ebene transponiert. Im günstigsten Falle kann dadurch der Weg, auf dem etwas zur Erscheinung kommt, beschrieben werden, nicht jedoch die eigentlich wirkenden Ursachen beziehungsweise Kräfte.

Das Phänomen wird so in eine Einseitigkeit gedrängt, die als solche nicht (unbedingt) falsch zu sein braucht, jedoch der Wirklichkeit nicht gerecht wird.

Diesem Reduktionismus steht methodisch das Lesen im Buch der Natur gegenüber, wie es durch Goethe, den Begründer einer geistgemäßen Naturerkenntnis, ausgearbeitet wurde. Dem obigen Beispiel folgend, bedeutet dies, daß es nicht beziehungsweise nicht nur der Sinn einer Forschung und Erklärung sein kann, die Buchstabenfolgen eines Wortes, Satzes oder Buches zu verfolgen, sondern diese als Ausdrucksmittel eines übergeordneten Ideengehaltes, eines Gedankens oder eines Wesens zu erfassen. Es handelt sich in Zukunft um das Lesen im Buche der Natur und dessen Verstehen, nicht dessen Analyse!

In diesem Buch soll das Lesen auf dem Gebiet der Biochemie versucht werden.

«Einzig und allein wenn wir durchdringen können bis in die konkreten Einzelheiten der Stoffwirksamkeiten im göttlichen Schaffen, kommen wir dazu, Religion mit Wissenschaft zu durchdringen und Wissenschaft wiederum zur Religion zurückzuführen … Ebenso obliegt es der Erkenntnis, bis in die äußersten Ausläufer des Materiellen hinein die göttliche Schöpfertätigkeit zu verfolgen» (Steiner 1922b).

Die Methodik ist in dem abschließenden Kapitel behandelt (S. 340).

Es ist mir ein Bedürfnis, Drs. Peter Hinderberger, Horst Pflittner, Reinhold Kittel und Daphné von Boch für wesentliche Hilfen bei der Fertigstellung des Manuskripts herzlich zu danken.

Arlesheim, August 1998 *Dr. Otto Wolff*

Vorwort zur 2. Auflage

Das Hauptanliegen des Autors ist es, mit diesem Werk aufzuzeigen, wie die göttliche Schöpfertätigkeit bis in jede biochemische Einzelheit zu verfolgen ist. Für den Leser ist dieses Buch zugleich eine Hilfe und Anregung, diesen Weg selbst weiterzuverfolgen.

Ein besonderer Dank geht an die Mahle-Stiftung, die das Entstehen dieses Werkes maßgeblich unterstützt hat. Auch dem Ita-Wegman-Fonds sei für seine Unterstützung herzlich gedankt. Außerdem ist neben einigen anderen Kollegen insbesondere Herrn Dr. Johannes Wirz für seine Korrekturen bei der Bearbeitung der 2. Auflage zu danken.

Basel, Februar 2013 *Dr. Daphné von Boch*

EINLEITUNG

Die Problemstellung

Der Name Biochemie schließt zwei Fachgebiete zusammen, nämlich die Biologie – die Lehre von den Erscheinungsformen lebender Organismen – und die Chemie, die Lehre von dem Aufbau und den Eigenschaften der Stoffe. Man kann daher die Biochemie als ein Zwischenglied auffassen und sich ihr von der Seite des *Lebens* oder von der Seite der *Chemie* nähern. Beide Wege sollten gleichberechtigt sein. Die Wahl des Weges kann die Frage einschließen, was am Anfang steht, das Leben oder der Stoff, d.h. was primär und was sekundär ist. Heute geht man, ohne diese Frage aufzuwerfen, stillschweigend von der Chemie aus, d.h. von den Substanzen; man sieht somit die Biochemie als ein Spezialgebiet der organischen Chemie an, so wie etwa die Kunststoffchemie, Farbstoffchemie usw. In der älteren Bezeichnung «physiologische Chemie» kommt dieser Sachverhalt noch deutlicher zum Ausdruck.

So beginnt die Ausbildung des Mediziners, der später mit dem Leben und dem Menschen zu tun hat, nicht mit diesen, sondern mit Chemie und Physik als «Grundlage», ebenso wie mit der Leiche in der Anatomie. Die Lehrbücher der Chemie beginnen zumeist mit der Zusammensetzung der Materie aus Molekülen und Atomen und deren Aufbau aus Kern und Elektronen bzw. Ladungen. Aus deren Konfigurationen werden dann die Eigenschaften der Materie abgeleitet und daraus letztlich das Leben und der Mensch «erklärt».

Diesem Vorgehen liegt, methodisch nicht in Frage gestellt, der Primat der Materie zugrunde, letztlich also eine materialistische Denkweise bzw. Weltauffassung. (Diese kann durchaus mit einer davon völlig getrennten persönlichen geistigen oder religiösen Lebenshaltung zusammengehen.)

Wenn man heute von Physik und Chemie ausgeht, um das Leben zu erfassen, so liegt dieser Methode auch zugrunde, daß die physikalischen und chemischen Erscheinungen heute sehr genau bekannt sind und man deshalb das Phänomen Leben zurückführt auf bekannte Dinge, was als *Reduktionismus* bezeichnet wird. Dadurch wird naturgemäß der Blick eingeengt und auf wirklich Neues, d.h. Andersartiges, Unbekanntes erschwert oder verunmöglicht. Es wird das

Wesen des Lebens auf eine andere Ebene verschoben, wo es sich zwar äußert, aber nicht seinen Ursprung hat. Die Region des Lebens als einer Kraft liegt *über* derjenigen der toten Welt, benutzt diese, verändert sie, ist aber mit ihr nicht identisch.

Das zeigt schon die Beobachtung jeder Pflanze, welche die lebendige Substanz nach ihrem Wesen anordnet, das sich dadurch offenbart. Gerade die relative Einheitlichkeit der Pflanzensubstanzen zeigt, daß die Anordnung nicht aus der Substanz selbst kommen kann, sondern aus der unsichtbaren und unwägbaren Welt des Lebens, deren Kräfte in der lebendigen Substanz wirksam werden. Um zur Erscheinung zu kommen, braucht das Leben Substanzen, die entsprechende Eigenschaften haben müssen, um Leben, also eine Kraft aufnehmen zu können.

Wenn man dem Leben als Kraft zumindest eine Andersartigkeit gegenüber der toten Welt der Stoffe zuerkennen will, was man unvoreingenommen zugestehen muß, dann ist es auch berechtigt, zur Untersuchung des Zusammenwirkens von Leben und Substanz vom Leben auszugehen. Das soll methodisch in diesen Ausführungen erfolgen.

Das Zusammenwirken der verschiedenen *Kräfte* – nämlich Leben, Seele und Geist – mit der *Substanz* wird der Inhalt der folgenden Ausführungen sein.

Leben, Substanz, Materie

Betrachtet man vorurteilsfrei das Phänomen Leben, so kann es keinen Zweifel geben, daß dieses nur auf einer außerordentlich dünnen Schicht der Oberfläche der Erde möglich ist. Weder im Innern der Erde noch in größeren Höhen ist Leben in dem Sinne möglich, wie es in Pflanze, Tier und Mensch in Erscheinung tritt. Lediglich das Meer scheint bis in größte Tiefen das Leben zu ermöglichen. Gemessen am Durchmesser der Erde kann man aber trotzdem sagen, daß es eine dünne Schicht auf der Erdoberfläche ist, die eine Lebensentfaltung *ermöglicht*.

Zweifellos ist das Leben der drei Lebensbereiche, der Pflanzen, Tiere und Menschen, an bestimmte Substanzen gebunden, die sich als Träger des Lebens eignen.

Um das Wesen eines Elementes zu erfassen, bedarf es zunächst der Klärung der Begriffe Substanz und Materie. Die heutige Forschung setzt methodisch an einem analytisch faßbaren Stoff an und untersucht diesen. Das ist selbstverständlich berechtigt und führte zu der genauen Kenntnis der Stoffe, die in früherer Zeit nicht vorhanden war. Es sei betont, daß dies Ausdruck eines notwendigen Entwicklungsschrittes der Menschheit ist, der durch die Denkart bedingt ist, wie sie sich allmählich in Jahrhunderten entwickelt hat. Dabei werden jedoch Dinge, die man in früherer Zeit für wesentlicher gehalten hatte, vernachlässigt. Es ist deshalb heutzutage nötig, die Errungenschaften der modernen Forschung so zu erweitern, daß die vernachlässigten Dimensionen in ihrer Bedeutung erkannt und mit den modernen Ergebnissen verbunden werden.

Die eigentliche Substanzforschung begann bei den Alchimisten. Deren Weltansicht war umfassend und keineswegs auf Chemie begrenzt. Insofern sind sie keine primitiven Vorläufer der heutigen Chemiker. Der Zeit entsprechend war bei ihnen Wissenschaft noch nicht von Kunst und Religion getrennt. Auch waren für sie Geist und Materie ebenso wenig getrennt wie Kosmos und Erde. Ihr Bestreben war, zu ergründen, «was die Welt im Innersten zusammenhält», wie es *Goethe* formuliert hat. Er fühlte sich diesem Streben, in dem auch der historische Faust stand, verbunden und hat dies in der Dichtung *Faust* deutlich zum Ausdruck gebracht. Auf medizinischem Gebiet kann man *Paracelsus* als einen der letzten Alchimisten bezeichnen, der wegen seiner umfassenden Betrachtungsweise bei den spezialisiert denkenden Kollegen entsprechend auf weitgehendes Unverständnis stieß.

Allerdings darf man bei den Alchimisten zum Verständnis ihrer Arbeitsweise nicht von den dekadenten Vertretern der späteren Zeit ausgehen, die physisch Gold machen wollten. Bei den Alchimisten handelte es sich ursprünglich um suchende Menschen, deren Bemühen sich bis in die ägyptische Zeit verfolgen läßt. Ihr eigentliches Anliegen spiegelt sich noch heute in der Namensgebung der von ihnen entdeckten oder hergestellten Stoffe, Phosphor, Sulfur, Aluminium u.a., wider. Auch das Wesen der Materie bzw. Substanz wurde aus ihrer umfassenden Betrachtung klar erfaßt und dementsprechend der Name gegeben.

Der Name *Substanz* (lat. *sub-stare*) besagt, daß etwas darunter steht. Diese Bezeichnung hat nur dann einen Sinn, wenn etwas darüber ist. Dieses Darüber-Stehende, das prinzipiell andersartig als das Darunter-Stehende ist, wurde als Imponderables (Unwägbares) bezeichnet, das Darunter-Stehende als Substanz. Das bedeutet aber nichts anderes, als daß die Substanz einen Inhalt hat, auf den es letztlich ankommt; die äußere Seite desselben, das «Gefäß», ist sekundär.

Gewiß kann man sagen, daß die damaligen Imponderabilien (das Unwägbare) heute als «Energieinhalt» (ν – ργον = darin Tat, Handlung, Wirkung) bezeichnet wird. Jedoch ist der Begriff Energie undifferenziert. Er ist für technische Zwecke völlig berechtigt, nicht jedoch im biologischen Bereich und schon gar nicht im seelischen oder geistigen Gebiet. Es bedarf keiner Begründung, daß Leben, Liebe, Haß, Angst, Freude usw. hochwirksame «Energien» sind. Ohne diese Differenzierungen werden deren Einflüsse auf die jeweils verschiedenen «Gefäße», eben die Substanzen, nicht verständlich.

Wesentlich anders ist der Begriff *Materie*. Er entstand ebenso wie das Wort Substanz aus dem Lateinischen. Zugrunde liegt das Wort *mater* = Mutter. Dieser Bezeichnung liegt die alte unmittelbare Empfindung des Wesens der ursprünglich lebendigen Erde zugrunde, deren Sein bei allen Völkern als mütterlich empfunden wurde. Deshalb sind in allen Sprachen die Bezeichnungen für *die* Erde Feminina. Man empfand die Erde als Grundlage, als Boden, der aber nur die Hälfte der Wirklichkeit ist. Die andere Hälfte erlebte man als das männliche Prinzip des Kosmos, das demzufolge ein Maskulinum ist. So sind auch in den meisten Sprachen die Gestirne Maskulina. Ganz richtig wurde der Mond als Femininum (z.B. *luna*) bezeichnet, da man die Zugehörigkeit zur Erde empfand, die Sonne und die anderen Planeten waren Maskulina. Selbst die *Venus* als Prototyp weiblichen Wesens wurde mit einem Maskulinum bezeichnet.

Daß es in der deutschen Sprache *der* Mond und *die* Sonne heißt, im Gegensatz zu so gut wie allen anderen Sprachen, zeigt eine andere Betrachtungsweise, indem der Mond als zugehörig zum toten Teil der Erde empfunden wurde, während die Sonne als lebensspendend empfunden wurde. Im übrigen ist im Althochdeutschen sunno noch männlich. Auch in der russischen Sprache gibt es ein männliches und ein weibliches Wort für Sonne.

Die Begriffe Substanz und Materie bezeichnen also eine umfassende Realität, die heute nicht mehr gesehen wird, weshalb es zu der erwähnten Einseitigkeit gekommen ist, die deshalb ergänzungsbedürftig ist. Erst durch diese Ergänzung kann überhaupt Leben verständlich werden. Denn dieses benötigt als Grundlage den «Boden», die Materie, das mütterliche Element. Neues Leben kann nur durch Befruchtung entstehen. Diese kommt aus dem Kosmos und wird von der «Materie» aufgenommen, die dadurch zur Substanz wird. Befruchtung heißt also Zusammenwirken von Kosmos und Erde. Männlich und weiblich ist bereits eine Einengung, Spezialisierung, hinter der man die eigentlichen Wirkprinzipien, eben Kosmos und Erde, sehen muß.

In einem anderen Bezugssystem, nämlich funktionell, kann man auch sehen, daß die Frau mehr mit kosmischen Kräften verbunden ist als der Mann, der in diesem Sinne mehr Beziehungen zum toten Anteil der Erde aufweist. Man muß sich «nur» darüber im klaren sein, daß man beide berechtigte Ebenen, die substantielle und funktionelle, nicht beliebig wechseln darf.

Geht man davon aus, daß die Substanz ein Gefäß ist und der Inhalt sehr verschieden sein kann – wie z.B. Leben in den verschiedenen Formen, aber auch Seele, Geist, Licht, Wärme, Idee, Schmerz usw. –, so ist die Schlußfolgerung naheliegend, daß das *Gefäß dem Inhalt adäquat* sein muß. So wie eine Flüssigkeit nicht in einem Netz und Bälle nicht in einer Flasche transportiert werden können, sondern dies nur umgekehrt möglich ist, erfordert auch ein unwägbarer Inhalt, z.B. Leben, ein entsprechendes Gefäß, das anders beschaffen sein muß als eine Substanz, die Träger für Seelisches sein kann.

Wenn man diesen Gedanken konkret nimmt, so wird man aus der Art des Gefäßes auf den Inhalt schließen können. Gewiß ist der Inhalt mit dem Gefäß nicht identisch – letzterer kann eine leere Hülse sein oder aber auf kleinstem Raum bzw. in kleinster Substanz ein Konzentrat von Kräften beinhalten. Hierfür werden sich in großer Zahl Beispiele aufzeigen lassen.

Der wesentlichste Träger des Lebens ist zweifellos das *Wasser*. Ohne Wasser kann sich kein Leben entfalten. Umgekehrt ausgedrückt: Trocknung entzieht die Grundlage für Lebensentfaltung und ist deshalb das älteste Konservierungsmittel. Die getrocknete Substanz enthält zwar noch Leben, doch wird dessen Entfaltung durch die Abwesenheit von Wasser verhindert.

Was macht Wasser zu einem wesentlichen Träger des Lebens? Diese Frage kann nicht dadurch beantwortet werden, daß man das Wasser im Sinne obiger

Ausführungen reduktionistisch analysiert, denn die dabei erhaltenen zwei Elemente, Wasserstoff und Sauerstoff, sind völlig tote Substanzen. Noch weniger erhält man Aufschluß über diese Frage, wenn man deren atomare Struktur, ihre Elektronenkonfiguration, Kernladung, Spin usw. zu Rate zieht, denn letztere sind als «Gefäße» durch den «Inhalt» gegeben, wodurch sich die Eigenart der Substanz ergibt, nicht umgekehrt.

Wasser selbst – in chemisch reiner Form – zeigt also keinerlei Kennzeichen des Lebens und ist tatsächlich eine tote Substanz, oder anders ausgedrückt: ein leeres Gefäß. «Reines» Wasser ist sogar für das Leben nicht ausreichend, es ist nur ein Träger des Lebens. Es sei an dieser Stelle betont, daß keinerlei chemisch reine Substanz lebendig ist. Leben benötigt, um in Erscheinung zu treten, in seiner Vielseitigkeit eine Vielzahl von Substanzen, die alle in verschiedener Weise die Grundlage für das Leben bilden, aber selbst noch nicht lebendig sind. Durch ein noch so ideales Gefäß ist noch kein Inhalt gegeben.

Obwohl dieser Sachverhalt leicht einzusehen ist, wird im praktischen Leben oft nach dem Gegenteil verfahren: Man verabreicht einem Organismus hochgereinigte Substanzen wie z.B. Aminosäuren, Kristallzucker, synthetische Produkte usw., um damit «Leben» zuzuführen, was naturgemäß auf diese Weise unmöglich ist, da es sich hierbei immer nur um Gefäße (eventuell mit fraglichem Inhalt) handelt. Als «Inhalt» ist gewiß noch «Energie» erkennbar und nachweisbar, jedoch nicht mehr Leben. Natürlich enthält z.B. Zucker «Energie» (sogar sehr viel), also eine Kraft. Es ist jedoch für ein wirkliches Verständnis der Zusammenhänge von Substanz und Kraft bzw. Inhalt nötig, «Energie» genauso zu differenzieren wie die Substanzen, was oben bereits ausgeführt wurde. Dies ist ein qualitatives Problem, auf das es ankommt. Die Differenzierung der Kräfte – *welche Kraft mit welcher Substanz verbunden ist – wird das zentrale Thema dieser Ausführungen sein.*

Lebensträger

Um das Zusammenwirken von Leben und Substanz zu verstehen, ist es nötig, nach der jeweiligen Herkunft zu fragen. Dieses Thema wird im folgenden Kapitel behandelt. Es besteht kein Zweifel, daß die Substanz bzw. die Materie, also das Gefäß für das Leben, der Erde entstammt. Es wurde ausgeführt, daß Wasser allein nicht Träger des Lebens sein kann. Die schier unendliche Vielfalt des Lebens stützt sich dennoch auf nur ganz wenige irdische Trägersubstanzen.

Summarisch kann man sagen, daß es nur drei Substanzgruppen gibt, die Träger des Lebens sind, nämlich Kohlenhydrate, Fette und Eiweiße. Diese werden – ebenso wie deren Übergänge Glucosamine, Lipoide, Proteoglykane u.a. – in den entsprechenden Kapiteln behandelt werden.

Analysiert man diese drei Hauptgruppen lebendiger Substanzen vollständig, so findet man nur vier chemische Elemente, nämlich Wasserstoff, Sauerstoff, Kohlenstoff und Stickstoff. Darauf hat wohl zuerst *Lavoisier* hingewiesen. Später sah *Berzelius* gerade in der Beschränkung der lebendigen Substanzen auf diese vier Elemente den Gegensatz zur anorganischen toten Welt, wobei ihm durchaus bekannt war, daß Leben auch kleine Mengen der anorganischen Welt benötigt.

Von den übrigen rund achtzig natürlich vorkommenden Elementen werden nur wenige – und auch diese nur in relativ geringen Mengen – im Bereiche des Lebens benötigt. Es ist eine erstaunliche Tatsache, daß die unendliche Vielfalt des Lebens praktisch nur mit vier Elementen realisiert wird. (Die anderen Substanzen sind im Kapitel Mineralstoffwechsel dargestellt.) Man kann sehr vereinfacht sagen, daß, substantiell gesprochen, tatsächlich die vier Elemente Wasserstoff, Sauerstoff, Kohlenstoff und Stickstoff die wirklichen Träger des Lebens sind, allerdings nur in geeigneter Verbindung.

Da diese vier Elemente isoliert an sich nicht lebendig sind, sondern erst in ihrer Gesamtheit ein Gefäß für das Leben sein können, ergibt sich die Frage, wodurch gerade diese vier Elemente «lebendig» werden können, richtiger: Leben in sie hineinkommen kann.

Es war einer der Marksteine naturwissenschaftlicher Forschung, als der italienische Gelehrte, Arzt und Dichter *Francesco Redi* (1626 – 1698) aufgrund von exakten Beobachtungen den Satz prägte: *«Omne vivum e vivo»*, daß also Lebendiges nur aus Lebendigem entstehen kann – ein Satz, der bis heute ohne Ausnahme besteht! Dennoch war diese Aussage zu seiner Zeit ketzerisch. Mit anderen Worten: Aus Totem kann nie Lebendiges entstehen. Das heißt für die vorliegende Problematik: Auch durch geschickteste Zusammenfügung von Kohlenstoff, Wasserstoff, Sauerstoff und Stickstoff kann keine lebendige Substanz erzeugt werden. Gewiß können heutzutage komplexe organische Verbindungen bis zu hochmolekularen «naturidentischen» Substanzen hergestellt werden. Doch sind alle solche Substanzen leblos; sie zeigen – sich selbst überlassen – keinerlei Lebensäußerung. Sie vermögen zwar innerhalb eines Organismus Lebensprozesse zu beeinflussen, aber nicht selbst Leben zu entwickeln.

Gäbe es keine Neuentstehung von Leben, so müßte das lebendige Potential, die «Biomasse», auf der Erde ständig abnehmen. Nur lebendige Substanz kann neues Leben erzeugen. Im Rahmen dieser Ausführungen wird nur die aktuelle Neuentstehung von Leben diskutiert. Die Frage der «Urzeugung», d.h. der Entstehung des Lebens auf der Erde überhaupt, würde eine gesonderte Darstellung erfordern. Nach dem Bisherigen sollte aber klar sein, daß z.B. durch Synthese von Aminosäuren, ja von Eiweiß nur «Gefäße» im obigen Sinne geschaffen werden können; auf diese Weise, d.h. «von allein», aus toter Materie, kann Leben nicht entstanden sein und auch nicht entstehen.

Das Grundphänomen hierfür ist die Tatsache, daß Mensch und Tier zur Erhaltung des Lebens auf anderes Leben angewiesen sind, nämlich die Leben enthaltenden Lebensmittel, was allgemein als heterotrophe Lebensweise bekannt ist. Demgegenüber ist die Pflanze autotroph, d.h. selbsternährend. Jedoch ist damit die Herkunft des Lebens nicht charakterisiert.

Die heute übliche Vorstellung geht davon aus, daß die Pflanze von «Nährstoffen», also vor allem Kalium, Phosphor und Stickstoff, lebt, genauso wie Mensch und Tier von Fleisch oder Brot leben. Diese sogenannten Nährstoffe der Pflanze sind jedoch frei von jeder lebendigen Qualität; sie sind genauso tot wie Wasser und Kohlendioxid. Sie sind zwar substantiell lebensnotwendig, aber als solche insbesondere in mineralischer Form absolut tot, können also kein Leben in die Pflanze einbringen.

Leben und Licht

Die Pflanze bildet in erster Linie Kohlenhydrate; sie erfüllt ursprünglich tote Materie mit Leben. Hierzu benötigt sie eine Kraft, die nicht aus einer anorganischen, toten Substanz kommen kann, da diese sie nicht enthält. Leben kann nur aus einem anderen Kraftfeld, einem Unwägbaren, Imponderablen, wie man dies früher nannte, stammen, nämlich dem *Licht*. Dieser Vorgang wird als Photosynthese beschrieben und ist heute bis in Einzelheiten untersucht. Das Grundphänomen bleibt aber die Tatsache, daß die Pflanze *neues* Leben dadurch erzeugt, daß sie als bereits lebender Organismus Licht aufnimmt, um mit Hilfe des Lichtes aus toten Substanzen (CO_2 und H_2O) eine lebendige Substanz (Kohlenhydrate) zu erzeugen.

Das Leben der Pflanze entstammt also dem Licht, einer anderen Kraft. Anders formuliert:

Leben ist metamorphosiertes Licht.

Da das Licht der Sonne entstammt – nicht der Erde – und verschiedentlich modifiziert wird, kann man auch sagen, daß der *Ursprung* und die Quelle *des Lebens* der *Kosmos* ist.

Um lebendige Substanz auf der Erde zu erzeugen, sind also zwei Quellen nötig:
1. das Licht, das durch die Pflanze in Leben transformiert wird,
2. die geeignete Substanz als Träger des Lebens.

Daher ist Neubildung von Leben ohne Licht nicht möglich. Die Photosynthese hört sofort auf, wenn das Licht aussetzt.

Das aus dem Kosmos bzw. der Sonne auf die Erde strömende Licht erfährt hier eine Umwandlung, die verschieden verläuft, je nachdem, worauf das Licht auftrifft. Tote Erdenmaterie wird durch das Licht erwärmt, d.h. Licht wird in Wärme umgewandelt.

Lediglich in der Pflanzenwelt und z.T. auch in der Tier- und Menschenwelt wird Licht statt in Wärme in Leben umgewandelt.

Licht → Pflanze → neues Leben
Licht → tote Materie → Wärme

Für die Aufnahme und Umwandlung von Licht in Leben benötigt die Pflanze auch Wärme. Es muß aber beachtet werden, daß diese Wärme auch in das Leben eingeht: Prinzipiell bedeutet die Photosynthese chemisch eine Reduktion. Diese verläuft immer endotherm, d.h. unter Verbrauch von Wärme. Diese Wärme geht tatsächlich substantiell in bestimmte Substanzen der Pflanze ein, z.B. die ätherische Ölbildung (siehe Kapitel Fette). Darauf beruht die Tatsache, daß in warmen Gegenden, wie im Mittelmeerraum, sehr viele Duftpflanzen zu finden sind, wie Rosmarin, Lavendel und andere Labiaten. Diese starken Duftbildungen wird man in kalten Gegenden kaum oder nur ausnahmsweise antreffen.

Bei der Umkehr der Reduktion, d.h. der Oxydation, der Verbrennung, wird sowohl Licht wie auch Wärme frei, was unmittelbar anschaulich ist. Deshalb ist *jede lebendige Substanz* nach dem Trocknen brennbar (siehe Kapitel Brennbarkeit).

Licht ist ebenso wie Leben vielfältig variabel. So modifizieren z.B. Sonnenstand, Witterung, Höhe usw. die Art des Lichtes. Darüber hinaus kann man heute wissen, daß auch andere kosmische Wirkungen (Planeten, Konstellationen) das Wachstum beeinflussen, was von anderer Seite näher ausgeführt wurde (siehe dazu Kranich 1997, Thun 1994).

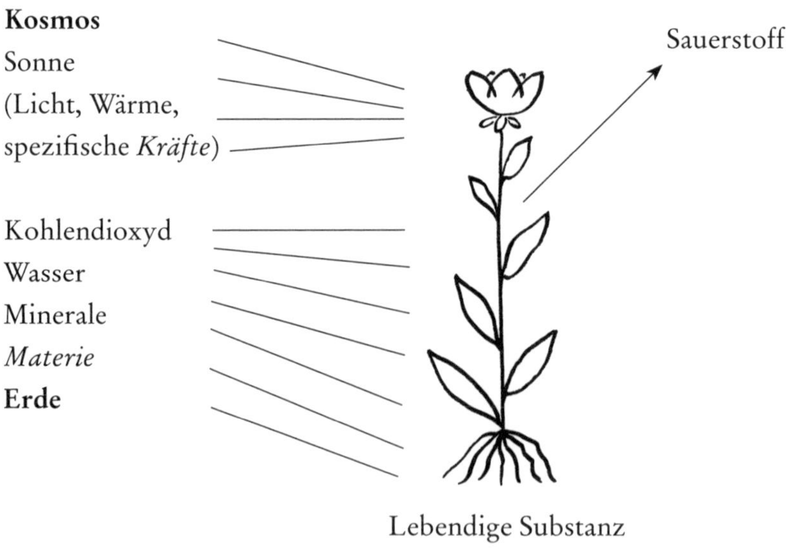

Lebendige Substanz

Eine Hauptschwierigkeit im Verständnis des Lebens besteht darin, daß man versucht, dieses nur aus irdischen Substanzen und Gesetzmäßigkeiten heraus zu erklären. Dabei wird der wesentlichere Teil, nämlich das Licht bzw. die mit ihm wirkenden kosmischen Kräfte, die in dem wachsenden Organismus wirksam sind, vernachlässigt. Eliminiert man diese Kräfte, so hat man es eben nur mit einem Teil der Wirklichkeit zu tun.

Leben kann sich nur *zwischen* Erde und Kosmos entfalten und benötigt beide. Unter diesem Aspekt ist Wasser als Grundlage des Lebens zu verstehen: Es verdunstet, kondensiert zu Wolken, kommt als Regen zur Erde zurück und verdunstet wieder. Dieser Kreislauf des Wassers ist die Grundlage des Pflanzenwachstums, ja überhaupt des Lebens, was für Menschen in trockenen Gegenden unmittelbar erlebbar ist. Auch wenn dieser Kreislauf natürlich nicht bis zur Sonne und bis zu den Erdentiefen ausgedehnt ist, so schwingt das Wasser doch zwischen diesen Extremen, Himmel und Erde, und verbindet sie.

In alten Zeiten bis zu den Alchimisten wurde das vermittelnde, verbindende Wesen als konstituierende, göttliche Kraft erlebt, als Merkur (römisch: Mercurius; griechisch: Hermes; ägyptisch: Tot; germanisch: Wotan usw.), als der Götterbote, der zwischen Himmel und Erde, den Göttern und Menschen vermittelt. Deshalb wurde in allem Vermittelnden und somit auch dem Wasser ein merkurielles Element geschaut. Als das unmittelbare Erleben kosmischer Kräfte zurückging, richtete man das Augenmerk auf die physischen Substanzen.

Die Analyse bzw. Elektrolyse des Wassers zeigt zwei Teile Wasserstoff und einen Teil Sauerstoff. Man kann jedoch über die Substanz hinausgehen und aus dem *Wesen* des Wasserstoffs und des Sauerstoffs Hinweise auf die Einzigartigkeit des Wassers als Grundlage für das Leben erhalten. Gewiß handelt es sich bei beiden um Gase, doch ist ihr Wesen gegensätzlicher Natur. Es soll daher zunächst versucht werden, das Wesen von Wasserstoff und Sauerstoff aufzuzeigen. Daraus wird sich nicht nur die Besonderheit des Wassers ergeben, sondern an ihrem Auftreten werden die Eigenarten der wirkenden Kräfte und ihre Bedeutung für das Leben erkennbar werden.

Wasserstoff

Um das Wesen einer Substanz zu erkennen, ist es nötig, deren einmaliges Charakteristikum aufzusuchen, durch das sie sich extrem von anderen Substanzen unterscheidet. Dies ist beim Wasserstoff zweifellos die Tatsache, daß er der *leichteste Stoff* überhaupt ist. Er besitzt eigentlich kaum Materie. Wenn man die Materie als die Stofflichkeit bezeichnet, die die Erde bildet, kann man auch sagen: Der Wasserstoff hat von allen Stoffen am wenigsten Erdcharakter. Er besitzt keine Beziehung zur Erde, sondern flieht sie. Daher ist er im elementaren Zustand in der Natur auf der Erde nicht anzutreffen, sondern nur über der Lufthülle der Erde. Er ist nur an der äußersten Grenze der Erde anzutreffen und gehört eigentlich mehr dem Kosmos als der Erde an, obwohl er Materie ist.

Neben der geringsten Dichte besitzt der Wasserstoff die größte Wärmekapazität aller Elemente (spezifische Wärme von Wasserstoff ist 3,4 gegenüber Wasser = 1,0), d.h. er ist in der Lage, viel Wärme innerlich aufzunehmen. Wasserstoff kann also 3,4 mal mehr Wärme aufnehmen bzw. abgeben als Wasser. Er ist konzentrierte *Wärme*. Auch damit zeigt er seine Beziehung zum Kosmos, denn die Wärme kommt über das Sonnenlicht auf die Erde. Dem Wesen nach ist die Erde kalt. Dies bezieht sich auf den Lebensraum der Erdoberfläche, nicht auf das Erdinnere und die diesem entströmende vulkanische Wärme. Man kann also mit Recht den Wasserstoff als ein dem Wesen nach kosmisches Element bezeichnen oder auch als «Wärmestoff» bzw. «Feuerstoff», wie ihn bereits Rudolf Hauschka nannte.

Der Name «Wasserstoff» trifft nicht das Wesen dieser Substanz. Er entstammt der Beobachtung, daß bei der Elektrolyse von Wasser doppelt soviel Wasserstoff wie Sauerstoff frei wird. Der Name stellt jedoch eine Halbwahrheit dar. Mit derselben Berechtigung hätte man auch den Sauerstoff Wasserstoff nennen können, da er ebenfalls ein «Stoff des Wassers» ist.

Wasserstoff kann feste Verbindungen verflüssigen und schließlich gasförmig machen, d.h. er bringt sie «weg von der Erde, hin zum Kosmos», wofür

Beispiele genannt werden können (siehe Fette, Paraffine). Er macht Substanzen leichter, aufnahmebereiter für kosmische Kräfte. Allerdings gibt es in der organischen Welt andere Möglichkeiten, die verschiedenen Kräfte bzw. Imponderabilien noch stärker oder qualitativ anders in die Substanz zu verinnerlichen, als das der Wasserstoff vermag (siehe Doppelbindung, Ringbildung).

Diese Verhältnisse liegen als richtige Darstellung bei der Einordnung des Wasserstoffs in das periodische System der Elemente zugrunde (siehe S. 334), indem der Wasserstoff eine Sonderstellung einnimmt und *über* dem ganzen System angeordnet wird.

An jeder Leben tragenden Verbindung (Fette, Eiweiße, Kohlenhydrate) ist Wasserstoff beteiligt. Er schafft die Voraussetzung, daß sich Substanzen mit Kräften, die Kosmisches beinhalten, wie z.B. Leben, verbinden können. Wasserstoff ist somit nicht nur ein Wärmestoff, sondern auch Statthalter kosmischer *«Leichte»-Kräfte*, die eine Substanz aus der Erdenschwere befreien. Er tritt auf als Vermittler zum Kosmos.

Der Begriff «Leichte» existiert in modernen Sprachen nicht mehr, wohl aber noch im Lateinischen als *levitas*. Damals empfand man noch deutlich deren Gegensatz zu *gravitas*, der Schwere, und beide als gleichberechtigte polare Kräfte, denen die Substanzen ausgesetzt sind. Es gehört zu der Einseitigkeit der modernen Entwicklung, daß – beginnend mit Newton – die Schwerkraft genauestens untersucht wurde, die Leichte-Kräfte aber vollständig aus dem Bewußtsein entschwanden (näher ausgeführt bei Lehrs 1966).

Damit fehlt dem physikalischen, eigentlich aber dem gesamten Weltbild ein ganzes Kraftgebiet, das ebenso real ist wie die Schwerkraft.

Sauerstoff

Die Besonderheit des Sauerstoffs liegt in der Tatsache, daß er mit 47 Prozent das häufigste Element der Erdrinde ist, gefolgt von Silicium mit 28 Prozent. Alle «Erde», die uns umgibt, besteht zum größten Teil aus Sauerstoffverbindungen. In den Kalkgebirgen (Jura) findet sich Calciumcarbonat ($CaCO_3$), in den Dolomiten Magnesium-Calcium-Carbonat; Kiesel ist SiO_2, Lehm $Al(OH)_3$. Überall ist Sauerstoff an der Erdbildung beteiligt. Auch viele Salze (Phosphate, Sulfate, Nitrate, Carbonate) besitzen einen beträchtlichen Anteil an Sauerstoff. Sauerstoff ist also der hauptsächliche *Erdbildner*, wenn man auch hier wiederum nicht das Erdinnere, sondern die Erdkruste zugrunde legt, die für das Leben entscheidend ist, das sich ja nur auf der dünnen Schicht zwischen Erde und Kosmos entfalten kann. Mit den tieferen Schichten der Erde sind völlig andere Substanzen verbunden, die z.T. speziell sogar gegen das Leben gerichtet sind (siehe Mineralstoffwechsel, Fluor).

Häufigkeit der Elemente in der Erdkruste in Prozenten:

Sauerstoff	49,4	Kohlenstoff	0,09
Silicium	25,8	Phosphor	0,09
Aluminium	7,67	Schwefel	0,05
Eisen	4,7	Blei und Zink	0,012
Calcium	3,4	Nickel	0,01
Natrium	2,64	Kupfer	0,01
Kalium	2,4	Zinn	0,003
Magnesium	1,94	Silber	0,00001
Wasserstoff	0,88	Rest	< 0,6
Titan	0,41		

(Aus: *Enzyklopädie Naturwissenschaft und Technik*, München 1980, Stichwort «Erde», S. 12–13, bzw. www.chemie-master.de.)

Die Erdoberfläche wurde als der Ort geschildert, wo sich Leben entfalten kann. Zu diesem muß also der Sauerstoff eine geradezu «tragende», im Wortverstand Grund-legende Beziehung haben. Diese Beziehung ist aber polar verschieden für Pflanze und Tier / Mensch. Es wurde bereits dargestellt, daß das Leben kosmischen Ursprungs ist, aber auf der Erde zur Erscheinung gebracht werden muß; dies ist die Aufgabe des Sauerstoffs, was sich genau zeigen läßt. Wesentlich mehr als Mensch und Tier ist die Pflanze kosmisch orientiert, ja sie lebt eigentlich nicht auf der Erde, sondern ist ganz dem Licht «geöffnet». Bei Mensch und Tier wirken darüber hinausgehende Kräfte, die sich z.B. in der Mineralisierung (Knochenbildung) äußern und deren Wesen sich so mit der Erde verbindet. Aus diesem grundsätzlichen Unterschied zwischen Pflanze und Tier / Mensch wird die Erdbeziehung des Sauerstoffs offenbar: Dieser ist für die Pflanze als kosmisches Wesen ein Ausscheidungsprodukt und ausgesprochen «giftig». Deshalb beruhen die sogenannten Unkrautvertilger alle auf oxydierenden Substanzen. Dagegen ist für die höheren Tiere und den Menschen der Sauerstoff das «Lebenselement», was darauf beruht, daß deren für das höhere Leben – die Inkarnation von Seele und Geist – nötige Stoffwechsel im Gegensatz zur Pflanze oxydativer Natur ist. Erst durch den Sauerstoff wird für den Inkarnationsvorgang die Bedingung geschaffen, daß der Mensch – und auch die höheren Tiere – auf der Erde sein können, ihr Wesen «verinnerlichen», deshalb können sie sich auch seelisch «äußern». (Daß dabei der Stickstoff ebenfalls eine bedeutsame, aber andersartige Rolle spielt, ist unten ausführlich dargestellt)

Der Sauerstoff stellt somit die Verbindung zur Erde her. Er ist der *Erdenstoff* in dem Sinne, daß er Repräsentant des Leben tragenden Teiles der Erde ist – und das ist die Erdoberfläche. Er steht «zwischen Sonnenleben und Erdentod» (F. H. Julius 1960 und 1965). Sauerstoff ermöglicht, daß Leben, das seinem Wesen nach kosmischer Natur ist, auf die Erde kommen kann. Dies gilt grundsätzlich auch für andere Substanzen. Dem scheint zu widersprechen, daß durch Verbrennen, also Oxydation, gerade lebendige Substanz abgetötet wird und «verschwindet». In Wirklichkeit aber werden die Wärme und das Licht durch die Oxydation freigesetzt und dienen Mensch und Tier dazu, ihr *höheres* seelisches Leben in innerem Licht und innerer Wärme entfalten zu können. Auf diese Problematik wurde oben bereits eingegangen. Tatsächlich wird durch den Sauerstoff das Verhältnis einer Substanz zur Erde bestimmt.

	Pflanzen	**Mensch**
C	40 – 50	21
O	35 – 45	63
H	5 – 6	10
N	0,3 – 0,5	3

(Durchschnittswerte; jeweils Trockensubstanz in Gewichtsprozent)

Wie die Tabelle zeigt, überwiegt bei der Pflanze der Kohlenstoffanteil, da sie ja schließlich «Träger des reinen Lebens» ist. Der Stickstoff-Anteil ist minimal, wenn auch nicht unbedeutend. Beim Menschen dagegen überwiegt bei weitem der Sauerstoff, woraus nach den bisherigen Ausführungen ablesbar ist, daß der Mensch zumindest ein wesentlich irdischeres Wesen ist als die Pflanze, die kosmischer Natur ist.

Dabei spielt der Sauerstoff die entscheidende inkarnierende Rolle; er verbindet mit der Erde, während der Wasserstoff mit dem Kosmos verbindet. Insofern hat er eine Stellung, die in der Metallwelt das Eisen einnimmt, das ja bei Mensch und Tier die Sauerstoff-Bindung und die Oxydationsprozesse übernommen hat. Letztlich aber ist es die diese Vorgänge beherrschende Atmung, die den Inkarnations- und Exkarnationsprozeß des Menschen lenkt.

Elementarer Sauerstoff ist ein Gas, d.h. sein Wesen ist eigentlich über-irdischer Natur, wie es allen Gasen entspricht. Man muß sich vergegenwärtigen, daß praktisch der gesamte Sauerstoff der Luft, von der er ein Fünftel ausmacht, von der Pflanzenwelt ausgeatmet wurde, letztlich also durch Licht (Photosynthese) aus Wasser freigesetzt und aktiviert wurde. Dadurch kann der Kreislauf des Lebens auf der Erde erhalten werden.

Trotz seiner über-irdischen Natur verbindet sich Sauerstoff ganz intensiv mit der Erde und bringt in Verbindung mit anderen Substanzen die Stoffe in einen irdischen Zustand; er gibt allen Stoffen, mit denen er sich verbindet, eine dosierte Erdhaftigkeit. Daß es dabei sog. Ausnahmen gibt, z.B. daß CO_2 ein Gas ist gegenüber dem festen Kohlenstoff, bedingt gerade die Besonderheit dieses «schweren» Gases, was später auszuführen ist.

Da es viele Elemente gibt, die Sauerstoff ein-, zwei-, dreifach, ja siebenfach aufnehmen können, kann man aus den Gesagten ableiten, daß ein *Oxyd* stets die erdgebundenere Form* einer Verbindung ist. Dementsprechend bedeutet eine *Erhöhung der Wenigkeit*, was ja mit einer Oxydation gleichbedeutend ist, eine stärkere *Erdenbindung*. Der oxydierte Stoff wird im allgemeinen nicht nur schwerer, was naturgemäß durch die Verbindung gegeben ist, sondern nimmt teil an der Erdbildung, wird irdischer oder ist offen für Erdenkräfte.

Das über die *Erhöhung der Wenigkeit* Gesagte gilt entsprechend der modernen Nomenklatur für eine *Abgabe von Elektronen* bzw. Abgabe von H_2 (Dehydrierung), was auch aus dem über Wasserstoff Gesagten verständlich werden kann.

In Umkehrung dieses Tatbestandes bedeutet eine *Reduktion* das Kosmischer-Werden der betreffenden Substanz. Im entsprechenden Sinne gilt dies für eine Hydrierung bzw. Erniedrigung der Wenigkeit oder Aufnahme von Elektronen.

* Es wird die ursprüngliche Schreibweise mit y beibehalten, da das Wort Oxyd von griechisch *oxys* (ὀξ‡ς): scharf, sauer stammt. (Für einen Wechsel von y zu i in der modernen Schreibweise besteht keine sachliche Notwendigkeit.)

Nicht jede Hydrierung, also effektive Aufnahme von Wasserstoff, bedeutet aber ein Kosmischer-Werden! Wenn z.B. eine Doppelbindung bei ungesättigten Fettsäuren hydriert wird, so «wiegt» die Hydrierung für die Substanz weniger als die Doppelbindung, weshalb die Substanz im Endeffekt trotz Hydrierung irdischer, fester, härter wird. Bei Besprechung der Bedeutung der Doppelbindung sowie bei den Fetten sind diese Verhältnisse ausführlicher dargestellt.

Prinzipiell hat aber eine Dehydrierung denselben «Wert» wie eine Oxydation, wie folgendes Beispiel zeigt: Schwefelwasserstoff wird zu Schwefel dehydriert, was der Bedeutung nach einer Oxydation auch ohne Hinzutreten von Sauerstoff entspricht. Als zweiter Schritt kann der Schwefel zu Schwefeldioxyd oxydiert werden.

$$H_2S \longleftrightarrow S \longleftrightarrow SO_2$$

Oxydation $\longrightarrow$

Reduktion $\longleftarrow$

Dem Namen Reduktion (*reducere* = zurückführen) liegt das alte Wissen zugrunde, daß alle Substanz in kosmischen Gebieten urständet: *Nur* ihr reduzierter, also kosmischer Zustand, zeigt ihr eigentliches Wesen, das in früherer Zeit für die Metalle in den Planeten, für die Nichtmetalle im Tierkreis gesehen wurde. Im Lauf der Ausführungen wird zu zeigen sein, daß dieses Wissen sich mit modernen Ergebnissen exakt bestätigen läßt. So zeigen Metalle in ihrem eigentlichen, d.h. in ihrem metallischen, also reduzierten Zustand Eigenschaften, die nicht typisch für irdische Substanzen sind; so bilden sie nicht – oder nur ausnahmsweise – Kristalle; sie wurden als «kosmische Fremdlinge» bezeichnet (Pelikan 1981). Gerade durch die Oxydation erhalten sie irdische Eigenschaften, die natürlich bei jedem Metall in verschiedener Weise in Erscheinung treten.

Es ist charakteristisch für das Verhalten der Metalle, daß diese nicht weiter reduziert werden können. Das bedeutet aber, daß dies ihr eigentlicher Zustand ist, in dem ihr Wesen offenbar wird. Wie bereits erwähnt, ist dieser metallische Zustand gerade nicht irdisch, sondern kosmisch. Dem modernen Bewußtsein sind die Zusammenhänge von Metallen und Planeten durchaus zugänglich, hierüber liegen ausführliche Arbeiten vor (Pelikan 1981, Selawry 1963 und 1966, Husemann 1962, Mees 1974, Lievegoed 1992, Wolff 1955 u.a.).

Im Gegensatz zu den Metallen können jedoch die Hauptvertreter der Nichtmetalle sich leicht mit Wasserstoff *oder* Sauerstoff verbinden. Gerade dieses wechselhafte Verhalten ist charakteristisch für die Nichtmetalle. Bei ihnen liegt der elementare Zustand zwischen einer oxydierten und reduzierten Form. In Weiterführung des obigen Beispiel sei dieses ergänzt:

$$
\begin{array}{lllllll}
H_2S & \longleftrightarrow & S & \longleftrightarrow & SO_2 & \longleftrightarrow & SO_3 \\
H_3P & \longleftrightarrow & P & \longleftrightarrow & P_2O_5 & & \\
NH_3 & \longleftrightarrow & N & \longleftrightarrow & NO & \longleftrightarrow & NO_2
\end{array}
$$

$$
\begin{array}{l}
\text{Oxydation} = \longrightarrow \\
\text{Reduktion} = \longleftarrow
\end{array}
$$

Wasserstoff macht Substanzen kosmischer, Sauerstoff macht sie irdischer. Das Wesen des Sauerstoffs steht dem Wesen des Wasserstoffs polar gegenüber.

Was den Namen *Sauerstoff* betrifft, der wie der Name Wasserstoff eine Halbwahrheit darstellt, sei auf die Ausführungen auf S. 28 verwiesen.

Im übrigen ist es charakteristisch, daß in der Spannungsreihe der Metalle auch der Wasserstoff bzw. auch NH_4^+ zu finden sind, die in diesem Sinne, ebenso wie die Metalle, kosmischen Charakter tragen.

Wie oben beschrieben, ist Sauerstoff für Mensch und Tier, aber nicht für die Pflanze, das «Lebenselement». Als heterotrophe Lebewesen verläuft bei Mensch und Tier der Stoffwechsel im Prinzip oxydativ. Ihre Atmung ist eine Oxydation, ein Verbrennen lebendiger Substanz, in erster Linie von den Leben tragenden Kohlenhydraten, die oxydiert und dann als CO_2 ausgeatmet bzw. als Wasser ausgeschieden werden. Beim Atmungsprozeß zerstören wir die von Pflanzen bzw. vom eigenen Organismus aufgebaute lebendige Substanz. Dadurch ist erst das Entstehen von höherem Leben möglich.

Es ist von größter Wichtigkeit einzusehen, daß die Entwicklung des geistigen und seelischen Lebens zwar auf dem biologischen Leben beruht, daß dieses sich aber nicht in das höhere Leben fortsetzt, sondern dazu metamorphosiert werden muß. Das heißt aber, daß das biologische Leben in dieser Form genauso wenig weiter existieren kann, wie das Licht, das in der Pflanze in Leben transformiert wird, nunmehr als Licht weiterleben kann. Eine Umwandlung (Transformation, Metamorphose) erfordert ein Aufhören der bisherigen Erscheinungsform, d.h. daß das biologische Leben bei Mensch und Tier sich gerade dort nicht fortsetzen darf, wo höheres Leben in Erscheinung treten soll. Mit anderen Worten: dort, wo Bewußtsein auftritt, darf gerade nicht biologisches Leben wirksam sein; es muß zwar als Grundlage vorhanden sein, aber darf sich nicht weiter als biologisches Leben (Wachstum, Zellteilung, Vitalität usw.) äußern.

Die verschiedenen Erscheinungsformen des Lebens werden in allen modernen Sprachen praktisch ohne Differenzierung als «Leben» bezeichnet, was zu vielen Mißverständnissen und Irrtümern geführt hat. In der altgriechischen Sprache und somit auch im Neuen Testament wurden diese zwei Erscheinungsformen des Lebens sehr genau unterschieden: das organische, biologische

Leben hieß βιος *(bios)*, das höhere, geistig-seelische Leben aber war ζωή *(zoé)* genannt. Wenn z.B. Christus von sich sagt: «Ich bin der Weg, die Wahrheit und das Leben», so steht an dieser Stelle für «Leben» ζωή. Es wäre ein grobes Mißverständnis, wollte man an dieser Stelle z.B. unter dem Wort «Leben» Vitalität verstehen. Übrigens leitet sich von dem Wort ζωή auch der Name Zoologie ab, doch ist mit ζωή nicht nur «Tier» als niedrigste Erscheinungsform des ζωή gemeint, sondern alles höhere, seelische und geistige Leben bis hin zum Logos.

Nach der griechischen Zeit hatte man Unterschiede dieser Art nicht mehr gemacht, weshalb man heute den Begriff Leben für völlig verschiedene Erscheinungsformen benützt. Wie gesagt, besteht die Tätigkeit des seelisch-bewußten Lebens darin, daß es das biologische Leben umwandeln, d.h. abbauen, ja abtöten muß. Dadurch werden Wärme und Licht frei, die für die Entfaltung von Seele und Geist nötig sind (worauf später zurückzukommen ist). Dies geschieht durch den Abbau bzw. die Oxydation, wie sie für höhere Organismen typisch ist. Dies ist der Grund, warum das (höhere) «Leben» des Menschen auf der Erde exakt mit dem ersten Atemzug beginnt (nicht mit der Geburt!). Mit dem ersten Atemzug inkarnieren sich Seele und Geist in das bereits existierende biologische Leben.

Es wäre völlig sinnlos zu meinen, daß «das Leben» im biologischen Sinne mit dem ersten Atemzug beginne, denn selbstverständlich besitzt der Embryo dieses ätherische, biologische Leben bereits vor der Geburt zumindest seit der Konzeption, sonst könnte er ja nicht wachsen; aber in ihn ist das höhere Leben noch nicht eingezogen. Dies geschieht erst beim ersten Atemzug. Deshalb tritt auch mit der Atmung eine Oxydation, ein Abbauprozeß ein, dessen Ausdruck die sofort einsetzende Gewichtsabnahme des Neugeborenen ist, die erst sekundär von den danach einsetzenden Aufbauprozessen überflügelt wird. Zum Verständnis der Lebensform und -äußerung ist es von größter Wichtigkeit zu erkennen, daß bei höheren Organismen der Aufbauprozeß nur nach einem vorangegangenen Abbau stattfinden kann, was zum Verständnis des ganzen Stoffwechsels von grundlegender Bedeutung ist.

Im Gegensatz dazu beruht der prinzipiell aufbauende Stoffwechsel der Pflanze auf einer Reduktion. Deshalb ist Sauerstoff für die Pflanze ein Ausscheidungsprodukt, ebenso wie CO_2 für Tier und Mensch. Nur durch Reduktion ist die Aufnahme von imponderablen Qualitäten – also des Lichtes – möglich: Innerhalb der Pflanze wird Licht zu Leben transformiert, das im Menschen wieder zu Licht werden kann, Denken ist Leben im Licht (näher ausgeführt in Husemann/Wolff, Bd. 1).

Die reduzierende Wirkung des Lichtes ist auch im anorganischen Bereich zu sehen: Sie ist die Grundlage der Photographie. Dabei wird ein Silbersalz, also die irdische Form, zu metallischem Silber, der kosmischen Form, durch Licht reduziert.

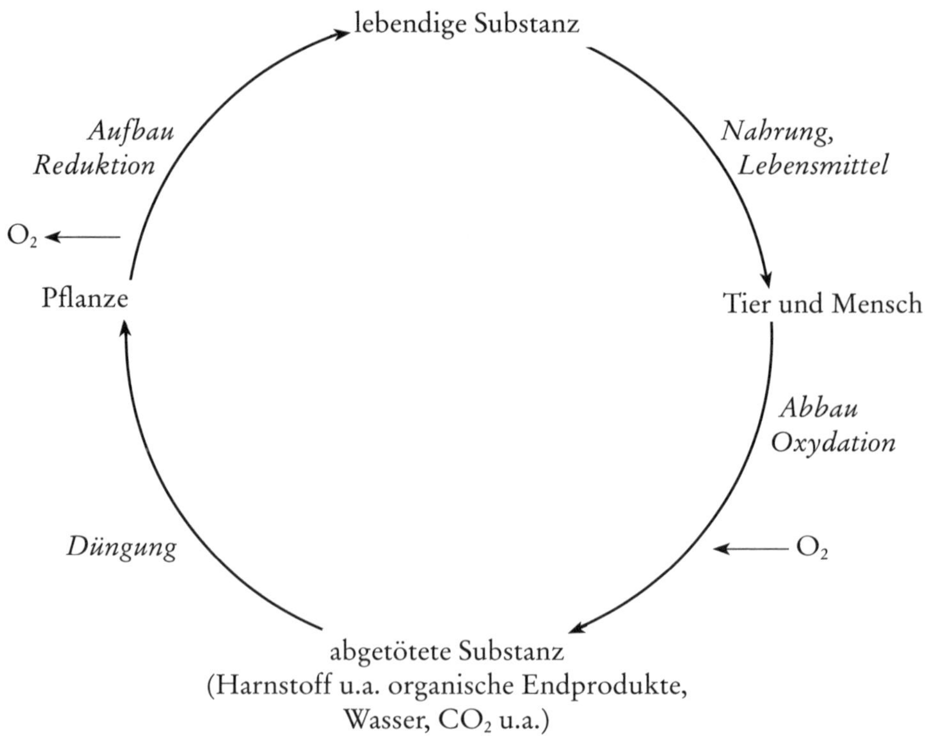

Die Pflanze kann nur deshalb autotroph leben, weil die reduktiven Vorgänge die Grundlage schaffen, um Imponderables, also Licht bzw. Leben aufnehmen zu können. Richtiger müßte man statt autotroph sagen: *heliotro<u>ph</u>*, d.h. durch die Sonne ernährt (*heliotro<u>p</u>* bedeutet: zur Sonne gewandt). Mit anderen Worten: Die von der Pflanze gebildete lebende Substanz ist eigentlich ein Stück Kosmos auf Erden, aufgenommenes und umgewandeltes Sonnenlicht.

Nicht zu verwechseln ist diese reduzierende Eigenschaft des Lichtes mit seiner katalysierenden Funktion: Chemische Reaktionen können durch Lichteinwirkung begünstigt werden. So explodiert eine Mischung von Wasserstoff und Chlor-Gas, sobald diese belichtet wird. In diesem Falle wirkt Licht auslösend wie ein Funke (durch Herabsetzung der Aktivierungsenergie). Auch ungesättigte Fettsäuren werden durch Lichteinfluß oxydiert.

Eine hochaktive Form des Sauerstoffs ist *Ozon* O_3. Es ist in höherer Konzentration toxisch. Nach den bisherigen Ausführungen ergibt sich, daß sich diese «lebensfeindliche» Wirkung besonders auf «niederes» Leben richtet, also insbesondere Bakterien, weshalb Ozon desinfizierend wirkt. Dies gilt auch für Pflanzen, für die gesagt wurde, daß Sauerstoff den grundsätzlich reduktiven Stoffwechsel beeinträchtigt und ausgeschieden werden muß. Ozon bewirkt eben noch unvergleichlich schneller und intensiver die erwähnte Umwandlung des biologischen Lebens, was naturgemäß ein Abbauprozeß ist, der bei dieser Intensität des Ozons besonders für «niederes» ungeformtes Leben schädlich sein muß. Dies erhellt aber auch einsehbar seine therapeutische Wirkung beim Karzinom, denn dieses ist mit seinem enormen Wachstum eine lokal begrenzte, übermäßige, aber unorganisierte biologisch-ätherische Wirksamkeit. Da das Karzinom eine zelluläre Atmungsstörung ist (siehe S. 111), kann diese Störung wenigstens symptomatisch durch Ozon durchbrochen werden.

Mit den oxydativen Prozessen bei Tier und Mensch ist zugleich die Wärme*bildung* gekoppelt. Erst dadurch ist die im Tierreich zu beobachtende, sich allmählich entwickelnde Herausbildung eines Wärmeorganismus möglich, der erst ein von der Umwelt unabhängiges Leben ermöglicht.

Schematisch seien diese polaren Lebensverhältnisse so dargestellt:

Pflanze	**Tier, Mensch**
Aufbau	Abbau
Reduktion	Oxydation
endotherm	exotherm
kosmischer	irdischer
«autotroph»	heterotroph
Chlorophyll	Hämoglobin
Magnesium	Eisen
grün	rot
Ätherleib	Astralleib

Abschließend sind hier zwei Begriffe erwähnt, die in der Geisteswissenschaft benutzt werden, aber auf die griechische bzw. ägyptische Zeit zurückgehen: das altgriechische Wort αἰϑήρ (Äther) bezeichnete konkret das, was lebenden Organismen als übersinnliche Organisation zugrunde liegt (entsprechend der ägyptischen Hieroglyphe Ka). Dieses wird auch in der modernen Geisteswissenschaft als Äther bezeichnet. Allerdings hatten die Griechen noch andere Ausdrücke für Ätherleib, z.B. τρεπτικόν (treptikon) = das Ernährende und Archaeus (ἀρχή *archae* = Anfang), nämlich das, was zuerst da ist. – Diese Ätherkräfte wirken überall, wo Wachstum ist, also z.B. auch in Bakterien, hier jedoch «zersplitternd», wie es den Bakterien entspricht. In höheren Organismen sind diese Bildekräfte zusammengefaßt in einer Einheit, dem Äther*leib*. Dieser noch in der griechischen Zeit erlebte, ursprüngliche Begriff wurde später unverstanden benutzt und fand z.B. Eingang in die Physik. Mit der Anerkennung der Relativitätstheorie von Einstein und der Quantenmechanik wurde dieser Begriff aufgegeben. Der Begriff Äther wurde später auf eine flüchtige Stoffgruppe übertragen und findet dafür auch heute noch in der Chemie Anwendung: Äther als Kondensationsprodukt zweier Alkohole, insbesondere Diäthyläther C_2H_5-O-C_2H_5. Es dürfte klar sein, daß der geisteswissenschaftliche Begriff Äther mit dem physikalischen und chemischen Begriff Äther nichts zu tun hat.

Das höhere seelische «Leben» ist völlig anderer Natur, wie oben dargestellt. In früherer Zeit wurde ganz klar erlebt, daß dieses bewußte «Leben», das griechisch ζωή genannt wurde, seinen Ursprung in den «Sternen» (Astra) hat, worunter konkret der Tierkreis (engl. Zodiac) verstanden wurde. Deshalb wurde in der modernen Geisteswissenschaft dieser der Realität entsprechende Name «astralisch» übernommen. Lebende Organismen, die über dieses höhere, bewußte «Leben» verfügen, besitzen einen Astralleib, einen «Sternenleib». Paracelsus benutzte noch diesen Begriff ebenso wie Archäus für Ätherleib.

Darüber hinaus verfügt der Mensch nicht nur über biologisches Leben (Ätherleib) und Bewußtsein, also Astralleib, sondern noch über Geist, der sich als Ich bzw. als Grundlage einer Ich-Organisation äußert. In den grundlegenden Schriften Rudolf Steiners und seiner Schüler sind diese menschenkundlichen Grundlagen ausführlich dargestellt (siehe Rudolf Steiner, *Theosophie*, 1904; *Wie erlangt man Erkenntnisse der höheren Welten?*, 1904/05; *Die Geheimwissenschaft im Umriß*, 1910).

In den weiteren Ausführungen wird der Bezug dieser Wesensglieder des Menschen zu den Substanzen aufzuzeigen sein.

Wasser

Als Schlußfolgerung aus den vorangehenden Ausführungen kann man sagen, daß Wasserstoff und Sauerstoff polare Substanzen sind, indem der Wasserstoff dem Wesen nach zum Kosmos gehört, dagegen der Sauerstoff die Erdenkräfte vermittelt; er bringt alles auf die Erde, also auch den Wasserstoff. Das Ergebnis ist Wasser, das dauernd vermittelnd zwischen Erde und Kosmos schwingt und somit den Bereich des Lebens, die Erdoberfläche, erfüllt. Immerhin sind zwei Drittel der Erdoberfläche mit Wasser bedeckt. Ja, Wasser dringt ebenso in große Höhen vor, wo kein Leben mehr möglich ist, wie es auch als Meer in große Tiefen der Erde dringt. (Gemessen am Erddurchmesser ist diese «Tiefe» allerdings trotzdem sehr gering.)

Zwar findet sich bis in die tiefsten Stellen der Ozeane noch «Leben», doch ist dieses qualitativ von dem Leben auf der Erde verschieden.

So wie lebendige Substanz zwei Komponenten benötigt, das kosmische Licht und die irdische adäquate Substanz, so ist ein Bild für die Grundlage der Entfaltung des Lebens das Wasser, indem der kosmische Anteil (Wasserstoff) und der irdische Anteil (Sauerstoff) vereinigt sind. Deshalb kann Wasser Träger des Lebens sein und ist substantiell dem Leben zugehörig. Durch die Analyse des Wassers ist somit bestätigt, was in alten Zeiten unmittelbar erlebt wurde, daß Wasser Ausdruck der Kosmos und Erde verbindenden merkuriellen Kräfte ist.

Diese Verhältnisse sind gewiß nicht so aufzufassen, daß «am Anfang der Wasserstoff war», zu dem dann der Sauerstoff hinzukam. Vielmehr stand am Anfang – wie immer – die Einheit, in diesem Falle das «lebendige» Wasser, aus dem sich später das «reine» Wasser abtrennte, das nunmehr durch Analyse, d.h. durch Trennung in die zwei Elemente zerlegt werden kann. Stets war und ist die Menge des vorhandenen Wassers auf der Erde unvergleichlich größer gegenüber dem elementaren Sauerstoff und Wasserstoff.

Wenn man in älteren Zeiten, die sich auch in Märchen spiegeln, vom Wasser des Lebens sprach, dann war damit gewiß nicht das tote Wasser der heutigen Zeit gemeint, sondern der Urzustand der festeren Verbindung von Leben mit

Materie. Davon ist Wasser heute nur noch ein Bild. Dennoch kann man im Sinne dieser Ausführungen erkennen, daß im Wasser Erdenkräfte und kosmische Kräfte ausgewogen zusammenwirken, weshalb es auch heute noch Grundlage für die Entfaltung des Lebens sein kann.

Reines Wasser als H_2O ist leblos, kann jedoch zusammen mit anderen Substanzen oder auch bestimmten Zustandsformen Träger von Leben sein oder werden. Wasser in reiner Form ist sogar schädlich für den lebendigen Organismus. Gibt man lebendige Zellen in reines destilliertes Wasser, schwellen sie wegen der osmotischen Wirkung an und werden zerstört. Zur Lebensentfaltung braucht es in erster Linie Formkräfte, die Wasser als strukturloses, flüssiges Element nicht besitzt. Dafür bedarf es eines anderen Elementes, das sich mit dem Wasser verbindet und dieses somit befestigt; das ist das dritte Lebenselement, der Kohlenstoff.

Kohlenstoff

Nimmt man irgendeine organische Substanz, z.B. ein Blatt oder ein Stück Holz, und trocknet sie etwa bei Zimmertemperatur, so daß kein Wasser mehr entweicht, kann man folgenden Versuch anstellen:

Wird dieses trockene Blatt oder Holz unter Luftabschluß erhitzt, also eine trockene Destillation durchgeführt, so entweicht nochmals Wasser, und zurück bleibt ein schwarzes Gebilde, das noch genau die Struktur des Blattes bzw. Holzes aufweist; es entsteht Holzkohle. Die Analyse zeigt, daß diese fast reiner Kohlenstoff ist. – Selbst aus trockenem Holz kann man also durch Hitze noch Wasser entwickeln. Der Augenschein zeigt aber, daß dies offensichtlich vorher nicht vorhanden war, denn das Holz war trocken. Im entsprechenden Sinne «entsteht» aus dem Holz Kohlenstoff, dessen Eigenschaften im Holz selbst zunächst nicht erkennbar sind. Man kann also die Pflanzensubstanz durch einen analytischen, d.h. auflösenden Prozeß teilen in Kohlenstoff und Wasser, die also ursprünglich eine Einheit gebildet haben. Man nennt dies heute eine Verbindung.

Deshalb werden diese Substanzen mit Recht Kohlenhydrate genannt (τὸ ὕδωρ *hydor* = Wasser) als Abkürzung von Kohlenstoff-Wasser-Verbindungen.

Offensichtlich ist dieses aus der lebendigen Substanz erzeugte Element Kohlenstoff auch eine tote Substanz, ebenso wie Wasser, kann jedoch durch ein geeignetes Zusammentreten mit Wasser eine neue Substanz bilden, eben Kohlenhydrat, das erst in dieser Form Träger des Lebens werden kann. Das Wasser erhält durch Kohlenstoff eine *innere Struktur*. Da in jeder lebendigen Substanz Kohlenstoff nachweisbar ist, kann man sagen: Der Kohlenstoff bildet die Grundlage *jeder* lebendigen Substanz. Man kann ihn deshalb nicht nur *Gestaltungsträger* oder *Formstoff*, sondern allgemeiner *Lebensstoff* nennen. Da organisiertes Leben (mit Ausnahme von Bakterien) stets geformt ist, kann man sagen, daß über den Kohlenstoff geistige Formkräfte, konkret: Geister der Form wirksam sind. Daher ist Kohlenstoff auch das zentrale Element der organischen Chemie (Kohlenstoffchemie).

Zunächst gilt es festzuhalten, daß Kohlenstoff *in* der Erde ziemlich selten anzutreffen ist (siehe Tabelle S. 30). Es ist sehr bedeutsam, daß diese geringe Menge Kohlenstoff im Kalk sogar gebirgsbildend auftreten kann (Jura, Alb oder Dolomiten – Magnesium-Calcium-Karbonat). Es besteht heute kein Zweifel, daß diese Gebirgsbildung tierischer Herkunft entstammt (Muschelkalk), daß also dieser tote Kalk ursprünglich lebendig war. Durch Ca und O_2 ist lebendige Substanz (C) an die Erde (O_2) «gefesselt» worden. Dies ist jedoch keineswegs nur ein historisches Ereignis, sondern findet beim Menschen und bei höheren Tieren dauernd in der Knochen- und Zahnbildung statt, in denen der Lebensstoff Kohlenstoff teilnimmt an der Mineralisierung, Verkalkung, was eigentlich eine Erdbildung ist. Beim Menschen werden die Karbonate weitgehend überlagert durch Phosphate (Apatit; siehe unter Mineralstoffwechsel, Phosphor).

Kohlenstoff «gehört» also wesensmäßig nicht zur Erdbildung; wohl aber findet er sich in nicht unbeträchtlicher Menge in Meteoriten und im Weltall (siehe Kapitel Kohlenhydrate, S. 74). Ein Teil des vorhandenen Kohlenstoffes liegt in der Natur in organischer Form vor, vor allem als Kohlenhydrat. In dieser Form zeigt sich eine Beziehung zum Wasser, die aber erst durch das Leben gegeben ist, denn elementarer Kohlenstoff ist unlöslich. Ein großer Teil des Kohlenstoffes befindet sich als Kohle, Erdöl und Erdgas im Erdinneren; diese Rohstoffe sind aber die Spuren vergangenen Lebens.

Dennoch kann man aus dem isolierten, d.h. elementaren Kohlenstoff etwas von seinem Wesen erkennen, das er aus der lebendigen Substanz mitnimmt bzw. dessen spezifischer Träger er dort ist.

Elementarer Kohlenstoff tritt in verschiedenen Zustandsformen auf: Ruß ist feinstverteilter Kohlenstoff; Graphit erscheint weich und gleitfähig, bildet aber hexagonale Kristalle, Diamant schließlich ist die dichteste, härteste Form des Kohlenstoffs; darauf wird zurückzukommen sein (siehe dazu auch Kapitel Kohlenhydrate, S. 73 ff.).

Unter alltäglichen Bedingungen kennt man Kohlenstoff niemals anders als fest; auch durch noch so hohe Erhitzung gelingt es nicht, Kohlenstoff in einen gasförmigen Zustand zu bringen. Man kann dies als Ausdruck der Strukturgebungskraft anschauen, die ihm eigen ist. Allerdings schmilzt er bei 4400 K. Er ist auch in keinerlei Lösungsmitteln löslich – außer in geschmolzenem Eisen, dem er im Stahl Härte und Elastizität, je nach Behandlung, verleiht. Er zeigt darin also auch eine Wesensverbindung zum Eisen.

Zunächst seien die Verhältnisse des Kohlenstoffs zu anderen Lebenselementen untersucht, also zum Wasserstoff, Sauerstoff und Stickstoff.

Kohlenstoff und *Wasserstoff* treten zunächst in einfachster Weise als Methan im Verhältnis 1 : 4 auf, was als CH_4 geschrieben wurde. Später führte *Couper* die Schreibweise ein, bei der durch einen *Binde*strich eine *Verbindung* räumlich lokalisiert dargestellt wurde.

$$
CH_4 = \begin{array}{c} H \\ | \\ H - C - H \\ | \\ H \end{array}
$$

Kohlenstoff und Wasserstoff können jedoch in einer nahezu unendlichen Vielseitigkeit miteinander als die sogenannten Kohlenwasserstoffe (KW) verbunden werden. Die gesättigten KW werden auch *Paraffine* genannt, die ihrerseits einen fortschreitenden Verdichtungsprozeß zeigen. Die Reihe beginnt mit Methan und setzt sich über Äthan, Propan, Butan usw. nahezu unbegrenzt fort. Sie besitzen die allgemeine Formel $C_{(n)}H_{(2n+2)}$.

Name	**Formel**	**Siedepunkt**	**Schmelzpunkt**	**Verhältnis C : H**
Methan	CH_4	– 164 Grad	– 184 Grad	1 : 4
Äthan	C_2H_6	– 93,0	– 171,4	1 : 3
Propan	C_3H_8	– 54	– 190	1 : 2,66
Butan	C_4H_{10}	+ 0,6	– 135	1 : 2,5
Pentan	C_5H_{12}	+ 36	– 129,7	1 : 2,4
Hexan	C_6H_{14}	+ 68,7	– 95,5	1 : 2,333
:	:	:	:	:
:	:	:	:	:
:	:	:	:	:
Hexadekan	$C_{16}C_{34}$	+ 287	+ 18	1 : 2,125
Oktadekan	$C_{18}H_{38}$	+ 317	+ 28	1 : 2,111

Die ersten vier Glieder dieser Reihe sind bei Zimmertemperatur gasförmig, die weiteren bis C_{16} flüssig, die folgenden fest.

Das relative Überwiegen des Wasserstoffanteils bewirkt also Flüchtigkeit, das Überwiegen des Kohlenstoffanteils Festigkeit und Erstarrung. Wie sich aus der Tabelle ergibt, nimmt der Wasserstoffgehalt relativ dauernd ab, der Kohlenstoffgehalt jedoch bis zu einer asymptotischen Näherung an 2,0 zu.

Das durch den Kohlenstoff gegebene Erstarrungsprinzip wirkt in der atomaren Struktur so, daß fortlaufend immer wieder *dasselbe* erscheint. Dadurch kommt es zu den *aliphatischen* Reihen, z.B.

CH_3-CH_2-CH_2-CH_2-CH_2 usw.

n-Konfiguration

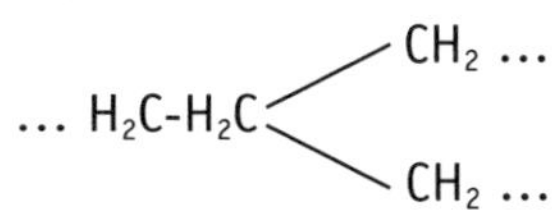

iso-Konfiguration

Als Bauprinzip liegt diese geradlinige Bildung (n-Konfiguration) vor allem der Pflanzenwelt zugrunde (Baumstamm-, Stengel- und Nadelbildung). Chemisch werden wir dieses Prinzip vor allem bei den Fetten, und zwar bei den gesättigten Fettsäuren, finden, bei denen es sich in dem höheren Schmelzpunkt ausdrückt. Dieses Erstarrungsprinzip kann in verschiedener Weise aufgelokkert werden, wie es bei den Fetten durch die Doppelbindung geschildert wird.

Eine Auflösung der Erstarrungstendenz kann jedoch dadurch passieren, daß nicht immer dasselbe fortgesetzt wird, sondern eine *ähnliche* Anordnung bei *gleicher* (ἴσος) C-Zahl erfolgt, die als *Isomerie* bezeichnet wird. Die *Iso*-Verbindungen zeigen bei gleichem C- und H-Anteil mit zunehmender Verzweigung der Kette einen Abfall des Siedepunktes. Durch diese Anordnung wird das geradlinige (eigentlich pflanzliche) Prinzip der Wiederholung zu einem *räumlichen* Prinzip erweitert. Dadurch kann es zu einer «Vernetzung» kommen, was bei den Kohlenhydraten, besonders aber bei der Kunststoffchemie eine wesentliche Rolle spielt. Die mit der Wiederholung verbundene Erstarrung ist nicht unbedingt negativ zu nehmen, da durch sie erst die Kontinuität, die Dauer gewährleistet ist, die auch ein fast zeitloses, bewahrendes Element ermöglicht. Das Erscheinen des Lebens im Raum ist aber auch an die Zeit gebunden und damit vergänglich.

Aus dem Verhältnis von Kohlenstoff zu Wasserstoff wird deren jeweiliges Wesen deutlich erkennbar.

Daß zwei Elemente in einem derartig vielseitigen Verhältnis auftreten können, ist dem Kohlenstoff zu verdanken, und zwar seiner Fähigkeit, sich mit sich selbst zu verbinden (siehe unten). Darin drückt sich auf molekularer Ebene aus, was oben ausgeführt wurde, daß Kohlenstoff zugleich Lebensstoff und *Gestaltungsträger* ist. (Lediglich das im Periodischen System «unter» dem Kohlenstoff stehende Silicium vermag entsprechend polymere Produkte zu bilden, die Silicone.)

Wenngleich die Paraffine durch ihre dem Leben fremde Erstarrung von menschlichen – und praktisch allen tierischen – Organismen weder abgebaut noch sonstwie verwertet werden können, kann man doch daraus auch erkennen, daß das Fehlen des Sauerstoffs höheren Organismen den Zugang zu diesen Substanzen unmöglich macht. Obwohl die letzten Vertreter der Paraffine fest sind, sind sie doch den wirklichen Erdenkräften nicht zugänglich. Deshalb kristallisieren sie auch nicht, sondern *erstarren*, wodurch besondere Eigenschaften auftreten, die auch im menschlichen Organismus eine Rolle spielen, nämlich bei den Fetten: Sobald zu den höheren Kohlenwasserstoffen, besonders C_{16} und C_{18}, Sauerstoff «hinzukommt», haben wir die Fettsäuren vor uns, die innerhalb des Fettkapitels ausführlich abgehandelt werden.

Auch hier zeigt sich, daß der Sauerstoff als Erdenstoff nötig ist, um Substanzen, wie die inerten Kohlenwasserstoffe, auf die Erde, nämlich ins Leben zu bringen, das nur auf der hauchdünnen Oberfläche der Erde existieren kann (siehe oben).

Dies soll nicht heißen, daß auf diese Weise, also durch «Dazukommen» von Sauerstoff bzw. Wasser, die Fette bzw. Kohlenhydrate «aufgebaut» werden; wie bereits erwähnt, steht am Anfang immer die Einheit, die später spezialisiert wird.

Eine Zwischenstufe zwischen den Kohlenwasserstoffen und Fetten stellen die Wachse dar mit einem minimalen Sauerstoffgehalt (z.B. Summenformel des im Bienenwachs enthaltenen Palmitinsäure-myrizylalkohol-Esters: $C_{47}H_{94}O_2$).

Noch mehr Sauerstoff – organisiert als Wasser – findet sich in den Kohlenhydraten, die eine gesonderte Ausführung erfordern.

Dieser Vielseitigkeit des Kohlenstoffs im Verhältnis zum Wasserstoff steht eine außerordentliche Einseitigkeit im Verhältnis zum *Sauerstoff* gegenüber: Die isolierte Verbindung mit Sauerstoff führt zum Kohlendioxyd, einem Verbrennungsprodukt organischer Substanzen, aus dem das Leben bzw. das Licht herausgelöst ist durch den charakteristischen Abbauprozeß bei Mensch und Tier. (Die Verbindung Kohlenmonoxyd hat nur pathologischen Wert, weshalb sie hier übergangen werden kann.) CO_2 ist gewiß bei Mensch und Tier ein Endprodukt, das ausgeatmet wird. Es wäre jedoch verfehlt, daraus zu schließen, daß es sich dabei nur um eine «Stoffwechselschlacke» ähnlich dem Harnstoff handelt. Auch abgebaute Substanzen haben gerade im menschlichen Organismus eine besondere Bedeutung, wie vielfach gezeigt werden wird. CO_2 kann aber auch in «lebendiger» Form auftreten als Bikarbonat im Blut, wo es besonders zu der venösen Seite «gehört», so wie der Sauerstoff zur arteriellen Seite. Hierbei ist es in den aufbauenden Strom eingeschaltet, der insbesondere in der Leber wirkt. CO_2 bzw. Bikarbonat steht in engster Beziehung zum Calcium (siehe dort).

CO_2 ist das letzte Abbauprodukt der lebendigen Substanz überhaupt und somit Ausdruck eines Todesprozesses. Letzterer aber hat für den Menschen eine völlig andere Bedeutung als für Tier oder gar Pflanze, nämlich für das Bewußtsein bzw. Denken. Bewußtsein stützt sich ausschließlich auf abbauende Prozesse, somit auch auf die CO_2-Bildung. Das tote CO_2 muß letztlich entweder ausgeatmet werden oder verbindet sich mit Calcium zu Kalk in den Knochen und Zähnen.

Sofern im menschlichen Stoffwechsel nicht CO_2, sondern CH_4, *Methan*, gebildet wird, das keineswegs abgebaut, sondern noch brennbar ist, kann dieses die «mineralische» Funktion des CO_2 im Organismus nicht übernehmen, wodurch Dumpfheit in den Sinnen und Abdämpfung des Bewußtseins entsteht. Die übermäßige Erzeugung von Sumpfgas kann z.B. durch blähende Speisen (Erbsen, Bohnen, Hülsenfrüchte, Schwarzwurzeln) begünstigt werden. Deshalb haben griechische Philosophenschulen (Pythagoräer) ihren Schülern deren Genuß verboten, da sie erlebten, daß dadurch die erst in jener Zeit im Aufkeimen begriffene logische Denkart gestört wurde. Andererseits ist dies nicht nur eine Frage der Ernährung, sondern des Umganges mit den Substanzen. So wies *Rudolf Steiner* (1923c) die Lehrer darauf hin, daß ein mechanisches Auswendiglernen z.B. von Vokabeln die Methan-Entwicklung fördert, während lebendige Bilder so wirken, daß die Kohlensäurebildung nach dem Kopf hin angeregt wird.

Auf der Notwendigkeit der Entfaltung höheren Lebens bei Mensch und höheren Tieren beruht das Überwiegen abbauender Prozesse im Laufe der stammesgeschichtlichen und individuellen Entwicklung. So bilden die Carbonate einen wesentlichen konstituierenden Faktor bei der Knochen- und Zahnbildung (mit Calcium-, aber auch Magnesiumcarbonat), wobei diese Carbonate bis zur kristallinen, d.h. wirklich toten Form abgebaut bzw. überführt werden und somit die Grundlage für Bewußtseinsprozesse bilden, denn Bewußtsein kann sich nur auf der Grundlage abbauender Prozesse entwickeln, ein Tatbestand, auf den Rudolf Steiner mit größtem Nachdruck hingewiesen hat. Als Tatsache war dies zwar schon vor Rudolf Steiner bekannt, doch wird ihre Bedeutung bis heute in der Physiologie nicht gesehen. Durch die differenzierte Ausarbeitung des Zusammenhanges von Bewußtsein und Abbau können sich neue Einblicke in die Grundlagen der gesamten Nervenphysiologie ergeben (Schad 1992).

Auch Kohlendioxyd in gelöster Form im Blut dient den Bewußtseinsprozessen: Bei übermäßiger Abgabe von CO_2 durch Hyperventilation tritt ein Bewußtseinsverlust ein; zugleich können Krämpfe auftreten (Hyperventilationstetanie). Jeder Krampf ist ein Zeichen eines falsch eingreifenden Astralleibes, dem in diesem Falle das CO_2 fehlt, um in das Blutsystem eingreifen zu können. Das zeigt, daß die gesunde Nervenfunktion u.a. auch an das CO_2 im Blut gebunden ist.

Während CO_2 bei Mensch und Tier ein Endprodukt des Abbaus darstellt, ist dieses für die Pflanze das «Lebenselixier», nämlich die Grundlage für aufbauende Prozesse, wobei CO_2 reduziert wird. Dies geschieht durch die Photosynthese und die dadurch bewirkte Bildung von Kohlenhydraten. Dieses Schaffen von biologischem Leben durch die Pflanze ist die grundlegende Voraussetzung auch für höheres Leben, das in Tier und Mensch verwirklicht ist. – Obwohl durch erhöhtes CO_2-Angebot z.B. in Gewächshäusern eine Ertragssteigerung zu beobachten ist, bedeutet dies nicht, daß CO_2 die «Nahrung» der Pflanze ist. Wie oben dargestellt, ist das «Lebensmittel» der Pflanze das Licht.

Diese typisch pflanzliche autotrophe Funktion scheint jedoch bis zu einem gewissen Grade auch für den Menschen zu gelten. So wurde nachgewiesen, daß radioaktiv markiertes CO_2 kurz nach der Einatmung bereits im Leberglycogen nachweisbar ist. Schließlich ist die Leber als ein ausgesprochen venöses Organ von CO_2 durchflutet. Die gesamte Funktionsart der Leber ist endotherm und aufbauend wie diejenige der Pflanze. Erst im kranken Zustand, d.h. bei der Zirrhose, findet man eine stark vermehrte arterielle Durchblutung, also Sauerstoff statt CO_2 und damit Abbau ohne nachfolgenden Aufbau (siehe Husemann/Wolff, Bild des Menschen, Bd. 3, Kap. Leber).

CO_2 hat also zumindest im menschlichen Organismus verschiedene Funktionen: Im unteren Organismus, besonders der Leber, aber auch im venösen System gehört es zur aufbauenden Seite, in der keine Bewußtseinsprozesse stattfinden sollen. Im oberen Organismus, besonders im Gehirn, aber auch im arteriellen System ist es Endprodukt des Abbaus und damit ein Träger der Bewußtseinsprozesse.

Eine ganz besondere Beziehung besteht zwischen Kohlenstoff und Wasser. Nicht daß er löslich wäre, wohl aber, daß die Pflanze in der Lage ist, mit Hilfe des Lichtes die beiden zu *Kohlenhydraten* zu verbinden (siehe S. 91).

Völlig anderer Natur ist die Beziehung zwischen Kohlenstoff und *Stickstoff*, nämlich in der Cyanbildung. Diese erfordert eine gesonderte Ausführung (siehe S. 265). Es ist wichtig festzuhalten, daß Cyan nur für höhere Lebewesen giftig ist, nicht aber für die meisten Bakterien. Dies hängt mit der Funktion des Eisens zusammen, das durch Cyan blockiert wird und das für höheres Leben eine völlig andere Funktion und Bedeutung hat als für «niederes» Leben.

Erwähnt sei noch – weil aktuell – die Beziehung des Kohlenstoffs zu den Halogenen bzw. dem *Chlor*. Da hierzu erst das Wesen der Halogene erarbeitet werden muß, befindet sich die betreffende Ausarbeitung dort unter Chlor (siehe Kapitel Mineralstoffwechsel, S. 309).

Aus der Gegenüberstellung bzw. dem Zusammenwirken von einfachem Kohlenstoff mit Wasserstoff oder Sauerstoff oder Stickstoff ergibt sich die überraschende Tatsache, daß diese Grundverbindungen eigentlich alle giftig sind. Erst der Ausgleich und die Vielseitigkeit, das Zusammentreffen von Kohlenstoff mit Wasserstoff *und* Sauerstoff in den Kohlenhydraten bzw. mit zusätzlichem Stickstoff im Eiweiß, ermöglicht die Aufnahme des Lebens. Hierzu ist noch eine Besonderheit des Kohlenstoffs charakteristisch und nötig, nämlich die *Verbindung mit sich selbst,* wodurch eine Kettenbildung, Vernetzung, Ringbildung und damit Bildung von Makromolekülen ermöglicht wird, wie sie bei anderen Elementen nicht auftritt. Die Kettenbildung C-C-C-C-, wie sie z.B. bei den bereits erwähnten Paraffinen, aber auch höheren Fettsäuren vorliegen, ist Ausdruck des eigentlich pflanzlichen, geraden Streckungsprinzips, das «Knoten auf Knoten getürmt» (Goethe) der ganzen Stengelbildung bis zum Baum zugrunde liegt. Diesem relativ einfachen Wiederholungsprinzip steht die Ringbildung als höheres Prinzip gegenüber, die ebenfalls auf der Fähigkeit des Kohlenstoffs beruht, sich mit sich selbst zu verbinden. In ihr drücken sich andersartige Impulse als in der Kettenbildung aus, was eine gesonderte Ausführung erfordert (siehe Ringbildung, S. 222 ff.).

Die tatsächlich unendliche Vielseitigkeit organischer Verbindungen mit den unerschöpflichen Möglichkeiten beruht auf dieser einzigartigen Eigenschaft des Kohlenstoffs; diese kann vom Leben als Fundament benutzt werden. Man muß jedoch dazuhalten, daß am Anfang nicht etwa der Kohlenstoff war, aus dem das Leben entstanden ist oder dazukam, sondern daß das Primäre die geistige Kraft ist, in diesem Falle das Leben bzw. das Licht, das in vergangenen Zeiträumen die entsprechende zentrale Substanz, den Kohlenstoff zubereitet, man kann auch sagen, aus sich herausgesetzt hat. Insofern kann man Kohlenstoff auch als *geronnenes Licht* bezeichnen. Noch immer steht am Anfang das Licht, das erst in die lebendige Substanz wirkt und aufgenommen wird. Im entsprechenden Sinne schafft sich der Geist erst den geeigneten menschlichen Organismus, in dem er dann wirken kann.

Die Beziehung des Kohlenstoffes zum *Licht* sei deshalb genauer untersucht. Man muß sich vergegenwärtigen, daß das Leuchten *jeder* natürlichen Flamme (Holz, Öl, Wachs, Talg) auf glühendem Kohlenstoff beruht. In der Hitze gibt Kohlenstoff Licht ab, und zwar um so mehr, je höher die Temperatur. Dies kann er nur dadurch, daß er Licht enthält, welches er ursprünglich in der Pflanze aufgenommen hatte und als Leben bewahrt hat. Das vermag der in den Kohlenhydraten gebundene Wasseranteil nicht, ja nicht einmal der Wasserstoff selbst, denn dieser brennt mit nahezu unsichtbarer, aber sehr heißer Flamme. Wie wir gesehen haben, «enthält» Wasserstoff Wärme statt Licht. Auf diese Differenzierung, in diesem Falle zwischen Licht und Wärme, kommt es an. Die Beurteilung nach dem «Energieinhalt» geschieht nach quantitativen Maßstäben und verwischt die notwendige qualitative Differenzierung in Licht, Leben, Wärme und anderes.

In diesem Sinne kann man den Kohlenstoff auch als ein Gefäß für Licht, als *Lichtstoff** bezeichnen. Dem Wasser obliegt der Chemismus des Lebens (chemischer Äther), während die Lichtseite des Lebens vom Kohlenstoff aufgenommen wird (Lichtäther). Mit anderen Worten: Das bei der Photosynthese mit Hilfe von Magnesium als Chlorophyll durch die Pflanze aufgenommene Licht wird durch den Kohlenstoffanteil der Kohlenhydrate festgehalten, durch den Wasseranteil kann es in aktuelles Leben umgewandelt werden. Innerhalb der Kohlenhydrate gelingt es dem Wasseranteil, den Kohlenstoff «löslich» zu machen. Durch die Isolierung, etwa in der Holzkohle, verschwindet zwar das Leben, es bleibt aber in seiner Verwandlung als Licht im elementaren Kohlenstoff erhalten. Dieses gebundene Licht wird erst bei der Verbrennung

* Diese Bezeichnung gilt auch für andere Substanzen wie Magnesium, Phosphor u.a. (siehe dort). In jeder Lichtsubstanz ist Licht jeweils verschieden wirksam.

wieder frei. Im Leuchten der Flamme wird also durch die Oxydation Licht aus Kohlenstoff freigesetzt. Letztlich handelt es sich hierbei um die Umkehr der Photosynthese, durch die Licht zunächst in Leben verwandelt wurde, dann als solches im Kohlenstoff konserviert wird und im Laufe der Zeit je nach Substanz die Lebensqualität verliert und nur noch als «Energie» vorliegt (z.B. im Erdöl). Diese wird durch Verbrennen (des Kohlenstoffs) wieder in Licht rückverwandelt. (Der Wasserstoff-Anteil liefert eher Wärme.) Dies liegt prinzipiell jeder Kerzenflamme zugrunde. Je höher die Temperatur, desto besser die Lichtausbeute. So liefert die Bogenlampe, bei der zwei Kohlenstoffelektroden in einem Stromkreis zusammengebracht werden, durch winzige Mengen bei hoher Temperatur verglühenden Kohlenstoffes ein helles Licht, das als Charakteristikum dem Sonnenlicht sehr nahe kommt.

Man könnte sagen, daß beim Verbrennen durch die Verwandlung von Wärme in Licht die Sonnenverhältnisse nachgeahmt werden, was in erster Linie die Eigenschaften des Kohlenstoffs ermöglichen. Kohlenstoff hat also die Fähigkeit, Wärme in Licht umzuwandeln, was weit schwieriger ist als die Umwandlung von Licht in Wärme. Letzteres geschieht auf der Erde als Umkehr des Sonnenprozesses, wenn Licht aufgenommen wird. Das geschieht immer, wenn eine genügend starke Lichtquelle, z.B. Sonnenlicht, auf einen toten Gegenstand fällt. Dabei hängt es von diesem ab, ob das Licht abgewiesen wird, was bei einem weißen Gegenstand geschieht, oder gar zurückgespiegelt wird. Ein schwarzer Gegenstand wandelt Licht in Wärme um. In diesem Sinne ist bedeutsam, daß der elementare Kohlenstoff schwarz ist, d.h. daß er das Licht weitgehend aufnehmen, es aber – da eine tote Substanz – nur in Wärme umwandeln kann. Erst in einem lebendigen Organismus ist die Transformation von Licht in Leben möglich. Dazu bedarf es zunächst der Vermittlung des Chlorophylls, dessen Magnesium auch ein Lichtträger, besser gesagt Licht-Vermittler ist, denn erst der Kohlenstoff kann durch seine Strukturkraft das Licht als Leben festhalten. Er ist der *Licht-Bewahrer.*

Kohlenstoff ist also nicht nur *Licht-* und *Lebensträger*, sondern auch Strukturträger und *Formstoff.* Er repräsentiert den geformten Zustand der lebendigen Substanz. Letztlich ist der Kohlenstoff der *Licht-* und *Geistbewahrer* für das Leben auf der Erde.

Aus dieser kurzen Charakterisierung mag auch die therapeutische Verwendung von Kohlenstoff verständlich werden: Seit langen Zeiten wird gepulverte Holzkohle zur Entgiftung genutzt, etwa als Kohlefilter, um Wasser oder Gase zu reinigen (Gasmaske). Dabei ist aufschlußreich, daß nicht etwa der Sauerstoff, sondern vor allem toxische Substanzen festgehalten werden. Kohlenstoff besitzt also eine auswählende, das Leben schützende und erhaltende Funktion. Das gleiche gilt für die innerliche Anwendung bei Darmerkrankungen. Auf höherer Ebene kann diese Wirkung z.B. auch bei schwerem Kreislaufkollaps durch Carbo D30 erreicht werden, wodurch die sich lösenden Lebenskräfte wieder zur Inkarnation angeregt werden. Selbst im mineralischen Bereich kann man nach einem Hinweis Rudolf Steiners zum Beispiel eine Metallwirkung durch die Carbonatverbindung nach dem Inneren eines Organismus lenken, um dort gleichsam das Leben neu zu ordnen, während etwa dasselbe Metall als Silikat nach außen an die Haut gelenkt wird.

Tatsächlich kann das Licht durch die Pflanze nicht nur in Leben umgewandelt werden, sondern mit dem Licht werden auch Strukturkräfte an die Pflanze vermittelt: Eine Pflanze, z.B. ein Löwenzahn, kann durchaus bei relativ wenig Licht, etwa im Schatten, gedeihen. Er wird dadurch größer, aber etwas formloser als die gleiche Pflanze bei ausreichender Belichtung oder gar im Hochgebirge. Dort zeigt die gesamte Pflanze bei kleinerem Wuchs geradezu eine Überformung, was mit der veränderten Lichtqualität in Richtung Ultraviolett zusammenhängt. Durch Licht wird also nicht nur Leben, sondern auch Formung vermittelt. Nur Kohlenstoff ist in der Lage, diese Form- und Lebenskraft des Lichtes in sich vereinen, aufnehmen und behalten zu können, was man dann in der erhaltenen Struktur, z.B. der Holzkohle, wiederfinden kann.

«Licht und Geist, jenes im Physischen, dieses im Sittlichen herrschend, sind die höchsten denkbaren unteilbaren Energien», sagt Goethe. Dennoch erfährt das Licht bei der Berührung mit der Erdatmosphäre eine Veränderung: Im Hochgebirge überwiegt der Ultraviolettanteil, während nach längerem Durchgang durch die Erdatmosphäre, z.B. am Morgen und Abend, die Sonne rötlich erscheint und somit eine andere Qualität wirksam wird. Das unmittelbare Erleben bringt die blaue Seite des Lebens mit der Kälte, die rote mit der Wärme zusammen. Zugleich aber bedeutet ersteres die formende, letzteres die aufbauende Seite des Spektrums. Auch im menschlichen Organismus sind die Wirkungen entsprechend: UV-Licht wirkt bekanntlich antirachitisch, d.h. strukturierend, formgebend, eine Wirkung, die grundsätzlich über das Nervensystem verläuft.

Im Gegensatz dazu hängt die rote Seite des Lichtes mit der Wärme, der Entzündung und dem Stoffwechselgeschehen zusammen. Dies hat sich auch experimentell deutlich zeigen lassen, indem rotes Licht die Drüsentätigkeit anregt, insbesondere die Regeneration und die Genitalorgane.*

* Hollwig, F.: The Influence of Ocular Light Perception on Metabolism in Man and Animal. Heidelberg / Berlin / New York 1979; und *Klin. Monatsblätter für Augenheilkunde*, 139/828, sowie *Ophtalmologica*, 142/572).

Stickstoff

Analysiert man lebendige Substanzen, so findet man bei Pflanzen weit überwiegend Kohlenstoff, Sauerstoff und Wasserstoff, eigentlich Kohlenstoff und Wasser, also Kohlenhydrate. Diesen gegenüber erhält man durch Analyse nur in verschwindend geringen Mengen aus Pflanzensubstanz auch Stickstoff – von Ausnahmen bei Pflanzenfamilien, wie z.B. den Leguminosen, abgesehen (siehe Tabelle S. 31).

Ganz anders sind diese Mengenverhältnisse bei der Analyse von tierischer oder menschlicher Leibessubstanz. Im Verhältnis zu den Pflanzen findet man in auffallend größerer Menge in tierischen Substanzen Stickstoff als Charakteristikum von Eiweiß. Wenn aber bei Pflanzen, also Kohlenhydraten, das Verhältnis von Kohlenstoff zu Wasserstoff und zu Sauerstoff wie 1 : 2 : 1 ist, so kann solch ein Verhältnis jetzt nicht mehr angegeben werden. Die Mengenverhältnisse variieren sehr stark. Lediglich der Stickstoffanteil im Eiweiß ist relativ konstant.

Deshalb kann man praktisch durch Bestimmung des Stickstoffs (nach *Dumas* oder *Kjeldahl*) und Multiplikation dieses Wertes mit 6,25 einen Rückschluß auf den Eiweißgehalt ziehen, d.h. daß Eiweiß durchschnittlich 16 % Stickstoff enthält.

Was ist das Wesen dieses im Eiweiß auftretenden Stickstoffs, dessen Anteil relativ konstant ist, während die drei anderen Elemente in keinem festen Verhältnis innerhalb des Eiweißes stehen?

Die relativ starre Struktur der Kohlenhydrate wird durch das Hinzutreten des Stickstoffs im Eiweiß überwunden. Der Stickstoff bewirkt eine Umgestaltung der «nur» lebendigen Struktur der Kohlenhydrate. Die Substanz Stickstoff muß also etwas mit dem Wesen des Tieres und Menschen zu tun haben; ohne diesen können sie sich nicht verwirklichen.

Ganz offensichtlich ist der charakteristischste Unterschied zwischen Pflanze und Tier der, daß die Pflanze festgewachsen, das Tier aber eigenbeweglich ist. Das Gemeinsame ist allerdings das Leben bzw. die lebendigen Substanzen. Diese müssen aber den Bedürfnissen, d.h. dem Wesen, angepaßt werden. Somit entsprechen am meisten dem Wesen der Pflanze die Kohlenhydrate, dem Tier das Eiweiß. Mit anderen Worten: Das Wesen des Tieres drückt sich im Eiweiß aus, das seine Spezifität durch den Stickstoff erhält.

Ein weiteres Merkmal des Tieres gegenüber der Pflanze ist seine Empfindungsfähigkeit, seine seelischen Reaktionen, Freude und Schmerz ausdrücken zu können. Seit alters her wurde in diesen Äußerungen die *Seele* erlebt, also eine Kraft, die vom biologischen Leben, das ja auch eine Kraft ist, verschieden ist. So wie das Wasser Träger des Lebens ist, so kann man den Stickstoff, der das biologische Leben durchdringt und damit Seelenleben ermöglicht, als *Seelenstoff* bezeichnen.

Für diese seelische Kraft wird in der modernen Geisteswissenschaft der Ausdruck *Astralleib* benutzt, sofern diese Kräfte eine mehr oder weniger geschlossene Einheit bilden, wie das bei Mensch und Tier der Fall ist. Wie bereits ausgeführt, handelt es sich um einen alten Ausdruck aus der Zeit, als man noch empfand, daß diese Kräfte ihren Ursprung in den Sternen – Astra – haben, und zwar konkret in den Regionen, die man als Tierkreis bezeichnet. Diese seelischen Kräfte (Astralleib) sind wesensmäßig von den mit den Planeten zusammenhängenden Lebenskräften (Ätherleib) verschieden. Diese Verschiedenheit, die über das rein biologische Leben hinausgeht, bedarf eines zusätzlichen adäquaten Trägers, der eben der Stickstoff ist.

Stickstoff ist somit der Träger des Astralleibes innerhalb der vier Lebenselemente.

Stickstoff in elementarer Form – und das ist sein hauptsächlichstes Vorkommen – macht vier Fünftel der Luft aus, aber selbst in gebundener Form findet er sich nicht in der Erde (siehe unten). Er ist der *Luft-stoff.* Dennoch spielt er in dieser Form weder für Pflanze noch für Tier und Mensch eine nennenswerte Rolle. Das Leben von Pflanze, Tier und Mensch spielt sich – wie erwähnt – in dem Verhältnis von Reduktion zu Oxydation, also dem Übergang $CO_2 \rightarrow O_2$ ab. Ja, die Aktivität des Sauerstoffs steht in krassem Gegensatz zur Inaktivität des Stickstoffs. Gasförmiger Stickstoff gilt als nahezu inert, d.h. er ist kaum angreifbar, chemisch außerordentlich träge. Erst unter extremen Bedingungen, wie starker elektrischer Entladung, gelingt es, Stickoxyde herzustellen. In entsprechender Weise, bei hoher Temperatur und hohem Druck, verbindet sich der Stickstoff auch mit Wasserstoff. Diese Verbindungen selbst sind zwar mehr oder weniger giftig, doch können sie als Teil weiterer Verbindungen im Bereiche des gesamten Lebens eine ganz bedeutsame Rolle spielen: Der in freier Form als N_2 so träge Stickstoff wird in organischer Form, vor allem in Verbindung mit Wasserstoff, als NH_2-Gruppe innerhalb des animalischen Lebens außerordentlich aktiv innerhalb des Eiweißes.

Im Gegensatz zur chemischen Trägheit der Luft steht ihre physikalische *Beweglichkeit*: Luft ist in konstanter Bewegung, noch weit mehr als Wasser.

Diese Beweglichkeit ist ein Charakteristikum der Luft und damit des Stickstoffes. Sie gehört zum Wesensbild des Stickstoffs – ebenso wie auf der anderen, chemischen Seite die Trägheit.

Diese Gegensätzlichkeit, die für elementaren Stickstoff charakteristisch ist, ja die Polarität zwischen Trägheit und Beweglichkeit, findet sich im gesamten seelischen Bereich wieder; sie tritt dort auf als die polare Empfindung von Lust und Schmerz, Freude und Trauer, Trägheit und Übererregbarkeit, kurz: Sympathie und Antipathie. Stets schwingt das seelische Erleben in diesem polaren Spannungsfeld, das in extremer Ausprägung pathologisch wird.

Im tierisch-menschlichen Bereich tritt diese an den Astralleib und Stickstoff gebundene Polarität in dem polaren Verhalten von Bewegung und Bewußtsein auf. So wie diese an gegensätzliche Organe gebunden sind (Muskel und Nerv), so brauchen entsprechend auch ihre Funktionen – räumliche Bewegung und Empfindung bzw. Bewußtsein – als substantielle Träger verschiedene Stickstoffverbindungen. Dies wird im Eiweißkapitel ausführlich dargestellt werden.

Letzter Ausdruck dieser für Stickstoff charakteristischen inneren Polarisierung ist das Verhalten zu Wasserstoff und Sauerstoff:

N	
+O	+H
↓	↓
NO, NO_2	NH_3
+ H_2O	+ H_2O
Säure	Lauge
(Salpetersäure)	Ammoniak (Salmiak, Ammoniumhydroxyd)

Stickstoff zeigt also ein amphoteres Verhalten, wie es für Aminosäuren charakteristisch ist (siehe S. 194). Er kann sogar mit sich selbst ein Salz bilden (Ammoniumnitrat). Viele dieser Salze sind flüchtig (besonders Ammoniumchlorid) oder zersetzen sich in der Wärme, was besonders für Ammoniumkarbonat $(NH_4)_2CO_3$ gilt, das «Hirschhornsalz», das vielfach als Backpulver Verwendung findet. Die Alchimisten haben dies als *Sal volatile* bezeichnet. Jedenfalls werden diese Salze durch den Luftcharakter des Stickstoffs geprägt. Der «Luftcharakter» der Stickstoffverbindungen äußert sich auch darin, daß Nitrate wie z.B. das Trinitrotoluol (TNT) oder Nitroglycerin, Schießbaumwolle und Knallquecksilber, explosiv sind.

Im menschlichen und tierischen Organismus überwiegt fast vollständig die

Verbindung des Stickstoffes mit Wasserstoff als NH_2-Gruppe im Eiweiß. Dieses ist in den Aminosäuren im aufbauenden Sinne tätig, jedoch kann es auch zu starken Giftwirkungen führen als biogene Amine (siehe Eiweißkapitel).

Erst in den letzten Jahren ist man auf eine besondere Eigenschaft des Stickoxydes (NO)* gestoßen. Dieses an sich giftige Gas kann in winzigen Mengen im Organismus entstehen und dann die Rolle eines Botenstoffes annehmen. Zwar dienen Nitropräparate schon lange Zeit zur Gefäßerweiterung, insbesondere bei Angina pectoris, jedoch wurde erst neuerdings gefunden, daß diese Wirkung wohl auf der Freisetzung von Stickoxyd aus Arginin beruht. Jedenfalls wirkt NO gefäßerweiternd und damit blutdrucksenkend. Es wird anscheinend im Endothel der Gefäße gebildet und wirkt dort als relaxierender Faktor, der die glatte Gefäßmuskulatur erschlaffen läßt. Daß die an sich giftige Substanz diese physiologischen Wirkungen haben kann, scheint darauf zu beruhen, daß sie im biologischen Gewebe nur etwa 1/10 Sekunde stabil ist. (Die blutdrucksenkende Wirkung dauert immerhin 3 bis 6 Sekunden.) Jedenfalls wird durch NO der Astralleib (N) im Blut inkarniert (O), wobei charakteristisch ist, daß dabei Eisen beteiligt ist. Dadurch wird der Astralleib vom Nervensystem und der dort kontrahierenden Tendenz abgezogen und im Blut- bzw. Gefäßsystem inkarniert.

Im N_2O (Lachgas) überwiegt der Stickstoffanteil, der «erstickend» (N), d.h. exkarnierend auf den Astralleib, wirkt. Dadurch entsteht zunächst eine Euphorie («Lach»-gas), später die Anästhesie, weshalb Lachgas ab 1844 mit ca. 20 Prozent Sauerstoff für einige Zeit als Betäubungsmittel von Zahnärzten und Chirurgen benutzt wurde. Auch das Einatmen von reinem Stickstoff oder vermehrtes Stickstoffangebot bei erhöhtem Druck führt zu teilweisem Ausschalten des Bewußtseins und Euphorie (Taucher- oder Caissonkrankheit).

Die außerordentliche chemische Trägheit des elementaren Stickstoffes kann technisch nur durch einen hohen Aufwand von Energie, d.h. Druck und Temperatur, überwunden werden. Im organischen Bereich jedoch besitzen bestimmte Mikroorganismen, die Bodenbakterien der Gattungen Clostridium und Azotobakter, die Fähigkeit, den Luftstickstoff zu assimilieren. Seit ältesten Zeiten ist bekannt, daß Pflanzen aus der Familie der Hülsenfrüchte (Leguminosen) den Boden düngen. Wie man jetzt weiß, können sie dies vermöge der Knöllchenbakterien in den Wurzeln.

So wie die Luft dem Wasser übergeordnet ist, so ist die Seele dem biologischen Leben übergeordnet und der Astralleib dem Ätherleib.

* In den letzten Jahren wurde die physiologische Bedeutung von Stickstoffmonooxid (NO) intensiv untersucht und seine Rolle sowohl bei der Blutversorgung von Organen als auch als Botenstoff bestätigt. Die Arbeiten von Furchgott, Murad und Ignarro über die Wirkung von NO wurden 1998 mit dem Nobelpreis ausgezeichnet.

Luft	Seele	Astralleib
Wasser	Leben	Ätherleib

Insofern hat der Stickstoff keine direkte Beziehung zur Erde. Ganz im Gegensatz zum Sauerstoff, der erdbildend ist, und dem Kohlenstoff, der – wenn auch in geringem Anteil – in den Carbonaten als Kalk bzw. als Dolomit gebirgsbildend auftritt, gibt es keine wirklichen Stickstoffmineralien. Es gibt auch keine N-haltigen Erze. Dem scheint das Auftreten von Salpeter (Felsensalz, lat. *sal petrae*) zu widersprechen. Dieser verdankt aber seine Entstehung aus tierischen Stoffen – vor allem Exkrementen der Vögel –, den Salpeter bildenden Bakterien, die den organischen Stickstoff oxydieren und z.B. aus natriumhaltigen Böden den Chilesalpeter ($NaNO_3$) bilden.

Wenn gesagt wurde, daß Stickstoff als Träger des Seelenelementes (Astralleib) dem biologischen Leben (Ätherleib) übergeordnet ist, so heißt dies für diesen Fall konkret: Die geistigen Bildungsimpulse, die ein seelisches Leben differenzierten und die – wie ausgeführt — den Sternenkräften, dem Tierkreis entstammen, bildeten *zugleich* ein differenziertes Seelenleben aus *und* den Stickstoff mit seinen Verbindungen; Inhalt und adäquates Gefäß im Sinne der einleitenden Ausführungen (siehe S. 21) sind eine Einheit. Insofern liegen dieselben Verhältnisse vor, wie sie vorangehend für das Wasser bzw. Sauerstoff und Wasserstoff geschildert wurden, nämlich daß am Anfang das Wasser war, das noch nicht getrennt war vom Leben, wie es jetzt ist, sondern erst im Laufe der Entwicklung die Differenzierung und damit Polarisierung eintrat.

Die Lebenselemente

Die vier Elemente, die sich aus den drei eigentlichen lebentragenden Substanzen – Kohlenhydrate, Fette, Eiweiß – analysieren lassen, wurden charakterisiert. Dabei wurde der Wasserstoff als die eigentliche kosmische Substanz Wärmestoff genannt; der Sauerstoff aber, der weitgehend die Erdoberfläche bildet und damit das Leben auf der Erde ermöglicht, ist der Erdenstoff. Im entsprechenden Sinne kann man den Stickstoff, der das aktuelle, seelische Leben bei Mensch und Tier ermöglicht, Seelenstoff nennen. Da alle Gestaltung über den Kohlenstoff verläuft und durch ihn überhaupt erst Leben in der Substanz möglich wird, kann man ihn Lebensträger oder Lebensstoff nennen.

In Ergänzung der bisherigen Ausführungen läßt sich noch ersehen, daß der Sauerstoff als Erdenstoff in erster Linie mit der Bildung des physischen Leibes zusammenhängt, während die Wärme Träger des geistigen Wesenskernes des Menschen, des Ich, ist (siehe Husemann/Wolff, Bd. 1).

Wasserstoff	–	Wärmestoff	–	Ich
Stickstoff	–	Seelenstoff	–	Astralleib
Kohlenstoff	–	Lebensstoff	–	Ätherleib
Sauerstoff	–	Erdenstoff	–	physischer Leib

Damit bleibt aber die Frage bestehen, weshalb unter den 92 natürlichen Elementen, von denen etwa 60 in nennenswerter Menge die Erdoberfläche bilden, nur vier und gerade diese zur Grundlage für das Leben befähigt sind.

Einen Hinweis zum Verständnis kann man bereits im Bild des Periodischen Systems sehen, auf das später noch weiter eingegangen wird (siehe S. 332). Dabei ist es offensichtlich, daß der Wasserstoff eine Sonderstellung einnimmt, er also stets *über* die anderen Elemente geschrieben wird. Im Sinne der Charakterisierung (siehe S. 28) besitzt Wasserstoff fast keine Substanz und eigentlich nur Inhalt, nämlich in der elementaren Form Wärme. Er berührt kaum die Erde und repräsentiert eigentlich einen archaischen Zustand.

Die anderen drei Lebenselemente befinden sich in der zweiten Reihe des Periodischen Systems hintereinander mit den Ordnungszahlen 6 (Kohlenstoff), 7 (Stickstoff) und 8 (Sauerstoff). Diese stehen in der *Mitte* zwischen den Alkalimetallen und den Halogenen, also zwischen der Polarität von Basenbildnern und Säurebildnern. Außerdem stehen sie in der obersten Reihe, sind also effektiv dem Wasserstoff am nächsten und stehen damit in dieser Beziehung über allen anderen Elementen, somit auch *zwischen* Erde und Kosmos, wie dies als Charakteristikum für das Leben ausgeführt wurde. Es ist auch sicher kein Zufall, daß die direkt unter ihnen stehenden Elemente Silicium (14), Phosphor (15) und Schwefel (16) ebenfalls im Baustoffwechsel der lebendigen Substanz eine wesentliche Rolle spielen, was bei den betreffenden Substanzen näher ausgeführt ist. Diese vier bzw. sieben Elemente stellen das eigentliche *Lebenszentrum* innerhalb des Periodischen Systems der Elemente dar.

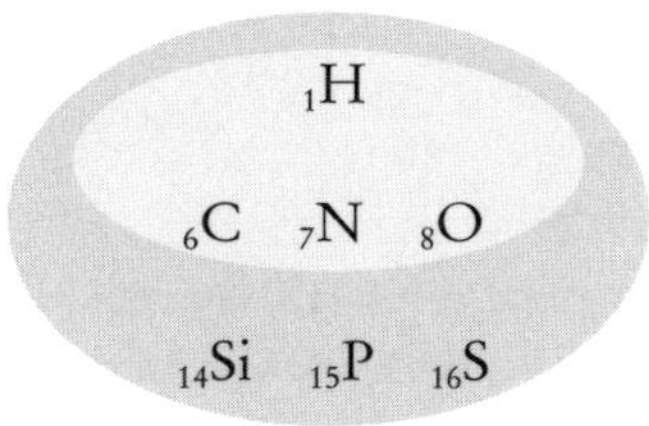

Um zu einem erweiterten Verständnis zunächst der vier oberen Elemente zu kommen, muß man die Weltentwicklung in einem Sinne betrachten, der die Erde nicht isoliert als beliebiges Sandkorn des Weltalls auffaßt. Der Schöpfung liegen geistige Prozesse zugrunde, die in Phasen ablaufen.

Nach der geisteswissenschaftlichen Schilderung gingen der Erdentwicklung drei andere Zustände voraus. Der erste wird als alter Saturn bezeichnet, auf dem nur Wärme existierte, aber noch keine Substanz. Der heutige Wasserstoff repräsentiert als Wärmestoff diesen Zustand in der Gegenwart. Der zweite Entwicklungszustand wird alter Sonnenzustand genannt, in dem bereits Licht vorhanden war sowie ein luftähnlicher Zustand, der natürlich nicht der irdischen Luft entspricht. Man kann im Kohlenstoff in seiner geschilderten Affinität zu Licht und Luft einen Repräsentanten dieses zweiten Zustandes sehen. Der dritte Weltenzustand wird als alter Mond bezeichnet, auf dem ein flüssig-lebendiger Zustand herrschte, der aber nicht dem heutigen Wasser, sondern eher dem bereits erwähnten lebendigen Wasser entspricht, von dem auch die Luft noch nicht so getrennt war, wie dies jetzt der Fall ist. Zu gleicher Zeit entwickelten sich Umsetzungen, die man mit den chemischen Reaktionen vergleichen kann. Im Stickstoff, insbesondere in dessen organischer Form, kann man ein heutiges Abbild dieser Verhältnisse sehen. Rudolf Steiner schildert, daß in jenem alten Mondenzustand zwar Leben vorhanden war, Pflanzen und Tiere aber noch nicht getrennt waren. Ebenso waren Luft und Wasser noch nicht getrennt, sondern traten in einem halbflüssigen Zustand auf; nach seiner Darstellung herrschte eine Art Cyan-Atmosphäre. Erst auf der Erde, dem vierten Zustand, traten feste Substanzen auf. Der typische Repräsentant dieser Erdenkräfte innerhalb des Lebens, der aber erst das heutige Leben auf der Erde ermöglicht, ist der Sauerstoff, wie dies oben geschildert wurde.

Bezüglich der zeitlichen Verhältnisse kann man also folgende Reihenfolge schreiben:

Wärme	Licht/Luft	wäßrig/lebendig	fest/mineralisch
H	C	N	O
alter Saturn	*alte* Sonne	*alter* Mond	Erde
physischer Leib			
	Ätherleib		
		Astralleib	
			Ich

Es sei ausdrücklich erwähnt, daß dieses Schema die Weltentwicklung nicht wirklich darstellen kann, insbesondere da unsere Substanzbegriffe nur der Erde entsprechen. Um die Realität zu erfassen, muß man nicht nur Überlagerungen berücksichtigen; es können sogar gegenteilige Beziehungen oder Anordnungen von anderen Gesichtspunkten aus ebenfalls berechtigt sein. – Ausführlich ist die Weltentwicklung von Rudolf Steiner geschildert worden in seinem Buch *Die Geheimwissenschaft im Umriß* (1910).

Für die Wesenserkenntnis dieser vier Elemente sind auch ihre Affinitäten bedeutsam, in denen sich ihre «Wahlverwandtschaft» ausdrückt. Im Stoffwechsel der höheren Organismen zeigt sich dabei eine deutliche Bevorzugung des Sauerstoffs durch den Kohlenstoff (CO_2) und des Wasserstoffs durch den Stickstoff (NH_3), was sich in allen Stoffwechselarten zeigen läßt (siehe Eiweißstoffwechsel). Als Bild läßt sich das Zusammenwirken als Lebenskreuz darstellen:

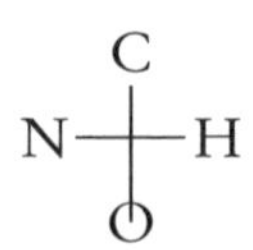

H	Feuer	Geist	Ich
N	Luft	Seele	Astralleib
C	Wasser	Leben	Ätherleib
O	Erde	Tod	physischer Leib

Die Brennbarkeit

In den vorangehenden Ausführungen wurde dargestellt, daß es im Grunde genommen nur vier chemische Elemente sind, die die Grundlage für das Leben bilden, nämlich Kohlenstoff, Wasserstoff, Sauerstoff und Stickstoff. Da aber selbstverständlich auch andere Elemente im Bereiche des Lebendigen eine Rolle spielen, kann sich die Frage ergeben, in welchem Verhältnis die vier Lebenselemente zu den anderen stehen. Schließlich benötigt Leben auch z.B. Salze, die nicht direkt zu den vier Lebenssubstanzen gehören. Sie nehmen eine Sonderstellung ein.

Um dieses Verhältnis zu klären, kann man von einem Phänomen ausgehen, das geradezu eine Schlüsselrolle zum Verständnis der Substanzen bildet: Ein Urphänomen ist die Verschiedenheit der Substanzen bezüglich ihrer Brennbarkeit. Innerhalb der Fülle der irdischen Substanzen, also eigentlich der Erdoberfläche, gibt es in der unveränderten Natur (!) nur sehr wenige, die brennbar sind. Man muß sich vergegenwärtigen, daß in früherer Zeit die Menschen viel mehr auf brennbare Substanzen angewiesen waren als heute; man kannte also damals sehr genau, was überhaupt brennbar ist. In erster Linie standen in alten Zeiten Holz und Fett als brennbare Substanzen zur Verfügung, um Wärme und Licht zu erzeugen.

Die Alchimisten suchten stets das Wesen einer Sache aus deren Verhalten, den Erscheinungen zu ergründen. So fragten sie nach dem Wesen der Brennbarkeit. Auch heute noch kann man methodisch nach der Herkunft brennbarer Substanzen fragen und muß aufgrund einfacher Beobachtung zu dem Ergebnis kommen: Alle in der Natur (!) vorkommenden brennbaren Substanzen waren einmal lebendig, entstammen also lebendigen Vorgängen. (Die praktisch einzige Ausnahme, der elementare Schwefel, war den Alchimisten auch bekannt und nimmt eine Sonderstellung ein, worauf später eingegangen wird.)

Prompt erfolgt an dieser Stelle der Einwand, daß ja schließlich auch Magnesium und Phosphor im elementaren Zustand brennbar seien. Es wurde jedoch ausdrücklich betont, daß dies nur für Substanzen in der Natur (!) gilt. Elementares Magnesium und Phosphor finden sich aber nicht in der Natur, sie müssen erst aufwendig hergestellt werden. Wohl aber existiert Schwefel elementar in der Natur, z.B. als Kristall oder auch niedergeschlagen aus vulkanischen Dämpfen.

Da jede in der Natur vorkommende brennbare Substanz einmal lebendig war, muß also die Brennbarkeit durch das Leben hineingekommen sein. Dieser Zusammenhang wurde oben bereits dargestellt, und es wurde gezeigt, daß eine lebendige Substanz innerhalb eines lebendigen Organismus Licht und Wärme aufnimmt, diese transformiert und als Leben speichert. Dies ist chemisch eine Reduktion. Wird diese Substanz nunmehr verbrannt, was eine Oxydation ist, so findet der umgekehrte Vorgang statt: Leben wird in Licht und Wärme zurückverwandelt, diese werden wieder frei, d.h. ausgeschieden.

Bereits bei *Plato* finden sich Hinweise, daß Verbrennen eine Ausscheidung sei. Dies ist auch durchaus einem Experiment entsprechend: Die größte Menge von Holz wird beim Verbrennen von diesem «ausgeschieden»; zurück bleibt ein geringer Teil von Asche. *Stahl* (1660–1734) versuchte diese Verhältnisse in der Phlogiston-Theorie zu erfassen (*phlogiston* = das Verbrannte, das also entweicht). Der Rückstand, die Asche, wurde als Phlegma bezeichnet (*to phlegma* = Schleim). Tatsächlich wird auch die zurückbleibende Asche mit etwas Wasser schleimig-seifig.

Entscheidend ist, daß unter Phlogiston keine Materie verstanden wurde, sondern das der Substanz entweichende Imponderable, das nunmehr als Licht oder Wärme in Erscheinung tritt.

Es ist außerordentlich aufschlußreich, daß sich die Qualität der Imponderabilien im Laufe der Zeit ändert. So gibt z.B. Stroh, das dem Leben zeitlich noch relativ nahe steht, beim Verbrennen sehr viel Licht, aber wenig Wärme ab; bei dem schon älteren Holz entwickelt sich bereits mehr Wärme und weniger Licht. Diese Entwicklung findet über Braun- und Steinkohle ihr Ende im Anthrazit, der ältesten Steinkohle, die beim Verbrennen praktisch nur Wärme, aber kaum noch Licht abgibt.

Den Menschen in alten Zeiten war es selbstverständlich, daß Leben ein Göttergeschenk und daß die Sonne bzw. der Kosmos der Herkunftsort allen Lebens auf der Erde ist. Wenn den Göttern durch Verbrennen Opfergaben dargebracht wurden, so lag dem die völlig richtige Empfindung zugrunde, daß das Imponderable, das Leben, den Göttern zu einem gewissen Grade zurückgeschenkt werden muß. Dieses Opfer erlebte man als eine Rückverbindung (Religio) mit den Göttern, also als religiöse Handlung.

Säuren und Laugen

Im Laufe des weiteren Studiums der Verbrennung wurde bei den Untersuchungen das Augenmerk nicht mehr auf das weggehende Imponderable gerichtet, sondern auf das substantielle Geschehen. *Antoine Lavoisier* untersuchte 1774 das quantitative Geschehen bei der Verbrennung mit der Waage. Er beobachtete, daß bei der Verbrennung «nichts weggeht», sondern etwas hinzukommt, denn Feuer benötigt Luft. Er untersuchte die bei der Verbrennung sich entwickelnde Luft und stellte fest, daß das Verbrennungsprodukt (CO_2) schwerer (als C) und sauer ist. Deshalb nannte er den hinzukommenden Stoff Oxygen (griechisch *oxys* = scharf, *oxon* = Essig), also Säurebildner, kurz Sauerstoff. Diese Beobachtung ist zweifellos ein Markstein in der Geschichte der Chemie. Es dürfte jedoch klar sein, daß durch dieses Experiment die ursprüngliche Empfindung, daß durch die Verbrennung etwas weggeht, nämlich Licht und Wärme befreit werden, in keiner Weise «widerlegt» wird. Vielmehr steht das eine für die substantielle (Luft), das andere für die imponderable, energetische Betrachtung (Licht, Wärme), die sich nicht widersprechen, sondern ergänzen. Die Begriffe Energie (siehe S. 20) und Gas (abgeleitet von *χάος* = Chaos, das im griechischen Wortverstand einen ursprünglichen undifferenzierten Zustand bezeichnete) existierten zu jener Zeit noch nicht.

Es ist festzuhalten, daß erst die quantitative Untersuchung Einblick in das substantielle Geschehen ermöglichte. Damit aber wurde die qualitative Seite, um die es den ursprünglichen Alchimisten ging, völlig vernachlässigt. Dadurch entwickelte sich eine Einseitigkeit im Hinblick auf das ausschließlich materielle Geschehen.

Ein Opfer dieser Einseitigkeit wurde *Lavoisier* selbst. Hätte er nämlich statt des entweichenden Gases die zurückbleibende Asche genauer untersucht, so hätte er finden können, daß bei dieser durch die Verbrennung auch «Luft» hinzugekommen war (Sauerstoff), aber eine Lauge entstand; er hätte dann vielleicht den Sauerstoff «Konigen», «Laugenstoff» genannt (griechisch *konia* = Lauge).

Fassen wir das Phänomen der Verbrennung zusammen, so sehen wir, daß ein Gas entweicht und eine Asche zurückbleibt, wobei Licht und Wärme frei werden. Leitet man das entstehende Gas in Wasser, so reagiert dieses sauer. Es ist eine Säure entstanden. Gibt man aber die Asche in Wasser, so entsteht eine Lauge. Die Schwierigkeit der Begriffsbildung ersieht man an der Namensgebung. Den «Sauerstoff», der damals gerade entdeckt worden war, nannte man zuerst «Lebensstoff» oder «Feuerstoff».

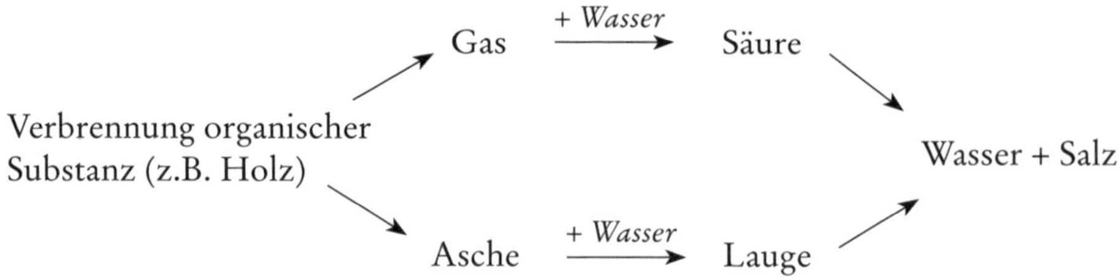

Die Alchimisten hatten natürlich auch diese Asche, die sich in ihrem Verbrennungs-Topf (Pott) fand, untersucht und nannten sie Pott-Asche. Dieser Name hat sich in den romanischen und der englischen Sprache erhalten als Potassium = Kalium, womit die Hauptsubstanz der Asche bezeichnet wurde, die allerdings erst später analysiert wurde. In deutschen Sprachgebrauch wurde das deutsche Wort Pott-Asche durch das arabische al-qali (für Lauge) ersetzt, da sehr stark arabische Elemente in die Alchimie einströmten und die jeweiligen Fremdworte immer «gelehrter» klingen (damals arabisch, später griechisch und lateinisch, heute englisch).

Diese grundsätzlichen Verhältnisse werden allerdings verändert, wenn man tierische Substanz verbrennt, insbesondere Fleisch, also Eiweiß. Dann kann die Asche sauer reagieren. Dies kann aus den bisherigen Darstellungen verständlich werden, denn beim Tier kommt zu dem Leben etwas anderes hinzu; konkret: zum Ätherleib der Astralleib, zum Leben die Seele. Wie ausgeführt, bedarf die Seele bzw. der Astralleib anderer Substanzen, um wirken zu können. Dies ist in erster Linie der Stickstoff. Darüber hinaus aber benötigt der andersartige Stoffwechsel von Tier und Mensch noch mehrere Trägersubstanzen: in erster Linie Schwefel, der seinem Wesen nach mit dem Eiweiß verbunden ist, und Phosphor, der mehr mit den Kohlenhydraten verbunden ist. Diese Substanzen verbrennen ebenfalls, aber sie bilden keine Lauge, sondern Säuren. Eigentlich gehören diese Verbrennungsprodukte nicht zur Asche, sondern zum Gas. Tatsächlich sind auch die Oxydationsprodukte von Schwefel, Phosphor und Stickstoff Gase.

Zum Erfassen des Grundphänomens muß man also von einer «nur» lebendigen, also Pflanzensubstanz ausgehen. Die Einmischung von Stickstoff und Phosphor gehört zu einer anderen Wirkung, die das Grundphänomen verdeckt.

Im übrigen haben diese Verhältnisse praktische Bedeutung: Eine reine Pflanzenkost bewirkt eine Alkalisierung des Stoffwechsels, vor allem durch die immer enthaltenen Kaliumsalze. Dies ist unabhängig davon, ob z.B. die Früchte sauer schmecken. Alle Fruchtsäuren werden letztlich zu CO_2 und H_2O verbrannt und ausgeschieden, dagegen bleiben die Salze, die in diesem Falle alle alkalisierend wirken, erhalten. Säurebildend dagegen ist Eiweiß, auch pflanzliches Eiweiß, das sich in Getreide oder in Hülsenfrüchten findet. In diesen Fällen kommen noch Phosphate und Sulfate hinzu, die stark säurebildend wirken. Deshalb reagiert der Urin bei vorwiegender Fleischkost sauer.

Es handelt sich bei der Entstehung von Säure und Lauge also schematisch um die «Trennung» des neutralen Wassers in H^+ und OH^-, die man als Ionen bezeichnet. In einer Säure überwiegt der H^+-Anteil. Diesen hat man später *potentia Hydrogenii*, abgekürzt pH, genannt und die Konzentration mit der negativen Zehnerpotenz bezeichnet. Je tiefer die pH-Zahl, desto relativ mehr H-Ionen sind in einer Lösung vorhanden, d.h. desto saurer ist die Reaktion, während pH 7 besagt, daß 10^{-7} H-Ionen in einer Lösung vorhanden sind, gleich viel wie OH-Ionen, also eine neutrale Reaktion herrscht.

Wasserstoff gehört in diesem Sinne ebenso wie die Metalle zu den positiv geladenen Kationen, die in einer elektrischen Spannungsreihe angeordnet werden können und den OH-Ionen gegenüberstehen. Dadurch ist Wasserstoff noch kein Metall. Doch «gehört» er zu den Metallen durch den gemeinsamen kosmischen Charakter. Genauer gesagt entstammen die Metalle der Planetenwirksamkeit (vgl. S. 33). Im Gegensatz dazu stellen die Nichtmetalle und entsprechend OH^- durch dessen Sauerstoff als Erdenstoff eher die Verbindung zur (lebendigen) Erde her. Auch hierin kann man die saure Reaktion als Ausdruck eines übergeordneten astralischen Wirkens und die alkalische als Ausdruck ätherischen Wirkens erkennen.

Polaritäten

Als Ergebnis ist festzuhalten, daß Säuren und Laugen keineswegs primäre Substanzen sind, sondern sekundär aus der Verbrennung organischer Verbindungen entstehen. Am Anfang steht immer die Einheit, eine neutrale Substanz, die zu einer Zweiheit, einer Polarität, entwickelt wird. Diese wird durch Wasser wieder zu einer neuen, aber andersartigen Einheit verbunden, dem Salz.

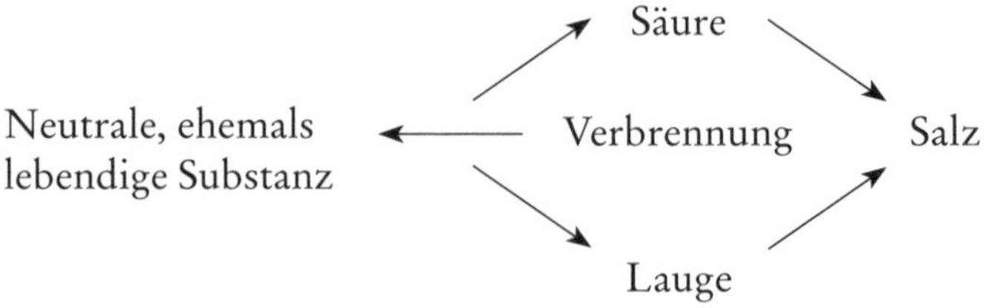

Damit ist zugleich das Wesen der Polarität gekennzeichnet: Polaritäten sind nicht nur Gegensätzlichkeiten, sondern die zwei Hälften einer Wirklichkeit und entstehen *zugleich aus einer Einheit*, die am Anfang steht und undifferenziert ist. Durch den Polarisierungsprozeß tritt eine neue Entwicklung ein, indem die Eins in Zwei gespalten wird. Der Begriff der Polarität ist von größter Wichtigkeit zum Verständnis nicht nur des Lebens, sondern der Entwicklung überhaupt.

Schließlich beginnt die Schöpfungsgeschichte (nicht nur im Alten Testament, sondern in praktisch allen Mythologien der Völker) mit einer Polarisierung: «Am Anfange schuf Gott Himmel und Erde», d.h. aus einer Einheit werden zwei, die so zusammengehören wie plus und minus und zugleich entstehen. Auch die folgenden Schritte handeln davon, daß eine ursprüngliche Einheit getrennt wird, nämlich daß das Feste von dem Flüssigen, dann das Licht von der Finsternis getrennt wird usw. Diese ursprüngliche Denkweise in Polaritäten ist dem modernen Menschen fremd. Erst *Goethe* wies mit Nachdruck auf die Notwendigkeit der Einsicht in das Wesen der Polarität und die dadurch ermöglichte Steigerung hin, woran *Rudolf Steiner* anknüpfte.

Die heutige Denkweise ist nicht polar, sondern kausal-analytisch, linear: Man versucht, eines aus dem anderen folgerichtig hervorgehen zu lassen. Diese Denkweise hat selbstverständlich ihre Berechtigung für die tote Welt (Physik, Chemie, Technik), die darauf ihre Erfolge begründet. Sie ist jedoch, gemessen an der Menschheitsentwicklung, relativ neu und entstammt in den Anfängen der griechischen Zeit *(Sokrates, Plato, Aristoteles)*. In diesen 2000 Jahren haben sich die Menschen so ausschließlich an diese Denkweise gewöhnt, daß es dem modernen Menschen, insbesondere einem Physiker, völlig unverständlich sein muß, wenn er in der Bibel liest: «Da schied Gott das Licht von der Finsternis», da doch die logische kausal-analytische Denkweise sagt, daß ein Zwischenzustand, etwa eine Dämmerung, genausowenig in Licht und Finsternis getrennt werden kann wie ein lauer Zustand in warm und kalt, was experimentell nicht nachvollziehbar ist und dem zweiten thermodynamischen Hauptsatz widerspricht. Doch ist damit das Prinzip nicht berührt. Es handelt sich vielmehr um die Wirksamkeit der Imponderabilien bzw. der geistigen Kräfte, die in der Substanz aktiv tätig sind, im Unterschied zur anorganischen toten Materie, die – sich selbst überlassen – den physikalischen Kräften ausgeliefert ist. Deshalb kommt es in der anorganischen toten Welt notwendigerweise zu einer Entropie-Zunahme. Es wird in späterer Zeit möglich sein aufzuzeigen, daß im Bereich des aktuellen Lebens, insbesondere im menschlichen Stoffwechsel, tatsächlich eine Entropie-Umkehr geschieht. Eine wirklichkeitsgemäße Erforschung dieser zweifellos grundlegenden Einsichten in die Materie erfordert nicht nur die Kenntnis des grundsätzlichen Unterschiedes zwischen belebter und toter Materie, sondern konkret die Anerkennung des Einwirkens geistiger Kräfte in die Materie im Bereiche der lebendigen Substanz (siehe Kapitel zur Methodik). Auf diese grundlegenden Fragen kann in diesem Rahmen nicht näher eingegangen werden; es ist das Anliegen dieser Ausführungen, Beispiele für die Art der Kräfte im Verhältnis zur jeweiligen Substanz im organischen Bereich aufzuzeigen.

Im übrigen wird die Polarisierung des Schöpfungsimpulses in der östlichen Weisheit Yin und Yang genannt, was ursprünglich Licht (Yang) und Finsternis (Yin) bedeutet, letztlich also auch Himmel und Erde. Bei allen diesen ursprünglichen Einsichten in den Schöpfungsprozeß muß man sich jedoch vergegenwärtigen, daß damit lediglich der Beginn einer Entwicklung erfaßt ist, die, als solche in die Polarisierung weitergeführt, notwendigerweise zur völligen Isolierung und im Extrem zur Krankheit führen muß. Erst die Überhöhung, das Hinzutreten eines dritten Elementes, das von *Goethe* als Steigerung bezeichnet wurde, schafft den Ausgleich (vgl. Das Wesen der Zahlen, S. 76 ff.).

Analysiert man im obigen Versuch die Säure, so kann man feststellen, daß es sich um Kohlensäure handelt, während die Asche mit Wasser in der Hauptsache Kalilauge ergibt. Die Alchimisten bezeichneten die Asche auch als Basis, womit sie den irdischen Teil der kosmischen Pflanze bzw. der lebendigen Substanz überhaupt erkannten. Tatsächlich findet sich Kalium in *jeder* lebendigen Substanz, genauer gesagt sogar in Abhängigkeit von der Lebensintensität (siehe Kapitel Mineralien). Von dem ursprünglichen Wort Basis leitet sich die auch heute noch gebräuchliche Bezeichnung «basische» Reaktion für alkalisch ab.

Zum Wesen der Laugen und Säuren sei nochmals festgehalten, daß beide aus einem Verbrennungsprozeß entstehen, also Sekundärprodukte sind: Sowohl das Gas wie auch die Asche sind Oxydationsprodukte, d.h. Verbindungen mit dem sogenannten «Sauer»-stoff, der eben auch Laugen bildet; diese Oxyde mit Wasser bilden jeweils Säure bzw. Lauge.

Nun kann man die jeweiligen Oxyde noch weiter analysieren. Man findet als Grundsubstanz der Kohlensäure den Kohlenstoff, also ein Nichtmetall. Analysiert man aber die Asche, so findet man als Grundsubstanz, deren Oxyd mit Wasser die Lauge bildet, ein Metall, nämlich vor allem Kalium.

Säuren sind Nichtmetalloxyde plus Wasser.
Laugen sind Metalloxyde plus Wasser.*

Laugen und Säuren sind also Sekundärprodukte, die aus einer Einheit (z.B. Holz) durch Verbrennung getrennt worden sind. Diese Polarität drückt sich letztlich auch im Periodischen System aus, und zwar in der Polarität von Metallen und Nichtmetallen. Das Leben selbst findet praktisch im neutralen Milieu, das heißt, wie wiederholt bemerkt, in der Mitte statt. Dennoch spielen die Laugen und Säuren eine bedeutende Rolle. Aus dem geschilderten Phänomen der Verbrennung ist zunächst ersichtlich, daß die jeweiligen Oxyde sich gern mit Wasser verbinden, eben zu Säure bzw. Lauge. Untersucht man dieses genauer, so kann man feststellen, daß gerade die Pottasche bzw. die Kaliumsalze außerordentlich stark hygroskopisch sind, jedenfalls oft stärker als die Nichtmetalloxyde, ja, Kalium gehört zum Leben genauso wie das Wasser. Diese ausgesprochene Wasserbeziehung des Kalium zeigt bereits seine Zugehörigkeit zu den Lebensprozessen ebenso wie das Wasser selbst, d.h. zum Ätherleib mit Quellung, Wachstum, Ausdehnung usw.

Demgegenüber haben die Nichtmetalloxyde als Gase zwar auch eine Beziehung zum Wasser, zeigen aber durch ihren «Luftcharakter», daß sie zur Region über dem Wasser gehören. Es wurde mehrfach erwähnt, daß in früheren Zeiten die Menschen direkt erleben konnten, daß die Luft Träger des Seelenelementes ist, also des Astralleibes. Dementsprechend kann man sagen, daß eine saure Reaktion astralisches Wirken ausdrückt, was im folgenden noch mehrfach aufzuzeigen ist.

* Dass es sich bei der Pottasche tatsächlich um Kaliumkarbonat und nicht um Kaliumoxyd handelt, ändert an dem Grundphänomen der Laugenbildung nichts.

> Alkalische Reaktion ist Ausdruck ätherischen Wirkens.
> Saure Reaktion ist Ausdruck astralischen Wirkens.

Beide Reaktionen verlaufen im allgemeinen im Organismus sehr abgemildert, da das Leben sich prinzipiell im neutralen bzw. leicht alkalischen Milieu abspielt. Die Extreme von Lauge oder Säure sind – wie alle Extreme – lebensfeindlich. Aufschlußreich ist in diesem Sinne ihr Verhalten gegenüber einem gesunden Gewebe: Eine starke Lauge bewirkt eine Kolliquationsnekrose, eine Säure aber eine Koagulationsnekrose. Dies besagt, daß die Lauge das geformte Gewebe quellen läßt, auflöst, verflüssigt, während die Säure das Eiweiß verfestigt, denaturiert, koaguliert: Eigenschaften, wie sie grundsätzlich für den aufbauenden Ätherleib und den abbauenden Astralleib nötig sind, deren Wirken man in der Substanz somit erkennen kann. Im übrigen zeigt sich die Polarisierung bereits am Geschmack: Alkalisches schmeckt dumpf, fade, langweilig, während Saures anregend und attraktiv schmeckt und wirkt. Dies geht bis zu den sogenannten Erfrischungsgetränken, denen zumeist Phosphorsäure zugesetzt ist.

Die Polarität von Lauge und Säure läßt sich also so weiterführen wie diejenige von Metallen und Nichtmetallen.

Gewiß war den Alchimisten des Mittelalters metallisches Kalium noch nicht zugänglich, doch sind die Grundphänomene für die Erkenntnis des Wesens entscheidend. Erst daraus werden die Einzelphänomene verständlich. So ist z.B. die Salzsäure kein Oxydationsprodukt; inwieweit dennoch die aufgezeigten Zusammenhänge hierbei gültig sind, wird noch zu erörtern sein (siehe Kapitel Mineralstoffwechsel, Halogene). Im übrigen sind auch die Oxydationsprodukte anderer Nichtmetalle wie Schwefel, Phosphor und Stickstoff gasiger Natur (SO_2, P_2O_5*, NO_2), wenn auch schwerer als CO_2, und bilden mit Wasser die entsprechenden Säuren (H_2SO_3 bzw. H_2SO_4, H_3PO_4, HNO_3). Die Sonderstellung des Stickstoffs wurde oben besprochen (siehe S. 52).

* Phosphorpentoxyd ist zwar isoliert eine feste Substanz, die aber beim Verbrennen von Phosphor sich so fein bildet wie bei den anderen genannten Elementen gasförmig bleibende Produkte.

Salzbildung

Innerhalb des Periodischen Systems der Elemente (siehe S. 332) zeigt sich eine deutliche Polarisierung, indem auf der linken Seite sich die stärksten Basenbildner finden, die Alkalimetalle, während auf der rechten Seite die typischen Säurebildner sind, die Halogene (siehe S. 304 ff.). Deren Name besagt «Salzbildner». (Dies ist wiederum sehr einseitig, denn schließlich benötigt man zur Salzbildung Säure *und* Lauge. Man hätte genausogut Natrium oder Calcium als Salzbildner bezeichnen können.) Die richtigere Bezeichnung für die sogenannten Halogene wäre *«Säurebildner»* bzw. «Oxygene» (*oxys* = scharf, sauer), jedoch ist der Name Oxygen bereits für Sauerstoff festgelegt. Die Salzbildung tritt erst auf, wenn Säure *und* Lauge zusammenkommen, wobei wieder Wasser gebildet wird. Außerdem besteht im Periodischen System eine sekundäre Polarität, indem die Basizität nach unten (Cs), die Azidität jedoch nach oben (F) zunimmt.

In vereinfachter schematischer Schreibweise verläuft der obige Vorgang in drei Schritten:

Am Anfang steht – wie immer – die Einheit einer organischen Substanz (1). Diese wird durch Verbrennung in Gas und Asche getrennt (2), die mit Wasser die Polarität Säure und Lauge ergeben. Kommen diese zusammen, so findet eine Neutralisation statt (3), die aber nicht dem ersten Zustand entspricht, obwohl dieser ebenfalls neutral war. Durch das Zusammenkommen der Polaritäten ist im goetheanistischen Sinne eine Steigerung, eine Überhöhung der Zwei, ein *Drittes*, entstanden. Dadurch ist die Trennung zugunsten einer *neuen Einheit* überwunden, das Salz entstanden. Dazu war sowohl Sauerstoff wie Wasser nötig, also im obigen Sinne eine Erdensubstanz (Sauerstoff) und Leben (Wasser). Bildhaft kann man sagen: «Was das Feuer getrennt hat, verbindet wieder das Wasser» (Eugen Kolisko), und zwar zu einer *höheren* Einheit im Salz. Philosophisch gesprochen: Im dritten Schritt findet die *«coincidentia oppositorum»* (Nikolaus von Kues; über diesen siehe Meffert 1982) statt, der «Zusammenfall der Gegensätze», wozu zunächst eine Trennung, ein Durchgang durch einen Todesprozeß nötig ist.

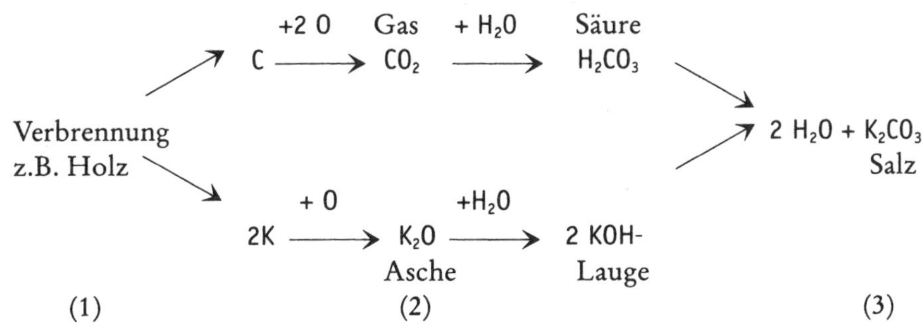

Wenn als Phänomen geschildert wurde, daß Wasser zu den Metall- bzw. Nichtmetalloxyden dazukommen muß, um Laugen oder Säuren zu bilden, besagt dies, daß das Wasser dabei gewissermaßen aufgespalten wird. Es verbindet sich allerdings nicht direkt als Wasser mit dem jeweiligen Oxyd, sondern nur mit einem «Teil». Das drückt man chemisch so aus, daß die Säure den Wasserstoffanteil des Wassers repräsentiert (H+), während die Lauge die andere «Hälfte» des Wassers, nämlich (OH-) repräsentiert. Es ist durchaus den Tatsachen entsprechend, daß diese zwei «Hälften» des Wassers bei der Salzbildung sofort wieder zusammenkommen und Wasser bilden, während Salz durch den ionisierten Zustand in diesem Sinne nicht wirklich «gebildet» wird. Diese Darstellung hat ihre Berechtigung; sie berührt jedoch das Prinzipielle, das hier dargestellt werden soll, nicht.

Das Salz ist also durch das Leben und die Erde durchgegangen, aber nicht in diesem steckengeblieben. Die Dunkelheit, die zur Erde gehört, ist im Salz ebenso durchlichtet, wie das «nur» biologische Leben überwunden wurde. Deshalb wirken Salze auch Leben-konservierend, d.h. lebenserhaltend, aber nicht Leben-tötend; Salz hat also keine direkt antibakteriellen oder antibiotischen Eigenschaften! Doch wird ähnlich wie bei Zucker in höheren Konzentrationen unorganisiertes Leben gehemmt. Dieser qualitative Unterschied zwischen «aktives Leben töten» (bakterizid) und «Leben begrenzen» (bakteriostatisch) ist sehr bedeutsam. In diesen Zusammenhang mag der Ausspruch Jesu zu seinen Jüngern gehören: «Ihr seid das Salz der Erde» (Matthäus 5,13). Sie sollen wohl auf der Erde wirken, aber nicht anderes Leben abtöten, sondern durchlichten, wie es die Eigenschaft des Salzkristalles ist. Darum folgt auch sofort die nächste Ermahnung: «Ihr seid das Licht der Welt» (im griechischen Text: «des Kosmos»; Matthäus 5,14). Man könnte auch frei übersetzen: «Durchlichtet die Erde und führt sie so zum Ziel.»

Die reinste, aber auch «toteste» Form von Salz liegt im Kristall vor. Ein Salzkristall ist durchlichtete Erdensubstanz. Dies gilt grundsätzlich, wenn auch nicht für jedes Salz, da es eine schier unendliche Fülle verschiedener Salze gibt. Diese sollen nur soweit besprochen werden, als sie diese physiologisch verschiedene Wirkungen haben. Das gewöhnliche Kochsalz, das Natriumchlorid, ist tatsächlich charakteristisch innerhalb der Salze und nimmt eine Mittelstellung ein.

Zunächst sei nur festgehalten, daß Salze nach der Entstehung als Verbrennungsprodukte keinerlei Imponderabilien enthalten können, da diese bei der Verbrennung entwichen sind. Sie sind deshalb besonders in kristalliner Form der Inbegriff einer toten Substanz. Dem scheint zu widersprechen, daß – wie erwähnt – in lebendigen Flüssigkeiten stets Kalium gefunden werden kann. Mit Recht wird man dabei auf die Zustandsform des Kalium hingewiesen, nämlich daß z.B. Kalium in lebendigen Flüssigkeiten weder elementar noch als Salz vorliegt, sondern «gelöst» in ionisierter Form auftritt, die man in diesem Falle als Kation bezeichnet – weil es zur Kathode wandert –, wobei die andere «Hälfte» des Salzes, das Anion – da es zur Anode wandert –, nicht mehr mit dem Kation verbunden ist. Salze in lebendigen Flüssigkeiten sind also ein Ideal. Von Salz im ursprünglichen Sinne des Wortes sollte man erst sprechen, wenn dieses in fester kristalliner Form vorliegt. Dennoch haben bei vielen Salzen die zwei «Teile», Anionen und Kationen, im Organismus eine gemeinsame Funktion, in der sich ihre innere Verwandtschaft ausdrückt. Beim Natriumchlorid ist dies die Bewußtseinsfunktion, die sowohl für Natrium wie auch für Chlor nachzuweisen ist (siehe Mineralstoffwechsel). Obwohl gelöstes Natriumchlorid keine ursprüngliche Einheit darstellt (wie z.B. Wasser oder Fette), liegt doch dem Verhältnis von Natrium zu Chlor eine «Wahlverwandtschaft» zugrunde, die bei den riesigen Salzlagern der Erde offensichtlich wird, die aber auch sonst grundsätzlich zwischen bestimmten Elementen besteht, was chemisch Affinität genannt wird.

KOHLENHYDRATE

Zur Formelschrift

Wie gezeigt werden konnte (siehe S. 41), besteht der Name «Kohlenhydrate» zu Recht, indem es sich dabei um Kohlenstoff-Wasser-Verbindungen handelt. Man könnte also durchaus eine gemeinsame abgekürzte Schreibweise, d.h. Formel hierfür finden, nämlich $C \cdot H_2O$. Diese allgemeine Formel gilt aber auch für Substanzen wie Formaldehyd CHOH. Dieses kann bei der unvollständigen Verbrennung vieler organischer Substanzen, wie auch Holz, entstehen, ist aber kein Kohlenhydrat. $C \cdot H_2O$ könnte auch für Essigsäure (CH_3COOH) und Milchsäure ($CH_3 \cdot CHOH \cdot COOH$) gelten, deren Summenformel $C_2H_4O_2$ bzw. $C_3H_6O_3$ ist, also gekürzt CH_2O. Die zwar richtige, aber unzureichende summarische Formel $C \cdot H_2O$ bedarf also einer Differenzierung.

Wenn man jedoch die Kohlenhydrate als Träger des Lebens anschaut, das in ihnen aus Licht neu gebildet wird, so ist es wiederum eine Tatsache, die schon erwähnt wurde, daß die Hauptmasse des Kohlenstoffs in den Pflanzen – genauer in den Bäumen – vorkommt. Dabei handelt es sich vor allem um Zellulose, die häufigste Pflanzensubstanz. Es besteht kein Zweifel, daß das verhärtete Holz ursprünglich weicher, ja flüssig war: Die Photosynthese findet im wäßrigen Milieu statt, erst später tritt ein Verhärtungs- oder Verdichtungsprozeß ein. Dieser läßt sich aber chemisch umkehren, indem Zellulose durch Hitze und Salzsäure wieder «verflüssigt» werden kann. Das Endprodukt dieser Prozedur ist schließlich ein Zucker, und zwar Glucose, der durch Hitze und Säure nicht weiter zerlegt werden kann. Der Zucker ist (wieder) leicht löslich, gehört also im natürlichen Vorkommen zum flüssigen Bereich.

Zucker ist ein typisches Kohlenhydrat, enthält also Kohlenstoff und Wasser im Verhältnis 1 : 1. Was ihn jedoch von Substanzen mit derselben Summenformel unterscheidet, ist, daß die kleinste Einheit nicht $C_1H_2O_1$ heißen kann, sondern sechs Anteile Kohlenstoff mit sechs Anteilen Wasser verbunden sind, wie sich aus der Molekulargewichtsbestimmung, also dem Feststellen der kleinsten Einheit, ergibt. Man müßte zumindest schreiben $C_6 \cdot (H_2O)_6$, um auszudrücken, daß es sich um eine Einheit handelt. Um zu beschreiben, daß

Wasser tatsächlich nicht als Wasser vorhanden ist, hat man sich auf die Schreibweise $C_6 H_{12} O_6$ geeinigt.

Bei dieser (schematischen) Schreibweise wird ersichtlich, daß Wasser tatsächlich nicht als H_2O vorhanden ist, sondern die Anteile Sauerstoff, Wasserstoff und Kohlenstoff eine neue Einheit bilden, deren Verhältnis aber genau festliegt.

Zunächst sei einmal festgehalten, daß der Kohlenstoff als Träger lebendiger Substanz in den Kohlenhydraten mit unvergleichlichem Abstand am häufigsten in der C_6-Form, also als Hexose, auftritt. Ja selbst in dem völlig tot gewordenen Erdöl treten die C_6-Verbindungen wie Hexan, Cyclohexan und Benzol gegenüber C_7-, C_5-, C_4- und anderen Verbindungen deutlich hervor. Auch bei Ringbildungen überwiegt bei weitem die Sechszahl.

Da schließlich auch C_3-, C_4-, C_5- und C_7-Zucker vorkommen, ergibt sich die Frage, warum ausgerechnet die C_6-Verbindungen eine derartig bevorzugte Rolle im biologischen Bereich spielen. Gewiß ist der Kohlenstoff vierwertig und besitzt durch die tetraedrische Struktur die Möglichkeit, daß sich räumliche Gebilde ergeben, aus denen sich die hexagonale Form durch die Verbindung des Kohlenstoffes mit Kohlenstoff leicht ergibt. Man muß sich doch dabei immer wieder vergegenwärtigen, daß am Anfang nicht der elementare Kohlenstoff steht, sondern die Einheit der lebendigen Substanz, deren Ergebnis schließlich das Element ist. Mit anderen Worten: Der Kohlenstoff ist aus Kräften, die mit der Sechszahl verbunden sind, so gebildet, daß diese in ihm und durch ihn wirken können. Die innere Struktur ist das Ergebnis einer Kraftwirksamkeit, die in der Substanz zu Ende kommt. Deren Wesen hängt mit der *Sechszahl* zusammen, sie hat den Kohlenstoff in seiner Art bis in die atomare Struktur gebildet. (Bis zu einem gewissen Grade gilt dies auch für Silicium und Germanium, die im Periodischen System dem Kohlenstoff entsprechen.)

Erwähnt seien noch die erst 1985 entdeckten *Fullerene*, die auf verschiedene Weise, z.B. in einer Flamme bei Rußentstehung unter Lichtwirkung, gebildet werden. Bei ihnen handelt es sich um ein bemerkenswert stabiles kugelförmiges hochsymmetrisches Molekül, das aus genau 60 Kohlenstoffatomen besteht (im wissenschaftlichen Jargon «Fußballmolekül» genannt). Auch hier setzt sich die Sechs in höherer Form (6 x 10) durch. Hier könnte die Frage auftreten, warum gerade 60 Atome zu einer Kugelgestalt zusammentreten, warum nicht auch z.B. 40 als Kubus. Dieses würde dem Wesen des Kohlenstoffes vollständig widersprechen, da zu ihm offenbar die Sechs «gehört». Fullerene wurden auch in Meteoriten nachgewiesen. Im Gegensatz dazu offenbart der Kubus in der Vier die Erdenkraft. Die Sechs – auch auf der höheren Ebene als 60 – ist eben Ausdruck der Lichteskräfte, in denen dieses Molekül gebildet wird. (Zum Kohlenstoff siehe S. 41 ff.)

Im übrigen hat man in Meteoriten winzige Diamanten in nicht ganz unbedeutender Menge gefunden (bis zu 400 ppm). Ansonsten nimmt man an, daß

Kohlenstoff das dritthäufigste Element des Weltalls sei und als kleinste Diamanten den größten Teil des kosmischen Staubes ausmacht. Es besteht heute kein Zweifel mehr daran, daß sich im Weltall organische Kohlenstoffverbindungen finden lassen, insbesondere Cyanverbindungen und Kohlenwasserstoffe, die sogenannten Karbine. So hat man den Kohlenstoff bzw. die entsprechenden Verbindungen «Weltraummineral» genannt. Eingangs wurde bereits erwähnt, daß das gesamte Leben auf der Erde seine Herkunft im Kosmos hat, somit der Kohlenstoff als Lebensstoff kosmischer Natur ist. Aus diesen und anderen Gründen kann man Kohlenstoff auch als kosmische Substanz bezeichnen. Was hat das mit der Sechs zu tun?

Diese Frage führt in einen Bereich hinein, zu dem die heutige naturwissenschaftliche Sichtweise keinen Zugang hat. Für die übliche Denkweise sind Zahlen keine eigenständigen Qualitäten, d.h. Wesen, sondern werden zur Charakterisierung von Quantitäten benutzt. Ein Empfinden von Qualitäten bei Zahlen fehlt der heutigen Denkweise.

Das Wesen der Zahlen

> «Wer sich in richtiger Weise in dasjenige vertieft, was man im pythagoräischen Sinne heißt: Studiere die Zahl! –, der lernt aus dieser Zahlensymbolik heraus das Leben und die Welt verstehen.» *Rudolf Steiner (1907)*

Für den modernen Menschen ist die Zahl wohl mit das Abstrakteste, was es gibt. Diese Auffassung ist jedoch durch die jetzige Denkstruktur zeitgebunden. Für die Zukunft wird es nötig sein, diese Verbindung mit den der Schöpfung zugrundeliegenden Schöpfermächten konkret zu erfassen und bis in die Substanz hinein zu verfolgen. Ein Weg bzw. Schlüssel zu dieser Verbindung kann das Wesen der Zahl sein.

In früheren Zeiten hatten die Menschen ein sehr deutliches Erlebnis, daß z.B. vier eine völlig andere Qualität besitzt als fünf und daß fünf etwas völlig anderes ist als vier plus eins, daß zwei mal drei nicht dasselbe ist wie drei mal zwei usw. Es handelt sich hier bei gleicher Quantität um reine Qualitätsunterschiede. Gerade bei den niederen Zahlen erlebten die Menschen deutlich ein geistiges Wesen, das sich in der Zahl ausdrückte. Dieses Erleben liegt z.B. dem hebräischen Alphabet zugrunde, bei dem jeder Buchstabe einen Zahlenwert besitzt, der keineswegs willkürlich ist, sondern dem Wesen des Konsonanten entspricht. Dieses unmittelbare Empfinden wirkte auch in Künstlern zumindest bis ins Mittelalter fort. Ob z.B. Gewölbe drei-, vier-, fünf- oder sechsstrahlig bzw. -gliedrig gezeichnet oder gebaut wurden, hatte eine große Bedeutung, die unmittelbar erlebt wurde und heute noch in Gemälden und Bauten aus jener Zeit gesehen werden kann, wenngleich sich das damals zugehörige Erlebnis heute nicht so ohne weiteres einstellt. Es sollte aber kein Zweifel bestehen, daß Bauformen und wiederholt angeschaute Gemälde auf den Betrachter entsprechende Wirkungen ausüben, auch wenn ihm dies nicht zum Bewußtsein kommt.

Es handelt sich dabei um ein tief bedeutsames Gebiet, das dem heutigen Bewußtsein nahezu vollständig entfallen ist, obwohl diese Verhältnisse eine deutliche Sprache sprechen und die Wesensbeziehungen bis in die Natur und Biochemie zu verfolgen sind. – Hierzu sei auf ein ausführliches Werk hingewiesen: Ernst Bindel, *Die geistigen Grundlagen der Zahlen,* Neuauflage Stuttgart 1998, 5. Auflage.*

Aus der Fülle dieser Zahlenweisheit sei nur wähnt, daß man in früherer Zeit die *Eins* als das Umfassendste und Größte überhaupt erlebt hat, als Inbegriff der «Einheit», «Ganzheit», das «Eins und Alles». In der hebräischen Kultur ist die Eins die Zahl der Schöpfungsmacht Gottes, des Allerhöchsten, des Umfassenden und des Anfangs, was sich im א Aleph, dem ersten Buchstaben des hebräischen Alphabets, widerspiegelt.

Aus der Eins geht die *Zwei* durch Teilung (!) hervor. Dadurch wird das Ganze ent-zweit! Mit der Zwei ist die Trennung, die Auseinander-Setzung, aber auch der Anfang der Entwicklung, der Beginn der Differenzierung verbunden. Dabei entsteht das Urprinzip der Polarität. Damit ist offenkundig, daß die zwei Teile der Polarität innerlich zusammengehören, aber gegensätzliche, voneinander wegstrebende Tendenzen haben (siehe S. 64 f.).

Erst durch ein neues, aus der Spannung der Zwei entspringendes vermittelndes, überhöhendes *drittes* Prinzip kann diese Trennung überwunden werden. Damit entsteht eine neue, dreigegliederte Einheit. Goethe bezeichnete das dritte Prinzip als «Steigerung», die sich aus der Polarität ergibt und diese überhöht.

Ein völlig anderes Prinzip liegt der Vier zugrunde. In der *Vier* erlebte man seit eh und je die Zahl der Erde, den vierten Zustand des Festen nach Wärme, Luft und Wasser, die ruhende Stütze. In der Würfelform des Salzes kommt diese Erdenkraft klar zum Ausdruck.

Demgegenüber ist die *Sechszahl* Ausdruck kosmischer Kräfte, die über das Licht zur Erde kommen. – Die Zahl Sechs finden wir im Hexagramm, dem uralten Symbol der Hebräer (Davidstern). In alten Zeiten erlebte man darin die Darstellung bestimmter schaffender Wesenheiten. Diese werden in der Bibel, in der hebräischen Fassung der Genesis, als «Elohim» beschrieben. Rudolf Steiner nennt dieselben Wesen «Geister der Form». In den griechischen Texten der Bibel werden sie mit «Exusiai» bezeichnet. Wenn der erste Satz der Genesis lautet: «Am Anfang schuf Gott Himmel und Erde», so steht hier, im Orginaltext, für Gott das Wort Elohim: *«Bereschith bara Elohim eth haschschamajim we 'eth ha'aretz.»* Elohim ist sprachlich ein Plural, weist also auf mehrere

* In diesem Buch erschließt Bindel ein Verständnis für eine uralte, umfassende und universelle Weisheit, die bei den Pythagoräern in hoher Blüte stand, sich auch in der Kabbala findet und sich bis Kepler bzw. Paracelsus fortgesetzt hat. Im übrigen sei auf die ergänzenden grundlegenden Werke Bindels hingewiesen: *Die Zahlengrundlagen der Musik* (1985) und *Die ägyptischen Pyramiden* (1932).

Wesen hin. Gebraucht wurde das Wort aber im Singular, ist also ein Pluraletantum, d.h. diese ursprünglich sieben (manchmal auch acht) Wesen wurden als eine Einheit erlebt, und zwar so, daß von ihnen sechs eine Einheit bildeten, der Siebente eine Sonderstellung einnahm. Zugleich waren diese sechs Wesen mit der Sonne und damit den Lichteskräften verbunden, ja identisch. Sie sind es auch, die sprachen: «Lasset uns den Menschen machen nach unserem Bilde.» (Siehe Rudolf Steiner 1910a.)

In alten Zeiten war es für die Menschen noch ein unmittelbares Erlebnis, diese schöpferischen Wesenheiten, die mit dem Licht verbunden sind, von anderen, ebenfalls göttlichen Schöpfungsmächten zu unterscheiden.

Das Wirken dieser kosmischen sechs Sonnen-Lichtes-Kräfte in der Substanz zeigt sich strukturell im Abdruck der Sechsheit. Wo die Sechs auftritt, sind oder waren Lichtkräfte wirkend, die ihrerseits ein Schöpfungsprodukt der Geister der Form sind. Ein Beispiel dafür in der anorganischen Welt findet man in der Form der Bergkristalle sowie in der Struktur der Schneeflocken (siehe unten). Besonders treten die Lichtkräfte in der Grundstruktur der Kohlenhydrate, den Hexosen, als Sechszahl in Erscheinung. Letztlich sind also Kohlenhydrate geronnenes, zu Gestalt und Leben gewordenes Licht, das sich am deutlichsten durch die Sechszahl offenbart.

Inwieweit gerade an den Zuckern die Lichtwirkung im Menschen zu verfolgen ist, wird sich in den folgenden Kapiteln immer wieder zeigen lassen.

Im Tierreich ist die Lichtbeziehung der Sechs, die Form wird, an der Bienenwabe zu sehen. Die Biene ist als staatenbildendes Insekt den Wespen, Hornissen und Ameisen verwandt. Es ist jedoch leicht zu beobachten und durch die modernen Forschungen (K. von Frisch) erwiesen, daß sich die Biene wesentlich stärker als die anderen genannten Insekten nach dem Licht orientiert. Sie ist ein «Licht-Tier». Ausdruck dieses ihres Wesens ist die Sechseck-Struktur der Bienenwabe. Dazu gehört auch das Material, das Bienenwachs, eine Körpersubstanz der Bienen. Auch dessen Lichtbeziehung wurde in früherer Zeit erlebt im Benutzen als Wachsstock oder Kerze. Im Gegensatz dazu benutzen die Wespen, die wesentlich erdverbundener sind als die Bienen, Papier bzw. gekautes Holz zum Bau ihrer Waben, die auch nicht exakt sechseckig, sondern mehr oder weniger rund sind, während die noch erdverbundeneren Hummeln und Ameisen Fremdmaterial benutzen und die Beziehung zum Licht bzw. zur Formkraft der Sechszahl verloren haben oder diese sich nur noch als extremes Süßigkeitsbedürfnis äußert.

Auch die Facettenaugen der Insekten weisen deutlich eine sechseckige Struktur auf, die man nicht nur mit Platzausnützung erklären kann, denn dann könnte sie auch quadratisch sein. Die Sechszahl tritt auch in der Pflanzenwelt bevorzugt bei manchen Pflanzenfamilien auf, so bei den Liliengewächsen. Künstler haben stets empfunden, daß die Lilie kosmische Kräfte auf Erden darstellt. Aus diesem Grunde wurden Engel stets mit Lilien dargestellt, die ihrem kosmischen, lichthaften Wesen entsprechen.

Aus diesen Verhältnissen wird wiederum die Qualität der Zahl erkennbar. Man kann die Sechs in zwei mal Drei oder auch drei mal Zwei aufspalten, was mathematisch-abstrakt dasselbe ist, keineswegs aber im Bereich des Lebens. Dies ist ein qualitatives Problem, das für das Leben entscheidender ist als die Quantität.

Vielfach ist zu sehen, daß im Bereich des organisierten Lebens die Teilung in zwei mal Drei Vorrang hat: Die sechs Blütenblätter der Liliaceen, z.B. einer Tulpe, sind stets nach dem Muster zwei mal Drei angeordnet, niemals drei mal Zwei.

Auch das den Lichteskräften zugrundeliegende Hexagramm (siehe oben) zeigt das Auftreten der Sechs in zwei mal Drei. Hierbei handelt es sich keinesfalls um theoretische oder philosophische Überlegungen, sondern um das Erfassen wirksamer Kräfte, mit denen der Mensch verbunden ist und die in das Leben hineinspielen.

Liliaceen
(Anordnung der Blütenblätter)
(2 x 3)

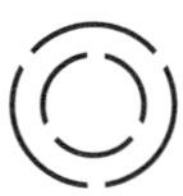

theoretisch möglich
(3 x 2)

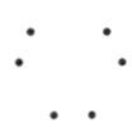

kosmische Sechs
Hexagramm

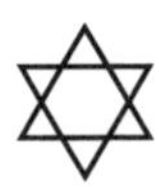

Im übrigen ist es nicht nur Licht, sondern die unendliche Vielzahl kosmischer Kräfte, die immer mehr oder weniger lichtdurchdrungen sind, die in der Formbildung zur Sechs-Gestalt tätig sind: Wenn ein in den Höhen schwebendes Wassertröpfchen langsam kristallisiert, so bildet es eine Schneeflocke, die stets nach der Sechszahl kristallisiert. Die feinere Ausgestaltung ist bei jedem Schneefall verschieden; es bleibt jedoch immer bei der Sechsstrahligkeit. Man kann dies als letzten Ausdruck dafür anschauen, daß Wasser – ebenso wie Kohlenstoff – diese Licht- und Lebens-Beziehungen aufnehmen kann, seine innere Struktur von ihm gestaltet ist. – Gewiß könnte man im Sinn des Reduktionismus versuchen, die Form aus der molekularen Struktur des Wassers zu «erklären». Dabei vergißt man jedoch, daß diese äußerst komplizierte innere Struktur des Wassers durch Leben und die erwähnten Lichteskräfte modifiziert werden kann und somit auch die molekulare oder atomare Struktur diese nur ausdrückt.

Letztlich sind es also kosmische, besonders Licht-Einflüsse, die spezielle Ausformung zur Sechsstrahligkeit bewirken. Würde man die täglich sich ändernden Strukturen der Schneekristalle nicht nur registrieren, sondern ihre verschiedene Ausformung innerhalb der Sechsstrahligkeit durch Berücksichtigung der jeweiligen meterologischen und astronomischen Konstellationen lesen lernen, dann müßte es möglich sein, darin die «Sprache des Kosmos» zu erkennen – eine lohnende wissenschaftliche Arbeit für die Zukunft. – Geschieht die Kristallisation des schwebenden Wassertropfens z.B. schnell oder unter irdischen Bedingungen, so daß die Formkräfte des Lichtes die Kristallisationsbildung nicht lenken können, dann gibt es statt Schneeflocken Graupeln (z.B. durch «Schneekanonen») oder Hagel: ein Überwiegen irdischer Kräfte.

Einen letzten Ausdruck der Lichteskräfte kann man zwar in allen Hexosen, am deutlichsten aber in dem häufigsten und typischen Zucker, der Glucose, sehen. Diese besitzt die Fähigkeit der Reduktion, ebenso wie Monosaccharide und manche Disaccharide und auch in entsprechender Abwandlung C_6-Substanzen wie Ascorbinsäure, Zitronensäure, Sorbit, Mannit u.a.). Schließlich basiert das gesamte Leben der Pflanze auf reduktiven Prozessen, während für Mensch und Tier die Oxydation typisch ist, wie ausführlich dargestellt (siehe S. 35). Beim Kohlenstoff wurde erwähnt, daß eines seiner Charakteristika die ausgesprochene Vierwertigkeit ist, während andere Elemente in vielen Wertigkeitsstufen auftreten können. Nach den obigen Ausführungen über die Vier kann man hierin eine starke Erdbeziehung sehen. Außerdem aber ist für den Kohlenstoff eine ebenso deutliche Beziehung zur Sechszahl offensichtlich, die nicht nur oben erwähnt wurde, sondern auch bei der Bevorzugung der C_6-Ringe geschildert wird.

Es tritt also im Kohlenstoff sowohl die Vier wie die Sechs auf, wobei die Vier die physische Grundstruktur darstellt, die Sechs dagegen das funktionelle Element, das erst beim Zusammenwirken der beiden zur Erscheinung kommt. Hier wird die atomare Grundstruktur (4) durch die Funktion (6) überhöht. Man kann in diesem Zusammentreten den letzten Ausdruck des Lebens erkennen. Dieses wurde ja so dargestellt, daß es in dem Zusammenwirken von *irdischer Substanz* und *kosmischen Kräften* besteht.

An diesen Verhältnissen kann sich klar ergeben, daß nicht die atomare Struktur des Kohlenstoffes, die auf der Vier basiert, die Funktion bewirkt, die mit der Sechs zusammenhängt, sondern daß vielmehr die Funktion die Substanz benutzt und diese in übergeordnete Gesetzmäßigkeiten einbindet. Mit anderen Worten: Der Primat der Funktion über die Substanz ist auch hierbei offensichtlich. Sie benutzt die Materie, nachdem sie diese entsprechend angeordnet hat. Noch anders ausgedrückt: Das Leben kann nicht aus der Substanz gebildet werden, sondern ist der Substanz übergeordnet und benutzt diese; die Materie ist die in die Erdenstoffe eingegrabene Funktion.

Daß die Summe von 4 und 6 – die 10- eine höhere Einheit darstellt, die nicht nur in den Fullerenen auftritt, sondern auch im Menschen (10 Finger bzw. Zehen) und in bestimmten Verbindungen (Sesquiterpene; siehe ätherische Öle), sei hier nur am Rande erwähnt. (In den letzteren Fällen tritt die 10 allerdings als 2 x 5 auf.)

Wenn die Sechs Ausdruck kosmischer Lichteskräfte ist und die Vier irdische Kräfte repräsentiert, so liegt die *Fünf* dazwischen, sie verbindet Kosmos und Erde. Deshalb gehört die Fünf zum Wesen des Menschen, der an beiden teilhat. Durch das Wesen der Sechs verbindet sich der Mensch mit dem Kosmos, das Wesen der Vier verbindet ihn mit der Erde, und durch die Fünf behauptet er sich als Individuum. Auch dies haben Künstler immer so empfunden: So wie die Lilie zum Engel gehört, wird Maria als Mensch stets mit der Rose dargestellt. Die Rosaceen sind aber streng nach der Fünfzahl geordnet. Selbstverständlich war dies den Künstlern nicht in dem Sinne bewußt, wie dies jetzt dargestellt wurde, sondern im Anschauen der betreffenden Pflanzen erlebten sie unmittelbar deren kosmisches (Lilie) oder kosmisch-irdisches (d.h. menschliches) Wesen (Rose).

Johannes Kepler, von dessen Lebenswerk heute fast nur noch die Keplerschen Gesetze bekannt sind, hatte aber in umfassender Weise die der Natur zugrunde liegenden Kräfte studiert und kommt in seiner Schrift *Strena seu de Nive Sexangula, Vom sechseckigen Schnee* (1611) auf die Zahlen Fünf und Sechs zu sprechen. Die in der Pflanzenwelt auffällig überwiegende Fünfzähligkeit deutet er als schaffende Naturgeistigkeit und weist auf die der Konstruktion des Fünfecks zugrundeliegende «göttliche Proportion», den Goldenen Schnitt, hin. «Nach Analogie dieser sich selbst fortsetzenden Proportion ist, wie ich glaube, das *Zeugungsvermögen* versinnbildlicht.» Er weist noch auf eine – heute kaum beachtete – Erscheinung hin, «daß Früchte von fünfzähligen Blüten fleischig werden … Dagegen entsteht aus sechszähligen Blüten nur Samen, der in trockenen Hülsen sitzt.» Tatsächlich sind die meisten der europäischen Früchte Rosaceen (Apfel, Birne, Pfirsich, Pflaume u.a.), während die Liliaceen unscheinbare Samen bilden. Aus einem imaginativen Empfinden war das Bild für den Sündenfall der Apfel (siehe hierzu Bindel 1985, Schmidt 1974 und Bühler 1996). Im weiteren Sinne kann man sagen, daß der ganzen Natur eine musikalische Struktur zugrunde liegt (siehe Periodisches System, S. 332).

In ältesten Zeiten wurde die Sechs als Makrokosmos, die Fünf als Mikrokosmos, d.h. der Mensch als Individualität, bezeichnet. *Goethe* wußte um diese Zusammenhänge und läßt Faust gleich zu Beginn seine Erlebnisse beim Betrachten dieser zwei Zeichen ausdrücken. Der Anblick des Zeichens des Makrokosmos, des Hexagrammes, erregt in ihm die Empfindung:

War es ein Gott, der diese Zeichen schrieb,
Die mir das innre Toben stillen,
Das arme Herz mit Freude füllen
Und mit geheimnisvollem Trieb
Die Kräfte der Natur rings um mich her enthüllen?
Bin ich ein Gott? Mir wird so licht!
Ich schau' in diesen reinen Zügen

Die wirkende Natur vor meiner Seele liegen.
Jetzt erst erkenn' ich, was der Weise spricht:
«Die Geisterwelt ist nicht verschlossen;
Dein Sinn ist zu, dein Herz ist tot!
Auf, bade, Schüler, unverdrossen,
Die ird'sche Brust im Morgenrot!»

Beim Zeichen des Erdgeistes, d.h. des Pentagrams, jedoch empfindet er:

Wie anders wirkt dies Zeichen auf mich ein!
Du, Geist der Erde, bist mir näher;
Schon fühl' ich meine Kräfte höher,
Schon glüh' ich wie von neuem Wein.
Ich fühle Mut, mich in die Welt zu wagen,
Der Erde Weh, der Erde Glück zu tragen,
Mit Stürmen mich herumzuschlagen
Und in des Schiffbruchs Knirschen nicht zu zagen.

Allerdings hat man die Fünf in alten Zeiten auch empfunden als Zahl der Trennung und Wiederverbindung, was sowohl eine Gefahr wie auch eine Entwicklungsmöglichkeit einschließt. (Letztere ist erst erreicht in der 2 mal 5 gleich 10.) Damit ist aber auch das Problem der Freiheit berührt, die ohne die Möglichkeit des Irrtums nicht gegeben ist; die Fünf erfordert eine Entscheidung. Mit anderen Worten: Die Fünf ist die Zahl des Menschen, der den Gefahren ausgesetzt ist, zu lange in der kosmischen Gebundenheit zu verharren (Sechs) oder aber sich zu stark mit den Erdenkräften (Vier) zu verbinden. Erst die Verbindung der beiden durch die menschliche Aktivität erlöst die Einseitigkeit der Sechs oder Vier zur Zehn bzw. der Zwei mal Fünf als Steigerung zur Zehn. Daraus kann sich ein Verständnis des Auftretens der Fünf, also der Pentosen ergeben, worauf zurückzukommen ist (S. 114 f.). Auf weitere Zahlenverhältnisse wird im Eiweißkapitel eingegangen.

Zucker und Ich-Organisation

Um zu einer Wesenserkenntnis des Zuckers zu kommen, sei zunächst festgehalten, daß es sechzehn verschiedene Hexosen gibt. Doch kommen im Bereiche des Lebens nur die d-Formen, also acht verschiedene Monosaccharide, in Betracht (genauer gesagt handelt es sich dabei um die Aldo-Hexosen). Der Fruchtzucker ist zwar auch eine Hexose, gehört aber zu den Ketosen und nimmt eine Sonderstellung ein (siehe unten). Eines der erstaunlichsten Phänomene der Natur überhaupt ist die außerordentliche Bevorzugung der *d-Glucose* innerhalb der möglichen Hexosen bzw. Zucker. Sie ist nicht nur der Blutzucker bei Mensch und Tier, sondern in polymerisierter Form die Grundsubstanz der Stärke und Zellulose (siehe unten) und damit die eigentliche *Grundlage der Pflanzenwelt*, ja des *Lebens* schlechthin. Glucose ist somit *der* Zucker, das Zentrum der Kohlenhydrate. Dies läßt bereits vermuten, daß die Glucose eine zentrale, d.h. Mittelstellung einnehmen muß, was sich auch wirklich immer wieder phänomenologisch bestätigen läßt. So spielt die Glucose sowohl bei Pflanze wie auch bei Tier und Mensch und somit bei allen Lebensprozessen eine zentrale Rolle.

Deshalb ist die Frage berechtigt: Was ist das Wesen des Zuckers überhaupt? Es handelt sich zweifellos um eine organische Substanz, die vor allem zur Pflanzenwelt gehört. Dennoch zeigt sie Eigenschaften, die zu einer Substanz als Lebensträger nicht zu passen scheinen: Die meisten Mono- und Disaccharide kann man mehr oder weniger gut kristallisieren. Das Auftreten einer ursprünglich lebendigen organischen, relativ hochmolekularen Substanz in mineralischer, kristalliner Struktur ist ein singuläres Phänomen der Zucker.

Diese Aussage erfordert eine Rechtfertigung, denn es gibt auch Kristalle von Aminosäuren, ja von Fetten, Enzymen und Vitaminen. Gewiß ist die Zahl der 32 Kristallsysteme, also Formen begrenzt, was aber doch im Verhältnis zu der unendlichen Vielfalt organischer Formen eine sehr enge Festlegung darstellt. Inzwischen wurde eine Vielzahl von Enzymen in kristallisiertem Zustand erhalten, an deren Kristallzustand und Homogenität durch wiederholtes Umkristallisieren kein Zweifel besteht. Man muß sich jedoch darüber im klaren sein, daß es sich ausschließlich um Kristalle im mikroskopischen Bereich handelt. Diese können oktaedrisch, hexagonal oder in anderen Systemen auftreten. Diese Einengung einer organischen Substanz in ein Kristallsystem ist ein Teil der gegebenen Möglichkeit, die Enzym*spezifität* zu erreichen. Es wäre eine lohnende Aufgabe, zu untersuchen, welches Enzym welche Kristallbildung bevorzugt, da sich auch darin etwas vom Wesen der Substanz ausdrücken kann.

Ohne auf diese sehr bedeutsame Problematik näher einzugehen, kann man doch vom rein *phänomenologischen* Gesichtspunkt sagen, daß ein sehr großer Unterschied besteht, je nachdem, ob eine Substanz nur im mikroskopischen Bereich feinste Nadeln bildet wie Aminosäuren und Fette, oder in der Lage ist, «Riesenkristalle» zu bilden wie der Bergkristall. Im Bereiche der Zucker weist die größte Kristallisationsfähigkeit die Saccharose auf.

Es ist offensichtlich, daß die Kristallbildungsfähigkeit etwas über das Wesen der Substanz aussagt. Deshalb kann man im mineralischen Bereich aus der Form der Kristalle weitgehend bereits die Substanz diagnostizieren. Ebenso ist offensichtlich, daß große Kristalle sich nicht mit dem Leben vereinbaren können, sondern der Inbegriff von dauerhaft rein und tot sind. Im entsprechenden Sinne sind Mikrokristalle durchaus innerhalb (noch) lebendiger Substanzen anzutreffen, wofür Beispiele genannt wurden. (Um reine, einheitliche Substanzen zu bekommen, benutzt man deshalb die Umkristallisation.)

Der kristalline Zustand ist Ausdruck der mit der Substanz verbundenen Erdenkräfte und schließt im allgemeinen die Verinnerlichung von imponderablen, kosmischen, d.h. auch Lebenskräften aus. Repräsentanten dieses Zustandes sind sonst die Salze (siehe S. 68 ff.). Im morphologischen bzw. auch alchimistischen Sinne ist der Zucker ein «Salz» – trotz völlig anderer Substanz (siehe Husemann/Wolff, Bd. 2, S. 174).

Nun sind aber Kristalle typische Repräsentanten der toten Welt. Chemisch reine Substanzen finden sich nirgends in Lebensbereichen. Diese sind sogar in größerer Menge giftig, was selbst für destilliertes Wasser gilt. Entsprechend können größere Kristalle im obigen Sinne nicht nur wegen ihrer meist anzutreffenden Härte, sondern auch wegen ihrer «Reinheit» nicht Träger des biologischen Lebens sein. Innerhalb eines lebenden Organismus sind sie aus dem Leben herausgefallen, ausgeschieden und folgen dann den eigenen Gesetzen der Substanz – nicht mehr denen des Lebens. Dies ist z.B. in den Knochen und Zähnen der Fall, wo sich Apatitkristalle finden. Mit anderen Worten: Das Leben in organischen Substanzen verliert seine Eigenart und Ausdrucksmöglichkeit durch diesen Übergang in die Kristallform und bleibt nur noch «Energie». Deshalb sind reine Zucker auch nicht geeignet, Leben auf Dauer zu unterhalten, wohl aber, vorübergehend Energie zu liefern – dies im Gegensatz zur Stärke, die durchaus noch Leben enthält, aber in einer gespeicherten, natürlich konservierten Form, und daher als Lebensmittel geeignet ist im

Gegensatz zum Zucker, der ein Genußmittel und Energielieferant, aber kein wahres Lebensmittel ist. Bedeutsamer für die Wirkung als die Substanz als solche ist deren Zustandsform, die innere Dynamik, d.h. aber der Gehalt an nicht-materiellen Qualitäten. Dies entspricht der eingangs gegebenen Charakterisierung von Substanz, daß nämlich diese Kräfte beinhaltet, auf die es letztlich ankommt.

Im übrigen ist es möglich, die Beeinflussung der Kristallbildung durch z.B. Lebenskräfte bzw. organische Substanzen als deren Träger mit Hilfe eines empfindlichen Reagens wie Kupferchlorid nachzuweisen (siehe Selawry, Alla und Oleg 1975; Engquist 1975 und 1977; Husemann/Wolff, Bd. 1).

Das Übergehen aus einem lebendigen in den mineralisch-toten Zustand ist ein Vorgang, der nicht innerhalb der Pflanze anzutreffen ist, wohl aber steigend im Tierreich. Gewiß gibt es in der Pflanze absterbende Teile, z.B. Holz, Blätter im Herbst, jedoch treten diese nicht in kristalliner Form auf, sondern bewahren das Leben, so daß der Kreislauf des Lebens durch entsprechende Verrottungsvorgänge unterhalten werden kann. Im Tierreich jedoch nehmen die Lebensprozesse mit ansteigender Entwicklung zugunsten von Bewußtseinsprozessen ab.

Am stärksten ist dieser Todesprozeß beim Menschen entwickelt, der deshalb auch im Verhältnis zu vergleichbaren Tieren eine wesentlich geringere Regenerationskraft besitzt. Ja, beim Menschen ist dieser Abbau so intensiv, daß auch z.B. das Haarkleid, das Tiere besitzen, abgebaut wird, das Wachstum der Zähne – im Gegensatz zu Tieren – begrenzt ist usw. Hier liegt also ein qualitativ stärkerer Abbauprozeß vor, der tatsächlich bis ins Mineralische geht. Dieser erstreckt sich nicht nur auf «echte» Mineralien wie Kalksalze in Knochen und Zähnen, sondern auch auf organische Substanzen, in diesem Falle Zucker, auch wenn dieser innerhalb des Organismus nicht kristallisiert. Wesentlich ist, daß ihm diese Fähigkeit eignet (siehe Husemann/Wolff, Bd. 1).

Daß dieselben Überlegungen auch für den Eiweiß-Stoffwechsel – und dort für die Harnsäure – gelten, ist an anderer Stelle ausgeführt (siehe S. 281 ff.). Diese spezifisch menschliche Fähigkeit, den Abbau bis zur mineralischen Stufe durchzuführen, basiert auf einer besonderen menschlichen Einrichtung, einer geistigen Organisation, die spezifisch für den Menschen geschaffen wurde. Diese wird in der Geisteswissenschaft *Ich-Organisation* genannt. Es handelt sich dabei um eine geistige, überpersönliche Grundlage für die Entwicklung und Tätigkeit des Ich. Sie ermöglicht das Menschsein im Gegensatz zum Tier. Deshalb sind der aufrechte Gang, das Sprechen und Denken typisch für die jedem Menschen zugrundeliegende Ich-Organisation.

Bei der Erschaffung des Menschen waren es die bereits erwähnten Elohim, die den «Menschen nach ihrem Ebenbild» schufen. Deren Sechsheit liegt nicht nur den wirkenden Lichteskräften zugrunde, wie oben ausgeführt, sondern auch der Ich-Organisation und dem Zucker, der zugleich «durchlichtet» ist, wie es dem Wesen des Menschen entspricht. Deshalb kann der Zucker Träger der Ich-Organisation sein, und deshalb findet sich der universellste Zucker, die Glucose, gemeinsam bei allen Menschen. Dagegen beruht die Differenzierung von Mensch zu Mensch auf dem unterschiedlichen *Ich*, dem geistigen individuellen Wesenskern des Menschen, der andere Träger benötigt, nämlich Eiweiß, das über die Menschenspezifität hinaus individualisiert und insofern Ausdruck des Ich ist. (Es gibt noch weitere Träger der Ich-Organisation, was bei den betreffenden Substanzen erwähnt ist.)

Der Einwand ist naheliegend, daß ja schließlich höhere Tiere ebenfalls als Blutzucker Glucose benutzen. Als Tiere aber besitzen sie keine Ich-Organisation; somit wäre bei ihnen das Auftreten von Glucose sinnlos. Zucker bzw. Glucose wurde als Instrument der Ich-Organisation geschildert. Es ist das Wesen eines Instrumentes, daß es benutzt werden kann – oder auch nicht. Das heißt, das Tier besitzt zwar dieses Instrument, kann es aber nicht für höhere Funktionen benutzen, sondern nur im Bereich der Physiologie. Das Instrument Glucose hat vielseitige Funktionen, z.B. diese, eine Zelle rasch mit «Energie» zu versorgen, eine Funktion, die bei Mensch und Tier tatsächlich gleich ist. Doch kann der Mensch die Glucose auch für höhere Zwecke benutzen, eben für die Tätigkeit der Ich-Organisation, wodurch die Ich-Tätigkeit ermöglicht wird, wie dargestellt wurde. Es kann aber durchaus sein, daß die Ich-Organisation gestört bzw. krank ist, so daß das Ich an den Zucker nicht herankommt, was mit dem Phosphor als Ich-Träger zusammenhängt, worauf noch zurückzukommen sein wird. Dies ist beim Diabetes mellitus der Fall, einer Erkrankung der Ich-Organisation, nicht etwa des Ich! In diesem Zusammenhang ist interessant, daß beim Menschen der Zucker auch in den Erythrozyten zu finden ist, nicht jedoch beim Tier. Dies hängt mit der besonderen Bedeutung der Erythrozyten als Ich-Träger zusammen, was allerdings auch auf dem Vorhandensein von Eisen beruht (siehe Husemann / Wolff, Bd. 1).

Galactose

Es wurde dargestellt, daß die Glucose der zentrale Zucker überhaupt ist. Er findet sich praktisch in jeder lebendigen Zelle als «Energie-Lieferant». Die Vielseitigkeit der Lebewesen erfordert aber Abweichungen von dieser zentralen Substanz, je nach den funktionellen Bedürfnissen.

Innerhalb des menschlichen Organismus haben von den acht vorhandenen Hexosen quantitativ – wenn auch mit großem Abstand zur Glucose – noch zwei Zucker eine besondere Bedeutung: die Galactose und die Fructose.

Die *Galactose* ist zwar ebenso wie die Glucose eine Hexose, also ein C_6-Zucker, besitzt jedoch andere Eigenschaften. Daraus resultieren stereochemische, d.h. innermolekulare Unterschiede (zur Schreibweise der Formeln siehe auch S. 73 ff.).

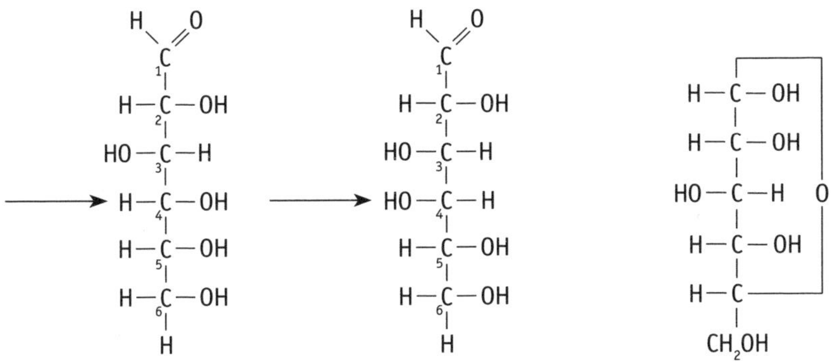

D-Glucose D-Galactose α-D-Glucose

In der Schreibweise der obigen Formeln ist ausgedrückt, daß zwischen Galactose und Glucose ein Unterschied besteht (siehe $_4$C, unterschiedliche OH-Stellung am vierten C). Ferner ist durch die Schreibweise ausgedrückt, daß sich am ersten C eine reaktive Aldehydgruppe befindet, worin sich reduzierende Eigenschaften ausdrücken.

Galactose tritt in freier Form praktisch nicht auf, wohl aber in Verbindungen, in denen sie durch andere Zucker nicht ersetzt werden kann. Charakteristisch ist das Auftreten der Galactose sowohl in den *Cerebrosiden* wie auch in den *Gangliosiden* (siehe S. 89), also im Nervengewebe bzw. in der weißen und grauen Gehirnsubstanz. Sie hat also offenbar mit einer bestimmten Nervenfunktion zu tun. Die Nervensubstanz dient nicht nur Bewußtseinsprozessen, sondern auch formativen Impulsen sowie dem «Erkennen».

Tatsächlich findet sich überall dort, wo diese Vorgänge in der Natur eine Rolle spielen, die Galactose, z.B. in den vernetzten Ketten gebunden in den *Pektinen*. Als solche stehen diese zwischen Stärke und Zellulose und dienen den Pflanzen als Gerüst- und Kitt-Substanz, d.h. über sie wirken strukturierend Gestalt-bildende Impulse. Werden die Pektine (z.B. enzymatisch) aufgelöst, so zerfällt das Gewebe. Entsprechend ist der Pektingehalt am stärksten in jugendlichen, noch unverholzten Pflanzenteilen. – Auch *Agar-Agar*, ein dem Pektin verwandtes Polysaccharid aus der Zellwand von Rotalgen, besteht aus Galactose-Einheiten. Es ist enorm quellfähig, in heißem Wasser löslich, geliert bei Raumtemperatur noch in 1%-iger Lösung und wird deshalb als Geliermittel, als Appretur für Textilien, Kittsubstanz, Quellmittel u.a. verwendet.

Auch hier ist die an die Galactose gebundene Fähigkeit der elastischen (!) Formgebung unmittelbar erkennbar.

Bedeutsam ist das endständige Auftreten der Galactose in den Blutgruppensubstanzen sowie in den Bakterienwänden, d.h. an den jeweiligen Oberflächen, wo eine Berührung mit der Umgebung gegeben ist. Diese endständigen Gruppen dienen dem «Erkennen» von Fremdsubstanzen, Antigenen, Bakterien, Viren u.a. Auch in den Lektinen, die bei der Krebsabwehr eine wesentliche Rolle spielen, finden sich endständige β-Galactose-Einheiten, die ebenfalls dem Erkennen dienen, in diesem Falle dem Immunsystem, was besonders bei der Krebserkrankung von großer Wichtigkeit ist.

Wesentlich ist, daß die Galactose hier stets gebunden, d.h. als Bauprinzip auftritt, sie also der betreffenden Substanz spezielle Eigenschaften verleiht im Gegensatz zur Glucose, die im Blut frei auftritt und für das Nervensystem als «Energielieferant» («Betriebsstoffwechsel») dient. Deshalb ist Galactose an den betreffenden Stellen auch nicht zu ersetzen, sondern wird vom Organismus aufgebaut, sofern sie nicht durch die Nahrung angeboten wird.

Da das Umwandeln von Glucose in Galactose weitgehend der Leber obliegt, hat man die Galactose-Belastung zur Leberfunktionsprüfung benutzt. Galactose kann nämlich vom Stoffwechsel nur schwer verarbeitet werden, obwohl sie am raschesten resorbiert wird. Sie besitzt eben schon weitgehend die Stoffwechselträgheit, wie sie für die weiße Substanz des Gehirns und einen Nerven-Sinnesimpuls überhaupt charakteristisch ist. Die «schnellen» Umsätze des Stoffwechsels, wie sie in der grauen Substanz des Gehirns eine Rolle spielen, benötigen die Glucose. Zum Wesen der Galactose gehört offenbar die Dauer und Beharrlichkeit, wie sie für das Nervensystem gilt, aber nicht für den schnellen Stoffwechsel. In diesem Zusammenhang ist charakteristisch, daß das dem Glycogen entsprechende *Galactogen* der Weinbergschnecke ein Polysaccharid aus D- und L-Galactose ist.

Die Kohlenhydrate haben durch den Kohlenstoffanteil eine besondere Beziehung zum *Kiesel* bzw. *Silicium*, das ja im Periodischen System der Elemente dem Kohlenstoff benachbart ist. Innerhalb der physiologischen Hexosen existiert diese Beziehung am deutlichsten bei der Galactose. So findet sich z.B. Galactose in einem Komplex mit Kiesel im Verhältnis 1 : 2 in den Roggenhalmen; in den wachsenden Halmen ist das Verhältnis Galactose zu Kiesel 1 : 1 (*Angew. Chemie*, 64, 1952, S. 601).

Wie im Kapitel Mineralstoffwechsel näher ausgeführt, verläuft über die Kieselsubstanz und Kieselkräfte die Formung, ja man kann den Kiesel als Repräsentanten des Nervensystems betrachten. Sowohl Kiesel wie auch Galactose ermöglichen in den Getreidehalmen – besonders im Roggen – die Elastizität (was auch für den Knorpel gilt), im Gegensatz zur hölzernen Härte der Zellulose, die mit Brüchigkeit verbunden ist.

Eine «wäßrige Elastizität» liegt im *Schleim* vor. Pflanzenschleime sind oft galactosehaltige Polysaccharide; Gummi Arabicum besteht aus Galactoseketten. Auch im Pektin finden sich diese Galactane. Schließlich bestehen die Kohlenhydratanteile der Eiweißdrüsen und Eier der Weinbergschnecke zu 90 % aus D-Galactose und 10 % aus L-Galactose. Auch hier ist die organisierende Kraft des lebendigen Wassers über die Galactose als Schleim tätig. (Die älteste Bezeichnung für Galactose war «Schleimzucker»; die jetzige Namensbildung – *to gala, galaktos* = Milch – weist auf den Bestandteil der Galactose im Milchzucker hin.)

Zusammenfassend kann man also bezüglich der Galactose sagen, daß sie substantiell zum Gehirn gehört (siehe Fettstoffwechsel) und eine dem Nerven-Sinnes-System entsprechende Funktion vermittelt; sie ist sowohl Träger der gestaltenden Nerven-Sinnesimpulse wie auch beim substantiellen «Erkennen» nötig. Innerhalb des Bindegewebes, über das die Gestaltbildung des ganzen Organismus erfolgt, sind es Kiesel und vor allem die Galactose als Teil der erwähnten Polysaccharide, die als Vermittler und Aufnahmeelement der Gestaltungsimpulse – insbesondere beim Menschen – ihre Bedeutung haben.

Eine ganz besondere Aufgabe besitzt die Galactose als Teil des Disaccharids *Lactose*. Da Milchzucker ausschließlich in der Milch auftritt, muß er dort eine spezifische Rolle spielen; diese kann nur im Galactoseanteil liegen, nicht im Glucoseanteil, sonst könnte diese Aufgabe auch die Maltose (2 x Glucose) übernehmen. Es hat auch sicher einen Sinn, daß Galactose nicht selbst in der Milch auftritt, sondern mit Glucose verbunden ist. Milchzucker ist eine beta-Galactosido-(1-4)Glucose, d.h. daß bei der Spaltung von Milchzucker die Galactose in der aktiven Form als beta-Galactose in *statu nascendi* erscheint, rasch resorbiert und für die erwähnten speziellen Funktionen zur Verfügung steht. Diese liegen beim Kind, für das ja die Milch primär gedacht ist, in der Ausbildung des Gehirns, genauer: dem Einbau der Galactose in die Cerebroside und Ganglioside. – Auch für die Ausbildung des Bindegewebes hat die Galactose eine wesentliche Bedeutung als Anteil in den Mucopolysacchariden und Chondroitinsulfat. Auch in diesem Zusammenhang ist es bedeutungsvoll, daß die Frauenmilch mit 7 % die milchzuckerreichste Milch überhaupt ist. Die bei der künstlichen Ernährung des Säuglings verwendete verdünnte Kuhmilch enthält auch in Reinform nur 4 % Lactose (auf die bedeutenden Unterschiede ist an anderer Stelle ausführlich hingewiesen: Husemann/Wolff, Bd. 1, S. 159; Bd. 3, S. 226). Die große Bedeutung des Unterschiedes der alpha- und beta-Formen bedarf einer gesonderten Darstellung unten bei den Disacchariden.

Fructose

Die Fructose, der Fruchtzucker, besitzt einen völlig anderen Charakter als Glucose und Galactose. Sie heißt auch Laevulose, da sie das polarisierte Licht nach links dreht. Die Fructose kommt in der Natur vor allem in reifen Früchten vor, aber auch zusammen mit Glucose im Blütennektar. Freie Fructose findet sich im Sperma und wird in den Samenblasen gebildet. Sie gilt als Energielieferant für die schnell sich bewegenden Spermien. Auf ihrem Nachweis beruht die Florencesche Probe auf Sperma. Auch im Cervix-Schleim wurde sie nachgewiesen. Bei Säugetieren findet man sie im fötalen Zustand im Blut.

Bereits aus diesen Befunden kann man ablesen, daß die Fructose eine besondere Beziehung zu dem aufbauenden Stoffwechsel besitzt. Tatsächlich verläuft auch die Phosphorylierung der Fructose wesentlich schneller als die der Glucose, d.h. sie wird vom Ich rascher ergriffen. Deshalb kann Fructose vom Diabetiker wesentlich leichter verwertet werden als Glucose; ihr Stoffwechselweg ist nicht Insulin-abhängig. Sie ist der aktivste Zucker und somit geradezu das Gegenteil der Galactose.

In diesem Zusammenhang ist es bedeutsam, daß die Fructose, die, wie wir gesehen haben, dem Stoffwechsel und damit dem Leben noch viel näher steht, sehr schlecht kristallisiert (siehe oben S. 83 f.).

Zusammenfassend kann man über die drei Hauptmonosaccharide sagen, daß die Glucose am universellsten ist. Sie nimmt eine Mittelstellung zwischen der trägen Galactose und der aktiven Fructose ein. Nicht nur bezüglich des Vorkommens, sondern auch bezüglich der Funktion wurde aufgezeigt, daß die Galactose eine Beziehung zum Nervensystem aufweist, während die Fructose eine spezifische Beziehung zum Stoffwechselsystem besitzt.

Nach geisteswissenschaftlicher Einsicht steht der Mensch in einer «umgekehrten» Beziehung zur Pflanze, indem die Wurzel dem Nerven-Sinnes-System entspricht, die Blüte dem Stoffwechselsystem und das universelle Blatt der Mitte, dem rhythmischen System (bezüglich dieser Zuordnung siehe Husemann/Wolff, Bd. 2, S. 248).

Galactose	Nervensystem (Wurzel)
Glucose	rhythmisches System
Fructose	Stoffwechselsystem (Blüte, Frucht)

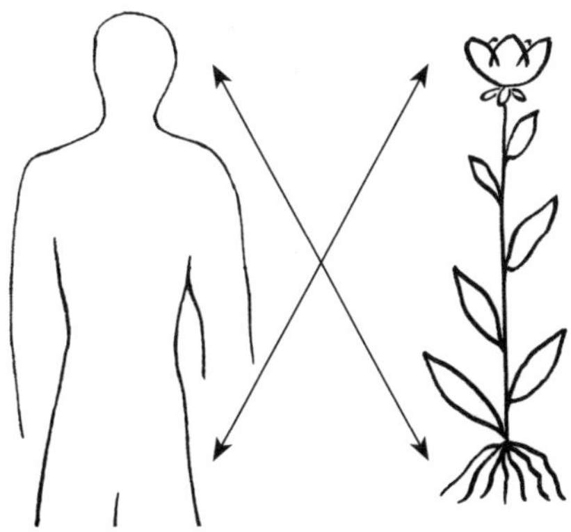

Im menschlichen Organismus haben die drei Hexosen Glucose, Fructose und Galactose also eine differenzierte Bedeutung. Dennoch liegt hier im Vergleich zum Eiweiß eine gewisse relative Einförmigkeit vor. Die Unterschiede innerhalb der drei Zucker sind zwar deutlich, jedoch keineswegs so eklatant wie beim Eiweiß.

Die Reduktionsfähigkeit der Zucker

Alle Monosaccharide reduzieren, d.h. sie vermögen den Sauerstoffanteil eines Oxydes zu entfernen oder z.B. ein Salz in den metallischen Zustand überzuführen. Darauf beruht der Zuckernachweis durch die Fehlingsche Probe; die Rotfärbung zeigt das Entstehen von metallischem Kupfer an. (Die Einzelheiten der Reaktion sind komplizierter.) Auch die Photographie ist grundsätzlich ein reduktiver Vorgang, in dem Silbersalze zu dem metallischen Silber reduziert werden (Schwärzung). Oben wurde dargestellt, daß in der Pflanze Licht reduzierend wirkt.

Summarisch bedeutet dies, daß die Pflanze den Sauerstoff des CO_2 ausatmet und den Kohlenstoff mit Wasser zu den Kohlehydraten verbindet, die das Licht als Leben festhalten. (Nach neuerer Forschung stammt allerdings der von der Pflanze ausgeatmete Sauerstoff aus dem Wasser, nicht aus CO_2, doch ändert sich dadurch nichts an der summarischen Darstellung.) Man kann in der Reduktionsfähigkeit der Monosaccharide somit noch eine Lichtwirksamkeit erkennen. Das heißt aber im Sinne der obigen Ausführungen, daß das Substrat kosmischer gemacht wird. Die ganze Pflanzenwelt, deren Leben auf einer Reduktion basiert – genauer: in denen dauernd Licht reduziert –, gehört eigentlich nicht zur Erde, sondern ist ein Stück Kosmos auf der Erde. Demgegenüber ist das Prinzip des tierischen und menschlichen Stoffwechsels oxydativer Natur, d.h. daß diese mehr mit der Erde verbunden sind als die Pflanzen, was oben in anderem Zusammenhang dargestellt wurde (siehe S. 31 ff.).

Die Fähigkeit der Reduktion beruht auf einer freien Aldehydgruppe am C_1, wie sie in der Formel beschrieben ist (siehe S. 87). Löst man z.B. Glucose in Wasser auf und beobachtet diese Lösung in einem Polarimeter, durch den das Licht polarisiert wird, so verändert sich die zu Beginn beobachtete Drehung des polarisierten Lichtes und erreicht nach einiger Zeit einen Endwert. Da die Drehung substanzspezifisch ist, folgt daraus, daß die frische Lösung gegenüber dem Endzustand der Drehung einen anderen Zucker enthalten muß. Man bezeichnet die Änderung der Drehung des polarisierten Lichtes als *Mutarotation*. Eine genauere Untersuchung zeigt, daß dieselbe Glucose in fester Form in zwei Zuständen auftreten kann, die sich bezüglich der Reaktion auf das polarisierte Licht polar zueinander verhalten. Sie sind also eigentlich zwei verschiedene Zucker. Man bezeichnet diese zwei Zustandsformen der Glucose (und jedes anderen Zuckers mit einer freien Aldehydgruppe) als *alpha*- und *beta*-Zucker. Dieser Veränderung des Verhaltens in Lösung trägt man dadurch Rechnung, daß man eine andere Schreibweise benutzt je nach der Stellung der OH-Gruppe, nämlich:

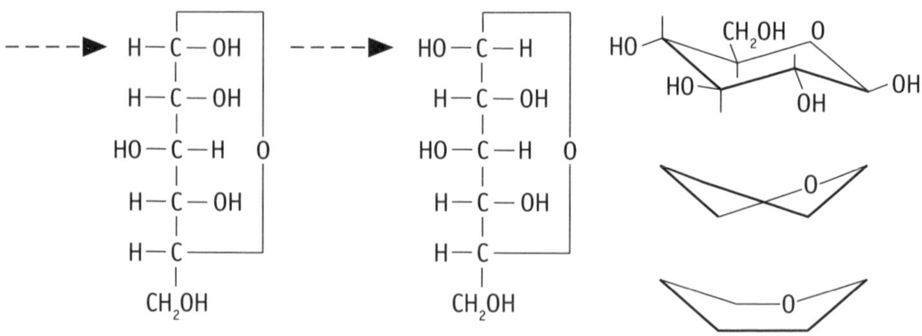

α-Glucose β-Glucose

Die neueren Schreibweisen bevorzugen *räumliche* Darstellungen, die sich aus den innermolekularen Spannungen ergeben. Unter der «Sesselform» vereinfacht zwei andere mögliche Ring-Konfigurationen.

So dreht die alpha-Glucose das polarisierte Licht in frischer Lösung + 112,2° nach rechts, die beta-Glucose aber nur + 18,7°. Nach einiger Zeit stellt sich ein Gleichgewichtszustand mit einer Drehung von + 52,5° ein, also ein Mischzustand zwischen den beiden verschiedenen Formen. Die Schreibart der Formeln als Ringbildung drückt aus, daß am C ein asymmetrisches Kohlenstoff-Atom vorliegt, das eben zwei verschiedene Zucker ermöglicht. Im übrigen entspricht die Schreibweise in Form eines Ringes durchaus einer Realität, was an anderer Stelle ausführlich dargestellt wird (Ringbildung S. 222). Jedoch stellt auch diese Formel keineswegs ausreichend alle zu findenden Phänomene dar. Deswegen wird die Ringbildung auch räumlich z.B. als Sesselform, Bootform u.a. dargestellt.

Es ist offensichtlich, daß hier «dieselbe» Substanz in zwei polaren «gleichen» Formen auftritt, die beide labil sind und beide in einen Gleichgewichtszustand übergehen. Da im Bereiche des Lebens eine eindeutige Polarisierung zu beobachten ist, müssen die jeweiligen polaren Zucker (alpha- und beta-Form) auch andere physiologische Wirkungen haben, da sie in der *alpha-* und *beta-*Form tatsächlich verschiedene Zucker sind, was anhand der Lactose geschildert werden soll (siehe unten).

Disaccharide

Die aus der Verbindung von einem Teil Glucose mit einer anderen Hexose entstehenden Disaccharide Lactose, Maltose und Saccharose kann man schematisch so zusammenfassen (die Silbe -sid bedeutet, daß die reaktionsfähige Gruppe gebunden ist, so daß der betreffende Zucker nicht mehr reduziert):

Monosaccharid	**Verbindung mit Glucose zum Disaccharid**	**chemische Bezeichnung**
Galactose	Lactose	beta-Galactosido-Glucose
Glucose	Maltose	alpha-Glucosido-Glucose
Glucose	Zellobiose	beta-Glucosido-Glucose
Fructose	Saccarose	alpha-Glucosido-Fructosid

Am besten sind die physiologischen Auswirkungen der geschilderten Unterschiede zwischen alpha- und beta-Formen untersucht beim Milchzucker, der *Lactose*. Es wurde oben bereits erwähnt, daß Milchzucker eine beta-Galactosido-Glucose ist, d.h. daß die Galactose in der beta-Form an die Glucose gebunden ist, die ihrerseits durch die freie OH-Gruppe noch reduzieren kann. Bei der Spaltung des Milchzuckers, die erst in späteren Darmabschnitten erfolgt, wird die beta-Galactose frei, die – wie noch zu zeigen sein wird – die aktive Form der Galactose darstellt.

Doch seien zunächst die zwei verschiedenen polaren Formen des Milchzuckers selbst besprochen. Zur besseren Übersicht seien die Daten und Eigenschaften gegenübergestellt. Diese zwei Formen lassen sich im festen Zustand rein darstellen, erst in Lösung gehen sie durch Mutarotation in einen Gleichgewichtszustand über.

	alpha-Lactose	**beta-Lactose**
Vorkommen Herstellung	Handelsmilchzucker kristallisiert aus Molke bei Zimmertemperatur	spezielle Herstellung aus gelöster alpha-Lactose bei Trocknung über 93,5 °C
Eigenschaften	kristallisiert mit einem Mol Wasser, in Wasser schwer löslich, schwach süß	amorph, in Wasser leicht löslich, süßer als alpha-Lactose
Spez. Drehung des pol. Lichtes	+ 153,5°	+ 34,2°
Gleichgewicht	nach Stunden bei + 53,3°	+ 53,6°

Im Gleichgewichtszustand liegt das Verhältnis alpha- zu beta-Lactose gleich 40 % : 60 % vor.

Bereits aus diesen Daten kann man folgendes ablesen: Der kristalline Zustand zeigt immer ein Herausfallen aus dem aktuellen Leben, wie dies oben dargestellt wurde (siehe S. 84). – Der amorphe Zustand ist «plastischer», «offener» für Löslichkeit und Leben. – Obwohl die Energieausbeute bei Verbrennung bei beiden Zuckern gleich ist, muß man doch sagen, daß hier ein qualitativer Unterschied vorliegt. Entsprechende Verhältnisse sind auch bei den Fetten zu finden. Es ist anzunehmen, daß durch die Trocknung bei über 93,5 °C etwas von der Wärme festgehalten wird, was sich wiederum in dem amorphen Zustand und besserer Löslichkeit äußert. Bereits aus diesen Verhältnissen läßt sich ablesen, daß die beta-Form der Lactose im biologischen Bereich der aktivere Zucker sein muß. Tatsächlich haben klinische Erfahrungen gezeigt, daß beta-Lactose bei Säuglingen in der physiologischen Dosierung (7 %, ja bis 12 %) nicht nur sehr gut vertragen wird, sondern in der Lage ist, eine Bifidusflora zu erzeugen, die sonst nur bei Brustkindern auftritt.* Damit war zugleich die Frage geklärt, warum der gewöhnliche Milchzucker, der ja an

* Malyoth, *Klein. Wochenschrift,* 1933, S. 1930 und 1934, S. 54, sowie *Zeitschr. für Kinderheilkunde,* 1934, S. 590; Malyoth und Kirimlidis, *Klein. Wochenschrift,* 1939, S. 1240.

sich zur Milch «gehört», dennoch bei Säuglingen Durchfall erzeugt, was die beta-Lactose nicht tut. Der unter gewöhnlichen Bedingungen isolierte mineralische Milchzucker ist eben alpha-Lactose. Deshalb wurde die beta-Lactose «körpernah» (Malyoth) genannt. Selbstverständlich mutarotiert die einer Flüssigkeit zugegebene beta-Lactose sowohl in Wasser wie auch in Milch und bildet nach einiger Zeit das erwähnte Gleichgewicht. Es hat sich jedoch gezeigt, daß die beta-Form reaktionsfähiger bezüglich Casein ist. Mit anderen Worten: Die von der beta-Lactose durch die Erwärmung aufgenommenen imponderablen Qualitäten teilen sich der Milch bzw. dem Eiweißanteil mit, wodurch dieser vermehrt Lebensqualitäten erhält. Darauf beruht letztlich der mehrfach nachgewiesene positive Einfluß der beta-Lactose auf Gedeihen und Darmflora vor allem bei Säuglingen, aber auch bei Erwachsenen. Es handelt sich also bei den biologischen Wirkungen weniger um die Substanz als solche als um deren *Zustandsform*, die ihrerseits mehr oder weniger in der Lage ist, ätherische Qualitäten aufnehmen oder vermitteln zu können. Dabei handelt es sich um einen qualitativen Unterschied, der durch rein energetische Betrachtungen nicht zu erfassen ist.*

Aus den geschilderten Phänomenen kann man auch ersehen, daß die kristalline Form naturgemäß die stabilere ist, die anomere Gegenform aber die labilere. Dies entspricht den Verhältnissen, daß das Stabilere immer Ausdruck irdischer, mineralischer Gesetzmäßigkeiten ist, das Labilere dagegen offen für lenkende Einflüsse aus übergeordneten Kräften (Ätherleib, Astralleib) und somit für das aktuelle Leben nötig oder bedeutsamer ist.

Letztlich kann man an den phänomenologischen Daten dieser alpha- und beta-Polarität das Wirken von irdischen Mineralisierungs-, d.h. Todeskräften einerseits und kosmischen Lebenskräften andererseits erkennen, was einen qualitativen Unterschied bedingt, der von großer Bedeutung in der praktischen Anwendung ist. – Es sei ausdrücklich erwähnt, daß es bei jedem Zucker verschieden ist, welche Form, ob alpha oder beta, welcher Qualität, physisch-mineralisch oder ätherisch-lebendig, zuneigt.

Auch bei anderen Disacchariden wie der *Maltose* (eine alpha-Glucosido-Glucose) bleibt die reduzierende Eigenschaft durch den einen freien Anteil (Glucose) erhalten, während der andere Teil glycosidisch gebunden ist. Das bedeutet, daß die Maltose im aktuellen Leben tätig sein kann. Die Maltose ist ein Zwischenprodukt beim Abbau der Stärke und wird dort abgehandelt (siehe S. 98).

* Die beta-Lactose ist z.Z. nicht im Handel, wohl aber *Lactulose*, eine in der Natur nicht vorkommende beta-Galactosido-Fructose. Deren Wirkung ist mit beta-Lactose nicht identisch und auch nicht vergleichbar; sie wirkt ebenso wie alpha-Lactose leicht diarrhoisch.

Es wurde bereits darauf hingewiesen, daß praktisch sämtliche Zucker kristallisieren können, sehr schwer die Fructose und am besten die *Saccharose* (Rohrzucker, der übliche Handelszucker). Es gelingt, geradezu riesige monokline Kristalle zu züchten. Daß eine organische Substanz wie die Saccharose Riesenkristalle bilden kann, ist tatsächlich ein singuläres Phänomen und auf diese Substanz beschränkt. In dieser Beziehung liegt also hier eine maximale Verbindung zu Erdenkräften vor. Ausdruck davon ist die Tatsache, daß die aktiven «Enden» der beiden Zucker, Glucose und Fructose, glycosidisch gebunden sind, weshalb die Saccharose im Gegensatz zu den anderen Zuckern nicht reduziert. Dies beruht nicht darauf, daß diese Fähigkeit durch den Verdichtungsprozeß ($C_{12}H_{22}O_{11}$) aufgehoben wäre; vielmehr ist dieser Zucker nur «verschlossen», er liegt in einer «Depot-Form» vor. Wenn er verdaut oder mit Säure behandelt wird, tritt eine Spaltung in zwei Monosaccharide ein (Invertzucker = Fructose plus Glucose), die beide wieder reduzierende Eigenschaften haben.

Im Falle der Saccharose sind beide reaktionsfähigen Gruppen gebunden. Bei der Spaltung im Magen-Darm-Kanal treten *beide* Zucker in ihrer *aktiven* Form auf, weshalb sie leicht und schnell resorbiert werden können und als «Energie» sofort zur Verfügung stehen, was zumeist unmittelbar spürbar ist. Es ist für den menschlichen Organismus nicht schwer, die Saccharose enzymatisch aufzuspalten, wobei die aktiven alpha-Glucose und beta-Fructose entstehen. Diese sind als solche durch den Kunstgriff der gegenseitigen Bindung in der hoch aktiven Form erhalten. Dieser Zucker ist deshalb einer «geballten Ladung» vergleichbar, deren Energie im Moment der Spaltung geradezu explosionsartig frei wird. Beide Komponenten brauchen wegen der inneren Aktivität nicht erst durch den Organismus bzw. dessen Enzyme und Phosphate aktiviert zu werden. – Im Gegensatz dazu liegen beim Invertzucker, der durch Spaltung der Saccharose außerhalb des Organismus z.B. durch Säure, entsteht, die beiden Komponenten in der Gleichgewichtslage vor, was auch für den Honig gilt. Diese muß erst durch den Organismus aktiviert werden, was bei der enzymatischen Spaltung innerhalb des Organismus entfällt. Die Saccharose nimmt dem Organismus also eigene Aktivität ab.

Deshalb ist dieser Zucker in der Lage, dem Organismus ohne eigene Anstrengung sofort «Energie» zu liefern. Der ermüdete Mensch fühlt sich z.B. nach Zuckergenuß sofort wieder frisch. Diesen Zuwachs an Energie empfindet der Mensch als Stärkung seines Ich-*Gefühls*. Er erhält die Illusion, stark und leistungsfähig zu sein. Diese «Stärke» ist jedoch sozusagen geborgt. Normalerweise stammt die Blutglucose aus dem Leberglycogen, das seinerseits aus dem Abbau der Stärke der Nahrung aufgebaut wurde, was beides eine eigene Tätigkeit erfordert.

Es sollte einsehbar sein, daß es sich beim Zuckergenuß nicht um eine wirkliche

Stärkung des Ich handelt. Eine Stärkung der Persönlichkeit ist weder durch Ernährung noch durch Medikamente zu erreichen, sondern nur durch persönliche Anstrengung und Übung. Es ist von großer Wichtigkeit einzusehen, daß diese Energie aus Zucker zwar sofort zur Verfügung steht, d.h. verbraucht werden kann, aber nicht in der Lage ist, Leben zu vermitteln, da diese Energie nicht mehr Leben ist – ähnlich wie dies für die Umwandlung von Leben in Stroh und Kohle geschildert wurde (siehe S. 60). Daß es sich beim Zuckergenuß um «leere Kalorien» handelt, ist zwar heute weitgehend bekannt; dies wird jedoch auf den Mangel an Vitaminen und Mineralien zurückgeführt. Das ist zwar auch berechtigt, es kommt aber noch mehr auf die qualitative Veränderung des ursprünglichen Lebens in Energie an, die durch die hochgradige Reinigung und Kristallisation innerhalb des Zuckers erreicht wurde. Ein Durchschauen dieser Zusammenhänge ist von großer praktischer Wichtigkeit.

Stärke und Zellulose

Noch verschlossener ist der Zucker im Sinne einer Depotfunktion in der Stärke, die ja nicht mehr süß schmeckt. Da die glycosidische Bindung unter Freisetzung von Wasser geschieht, kann man also von einer Kondensation, einer Verdichtung, sprechen; die allgemeine Formel ist $C_n (H_2O)_{n-1}$.

Stärke ist in kaltem Wasser fast unlöslich, in heißem Wasser entsteht eine visköse, nicht reduzierende Flüssigkeit (Stärkekleister). Charakteristisch ist der Nachweis durch Jod: Stärkelösung wird auch in geringer Konzentration durch Jod (Jod-Jodkali-Lösung) blau gefärbt. Daß es sich bei Stärke um ein «Reserve-Kohlenhydrat» handelt, zeigt die Tatsache, daß Stärke in Samen oder Wurzeln (bzw. Knollen der Kartoffel) gespeichert wird. Sie kann entweder durch verdünnte Säure hydrolytisch oder enzymatisch durch sogenannte Diastasen oder Amylasen aus Speichel oder Pankreas bis zur süß schmeckenden und reduzierenden Maltose (Malzzucker) abgebaut werden – ein Disaccharid, aus dem sich leicht zwei Moleküle Glucose erzeugen lassen. Stärke ist kein einheitliches Produkt, sondern abhängig von der Pflanze, in der sie gebildet wird; sie besteht aus Amylose und Amylopektin. In jedem Falle ist Stärke ein hochmolekulares Polykondensationsprodukt von Glucose mit einem Molekulargewicht zwischen Zehntausend und einer Million.

Dies ist eine – vom Leben her gesehen – geringere Verdichtung als bei der *Zellulose*. Der Unterschied zwischen Stärke und Zellulose liegt nicht in den Zuckern, sondern in deren Bindungsart: Bei der Zellulose liegen die Glucosen in beta-glycosidischer, bei der Stärke aber in alpha-glycosidischer Bindung vor. Deutlich zeigen diesen verschiedenen Aufbau noch die betreffenden Disaccharide: Maltose, die beim Abbau der Stärke entsteht, ist alpha-Glucosido-Glucose, während das entsprechende Disaccharid Zellobiose, das aus Zellulose entsteht, eine beta-Glucosido-Glucose ist. Auf die bedeutsamen qualitativen Unterschiede der alpha- und beta-Formen wurde oben bereits eingegangen (S. 93 f.).

Maltose und Zellobiose sind summarisch identisch. Nur dieser «kleine» strukturelle Unterschied der alpha- bzw. beta-Bindung bewirkt den großen biologischen Unterschied der verwertbaren Stärke gegenüber der für den Menschen unverwertbaren Zellulose.

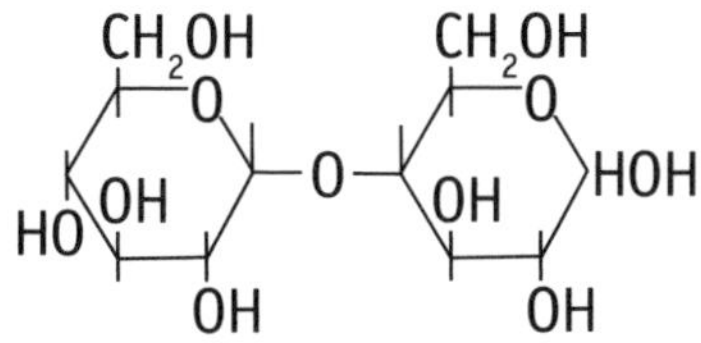

Maltose
D-Glucosido-α (1-4)-D-Glucose

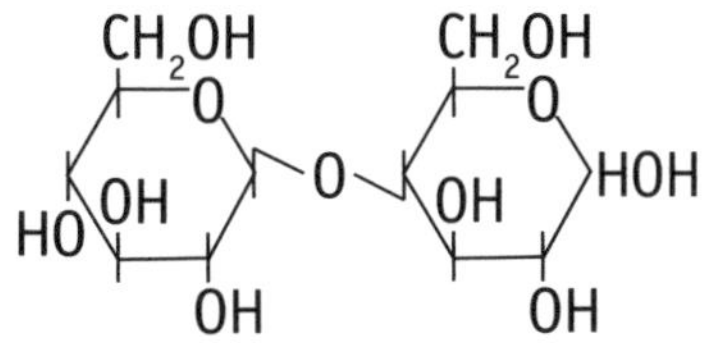

Cellobiose
D-Glucosido-β (1-4)-D-Glucose

Stärke ist also weit weniger verdichtet als die Zellulose. Mit den oben entwickelten Bezeichnungen für die alpha- und beta-Form kann man auch sagen, daß die Stärke bzw. Maltose in einem ätherisch-lebendigen Zustand vorliegt, während die Zellulose bzw. Zellobiose dem physisch-verdichteteren Zustand entspricht, was durch das Erscheinungsbild zwar unmittelbar ausgedrückt wird, sich aber auch bis in die innere Struktur aufzeigen läßt.

Stärke findet man in Körnchenform in Leukoplasten innerhalb der Zelle; dagegen bildet die Zellulose ein vernetztes, starres Kettengeflecht außerhalb der Pflanzenzelle, ist also aus dem Leben herausgesetzt. Dieser Verdichtungsprozeß, das Herausfallen aus dem aktuellen Leben, das selbst nur im wäßrigen Milieu stattfinden kann, bewirkt die Härte des Holzes, aber auch die Tatsache, daß der Mensch und die meisten höheren Tiere Zellulose nicht verwerten können. Der Mensch bildet im Speichel und Pankreas ausschließlich alpha-Amylasen, die durch ihre Spezifität zwar Stärke, aber nicht Zellulose abbauen können. Diejenigen Tiere, die einen genügend starken Stoffwechsel besitzen und z.B. Gras fressen, das einen erheblichen Anteil an Zellulose besitzt, können dies auch nur mit Hilfe von Mikroorganismen in ihrem Darm, die die Zellulose aufschließen. Diese Mikroorganismen bilden beta-amylatische Enzyme, können aber im menschlichen Darm nicht leben.

Der Mensch kann somit Zellulose nicht verwerten, sie ist für ihn zu stark verdichtet, verhärtet. Es gehört nicht zu seiner Wesensbestimmung, diese Erstarrungs- und Verhärtungskräfte in sich freizusetzen.

Dennoch hat die Zellulose ihre Bedeutung auch für die menschliche Ernährung. Man bezeichnet diese Substanzen heute als «Ballaststoffe». Ihre Aufnahme als Substanz ist für die Verdauung nötig, nicht jedoch deren Abbau und Freisetzung, die den Menschen in seiner Lebensart nur negativ, d.h. im Sinne der charakterisierten Verhärtung beeinflussen könnten. Davor soll der Mensch geschützt werden. Deshalb bildet der Mensch ausschließlich alpha-Amylasen.

Inwieweit dies auch für andere Substanzen – etwa hornartig verdichtetes Eiweiß oder wachsartig verdichtete, gehärtete Fette – gilt, wird in den betreffenden Kapiteln darzustellen sein.

Mucopolysaccharide

Die Kohlenhydrate wurden als Hauptträger des biologischen Lebens geschildert. Damit haben sie eine besondere Beziehung zum Wasser. Erst die hochpolymeren Polysaccharide, wie Stärke und vor allem Zellulose, sind durch den Wasseraustritt bei der Polymerisation nicht mehr wasserlöslich. Dennoch besitzen gerade bestimmte Kohlenhydrate eine besondere Fähigkeit, Wasser zu organisieren. Schließlich ist lebendiges Wasser nicht H_2O; dieses bedarf mehrerer Träger für die Vielfalt des Lebens. Ein typisch «lebendiges Wasser» ist Schleim, den es nur im organischen Bereich gibt. Die Grundlage der Schleimsubstanzen bilden die sogenannten Mucopolysaccharide. Hiervon gibt es zwar verschiedene Arten, doch zeigt sich als ein wesentliches Charakteristikum der lineare Aufbau aus Disaccharid-Einheiten. Diese sind zu unverzweigten Kettenmolekülen verbunden, so daß Riesenmoleküle mit Molekulargewichten über einer Million entstehen können. Diese können bis zum Zehntausendfachen an Wasser aufnehmen, das auf diese Weise organisiert wird.

Es handelt sich also um einen einfachen *rhythmischen Aufbau*, in dem zwei Elemente dauernd wiederholt werden. Bereits bei der Stärke war zu bemerken, daß durch deren Abbau ein Zwischenprodukt, das Disaccharid Maltose, entsteht. Auch in der Stärke scheint somit eine rhythmische Gliederung nach dem Zweierprinzip vorgebildet zu sein, wenngleich längst nicht in dem Ausmaße wie bei den Mucopolysacchariden.

Allerdings handelt es sich hierbei nicht um «reine» Kohlenhydrate. Bei den erwähnten Disaccharid-Einheiten der Mucopolysaccharide ist ein Teil immer ein *Aminozucker* (Glucosamin oder Galactosamin), also ein Zucker mit Stickstoff bzw. einer NH_2-Gruppe, der andere Teil ist meist Glucuronsäure. Durch den Stickstoff ist diese Substanz noch kein Eiweiß, wohl aber spielt das für Eiweiß charakteristische Element Stickstoff wesensmäßig hinein. Der Zucker erhält durch dieses neue Element eine erweiterte Strukturmöglichkeit im Sinne eines leichten astralischen organisierenden Einflusses. Aminozucker sind in der Natur weit verbreitet und finden sich in Mucopolysacchariden, Chitin, Blutgruppensubstanzen und so weiter.

Hierbei handelt es sich also offensichtlich um Substanzen, die Bindeglieder zwischen den Kohlenhydraten und den Eiweißen darstellen. Sie werden deshalb auch *Proteoglycane* genannt. Obwohl der Name nur Eiweißzucker bedeutet und Protein von *protos* = das Erste gebildet ist, weil man glaubte, daß am Anfang des Lebens das Eiweiß steht, ist die Bezeichnung hier treffend, indem am Anfang weder Eiweiß noch Kohlenhydrat noch Fett standen, sondern eine hochundifferenzierte Substanz, die als Chaos bezeichnet wurde, wie wiederholt dargestellt. Erst später erfolgte eine Trennung von Kohlenhydraten und Eiweißen mit weiterer Spezialisierung. Substanzen wie die Proteoglycane entsprechen diesen Urzuständen undifferenzierten Lebens.

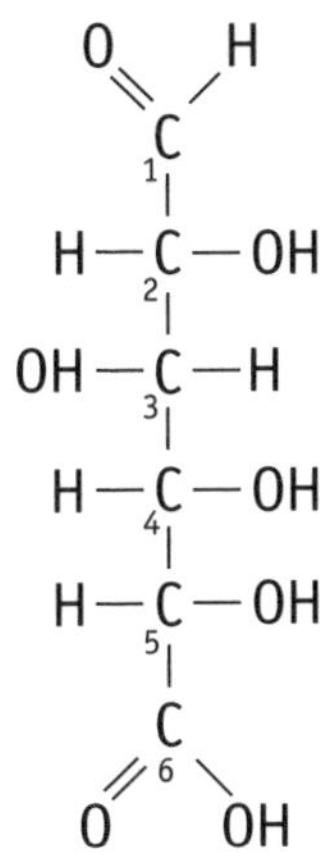

Glucuronsäure

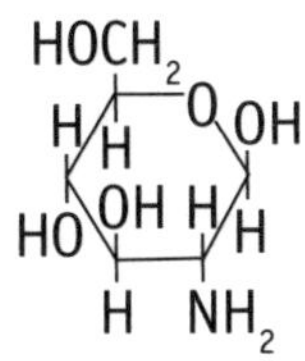

Glucosamin

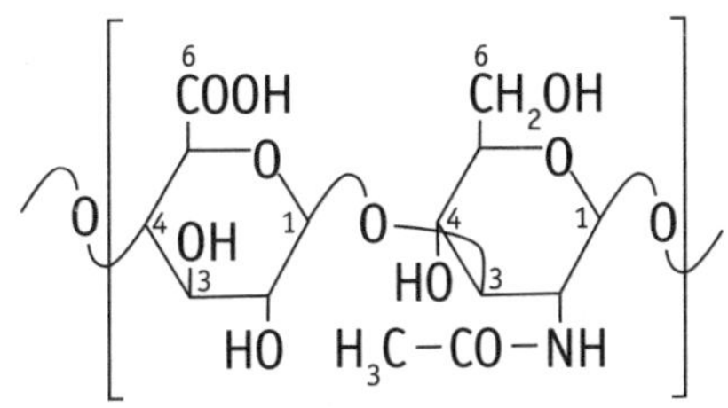

Glucuronsäure +
N-Acetyl-Glucosamin
Hyaluronsäure

Aufschlußreich sind die Unterschiede innerhalb der Mucopolysaccharide: Die *Hyaluronsäure* wurde ursprünglich aus den Glaskörpern von Rinderaugen isoliert (*hyalos*, griechisch = Glas). Man findet sie nicht nur im Glaskörper, sondern vor allem im Bindegewebe, aber auch in der Whartonschen Sulze der Nabelschnur und in der Synovialflüssigkeit – nicht jedoch in Knorpel und Cornea. Die Hyaluronsäure ist eine Verbindung von Acetyl-Glucosamin und Glucuronsäure, die in einer unverzweigten Kettenlänge von mehreren tausend Einheiten in betaglycosidischer Bindung vorliegen. Nach dem oben über die β-glucosidische Bindung Gesagten dürfte sich ergeben, daß hier ein Strukturprinzip vorliegt. Es handelt sich bei diesem Auftreten nicht nur um Organisieren von Wasser (98 % im Glaskörper), sondern überhaupt um das *Form*element, das über das Bindegewebe verläuft. Dieses ist zwar eine vielseitige Substanz, doch kann man erkennen, daß gerade über das Bindegewebe die Formbildungsimpulse in jedes Organ von der Haut bis in den Knochen hinein wirken und den Menschen die spezifische Struktur verleihen. Erst in letzter Zeit ist man darauf aufmerksam geworden, daß das Bindegewebe keineswegs nur ein verbindendes, ausfüllendes Gewebe ist, sondern über dieses formgebende Impulse verlaufen. Hierbei spielt auch Kiesel (Silicium) eine wesentliche Rolle.

Die anderen hauptsächlichen Substanzen des Binde- und Stützgewebes wie Kollagen und Keratine gehören zu den Eiweißkörpern und haben weniger mit der Form*bildung* als mit der Form*erfüllung* und dem Stoffwechsel zu tun.

Da die Gestalt selbst aber nicht aus der Substanz kommen kann, wie dies bei den Kristallen der Fall ist, sondern das Erscheinungsbild von der Kräftedynamik des Organismus gelenkt wird, kann man fragen, auf welchem Wege das geistige Bild, die Gestalt, sich verwirklicht. Das Verbindungsglied hierbei stellen einerseits die hier in Rede stehenden organisierten Kohlenhydrate (Mucopolysaccharide) dar, andererseits aber der Kiesel, der selbst – ebenso wie die Kohlenhydrate – die Struktur der Sechszahl aufweist und dem Kohlenstoff elementar sehr nahe steht. Diese Verhältnisse werden beim Kiesel ausführlich dargestellt. Erst in letzter Zeit ist man auf die große Bedeutung des nur in kleinen Mengen vorhandenen Kiesels gerade für das Bindegewebe aufmerksam geworden (siehe Voronkov 1975, «Silicium und Leben», S. 114). Es ist sehr aufschlußreich, daß die genannten Gewebe sowohl hyaluronsäure- als auch kieselreich sind. Naturgemäß sind diese Werte allerdings starken Schwankungen unterworfen. Es kommt darauf an, in der Verbindung dieser Polysaccharide mit dem Kiesel die Instrumente des Form- und Strukturprinzips zu sehen, während die eigentliche Stützfunktion von den Eiweißkörpern übernommen wird, worauf oben bereits hingewiesen wurde.

Einen wesentlichen Anteil an den Mucopolysacchariden haben die *Chondroitinsulfate*, die den Hauptbestandteil des Knorpelgewebes bilden. Wie der Name sagt (*chondros* = Knorpel), bilden sie ja gerade typische Formen (Ohrform, Nasenform, Gelenkknorpel als verbindendes Element). – Sie kommen jedoch auch im Bindegewebe vor. Als Aminozucker findet man hier – ebenso wie beim Chondroitin – *Galactosamin*, aber auch Schwefel. Auf die Bedeutung des Schwefels in diesem Zusammenhang ist an anderer Stelle hingewiesen (s. S. 328 ff.). Es sei hier nur auf die «erweichende», keratolytische Funktion des Schwefels hingewiesen, die nötig ist, um die in die Erstarrung gehende Stützfunktion der Eiweißanteile des Bindegewebes so plastisch zu erhalten, daß die mehrfach erwähnten Formprinzipien wirksam werden können.

Wesentlich dabei ist, daß der Chondroitinsulfatanteil über ein *Tri*saccharid mit dem Protein verbunden ist. Dieses Trisaccharid besteht aus zwei Anteilen Galactose und einem Anteil Xylose. Die Xylose (*xylos*, griechisch = Holz) tritt im Holz auf, steht somit der Zellulose nahe. Sie ist also ein sehr verhärtender Zucker. Die formende Tendenz der Galactose, die aber zugleich Elastizität, nicht Verhärtung einschließt, wurde oben ausführlich behandelt (S. 87 ff.). Xylose ist eine Pentose, ein C_5-Zucker, deren Bedeutung im Folgenden noch besprochen wird. In den Chondroitinsulfaten liegen unverzweigte Ketten vor wie bei der Hyaluronsäure; diese besitzen jedoch statt des Azetylglucosamins hier Azetyl*galacto*samin – letzteres ist der charakteristische Bestandteil auch des *Chondroitin*, das spezifisch aus der Cornea gewonnen werden kann. Gerade hier ist eine exakte Formkraft nötig, denn bereits kleine Verformungen der Rundung der Cornea führen zu einem Astigmatismus, der charakteristischerweise zu einer «Verzerrung» des Sehbildes führt. Dieser formende Impuls, der über das Chondroitin verläuft, kann sich nur der Galactose bedienen, nicht der Glucose. Er geht aber nicht so weit wie beim Holz – ein Xylose-Anteil würde zur ziemlich vollständigen Erstarrung führen –, sondern bleibt in der Elastizität, die als ein Charakteristikum der Galactosewirkung geschildert wurde.

Andererseits wäre der Schwefelanteil, wie er in den Chondroitinsulfaten in größerer Menge vorliegt, in der Cornea durch den erweichenden Charakter ganz unzweckmäßig.

Kohlenhydratstoffwechsel

Der Abbau der polymeren Kohlenhydrate, also Stärke, erfolgt im Magen-Darm-Kanal durch enzymatische Spaltung (die spezifischen alpha-Amylasen aus Speichel- und Pankreassaft) bis zu den Monosacchariden. Für den weiteren Stoffwechselweg der Glucose ist deren Zusammenführung mit *Phosphor* von entscheidender Bedeutung: Durch das Enzym Hexokinase wird ein Phosphorsäureanteil auf die Glucose übertragen, so daß Glucose-6-Phosphat entsteht. Dieses ist sozusagen die aktivierte Form des Zuckers. Bereits die Aufnahme von Glucose in die Darmwand kann nicht durch freie Diffusion geschehen, da die Molekülgröße die Größe der Poren der Darmzellmembran überschreitet. Es handelt sich in jedem Falle um einen aktiven Prozeß, bei dem so gut wie immer Phosphor entscheidend beteiligt ist (siehe Mineralstoffwechsel, Phosphor).

Auch der weitere Abbauweg der Glucose im Organismus geschieht unter Führung des Phosphors: Das 6-Phosphat wird später durch die Phosphoglucomutase in das Glucose-1-Phosphat umgewandelt. Der Hauptweg verläuft aber so, daß Glucose-6-Phosphat in Fructose-6-Phosphat verwandelt wird und dieses in das labilere Fructose-1,6-diphosphat übergeht. Diese und die folgenden Zwischenstufen sind genau erforscht.

Aufschlußreich ist, daß alle die geschilderten Phosphorylierungen Magnesium-abhängig sind. Es kann unmittelbar einleuchtend sein, daß sowohl Phosphor wie auch Magnesium – auf die ausführlich zurückzukommen sein wird –, ebenso wie Zucker, ausgesprochene «Licht-Substanzen» sind. Im Gegensatz zum Eiweiß- und Fettstoffwechsel, bei denen Magnesium und Phosphor nur eine sekundäre Rolle spielen, zeigt sich hier die innere Verwandtschaft der drei Substanzen (Zucker, Phosphor, Magnesium) mit dem Licht.

Entscheidend ist, daß jetzt Fructose auftritt, die oben als charakteristisch für den Stoffwechsel dargestellt wurde. In ihrer sehr aktiven Form als Fructosediphosphat wird sie in zwei Triosephosphate gespalten, also C_3-Verbindungen. Schließlich wird die Brenztraubensäure (Pyruvat) gebildet, die durch die Lactatdehydrogenase (LDH) in Milchsäure (Lactat) übergeführt wird. Das

Pyruvat ist die wesentlich aktivere Form gegenüber dem Lactat. Der Quotient Lactat : Pyruvat beträgt beim Gesunden 10 : 1. Bei lokalem Sauerstoffmangel tritt ein rein anaerobes Verhalten auf mit Abbau ausschließlich durch Glycolyse, was einen Rückfall in einen embryonalen Stoffwechsel bedeutet, der notwendigerweise betont anaerob sein mußte. Bei Sauerstoffmangel kommt es zum Anstieg der Lactatdehydrogenase (LDH), was z.B. beim Herzinfarkt, bei Muskel-, Lebererkrankungen und Tumoren der Fall ist. Pyruvat ist gewissermaßen die «Drehscheibe» des allgemeinen Kohlenhydratstoffwechsels, während die Milchsäure universelle Reservesubstanz darstellt, die als reduzierte Substanz leicht sowohl oxydiert wie auch wieder aufgebaut werden kann – soweit Sauerstoff zur Verfügung steht. Darauf beruht auch ihre konservierende Eigenschaft (siehe unten).

Höhere Organismen:

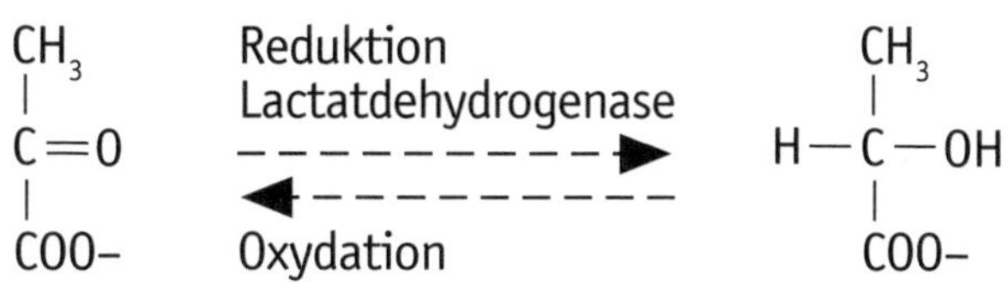

Pyruvat (Brenztraubensäure)
(Ketoform)

Lactat (Milchsäure)

Hier liegt der wesentliche Unterschied der Gärung durch Hefezellen gegenüber dem Abbauweg innerhalb eines höheren Organismus: Bis zur Pyruvatbildung verlaufen beide Prozesse gleich, dann jedoch wird bei der alkoholischen Gärung Pyruvat zu Acetaldehyd decarboxyliert, das dann zu Äthylalkohol reduziert wird. Es entstehen also C_2-Verbindungen.

Hefezellen:

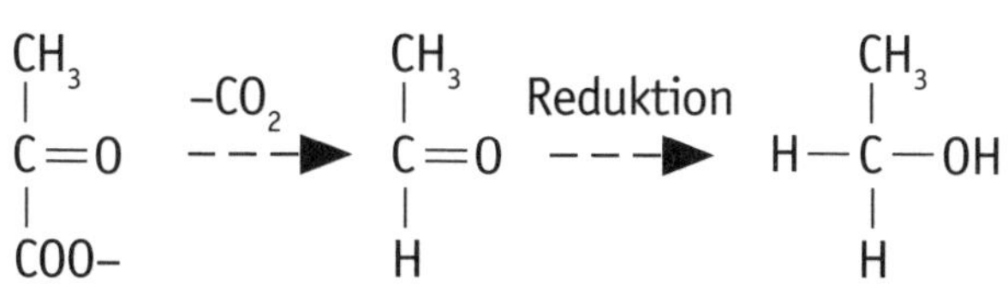

Pyruvat Acetaldehyd Äthylalkohol

Erwähnt sei noch, daß auch Hefezellen bis zum Pyruvat Phosphor brauchen. Dann jedoch trennen sich die Wege. Summarisch gesprochen bilden *niedrige Organismen* wie Hefen und Bakterien *bevorzugt* C_2-Verbindungen wie Alkohol und Essigsäure, dagegen *höhere Organismen* C_3-Verbindungen wie Brenztraubensäure, Milchsäure, Glycerin, bzw. 2 x C_3 wie Glucose, Ascorbinsäure, Zitronensäure und andere. Gewiß kann man diesen Unterschied reduktionistisch durch einen «Defekt» begründen: Das Enzym Pyruvat-Decarboxylase, welches durch Magnesium aktiviert wird und Pyruvat zu Acetaldehyd durch CO_2-Abspaltung abbaut, «fehlt» bei höheren Organismen.

Selbstverständlich ist dies kein Defekt, sondern Ausdruck einer höheren Entwicklungsmöglichkeit. Diese kann immer nur durch einen gewissen Verzicht erreicht werden (vgl. Harnsäure, S. 279). Allerdings spielt die Essigsäure im Gegensatz zum Alkohol eine ganz wesentliche Rolle, indem sie aktiviert werden kann (Acetyl-Coenzym-A, Acetylcholin).

Der Unterschied zwischen niederen und höheren Organismen und ihrem verschiedenen Stoffwechsel wird erst durch die Zusammenschau des ganzen Lebensbereiches klar: Grundsätzlich haben Mikroorganismen einen anderen, meist reduktiven Stoffwechsel, der zwar auch kleinere Einheiten wie Aminosäuren oder niedere Fette u.a. aufbauen kann, aber dennoch auf einer «halbpflanzlichen» Stufe stehenbleibt.

Gewiß spielen C_2-Substanzen, besonders Alkohol und Essigsäure, auch eine Rolle in höheren Organismen, jedoch nur in relativ geringen Mengen (zum Alkohol siehe unten, Essigsäure). Die für höhere Organismen typische oxydative Lebensart erfordert entsprechend «oxydable» Substanzen, in erster Linie Glucose, aber auch Fette, die «Energie» liefern. Die betreffenden Schritte sind heute bis in alle Einzelheiten bekannt. Unter aeroben Bedingungen kann Lactat leicht wieder zu Pyruvat oxydiert werden. Zwar werden letztlich einmal alle organischen Substanzen definitiv oxydativ abgebaut und ausgeschieden, doch verläuft dieser Weg nicht immer geradlinig; es gibt «Zwischensubstanzen», die bis zu einem gewissen Grade abgebaut sind, aber dennoch wieder in den Aufbau eingehen können. Ein typisches Beispiel hierfür innerhalb des Kohlenhydratstoffwechsels ist die im menschlichen Organismus durch anaerobe Glycolyse (Emden-Meyerhof-Weg) entstehende *Milchsäure* als C_3-Produkt. Sie

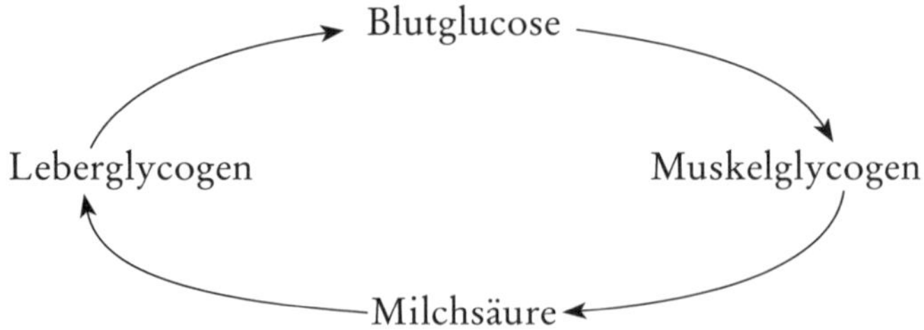

Summarische Darstellung des *Cori-Zyklus*

ist nicht wie der Alkohol ein Endprodukt, sondern kann wieder resynthetisiert werden zu Zucker bzw. Glycogen, wozu ein Fünftel oxydiert wird, das die Energie für die Resynthese der restlichen vier Fünftel liefert (Meyerhofscher Quotient). Die Koppelung von Abbau mit nachfolgendem Aufbau ist ein Charakteristikum der höheren Lebewesen (siehe oben und Husemann/Wolff, Bd. 1). Hierfür ist die Milchsäure ein typisches und praktisch wichtiges Zwischenglied als Ausgangspunkt der Gluconeogenese.

Der gesamte Zuckerabbau verläuft unter Führung des Phosphors bis zur Brenztraubensäure anaerob; er kann sich nunmehr ohne Phosphor bis zur Milchsäure fortsetzen und dann durch teilweise Oxydation zu einem Wiederaufbau führen; der Pyruvatanteil kann aber auch in den Zitronensäurezyklus münden und dort ebenfalls in einer endgültigen Oxydation und CO_2-Bildung enden.

Zitronensäurezyklus

Der *Zitronensäurezyklus* (nach seinem Beschreiber auch *Krebs*-Zyklus genannt) stellt tatsächlich eine zentrale Drehscheibe des allgemeinen Stoffwechsels dar, wo Substanzen aus dem gesamten Stoffwechsel zunächst über ein Zwischenprodukt, das Acetyl-Coenzym A in den Endabbau (CO_2-Bildung) geführt werden. Jedoch liegt hier auch der Anfang für einen Aufbau (Glucogenese, Purinsynthese, Bildung von ATP, Fettsäuren, Aminosäuren, Harnstoffzyklus u.a.). Es können also praktisch fast die gesamten lebendigen Substanzen gebildet werden. Diese dauernden Stoffumsetzungen befinden sich in einem Fließgleichgewicht, wie man dies heute nennt. Nach den bisherigen Darstellungen handelt es sich um das wechselseitige Zusammenwirken von Astralleib (Abbau) und Ätherleib (Aufbau).

Eine Schlüsselrolle spielt hierbei die *«aktivierte Essigsäure» (Lynen).* Es war eine weitreichende Entdeckung, als festgestellt wurde, daß Essigsäure, die an sich eine träge Substanz ist, wie dies wiederholt für C_2-Substanzen geschildert wurde, «aktiviert» werden kann. Dies geschieht mit Hilfe eines Coenzyms (siehe Kapitel Enzyme). Summarisch kann man sagen, daß durch die Verbindung mit einem Enzym grundsätzlich eine Substanz in den Bereich des Lebens, d.h. des Ätherleibes heraufgehoben wird und dadurch von diesem ergriffen werden kann. Was dann mit der Substanz geschieht, ob sie auf- oder abgebaut wird, ist eine Frage des übergeordneten Astralleibes und Ich, die über die hier erwähnten Substanzen in den Kohlenhydratstoffwechsel eingreifen. Dies geschieht im Zitronensäurezyklus.

Das Coenzym A, das die Essigsäure in den aktivierten Zustand als Acetyl-Coenzym A verändert, ist sowohl schwefelhaltig als auch vor allem phosphorhaltig. Über diese zwei Substanzen kann das Ich bzw. die Ich-Organisation als übergeordnete Instanz die Richtung angeben, wohin der Stoffwechsel geleitet werden soll (siehe ATP und Phosphor).

Eine zentrale Rolle spielt hierbei die Zitronensäure (Zitrat, Isocitrat), nach der der Zyklus benannt ist. Die Zitronensäure ist eine symmetrisch gebaute C_6-Tricarbonsäure. Für sie gilt also grundsätzlich, was über das Auftreten und die Bedeutung der Sechszahl als Lichtwirksamkeit gesagt wurde (siehe S. 77 ff.). Wenn man von der Zitronensäure als «Anfang» des Zyklus ausgeht, so ist diese eine Tricarbonsäure, also mit drei COOH-Gruppen (bzw. Elektronen). Über Zwischenprodukte «endet» der Zyklus mit Oxalacetat, einer C_4-Verbindung, die eigentlich Oxalsäure ist. Auf dem Zwischenwege werden zwei CO_2 abgegeben, wobei C_6 über C_5 zu C_4 abgebaut wird. In entsprechendem Sinne wird die Tricarbonsäure zur Dicarbonsäure abgebaut. Es liegt also summarisch ein Abbauweg vor, bei dem zwischendurch und am Ende die Oxalsäure in Komponenten auftritt (Oxalsuccinat, Oxalacetat). Es handelt sich um Tri- oder Dicarbonsäuren, von denen bekannt ist, daß sie Stoffwechselvorgänge, insbesondere die Veratmung, beschleunigen. Sicher ist es kein Zufall, daß hier die Oxalsäure auftritt, wenn auch in «erweiterter» Form (Oxalsuccinat, Oxalacetat). Schließlich handelt es sich bei allen Zwischenprodukten um Pflanzensäuren (Aconitsäure, Succinat = Bernsteinsäure, Fumarsäure in Pilzen, Isländisch Moos, *fumaria officinalis*, Malat = Apfelsäure).

Die Oxalsäure ist im Pflanzenreich weit verbreitet, besonders charakteristisch in *Oxalis acetosella*, dem Sauerklee. Diese zarte Pflanze kann bereits mit einem Siebzigstel des vollen Tageslichtes gedeihen, sie ist also in der Lage, bereits geringe Mengen Licht aufzunehmen und diese z.B. anderen Lebewesen nutzbar zu machen. Auch hierin kann man eine deutliche Beziehung zum Lichtstoffwechsel sehen. Trotzdem liegt ein Abbau vor, indem C_6 bis zu C_4 abgebaut wird. Allerdings könnte der Abbau der Kohlenhydrate auch anders geschehen, wie dies beim anaeroben Abbau zur Milchsäure geschildert wurde. Ebenso wie bei diesem ist aber der Abbau nicht einmal das Wesentliche. Beim Zitronensäurezyklus entstehen eine Reihe von Zwischenprodukten, die für die Biosynthese aller Stoffwechselarten bis zum Porphyrin unerläßlich sind. Auch die Bildung von ATP und GTP ist die Voraussetzung für einen nachfolgenden Abbau, wie dies bereits bei der Milchsäure besprochen wurde.

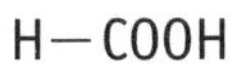

Ameisensäure

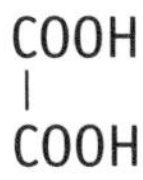

Oxalsäure

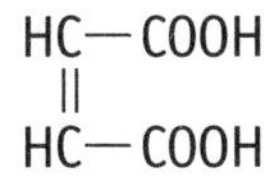

Fumarsäure

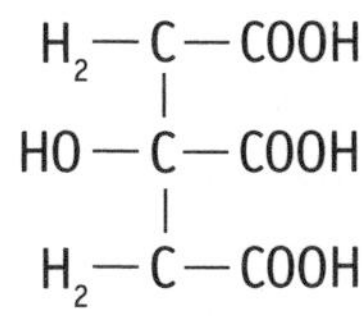

Zitronensäure

Die starke Säurebildung (Di- und Tricarbonsäuren) ist, wie dargestellt (siehe S. 66 f.), ein Ausdruck astralischen Wirkens, das also hier den Abbau durchführt im Hinblick auf den nachfolgenden Aufbau (Ätherleib).

Ein wirkliches Zusammenspiel von Abbau und Aufbau bzw. Astralleib und Ätherleib kann sich aber nur ergeben, wenn eine Substanz sowohl zum einen wie zum anderen Bereich eine Verbindung hat. Das ist bei den Säuren des Zitronensäurezyklus der Fall: Im Gegensatz zu den Hexosen, bei denen das Verhältnis von Kohlenstoff zu Sauerstoff stets 1: 1 ist, ist dieses bei der Zitronensäure 6 : 7, bei Oxalacetat 4 : 5 und bei der Oxalsäure 2 : 4; der relative Sauerstoffgehalt steigt also an bis 1 : 2 wie beim CO_2. In den zwei bzw. drei Säuregruppen (Dicarbon- bzw. Tricarbonsäure) ist das abzugebende CO_2 geradezu zur Ausscheidung veranlagt. Durch den relativen Sauerstoffreichtum handelt es sich um erdgebundene Substanzen, die im Lebensbereich zwar einen Abbau ermöglichen, aber nach der Abgabe des CO_2 vermehrt dem Leben und damit dem Wiederaufbau dienen können, was besonders für die Oxalsäure, in diesem Falle als Oxalacetat, gilt, das durch Acetyl-Coenzym A wieder zum Zitrat aufgebaut werden kann. Trotzdem liegt die Hauptbedeutung des Zyklus in dem durch den Abbau bewirkten Neuaufbau, wie er insbesondere dann durch das entstandene ATP als Energielieferant zur Verfügung steht.

Ameisensäure

Im Gegensatz zu den erwähnten Pflanzensäuren des Zitratzyklus gehört die *Ameisensäure* offensichtlich zum Tier und hat in der Natur die Aufgabe, den Kreislauf der organischen Substanz zu erhalten, was die spät erkannte Aufgabe der Ameisen in der Natur ist. Dazu gehört es, die dem Leben entfallende organische Substanz wieder lebendig zu machen, wozu diese erst wieder umgebaut werden muß. Dies schließt notwendig bis zu einem gewissen Grade zunächst einen Abbau ein, der aber nicht bis zur endgültigen Auflösung in CO_2 und H_2O gehen darf, sondern wieder in einen Aufbau einmünden muß. Genau dies ist auch die Aufgabe der Milchsäure sowie der aktivierten Essigsäure, des Acetyl-Coenzym A. Durch einen begrenzten, teilweisen Abbau, der naturgemäß exotherm verläuft, wird die Energie für einen erneuten Aufbau geliefert. Dies geschieht in der Natur durch die Ameisen bzw. die Ameisensäure, im Stoffwechsel höherer Organismen im Zitronensäurezyklus mit den entsprechenden Substraten. Hierbei stehen Milchsäure, Essigsäure, Zitronensäure, Oxalsäure und Ameisensäure als Repräsentanten der abbauenden Seite, durch die ein neuer Aufbau ermöglicht wird.

Erwähnt sei noch, daß auch die Ameisensäure aktiviert werden kann als Formyltetrahydrofolsäure, die für die Blutbildung von Bedeutung ist. Im übrigen ist die Ameisensäure als einfachste organische Säure der erste Vertreter der Fettsäuren (Carbonsäuren), innerhalb derer sie eine Sonderstellung einnimmt, indem sie sich polar zu den höheren Fettsäuren verhält, hier als Polarität von Auflösung und Erstarrung (siehe Kapitel Fette).

In gewisser Weise verhalten sich der zunächst stattfindende anaerobe Gärungsstoffwechsel bis zur Brenztraubensäure bzw. Milchsäure und die nachfolgende oxydative Phase gegensätzlich: So kann Sauerstoff die Gärung unterdrücken oder verhindern («Pasteur-Effekt»). Wie bei der Darstellung des Sauerstoffes geschildert, bedeutet eine Oxydation ein Irdischerwerden, was für Mensch und Tier im Gegensatz zur Pflanze nötig ist, denn höheres Leben kann sich nur auf abbauende vor allem oxydative Prozesse stützen (siehe Husemann/Wolff, Bd. 1). Erst dadurch kann sich der Mensch – im Gegensatz zur Pflanze – über die sonst zwingenden organischen, biologischen Prozesse und Substanzen erheben. Letztlich ist dies der erste Schritt zu einer «Physiologie der Freiheit» (Friedrich Husemann). Aus diesem Grunde überwiegt in der Embryonalzeit die Glykolyse. Erst mit dem ersten Atemzug setzen markant oxydative Prozesse ein mit entsprechenden Veränderungen der gesamten Konstitution bis in die Anatomie (Schluß des Foramen oval; Ductus Botalli, Trennung in arteriellen und venösen Kreislauf).

Dennoch gibt es auch beim Menschen Gewebe, in denen zeitlebens noch die Glycolyse überwiegt. Sowohl in der Retina als auch in Erythrozyten und im Knorpelgewebe ist dies der Fall. Dies kann verständlich werden, wenn man sich vergegenwärtigt, daß die Oxydation im Gegensatz zur Glycolyse wesentlich stärker abbaut, ja abtötet. Gerade die genannten Gewebe besitzen aber von Natur aus wegen ihrer besonderen Funktion ein sehr schwaches (Retina) bzw. absterbendes (Erythrozyten) Leben. Das Knorpelgewebe besitzt durch die geringe Blutversorgung eine begrenzte Regenerationsfähigkeit. Deshalb wären diese Gewebe durch stark abbauende oxydative Prozesse gefährdet; sie wären in Gefahr, noch rascher (Erythrozyten) oder definitiv (Retina) abzusterben oder zu mineralisieren (Knorpel), was als pathologischer Prozeß tatsächlich in diesen Organen stattfinden kann.

Karzinom

Eine Sonderstellung bezüglich der Glycolyse nimmt das *Karzinom* ein. Die Karzinomzelle zeigt eine Glycolyse statt der physiologischen oxydativen Atmung; sie ist somit zum Anaerobier geworden. Dies bedeutet einen Rückfall in einen voroxydativen, d.h. embryonalen Zustand, einen Atavismus, was auch histologisch als undifferenzierte Unreife zu konstatieren ist. Nun geht aber eine Gärung unter Sauerstoff stark zurück (Pasteur-Effekt), was auch für die gesunde Tierzelle gilt (Lactatbildung), nicht jedoch für die Krebszelle, d.h. diese kann nicht mehr richtig atmen; die Atmungskette ist blockiert, die Katalase weitgehend inaktiviert, Cytochrom vermindert, die Bildung von aktivierter Essigsäure aus Pyruvat gehemmt. Es ist offensichtlich, daß damit die der Atmung übergeordnete Eisenfunktion gelähmt ist, was sich letztlich in der Eisen-refraktären Anämie in späteren Stadien bei Karzinom ausdrückt. Insofern kann man das *Karzinom* auch als *zelluläre Atmungsstörung* bezeichnen.

Wenn aber Glucosezufuhr zur gesunden Zelle zu einer Vermehrung der Atmung, also Oxydation, führt, so bewirkt die Glucose bei der Karzinomzelle eher eine Abnahme der Atmung («Crabtree-Effekt»). Das bedeutet aber auch, daß Zucker das Wachstum der Krebszelle begünstigt! Dies sollte Konsequenzen für die Ernährung des Krebskranken haben, doch wird dies diätetisch heute noch kaum berücksichtigt, obwohl die geschilderten Grundlagen seit Jahrzehnten bekannt sind.

Die Bevorzugung der Glycolyse durch das Karzinomgewebe besteht auch bei ausreichendem Sauerstoff-Angebot, ja es kommt zu einer Reduktion des Pyruvats zu Lactat. Diese Befunde drücken aus, daß die Vitalität, das wuchernde Ätherische der Geschwulst, nicht von den höheren Wesensgliedern, die im oxydativen Abbau tätig sind, ergriffen wird; es findet nicht die nötige Umwandlung der ätherischen Qualitäten statt, die Differenzierung unterbleibt. Darauf beruht das eminent wuchernde, d.h. unbeherrschte Wachstum der Krebszelle. Die therapeutische Schlußfolgerung daraus ist berechtigt, daß durch ein vermehrtes Sauerstoffangebot bzw. als Verstärkung wirkendes Ozon der Stoffwechsel grundlegend geändert werden kann.

Diese Einsicht ist bis in die Therapie von großer Bedeutung, indem nicht das Wachstum das Problem des Tumorgeschehens überhaupt ist, sondern dessen *fehlende Umwandlung* im Sinne einer Reifung des «nur» biologischen Wachstums, die mit Abtötung der Krebszellen noch nicht erreicht ist. Abtöten bedeutet noch nicht verwandeln; Verwandlung kann nur durch den Organismus selbst erreicht werden, nicht jedoch durch zytotoxische Substanzen.

Glycolyse

Die dargestellte Aufspaltung des Zuckers in zwei Triosen und deren Weiterführung zu Brenztraubensäure und Milchsäure ist der im Organismus praktisch ausschließlich erste Schritt des Zuckerabbaus, die Glycolyse. Die Brenztraubensäure ist universell, die Milchsäure schließt den Keim des Neuaufbaus in sich; beide stellen also innerhalb des Kohlenhydratstoffwechsels eine «Wendestelle» von Abbau in Aufbau, genauer Aufbau *durch* Abbau dar, wie dies ausgeführt wurde. Dies ist an die C_3-Struktur gebunden. Der Zitronensäurezyklus dient der schrittweisen Decarboxylierung von C_6 zu C_4, wodurch wiederum aufbauende Vorgänge eingeleitet werden.

Im Gegensatz dazu endet der Abbauweg durch Hefezellen, also eigentlich der der unorganisierten Welt, beim *Alkohol*, einer C_2-Verbindung. Alkohol wird zwar in kleinsten Mengen auch im menschlichen Organismus gebildet, doch ist offensichtlich, daß dies nicht der physiologische Abbauweg der Kohlenhydrate ist. Alkohol muß in jedem Falle zunächst zu Acetaldehyd und weiter zu Acetat oxydiert werden. Damit aber bleibt er innerhalb der C_2-Gruppierung, selbst wenn die Essigsäure wieder aktiviert werden kann (siehe oben). Entscheidend ist, daß Alkohol nicht wieder zu einer C_3-Verbindung aufgebaut werden kann, was eine pflanzliche Fähigkeit erfordern würde, nämlich die organische Bindung von CO_2 (die geringe Menge physiologischen Alkohols entsteht gerade in der Leber durch Decarboxylierung von Pyruvat zu Acetaldehyd).

Seit ältesten Zeiten ist das Verfahren der *milchsauren Gärung*, also die C_3-Basis des Stoffwechsels, weltweit bekannt. Es wurde angewandt zur Herstellung von Sauermilch und milchsauren Produkten wie Sauerkraut, Salzgurken, Sauerteig zur Brotbereitung, heute auch als Silageverfahren zur Tierfütterung, und des Kvas, eines russischen Getränks. Dadurch wurde nicht nur eine Konservierung von Gemüse, selbst Fisch-Fleisch (gravlaks in Norwegen) erreicht, sondern auch eine bessere Verträglichkeit im Sinne einer «Vorverdauung» und Lenkung des Stoffwechsels. Die dabei entstehende Milchsäure hat die oben charakterisierten Wirkungen. Als Ergebnis der Erforschung der alkoholischen Gärung durch Hefezellen durch Gay Lussac 1810 und Pasteur 1857 («la vie sans air») wurde die Gebundenheit der alkoholischen Gärung an Mikroorganismen (Hefen) genau untersucht. Später stand Bäckerhefe in großen Mengen zur Verfügung, wodurch sich die Art des Brotbackens grundlegend veränderte, d.h. «erleichtert» wurde, nämlich vom Sauerteig auf die Hefe und damit von C_3 auf C_2. Entsprechend erfolgte später ein Übergang von (milchsauren) Salzgurken zu den leichter herstellbaren und haltbareren Essiggurken.

Die Bevorzugung von C_2- gegenüber C_3-Produkten hat eine eminente, aber kaum realisierte praktische Bedeutung. Bei der Brotbereitung durch Hefe, also

Gärung, wird Alkohol gebildet. Dieser entweicht zwar zum größten Teil beim Backen, im Gegensatz zur Milchsäure, es «verschwindet» also ein nicht unerheblicher Teil der organischen Substanz. Doch kommt es dabei nicht auf den geringen Verlust von ursprünglicher Lebenssubstanz an, sondern auf das prinzipielle Geschehen: Nicht der Wiederaufbau wie bei der Milchsäure wird angeregt, sondern der unphysiologische Weg zu einem C_2-Endprodukt, dem Alkohol, wird gebahnt; es wird ein «falscher Weg gezeigt», C_2-Produkte können nicht leicht wieder zu C_3 aufgebaut werden, sondern müssen oxydiert werden zu Acetat, das erst wieder aktiviert werden muß. In jedem Falle handelt es sich um eine Belastung des Stoffwechsels, der anders (C_3) veranlagt ist.

Die gegensätzlichen Wirkungen von Wiederaufbau und End-Abbau haben einen tiefgreifenden Einfluß nicht nur auf den Stoffwechsel, sondern auf die ganze Lebensart des Menschen.

Durch Hefe wird ein Stärkeabbau zu C_2-Produkten eingeleitet, wie er niederen Organismen entspricht, nicht aber dem Menschen, für den eine enzymatische Milchsäurebildung im Stoffwechsel adäquat ist. Es ist das Verdienst von Pasteur, herausgefunden zu haben, daß bei jeder Art von Gärung Mikroorganismen am Werk sind. Diese bestimmen zwar die Art des Abbaues, jedoch ist es offensichtlich, daß hierzu gewisse «Affinitäten» gehören, weshalb z.B. die Lactobazillen ihr optimales Milieu in der Milch finden, während sich die Hefen um und auf zuckerhaltigem Nährboden ansiedeln (z.B. auf der Oberfläche von Weintrauben und süßen Früchten). Durch geeignete Verfahren, insbesondere Milieu-Einflüsse und Temperatur, läßt sich die Gärung lenken, wobei entsprechende Produkte entstehen. Jedenfalls ist die heute seuchenhafte Zunahme von Hefe- bzw. Pilzinfektionen primär kein Problem einer sog. Infektion oder willkürlichen Mutation der Hefestämme, sondern einer Änderung der Lebens- und Ernährungsgewohnheiten und einer dauernden Fehlprogrammierung des Stoffwechsels durch die Kulturhefen, die zwar sicher und harmlos sind, aber den Kohlenhydratstoffwechsel dauernd anders lenken, nämlich in die alkoholische Gärung, was wiederum besonders durch Weißmehlprodukte sowie den hohen Zuckerkonsum begünstigt wird, soweit dieser nicht beherrscht wird.

Eine mangelnde Lenkung bzw. Überforderung des Kohlenhydratstoffwechsels muß auf die Dauer durch die enorme Universalität und Anpassungsfähigkeit der Mikroorganismen notwendigerweise zum Auftreten von «verwilderten» Hefen bzw. Pilzen (besonders Candida) führen, die nun sekundär pathologischen Charakter annehmen. Statt Symbionten (E. Coli, Bifidus, Lactobazillen) gewährt der Organismus Parasiten (Pilze, bes. Candida) mit einer völlig anderen Stoffwechselart die für diese ideale Lebensgrundlage. Im Vordergrund stehen dabei die niederen Kohlenhydrate, insbesondere der hohe Zuckerkonsum, sowie Weizen- und Hefeprodukte. Deren Überangebot begünstigt die Entartung der Darmflora in die alkoholische Gärung, bei der sich dann nicht nur Alkohol, sondern auch toxische Fuselöle und andere pathologische Produkte bilden, wie sie auch bei nicht richtig geführter Weingärung auftreten können. Es dürfte klar sein, daß diese Veränderungen primär eine Sache des Organismus sind, indem dieser durch veränderte Eßgewohnheiten den Stoffwechsel langfristig falsch (C_2- statt C_3-Produkte) programmiert. (Näher ist das Problem der Infektion behandelt in Husemann/Wolff, Bd. 3.) Daß Antibiotika die Darmflora akut verändern oder abtöten, ist bekannt. Dabei handelt es sich nicht um Nebenwirkungen, sondern um die erwünschte grundsätzliche antibiotische Wirkung. In diese Richtung gehen auch die zumeist unnötigen desinfizierenden «hygienischen» Maßnahmen. Die hier gemeinten Einflüsse auf den Stoffwechsel und damit die Art der physiologischen Flora und des Abbauweges zeigen sich nicht etwa kurzfristig, sondern in einer Veränderung der Stoffwechsel- und Lebensart im Laufe von Jahren, Jahrzehnten oder noch längeren Zeiträumen, was jetzt der Fall ist.

Pentosen

Die Kohlenhydrate treten in weit überwiegender Zahl als Hexosen auf. Wie dargestellt, kann man darin das Wirken von Lichteskräften erkennen, die wesensmäßig mit der Sechszahl verbunden sind und die Grundlage für das Leben geben (siehe S. 77 ff.). Es wurde auch erwähnt, daß die Sechs in zwei mal Drei innerhalb des Organismus zerlegt wird. Neben den Triosen, die im Organismus eine große Rolle spielen, gibt es auch Tetrosen, Pentosen, ja Heptosen mit jeweils vier, fünf oder sieben Kohlenstoffanteilen. Von diesen spielen praktisch nur die Pentosen eine Rolle. Diese kommen im Pflanzenreich als *Pentosane*, also Polysaccharide, vor, und zwar besonders in Holz oder Stroh, Samenschalen, Pilzen und Flechten. Die zumeist zugrundeliegende Pentose ist die Xylose (Holzzucker; *xylos* = Holz), die sich als Xylan vielfach in Holz und Stroh findet. Eine andere Pentose, L-Arabinose, kommt im Gummi Arabicum (Name) sowie im Kirschgummi («Harz» des Kirschbaumes) vor. Wie nicht anders zu erwarten, gibt es also innerhalb der Pentosen dieselben Unterschiede wie innerhalb der Hexosen.

Lediglich die Ribose spielt bei höheren Organismen und beim Menschen in den Nucleinsäuren eine zentrale Rolle (DNA, RNA). Hierauf wird ausführlich eingegangen (siehe S. 273). Die Frage bleibt bestehen, warum durch einen speziellen Stoffwechselweg (Pentose-Phosphat-Zyklus) aus der Glucose eine Pentose hergestellt wird, die offenbar Aufgaben übernehmen soll, für die der C_6-Zucker nicht geeignet ist. Das Wesen der C_6-Anordnung wurde ausführlich dargestellt (S. 74). Es handelt sich um die Wirksamkeit von Lichtkräften, die formend in die lebendige Welt eingehen. Diese sind aber beim Menschen identisch mit der Ich-Organisation, die den Menschen zum Menschen macht und dadurch die Voraussetzung liefert, daß er spezifisch menschliche Fähigkeiten entwickeln kann. Der gemeinsame Ursprung der Licht-Lebens-Kräfte und der Ich-Organisation wurde in den Geistern der Form erkannt, die als Schöpfermächte den Lichteskräften zugrunde liegen (siehe S. 85).

Nun ist aber der Mensch nicht nur ein kosmisches, sondern auch ein irdisches Wesen, er ist «Bürger zweier Welten». Mit der Erde ist, wie dargestellt wurde, die Vier verbunden, mit kosmischem Wirken die Sechszahl. Der Mensch ist das Erde und Kosmos umfassende Wesen, dessen Aufgabe es auf Erden ist, das allgemein Menschliche zu *individualisieren*. Der Mensch ist nicht nur ein Gruppenwesen wie das Tier, sondern bildet innerhalb der Menschheit eine Individualität. Diese individualisierende Mittelstellung zwischen Kosmos und Erde erfordert das Wesen der Fünf zwischen Sechs und Vier.

Mit der Fünf ist also die *Individualisierung* verbunden, die dem Menschen innerhalb der Menschheit die Möglichkeit zur aktiven Persönlichkeitsbildung gibt, was aber zugleich das Problem der Freiheit berührt. Im Altertum galt die Fünf einerseits als heilig, andererseits aber auch als kritisch, gefährlich. Dieses widerspricht sich nicht, sondern ist die Realität, denn sie ist die «Zahl des schöpferischen Individuums», die «Zahl unserer Zeit» (Bindel 1958), sie ermöglicht die Selbständigkeit, also Herauslösung des Menschen aus seiner kosmischen Geborgenheit, womit sowohl die Gefahr des Falles in die Materie wie auch das Erringen einer freien Selbständigkeit und damit einer neuen, freien Verbindung zum Kosmos und der geistigen Welt als Möglichkeit gegeben ist – das heißt aber, daß der Mensch diese Entwicklung nur erreichen kann aus der Möglichkeit, auch das Böse zu tun, was in seiner Freiheit begründet liegt (siehe oben S. 82).

Die Fünfzahl gehört also wesensmäßig zum Menschen; sie gestattet ihm die Individualisierung, die Trennung von dem «Nur-Mensch-Sein» (das mit der Sechs und der Ich-Organisation verbunden ist), mit der Möglichkeit der Höherentwicklung, aber auch den Gefahren des Absinkens.

Da die Zucker immer die Beziehung zum Mensch-Sein haben, kann man sagen, daß die Hexosen das Mensch-Sein als solches ansprechen, die Ich-Organisation, während die Pentosen die Individualisierung, das Einwirken und die Entwicklung eines Ich ermöglichen. Dies dürfte der Grund sein, warum nicht nur der Mensch als Gruppenwesen, d.h. der Mensch und seine Ich-Organisation, im Erbstrom verankert sein muß, sondern auch die Individualisierungsmöglichkeit, d.h. der Ausdruck des Ich bzw. die Auswahl durch das Ich innerhalb des Erbstromes gegeben sein muß. Dies wird durch die Pentose Ribose ermöglicht. Näher sind diese Verhältnisse beim Eiweißstoffwechsel auf S. 273 dargestellt (siehe DNA, RNA).

FETTE*

* Die eigentlichen Fette werden zumeist mit den fettähnlichen Lipoiden zu den Lipiden zusammengefaßt.

Die Mittelstellung der Fette

Pflanzen bestehen zum größten Teil aus Kohlenhydraten, Tiere und Menschen aus Eiweiß. Die Fette nehmen eine Mittelstellung ein, indem sie als Öle bzw. solide Fette in beiden Lebensreichen vorkommen. Diese Mittelstellung ist charakteristisch für die Fette, ja in vieler Beziehung spielen sie auch eine vermittelnde Rolle, wie an Beispielen aufzuzeigen ist. Die Mittelstellung drückt sich auch in ihrem physikalischen Verhalten aus: Sie behalten immer eine gewisse zähe Konsistenz bei, die selbst bei Kälte nie so kristallin-fest wird wie Eis oder z.B. Zucker, aber auch beim Erhitzen nicht so flüssig wird wie Wasser. Damit hängt auch zusammen, daß der Schmelzpunkt nicht exakt festzulegen ist wie bei anderen Substanzen, sondern einen breiten Spielraum besitzt. Selbst der Schmelzpunkt und Erstarrungspunkt, die doch sonst identisch sind, können bei manchen Fetten um viele Grade getrennt sein (siehe unten). Dadurch ist gerade der Übergang von fest zu flüssig als salbenartige, streichfähige Konsistenz so charakteristisch für Fette. Man könnte diesen Aggregatzustand als zwischen dem Festen und Flüssigen liegend bezeichnen, doch zeigt das spezifische Gewicht, daß Fette leichter sind als Wasser. Deshalb muß ihre Sphäre über diesem liegen. Trotzdem ist keine Annäherung an den gasförmigen Zustand zu erkennen. Dasselbe gilt für ihr Verhalten zum Wasser: Fette sind hydrophob. Sie haben also zu den benachbarten Elementen, Wasser und Luft, keine Beziehung, sondern liegen dazwischen, bilden eine bedeutsame Mitte. Daß es dennoch Übergänge gibt bzw. verbindende Substanzen wie ätherische Öle und Lipoide, ist gerade sehr aufschlußreich für den breiten Bereich der Mitte, den die Fette einnehmen, und wird noch ausführlich zu behandeln sein.

Bereits aus diesen Phänomenen kann man ablesen, daß Fette keine unmittelbare Beziehung zu ihrer Umgebung haben. Sie «gehören» weder zu Luft noch zu Wasser und schon gar nicht zur Erde, sondern stellen ein kosmisches Reservat und Konzentrat dar, was sich im Folgenden immer wieder zeigen wird.

Um dem Wesen der Fette näher zu kommen, kann ihr Vorkommen aufschlußreich sein. Öle finden sich in allen Pflanzensamen und bei speziellen

Ölpflanzen in der Frucht, während alle anderen Pflanzenteile praktisch fettfrei sind. Same und Frucht befinden sich aber so gut wie immer am höheren Teil der Pflanze, sind also stärker kosmischen Kräften, besonders dem Licht ausgesetzt, nach «oben» geöffnet, was schließlich auch für das Fett gilt. Eine charakteristische Ausnahme ist die Erdnuß, die als Frucht in die Erde geht. Das führt auch zu einer chemischen Veränderung der betreffenden Fettsäuren (siehe unten).

Tatsächlich enthält Fett ein Konzentrat von «Energie». Es ist offensichtlich, daß dies zunächst Wärme ist. Die Fette verinnerlichen mehr als doppelt so viel Wärme wie Kohlenhydrate oder Eiweiße. Die letzten beiden liefern bei Verbrennung 4,1, Fett dagegen 9,3 Kilokalorien pro Gramm (kcal/g). Deshalb benutzt man die konzentrierte Wärme im Öl, besonders Mineralöl zum Heizen. (Dieses ist zwar im chemischen Sinne keineswegs mehr ein Fett, doch besteht kein Zweifel daran, daß es vor erdgeschichtlichen Zeiten einmal pflanzliches und tierisches Material war, das im Verlaufe langer Zeit unter Luftabschluß erheblich umgebaut wurde, aber seinen Energieinhalt behalten hat. Man kann auch sagen, daß das ursprünglich durch einen lebendigen Organismus verinnerlichte Licht so verdichtet wurde, daß es nun ganz Wärme geworden ist, entsprechend der Umwandlung von Holz ⟶ Kohle ⟶ Anthrazit; siehe S. 60).

Andererseits war in früherer Zeit den Menschen unmittelbar erlebbar, daß Öl bzw. Fett *Licht* enthält: War doch für Jahrtausende praktisch die einzige Lichtquelle außer der Sonne Öl bzw. Talg und die fettähnlichen Wachse, wenn man vom Holz absieht.

Diese geschilderte kosmische, insbesondere Lichtbeziehung des Öls liegt der Anwendung von Öl für kultische Zwecke zugrunde: Die frühere Salbung eines Königs sollte diesem ermöglichen, seine Ideen und Handlungen in Verbindung mit dem Kosmos, also lichthaft, durchzuführen. Ebenso wird auch die Letzte Ölung dem Menschen in Todesnähe gespendet, was wesensmäßig kultisch den Übergang des Geistes beim Sterben in die ewige Geisteswelt, die Licht-Welt erleichtern soll.

Bei der Verbrennung im Organismus werden die verinnerlichten Qualitäten, Wärme und/oder Licht wieder frei. Deshalb ist es von großer Wichtigkeit, welcher Quelle das betreffende Öl oder Fett entstammt. Ob diese von Pflanze oder Tier, Samen oder Frucht stammen, einem Erdprozeß (Erdnuß, siehe unten, Mineralöl) oder Lichtprozeß (die meisten Öle) ausgesetzt waren oder chemisch manipuliert wurden, ist gerade für den Menschen von größter Bedeutung. Der Mensch stammt seinem Wesen nach aus der Geist-Welt, die zugleich die Licht-Welt ist. So ist eine typische menschliche Funktion das Denken, ein «Leben im Licht» (vgl. Husemann/Wolff, Bd. 1). Bis in die Denkfunktion wirken die Fette! Anhand der Formeln lassen sich diese Verhältnisse an der Kettenlänge, dem Sättigungsgrad und der inneren Konfiguration erkennen, was ausführlich dargestellt werden soll.

Fettsäuren

Fette können in einen dreiwertigen Alkohol (Glyzerin) und drei Fettsäuren aufgespalten werden. Glyzerin ist sowohl in Wasser als auch in organischen Fettlösungsmitteln löslich. Es besitzt aber quasi als «Erinnerung» seiner Herkunft noch ein ausgesprochen «öliges» Verhalten. Die Wasserlöslichkeit geht offensichtlich durch die Bindung mit Fettsäuren verloren. (Man benützt heute künstlich hergestellte Monoglyceride, die nur eine Fettsäure besitzen, als Emulgatoren.) Glyzerin besitzt drei Alkohol-Gruppen, die sich unter Wasseraustritt mit der Säure-Gruppe der einzelnen Fettsäuren verbinden, was chemisch eine Esterbildung ist (Alkohol plus Säure).

Schematische Darstellung eines Tri-glycerides

$$\begin{array}{lll} CH_2-OH & & HOOC_{15}H_{31} \\ CH-OH & & HOOC_{15}H_{31} \\ CH_2-OH & & HOOC_{15}H_{31} \end{array}$$

Glycerin Tripalmitinsäure

Es ist unübersehbar, daß hier wieder die Dreizahl auftritt, denn schließlich könnte ja auch ein zwei- oder vierwertiger Alkohol in die Fettbildung eingehen. Bei den Kohlenhydraten wurde bereits darauf hingewiesen, daß C_3-Verbindungen charakteristisch sind für *höhere* Organismen, d.h. Ausdruck deren Wesens sind. Auf diese höhere Funktion der Fette wurde bereits anhand der Phänomene hingewiesen. Sie drückt sich auch in der C_3-Komponente des Glycerins aus. (Dem widerspricht nicht, daß der Abbau in C_2-Schritten erfolgt; siehe unten.) Im übrigen ist die Fettbildung als primär kosmischer Impuls polar zur Salzbildung als typischem Prozeß, der durch die Erde gegangen ist (siehe S. 69).

Die Besonderheit der verschiedenen Fette drückt sich in den jeweiligen Fettsäuren aus, während der Glycerinanteil immer gleich ist. Interessanterweise treten nur die niedrigen Fettsäuren frei in der Natur auf. Die höheren sind so gut wie immer an Glycerin als Fette gebunden und können nur als Spaltprodukte gewonnen werden.

Gesättigte Fettsäuren:		Summenformel	Festpunkt Grad C Mittelwert
Ameisensäure	$HCOOH$	CH_2O_2	+ 8,3
Essigsäure	CH_3COOH	$C_2H_4O_2$	+ 16,2
Propionsäure	C_2H_5COOH	$C_3H_6O_2$	– 23,5
Buttersäure	C_3H_7COOH	$C_4H_8O_2$	– 7,5
Valeriansäure	C_4C_9COOH	$C_5H_{10}O_2$	– 19
Capronsäure	$C_5H_{11}COOH$	$C_6H_{12}O_2$	– 3
....			
Palmitinsäure	$C_{15}H_{31}COOH$	$C_{16}H_{32}O_2$	+ 62
Margarinsäure	$C_{16}H_{33}COOH$	$C_{17}H_{34}O_2$	+ 60
Stearinsäure	$C_{17}H_{35}COOH$	$C_{18}H_{36}O_2$	+ 68
Alachidinsäure	$C_{19}H_{39}COOH$	$C_{20}H_{40}O_2$	+ 75
Behensäure	$C_{21}H_{43}COOH$	$C_{22}H_{44}O_2$	+ 81
Lignocerinsäure	$C_{23}H_{47}COOH$	$C_{24}H_{48}O_2$	+ 80
....			
Melissinsäure	$C_{29}H_{59}COOH$	$C_{30}H_{60}O_2$	+ 84

Die Temperaturangaben divergieren meist geringfügig in der Literatur.

Somit ergibt sich die allgemeine Formel: $C_nH_{2n}O_2$.

Aus der Tabelle ist außerdem ersichtlich, daß der Sauerstoffanteil der Fettsäuren immer gleich bleibt, wodurch er relativ bei den höheren, d.h. langkettigen Fettsäuren abnimmt, so daß diese tatsächlich den Wachsen gleichen und auch mit ihnen zusammen in der Natur vorkommen. Würde der Sauerstoffeinfluß vollständig entfallen, müßten Paraffine entstehen, die keinerlei Beziehung zum Leben mehr haben (siehe unten und S. 149) und durch das vorherrschende Kohlenstoff-Struktur-Prinzip (siehe S. 43) jedenfalls bei längeren Ketten erstarrt sind.

Bei den Fettsäuren ist offensichtlich, daß der Sauerstoff die Substanzen nicht nur auf die Erde, sondern auch ins Leben bringt. Da die Fette zur Region über der Erde bzw. über dem Wasser gehören (siehe oben), bedürfen sie einer relativ kleinen Menge Sauerstoffes, um im Leben wirksam werden zu können. Es überwiegt aber eindeutig der kosmische Wärme- und Lichtcharakter, der auf dem relativ hohen Wasserstoff- und Kohlenstoffgehalt beruht.

Die Dichte der Fettsäuren nimmt allgemein mit der Kettenlänge zu, doch sind Ameisensäure (C_1) und Essigsäure (C_2) schon so weit vom Fettcharakter entfernt, daß sie in jeder Weise eine Sonderstellung einnehmen, was sich nicht nur im Schmelzpunkt, sondern auch im physiologischen Verhalten ausdrückt. Die *niederen*, d.h. *kurzkettigen* Fettsäuren besitzen einen ausgesprochenen Säurecharakter und verhalten sich auch entsprechend. Die *Ameisensäure* besitzt besonders für organische Substanzen auflösende Eigenschaften, was schließlich auch die Rolle der Ameisen in der Natur ist, indem sie abgestorbene, organische Substanzen so auflösen und verarbeiten, daß diese in den Kreislauf des Lebens wieder eingegliedert werden können, d.h. dem Leben erhalten bleiben, worauf auch die therapeutische Anwendung beruht. Die *Essigsäure* entsteht auf natürlichem Wege aus Wein durch Oxydation des Alkohols, entstammt also letztlich dem Zucker und ist im Stoffwechsel träge, kann aber aktiviert werden (siehe S. 106).

Die nächsten Fettsäuren (Valeriansäure, Capronsäure – von capros = Ziegenbock – Caprylsäure) «duften» – wie die Namen erkennen lassen – sehr unangenehm. Sie werden z.B. als Abbauprodukte von Bakterien und in Schweißdrüsen gebildet, ansonsten treten sie auch in Pflanzen (Baldrian: Valeriansäure) oder Tieren (Capronsäure) auf. Werden jedoch diese niedrigen Fettsäuren mit Alkoholen verestert und hinreichend gereinigt, so bekommt man angenehm duftende Aromastoffe (chemisch: Ester). In dieser Polarität (Wohlgeruch – Gestank) spiegelt sich innerhalb der Duftstoffe wiederum das Wesen der astralen Kräfte, die dieser Bildung zugrunde liegen. Dabei ist zu beobachten, daß am Anfang der wohlriechende Duft vom Organismus gebildet wird und erst durch vor allem bakteriellen Abbau einen «erdhaften» Charakter annimmt. Auch dies ist ein Ausdruck der Tatsache, daß am Anfang die Einheit steht; erst durch die Erdeneinflüsse wird eine Trennung des Esters in niedere Fettsäuren und Alkohol bewirkt. – Eine Besonderheit innerhalb der etwas längeren Fettsäuren stellt die Undecylensäure dar, eine ungerade C_{11}-Säure mit einer Doppelbindung, die antimykotisch wirkt, also niederes Leben verdrängt.

Die Fettsäuren *mittlerer* Länge (Palmitinsäure = C_{16} und Stearinsäure = C_{18}) sind bereits fest, stehen aber keineswegs am «Ende» der Fettsäurereihe. Sie sind die häufigsten Fettsäuren und bezüglich der Kettenlänge Repräsentanten der Fette schlechthin. Dies zeigt wiederum die mehrfach erwähnte Mittelstellung der Fette selbst bei diesen typischen Fettsäuren, die zwischen den polaren niederen und höheren Fettsäuren stehen.

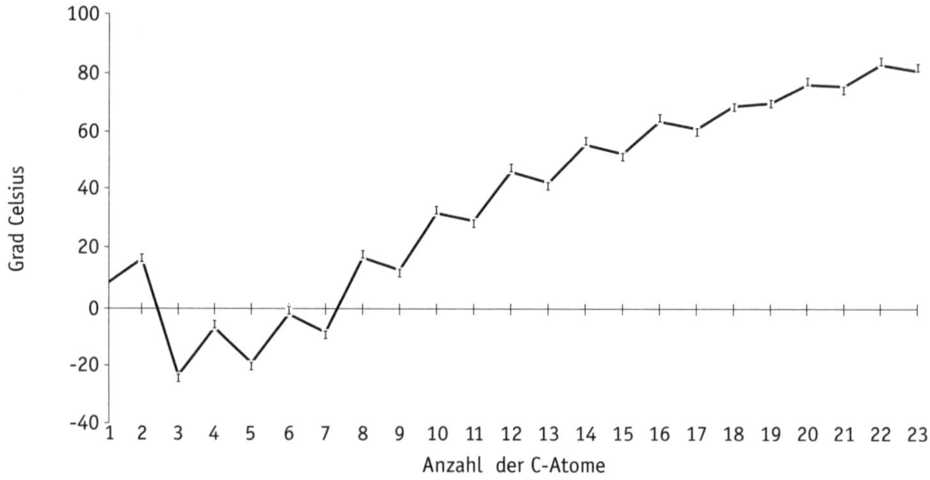

Tabelle der Schmelzpunkte der gesättigten Fettsäuren

Bedeutsam ist auch, daß in der Natur – mit Ausnahme der sehr niedrigen Fettsäuren – die Fettsäuren mit einer geraden C-Atomzahl bevorzugt werden, was einen rhythmischen Charakter zeigt. Je länger die C-Kette, desto seltener die ungeraden Fettsäuren. Entsprechend ist auch der Abbauweg gegliedert (siehe unten). So ist auch die zwischen C_{16} und C_{18} einzuordnende Margarinsäure ein Kunstprodukt.

Der rhythmische Charakter der Fette wird auch offensichtlich in der Anordnung der Schmelzpunkte. Die Säuren mit gerader C-Zahl schmelzen jeweils höher als die folgenden mit einem C-Atom mehr. Naturgemäß gleicht sich dieser Rhythmus bei den höheren Fettsäuren aus bzw. verschwindet mit zunehmender Erstarrung.

Die *höheren* Fettsäuren haben Schmelzpunkte über 80 Grad und sind deshalb bei Raumtemperatur in festem Zustand, jedoch nicht wirklich kristallin. Allerdings spricht man heute auch von Fettkristallen, die im mikroskopischen Bereich so erscheinen mögen, aber phänomenologisch nicht als Kristalle imponieren. Vielmehr liegt hier eher eine Erstarrung vor, die als Zustand von der Kristallisation genau unterschieden werden muß: Die *Kristall*bildung (siehe S. 83 ff.) eignet dem Wesen nach der mineralisch-toten Welt, während die *Erstarrung* eine besondere Form innerhalb der organischen Welt ist, die dann auftritt, wenn die organisch-lebendige Substanz nicht mehr vom Organismus geführt werden kann. Dann entfallen diese Substanzen dem Stoffwechsel und sind den verhärtenden Erdenkräften ausgesetzt, was sich pathologisch als Sklerose manifestiert. Im Bereich der Kohlenhydrate entspricht das Holz diesem

Erstarrungsprozeß, innerhalb der Eiweiße wäre es die Verhornung, bei den Fetten entsprechend die Talgbildung, d.h. Verfestigung, Erstarrung und damit eventuell Ablagerung (Atheromatose), was durch die längerkettigen, gesättigten Fettsäuren ermöglicht wird.

Die Erstarrung als solche hat nicht unbedingt pathologischen Charakter, da diese festeren Substanzen nicht nur Stützfunktionen haben, sondern gerade bei den Lipoiden Grundlage höherer Funktionen sind, die mit dem Bau der Nervensubstanz und dem Denken zusammenhängen (siehe unten).

Nach der alchimistischen Nomenklatur würde eine solche erstarrte Substanz immer noch zum Sulfurprozeß gehören, da sie brennbar ist (Holz, Horn, Talg), während eine kristalline Substanz Ergebnis des Sal-Prozesses und somit nicht brennbar ist. Daß der Zucker dabei eine hochbedeutsame Ausnahmestellung einnimmt, ist an anderer Stelle ausführlich dargestellt (siehe S. 83 f.) Entsprechendes gilt für die Nervensubstanzen.

Fettsäureabbau

Es ist eine interessante Tatsache, daß im lebenden Organismus als eigentliche Fette nur Fettsäuren mit gerader Kettenzahl vorkommen. Dies gilt allerdings nicht für die niederen Fettsäuren. Der Fettabbau erfolgt immer in C2-Schritten, wie es der Gradzahligkeit entspricht. Es liegt also auch hier ein rhythmisches Geschehen vor.

Die Einzelheiten sind heute genau bekannt. Zunächst werden die doch relativ trägen Fette durch Carnitin aus dem Zytoplasma in die Mitochondrien transportiert. Dort erfolgt der eigentliche Fettsäureabbau, indem zunächst die Aktivierung der Fettsäure durch Phosphor bzw. ATP zum Acetyl-Coenzym A erfolgt, wobei Magnesium beteiligt ist, also zwei «Lichtsubstanzen». In dieser Form kann die Fettsäure am 3. C, also in der beta-Stellung (deshalb Betaoxydation genannt, das 2. C der Fettsäure wird als α bezeichnet), zunächst durch Dehydrierung eine Doppelbindung erhalten, was ebenfalls eine Aktivierung bedeutet. Dadurch ist nunmehr der Weg für die Oxydation frei. Wiederum wird jetzt Schwefel (in Form der Beta-Keto-Thiolasen) benötigt, um die Fettsäure um zwei C-Glieder zu verkürzen. Es entsteht somit, summarisch gesprochen, Essigsäure. Im Kapitel Kohlenhydratstoffwechsel wurde bereits darauf hingewiesen, daß die Essigsäure »aktiviert» werden kann, wodurch sie »lebendig» wird. Hierbei ist wiederum Schwefel und Phosphor beteiligt als das energiereiche Acetyl-Coencym A. Schließlich werden die C_2-Einheiten über die Atmungskette und den Zitronensäurezyklus endabgebaut.

Diese Zweierschritte werden rhythmisch wiederholt, so daß der Abbau der gradzahligen Fettsäuren, die natürlicherweise vorliegen, genau aufgeht, da sich eben die geraden Zahlen durch zwei teilen lassen.

Der Diabetiker kann den Zucker nicht verwerten bzw. richtig abbauen, weshalb es zur Hyperglycämie kommt. Da der Glucosestoffwechsel gestört ist, können die Zwischenprodukte des Fettstoffwechsels nicht weitergeführt werden, sondern müssen zur Beta-Hydroxy-Buttersäure und Acetessigsäure abgebaut werden. Diese führen zur Azidose und werden dann zu Ketonkörpern bzw. Aceton verändert. Deren übermäßige Bildung hat Giftwirkung und kann zum Coma führen (metabolische Acidose mit den Folgen für den Mineralstoffwechsel; Ketonämie). Aceton wirkt narkotisch!

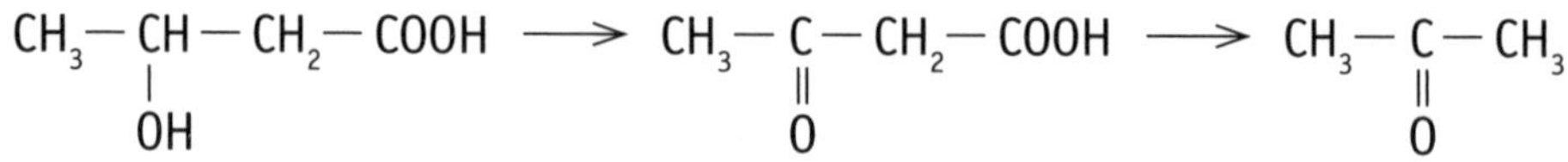

Beta-Oxy-Buttersäure — Acetessigsäure — Aceton

Im übrigen kann die Bildung von Aceton auch bei längerem Hunger oder Zuckermangel auftreten. Bei dem sogenannten azetonämischen Erbrechen der Kinder liegt meist ein akuter Kohlenhydratmangel zugrunde, weshalb sich das Erscheinungsbild oft lediglich durch Zufuhr von Glucose rasch bessern läßt. Jedenfalls berühren sich bei diesen späteren Abbauschritten der Fette der Kohlenhydrat- und der Fettstoffwechsel. Die alte Formulierung, daß die Fette im Feuer der Kohlenhydrate verbrennen, stimmt bis in die Einzelheiten.

Der gesunde Organismus kann allerdings auch mit den unphysiologischen Zwischenprodukten fertig werden, jedoch müssen diese erst zu C_4-Verbindungen aufgebaut werden, die dann zu zwei C_2-Einheiten abbaubar sind.

Doppelbindungen

Der Schmelzpunkt der Fette richtet sich weitgehend nach der Länge der Fettsäurenkette; er erniedrigt sich bei abnehmender Kettenlänge (siehe Tab. S. 124). Dasselbe geschieht auch bei der Einführung von Doppelbindungen, wodurch die Substanz «ungesättigt» wird. Bildhaft ist damit völlig richtig ausgedrückt, daß diese Substanz nunmehr «Hunger» hat nach einer Verbindung mit z.B. Wasserstoff, Sauerstoff oder Halogenen; sie ist durch die Doppelbindung offener, tiefer, aufnehmender. Im Gegensatz dazu ist die gesättigte Fettsäure eben «Saft», träge, reaktionslos, fester, schwer angreifbar. Diese Eigenschaften offenbaren sich bereits in unterschiedlichen Schmelzpunkten und entscheiden die biologische Auswirkung in der Ernährung. Dabei kommt es nicht auf den Unterschied im Kaloriengehalt an!

Durch die Doppelbindung verliert eine Substanz zwei Wasserstoffe. Wie ausführlich dargestellt wurde (siehe S. 28 f.), ist Wasserstoff das Element, das eine Substanz dem Kosmos näherbringt. Man könnte sich also vorstellen, daß durch den Verlust von Wasserstoff eine Substanz irdischer würde.

Tatsächlich wird durch die Doppelbindung in einer Verbindung der relative Anteil an Wasserstoff verringert und der an Kohlenstoff erhöht, d.h. die Substanz müßte fester werden, der Schmelz- bzw. Siedepunkt steigen. Durch die Doppelbindung tritt jedoch das Gegenteil ein. Die Doppelbindung ist bei weitem «gehaltvoller» als Wasserstoff; sie überwiegt den Wasserstoffverlust durch Verinnerlichung! Der Wasserstoff wurde als Wärmestoff bei geringster Materie dargestellt. Die Doppelbindung ist sozusagen ein «Wasserstoff ohne Materie», d.h. reine, verinnerlichte, kosmische Kräfte. Durch die Doppelbindung wird eine Substanz nicht energiereicher, wohl aber reaktionsfähiger, d.h. biologisch aktiver. Mit andern Worten: Die Verinnerlichung von Imponderabilien wie Wärme, Licht u.a. zeigt sich nicht nur in der Erniedrigung des Schmelzpunktes, sondern auch darin, daß das Einführen einer Doppelbindung ein endothermer Prozeß ist, wie er grundsätzlich auch dem pflanzlichen Stoffwechsel zugrunde liegt. Bei Mensch und Tier jedoch ist die substantielle Verinnerlichung der imponderablen Qualitäten, besonders der Wärme, weitgehend ein aktiver Prozeß, der sich – je nach Lebensart – bis in die mehrfachen Doppelbindungen der Fette auswirkt (siehe unten).

Eine bedeutsame, aber wenig beachtete Qualität der ungesättigten Fette zeigt sich darin, daß sie hydrophiler, also etwas wasserfreundlicher sind als die gesättigten, obwohl doch Fette grundsätzlich wasserunlöslich sind. Dies heißt aber, daß die ungesättigten Fette lebensnäher sind, während die gesättigten sich eher den lebensneutralen, inerten Paraffinen (siehe oben) nähern.

Als Beispiel für den Einfluß der Doppelbindungen seien die Fettsäuren der Kettenlänge C_{18} angeführt. So hat die Ölsäure mit einer Doppelbindung einen tieferen Schmelzpunkt als die gesättigte Stearinsäure, obwohl beide die gleiche Kettenlänge aufweisen, d.h. die ungesättigte Verbindung ist innerlich durchwärmter, weshalb der Schmelzpunkt sinkt. Noch stärker ist diese Wirkung naturgemäß, wenn zwei (Linolsäure), drei (Linolensäure) oder noch mehr Doppelbindungen vorliegen (ausgedrückt in der Ziffer hinter der Zahl der C-Atome):

Stearinsäure (n-Octadecan-Säure; C18:0; gesättigt) Schmelzpunkt in °C:
$H_3C\text{-}(CH_2)_{16}\text{-}COOH$; vereinfachte Schreibweise:

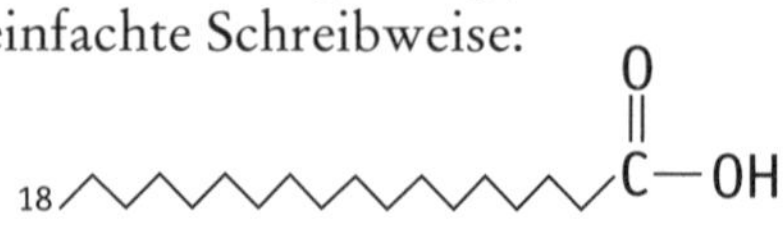

+ 70,1°

Ölsäure (Cis-Δ-9-Octadecensäure; C18:1)
$H_3C\text{-}(CH_2)_7\text{-}CH{=}CH\text{-}(CH_2)_7{=}COOH$

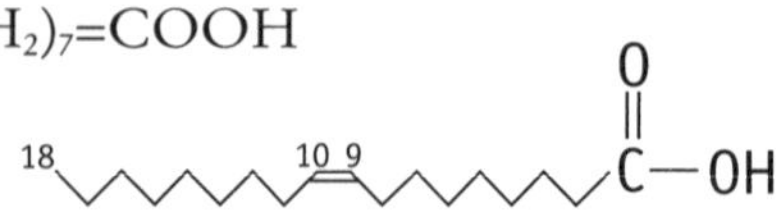

+ 13°

Linolsäure (Cis-cis-Δ-9,12-Octadecadiensäure; C18:2)

$H_3C\text{-}(CH_2)_4\text{-}CH{=}CH\text{-}CH_2CH{=}CH\text{-}(CH_2)_7\text{-}COOH$

– 5°

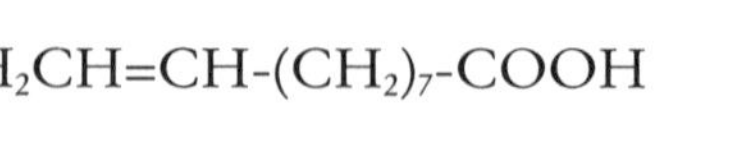

α-Linolensäure (Δ-9,12,15-Octadecatriensäure; C18:3)
$H_3C\text{-}CH_2\text{-}CH{=}CH\text{-}CH_3\text{-}CH{=}CH\text{-}CH_3\text{-}CH{=}CH\text{-}(CH_2)_7\text{-}COOH$
(Die Endung -en bedeutet eine oder mehrere Doppelbindungen)

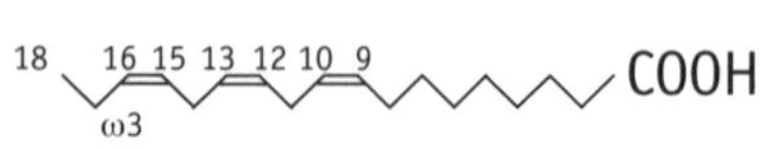

– 11°

Zum Verständnis der Nominierung der Fettsäuren sei als Beispiel die Linolsäure gewählt.

18 17 16 15 14 13 12 11 10 9 2 1

$$H_3C\text{-}CH_2\text{-}CH_2\text{-}CH_2\text{-}CH_2\text{-}CH{=}CH\text{-}CH_2\text{-}CH{=}CH\text{-}(CH_2)_6\text{-}CH_2\text{-}COOH$$

ω1 ω2 ω3 ω4 ω5 ω6

Abgekürzte Schreibweise: 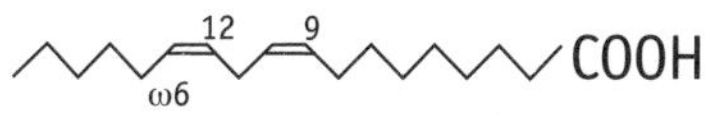

Wie an der Formel der Linolsäure ersichtlich, gibt es zwei verschiedene Bezifferungen der C-Kette: Man kann beginnen, die C-Atome von der COOH-Gruppe an zu zählen, was im *wissenschaftlichen* Sprachgebrauch zumeist benützt wird (obere Zahlen); in der *praktischen* Anwendung findet jedoch die gegenteilige Zählung statt, wobei das «letzte» C, die Methylgruppe, mit dem letzten griechischen Buchstaben, nämlich Omega (ω) bezeichnet wird (untere Zahlen). Demnach bedeutet Omega-3, daß die Doppelbindung am drittletzten C liegt, während Omega-6 besagt, daß die «erste» Doppelbindung am sechsten C steht, wenn man vom letzten (Omega) C ausgeht, wie dies bei obiger Formel der Fall ist. Diese ist also eine 9,12-diensäure (-dien = 2 Doppelbindungen hier bei C_9 und C_{12}; -trien = drei Doppelbindungen). Die Bezeichnung Omega-6-Säure ist hierfür ebenfalls gebräuchlich und richtig.

Es kommt jedoch nicht nur auf die Kettenlänge und die Zahl der Doppelbindungen an, sondern auch auf die Lage der Doppelbindungen. Diese ist Ausdruck einer verschiedenen Herkunft und entsprechend verschiedener Wirkung, was am Beispiel der Linolensäuren erläutert sei.

Es gibt mindestens vier verschiedene Fettsäuren der Kettenlänge C_{18} mit drei Doppelbindungen (Triensäure), was mit C18:3 ausgedrückt wird, jedoch ist deren *Lage* verschieden. Der strukturelle Unterschied besteht also lediglich in einer «Verschiebung» der drei Doppelbindungen. Diese ist Ausdruck verschieden einwirkender Kräfte, und damit sind auch ihre physikalischen Eigenschaften und ihre Wirkung verschieden.

Bedeutsamer als die Substanz als solche ist deren Zustandsform, die innere Dynamik für die Wirkung, d.h. aber der Gehalt an nicht materiellen Qualitäten. Dies entspricht der eingangs gegebenen Charakterisierung von Substanz, nämlich daß diese *Kräfte* beinhaltet, auf die es letztlich ankommt.

1. *Alpha-Linolensäure* (C18:3; ω–3) cis, cis, cis, 9, 12, 15-Octadecatriensäure Schmelzpunkt: – 11 °C. Auf die Bezifferung cis- und trans- wird unten (S. 135 ff.) ausführlich eingegangen.

15 12 9

$$H_3C\text{-}CH_2\text{-}CH{=}CH\text{-}CH_3\text{-}CH{=}CH\text{-}CH_3\text{-}CH{=}CH\text{-}[CH_2]_7\text{-}COOH$$

ω3

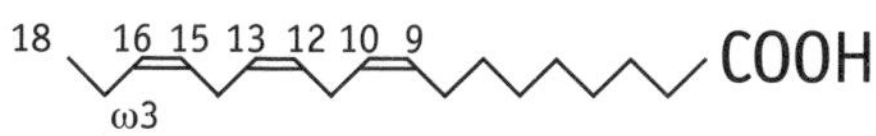

–11°C

2. *Gamma-Linolensäure* (C18:3; ω–6) cis, cis, cis 6,9,12-Octadecatriensäure
Schmelzpunkt: – 10 °C, aus Borretsch und Nachtkerze.

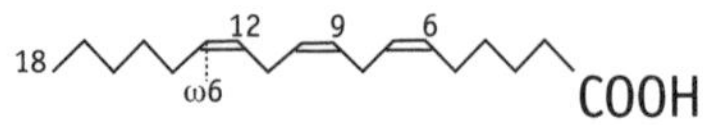

Denselben inneren Aufbau wie die Gamma-Linolensäure (ω–6 und Reihenfolge der Doppelbindungen, jedoch mit einer Kettenlänge von C_{20}) besitzt die *Dihomo-Gamma-Linolensäure*, die verstärkt über die Eigenschaften der Gamma-Linolensäure verfügt (siehe unten).

cis, cis, cis-di-homo-gamma-Linolensäure (C20:3; ω–6)
Schmelzpunkt: war nicht zu ermitteln.

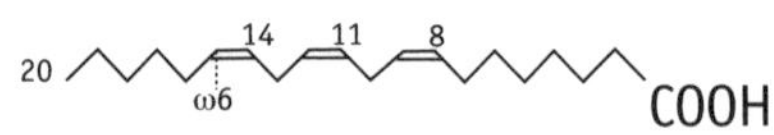

Eine dritte Säure derselben Kettenlänge mit ebenfalls drei Doppelbindungen, aber anderer Anordnung ist die

3. *Eläosterainsäure* (C18:3; ω-5) cis9, trans11, trans13-Octadecatriensäure
Schmelzpunkt: + 48 – 49 °C

$$H_3C\text{-}CH_2\text{-}CH_2\text{-}CH_2\text{-}CH{=}\overset{13}{C}H\text{-}CH{=}\overset{11}{C}H\text{-}CH{=}\overset{9}{C}H\text{-}[CH_2]_7\text{-}COOH$$

+ 48 – 49 °C

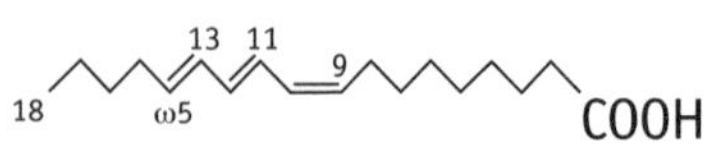

Die Eläostearinsäure kann aus dem chinesischen und japanischen Holzöl (!) gewonnen werden und ist naturgemäß für Ernährungszwecke nicht geeignet und biologisch inaktiv. Außer im Holzöl findet sich diese Säure in der Spornblume *(Centranthus)*. Sie besitzt stark trocknende Eigenschaften, die wie beim Firnis (aus Leinöl) auf den Doppelbindungen beruht. Ansonsten weist sie einen sehr hohen Schmelzpunkt auf. (Die α-Form kann durch UV-Licht in die noch höher schmelzende β-Form übergeführt werden, die aber sonst in der Natur nicht vorkommt.) Unterschiedlich ist hier nicht nur die Omega-5-Konstitution (statt -3 oder ω-6 bei alpha- bzw. gamma-Linolensäure), sondern vor allem die *Folge* der drei Doppelbindungen innerhalb der Kette. Bei der Eläostearinsäure haben wir konjugierte* Doppelbindungen, das Muster -CH=CH- wiederholt

* Konjugiert = mehrfacher Wechsel von Einfach- und Doppelbindung (C-C=C-C=C-C=C usw.).

sich dreimal. Die Linolensäuren dagegen wiederholen ein anderes Muster -CH=CH-CH_2- dreifach. Es zeigte sich, daß alle Fettsäuren mit konjugierten Doppelbindungen bezüglich der essentiellen Funktion biologisch unwirksam sind. Offenbar ist diese Konjugation Ausdruck einer ganz anderen Wirkung, die an anderer Stelle behandelt ist (siehe Vitamin A, Carotin).

Bei der Eläostearinsäure kommt allerdings hinsichtlich der biologischen Unwirksamkeit hinzu, daß bei ihr zwei Doppelbindungen in der trans-Form vorliegen, worin sich der höhere Schmelzpunkt ausdrückt (siehe dazu S. 135).

4. Erwähnt sei noch eine vierte in der Natur vorkommende Fettsäure der Konfiguration C18:3, die
Calendulasäure 8-trans,10-trans, 12-cis Octadecatriensäure
Schmelzpunkt: + 40 – 40,5 °C

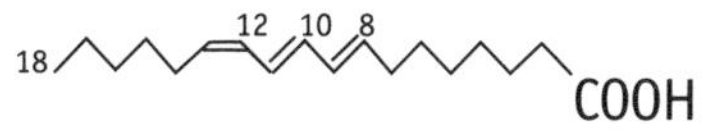

Wie bei der Eleastearinsäure liegen auch bei der Calendulasäure die Doppelbindungen konjugiert vor, so daß eine biologische Wirkung im Sinne einer Anregung des Fettstoffwechsels nicht zu erwarten ist. Dies besagt aber nichts über unter Umständen völlig andere Wirkungen, die sich auf ganz andere Gebiete erstrecken können.

Am Beispiel dieser vier der Deklaration nach (C18:3) gleichen Substanzen kann man sehen, daß es nicht auf die Anzahl der Doppelbindungen ankommt, sondern auf deren *innere Konfiguration*, die erst durch die neueren Forschungen nachgewiesen werden konnte. Dieser feine strukturelle Unterschied bei derselben Kettenlänge und Doppelbindungszahl kennzeichnet die völlig verschiedenen Eigenschaften der vier Säuren, die sich schon im ganz unterschiedlichen Schmelzpunkt ausdrücken. Erst durch die differenzierte Schreibweise der Lage und Anordnungen der Doppelbindungen kann dieser Unterschied benannt werden.

Auf die entsprechenden physiologischen Unterschiede dieser vier Säuren wird unten ausführlich eingegangen.

Bedeutsamer als die Substanz als solche ist deren Zustandsform, die innere Dynamik für die Wirkung, d.h. aber der Gehalt an nicht materiellen Qualitäten. Dies entspricht der eingangs gegebenen Charakterisierung von Substanzen, nämlich daß diese *Kräfte* beinhaltet, auf die es letztlich ankommt.

Es ist wichtig, hierbei zu sehen, daß diese innere Konfiguration Ausdruck und Ergebnis einer Dynamik ist, die bei ihrer Bildung wirksam ist und der Lebensart des betreffenden Organismus entstammt. Diese Dynamik ist das eigentliche physiologische oder therapeutische Prinzip. Diese Verhältnisse sollten auch Anlaß sein zu der Einsicht, daß erhebliche qualitative Wirkungsunterschiede bei Nahrungsmitteln vorhanden sein können, auch wenn deren Nachweis in der chemischen Konfiguration (noch) nicht möglich ist.

Omega-drei- und -sechs-Fettsäuren

Es hat sich gezeigt, daß die Omega-3-Fettsäuren anders wirken als die Omega-6-Fettsäuren – unabhängig von der Kettenlänge. Im Pflanzenreich treten die Fette vom Omega-6-Typ vor allem in Pflanzensamen auf, in relativ größerer Menge in den Samen von Borretsch, in den Kernen der schwarzen Johannisbeere und besonders der Nachtkerze. Bereits daraus ist ersichtlich, daß es sich um kein typisches nährendes Öl handelt, wie es in großen Mengen in den *Ölfrüchten* gebildet wird, sondern um ein im Samen gespeichertes hochaktives Öl, das die bei der Keimung wirksam werdenden Bildekräfte anregt. Man kann es als das vom vorigen Sommer konservierte Sonnenlicht auffassen. Die Gamma-Linolensäure, die eben die Omega-6-Struktur besitzt, findet sich außer in den Samen in relativ großer Menge auch in der menschlichen Vormilch und reifen Milch – nicht jedoch in dieser Menge in der Kuhmilch. Es handelt sich also bei der Gamma-Linolensäure eher um ein Medikament, das bereits in kleinen Mengen wirksam ist.

Im übrigen findet sich in der Muttermilch auch noch die oben erwähnte Dihomo-gamma-Linolensäure, die dieselbe Konfiguration wie die gamma-Linolensäure besitzt, aber um zwei C auf C_{20} verlängert ist. Sie steht der aufbauenden Seite der Arachidonsäure nahe (siehe unten).

Die Bedeutung der Samen-Öle, deren Hauptrepräsentant die Gamma-Linolensäure ist, dürfte vor allem im Bereich der Keimung liegen, wie es für den Samen zutrifft. Entsprechend wäre dies beim Menschen der wachsende Organismus in der frühen Kindheit, eventuell auch der Embryonalzeit; jedenfalls unterstützen die Samen-Öle die aufbauende Seite. Daraus ergibt sich die bewährte therapeutische Anwendung z.B. bei Neurodermitis, aber auch Hypertonie, Hypercholesterinämie, Asthma und prämenstruellem Syndrom. Funktionell zeigt sich die Beziehung dieser Fettsäuren zu Vitamin A (siehe S. 154; siehe dazu auch Wolff 1994).

*

Die entsprechenden *Omega-3*-Fettsäuren dagegen gehören zu einem anderen Fett-Typ; sie können anscheinend intermediär im Stoffwechsel des Menschen nicht gebildet werden. Die Omega-3-Fettsäuren finden sich in nennenswerter, d.h. wirksamer Menge nur im Tierreich, besonders bei den *Meeresfischen*, z.T.

auch im Wild, jedoch kaum in Pflanzenfetten. Es ist aufschlußreich, daß es sich um Kaltwasser-Fische handelt. Das Auftreten vermehrter Doppelbindungen in kalten Gegenden sowohl bei der Pflanze als auch beim Tier wurde bereits erwähnt als Impuls innerer Durchwärmung. In jedem Falle aber liegt dieser Bildung ein anderer Impuls zugrunde als den Omega-6-Säuren.

Zwei Fette mit gleichem Schmelzpunkt können entweder kurzkettig und gesättigt oder langkettig und ungesättigt sein. So findet man z.B. relativ kurzkettige, gesättigte Fette eher in Pflanzenölen, langkettige, ungesättigte Öle jedoch als Tran in Meeresfischen. Ein Beispiel hierfür sind die *Fischöle*. Diese sind im Prinzip längerkettig als die Fette der Landtiere und Flußfische, was damit zusammenhängt, daß sie eben tiefer in die «Erde», in diesem Falle das Meer, eindringen. Dennoch widersetzen sie sich dem damit sonst verbundenen Erstarrungsprozeß und erhalten ihr eigentliches Wesen; dies geschieht durch Einführung von bis zu fünf, ja sechs Doppelbindungen, die die Erstarrung auflösen, was sich im extrem niedrigen Schmelzpunkt dieser Fischöle äußert.

Als Beispiel seien genannt:

		Schmelzpunkt
all-cis-Eicosatetraensäure	C20:4	– 49,5 °C
all-cis-Eicosapentaensäure	C20:5	– 54 °C
all-cis-Clupanodonsäure	C22:5	– 78 °C
all-cis-Docosahexaensäure	C22:6	– 44 °C

Es ist interessant, daß die Omega-3-Bildung besonders innerhalb der höheren Fettsäuren auftritt, die ihrerseits vermehrt von den Meeresfischen gebildet werden, aber auch beim Menschen ausschließlich in der Nervensubstanz gefunden werden. Man kann vor allem in der Omega-3-Konfiguration mit dem niedrigeren Schmelzpunkt eine Umkehr oder Auflösung der erstarrenden Tendenz der höheren Fettsäuren sehen. Es wird somit innere Wärme an den Ort der Erstarrung gebracht. Die Eigenschaft dieser hochungesättigten Fette vor allem in der Omega-3-Konfiguration wird heute als wesentliche Ursache der Tatsache angesehen, daß Arteriosklerose, Herzinfarkt und andere Ablagerungskrankheiten bei Eskimos, die ihre traditionelle Ernährung beibehalten haben, praktisch unbekannt sind; ihre an Meeresfischen reiche Nahrung enthält diese Omega-3-Fettsäuren in großer Menge. Experimentell wurde festgestellt, daß diese Fette das Blutfett und den Blutdruck zu senken vermögen.

Entsprechend sieht man die Wirkung der Omega-3-Fettsäuren therapeutisch eher in der Senkung der Tri-Glyceride. Hierauf beruht auch ihre vielfache Empfehlung als Prophylakticum bei sklerosierenden Erkrankungen, insbesondere atheromatösen Ablagerungen, wie sie mit der Angina pectoris, Hypertonie, Diabetes, Rheuma und anderen Krankheiten verbunden sind, aber auch trokkener Haut und brüchigen Nägeln.

In diesem Zusammenhang ist aufschlußreich, daß Bakterien nur einfach ungesättigte Fettsäuren bilden; sie sind nicht in der Lage, eine zweite Doppelbindung einzufügen. Pflanzen können z.B. aus Stearinsäure Ölsäure (1), Linolsäure (2) und Linolensäure (3) bilden. Tiere können aus Linol- und Linolensäure noch stärker ungesättigte Fettsäuren bilden, was im Extrem bei den Meeresfischen bis zu sechsfacher Doppelbindung gehen kann.

Seit alters her hat man Fische als Träger kosmischer Impulse empfunden. In der christlichen Tradition werden die Fische vielfach als Träger des Christusimpulses dargestellt. Diese starke Verinnerlichung kosmischer Qualitäten drückt sich in der relativ hohen Zahl von Doppelbindungen mit der cis-Konfiguration, d.h. im hochungesättigten aktiven Charakter und niedrigen Schmelzpunkt, aus.

Dieser belebende Wärme-Faktor wird durch die lange Kette in das Nervensystem gebracht, wo Fettsäureketten bis C_{24} physiologisch sind. Dort kann man die antisklerotische Wirkung so verstehen, daß die mehrfachen Doppelbindungen durch ihre verinnerlichte Wärme den hohen Schmelzpunkt reduzieren. Es ergibt sich daraus auch, daß hierfür nur Meeresfische, und zwar aus den kalten Bereichen wie Makrelen und Heringe, in Betracht kommen. Deren Öl enthält 47 % mehrfach ungesättigte Fettsäuren der Kettenlänge C_{20} bis C_{22}. Auch das Walöl enthält 18 % dieser mehrfach ungesättigten höheren Fettsäuren. Flußfische verfügen über diese charakterisierte Struktur und damit Wirkung längst nicht in gleichem Maße.

Zusammenfassend kann man sehr schematisch sagen, daß die in Pflanzensamen entstandenen Omega-6-Fettsäuren ihre bevorzugte Wirkung beim *Aufbauprozeß* des jugendlichen Organismus entfalten, während die Omega-3-Fettsäuren der Fische kalter Meere eher einer *vorzeitigen Alterung* vorbeugen.

Pflanzen	**Tiere**
ω-6	ω-3
Samen	Meeresfische
Pflanzentypisch	Tiertypisch
C18:3	C20-24: 4–6
Keimung	Erneuerung
Wirkung im Stoffwechsel	Wirkung im Nervensystem
Alpha-Linolensäure	Gamma-Linolensäure
kann Tier nicht aufbauen	können Pflanzen nur z.T. aufbauen
Medikamentencharakter	Medikamentencharakter

Diesen zwei speziellen Fettimpulsen steht bezüglich der Ernährung als Gebrauchsfett bei den Pflanzen das Fett aus Früchten (Oliven, Avocado, Palmöl u.a.) und von Tieren das Depotfett im Vordergrund, die als typische Fette wieder eine Mittelstellung einnehmen.

Cis- und trans-Konfiguration

Es kommt jedoch bei Fettsäuren nicht nur auf die Ketten*länge* und die *Zahl* der Doppelbindungen sowie deren Folge und Lage an, sondern auch auf die *cis-trans*-Konfiguration, die von eminenter, aber in der Praxis noch kaum beachteter biologischer Wichtigkeit ist.

Zur Charakterisierung dieses Unterschiedes bedient man sich der räumlichen Schreibweise. Eine Doppelbindung kann in der *cis- oder trans*-Form vorliegen. Es handelt sich dabei um stereo-isomere Unterschiede, die in der summarischen Formel nicht zum Ausdruck kommen, aber bei jeder Doppelbindung wirksam werden. Bei der cis-Form werden die beiden durch die Doppelbindung verbundenen Kettenteile als auf derselben Ebene liegend dargestellt, dadurch tritt eine gewisse «Spannung» auf, während bei der trans-Form die beiden Hälften voneinander abgewandt sind. Deshalb ist die trans-Form im allgemeinen stabiler, fester, wie der Schmelzpunkt zeigt. So hat z.B. die weitverbreitete natürliche aktive Ölsäure die cis-Konfiguration und den niedrigeren Schmelzpunkt, während die gleiche, aber träge Elaidin-Säure trans-konfiguriert ist.

$CH\text{-}(CH_2)_7\text{-}CH_3$	$CH\text{-}(CH_2)_7\text{-}COOH$
‖	‖
$CH\text{-}(CH_2)_7\text{-}CH_3$	$HOOC\text{-}(CH_2)_7\text{-}CH$
Ölsäure (C18:1)	Elaidinsäure (C18:1)
cis-Konfiguration	trans-Konfiguration
Schmelzpunkt: + 13 °C	+ 44 °C

Cis-Fettsäuren finden sich ausschließlich in aktiven Stoffwechselprozessen, während die trans-Form dort auftritt, wo eine konstante erhaltende Funktion erforderlich ist. Auch Linol- und Linolen-Säure haben cis-Konfigurationen. Im allgemeinen kann die unter «Spannung» stehende cis-Form mehr *Imponderables* aufnehmen. Tatsächlich ist der «Brennwert», also Kaloriengehalt, kaum verschieden; es handelt sich vielmehr um einen *qualitativen* Unterschied, um die *verwertbare* «Energie» der cis-Form. Das heißt aber, daß diese Leben statt toter Energie enthält. Der grundsätzlich niedrigere Schmelzpunkt der cis-Formen zeigt deutlich die verinnerlichte Wärme, genauer: Aktivität. Darauf beruht der große biologische Unterschied. Eine «rein energetische», d.h. quantitative Beurteilung führt dabei nicht weiter. Die cis-Form ist somit aktiver, während die trans-Form den wahrscheinlicheren Zustand im Sinne der Entropie darstellt, also einem erstarrten, inaktiven Endzustand näher steht, weshalb die naturgemäß meist labile cis-Form außerhalb des Organismus leicht in die trans-Form übergeht, was man auch als Alterung bezeichnen kann (siehe unten).

Liegen mehrere Doppelbindungen vor, so kann bei jeder die cis- oder trans-Form verschieden sein. Die Linolsäure mit zwei Doppelbindungen liegt in der cis-cis-Konfiguration vor; sowohl die Alpha- als auch die Gamma-Linolensäure mit drei Doppelbindungen besitzt dreimal die cis-Konfiguration (all-cis; siehe oben).

Nur cis-Fettsäuren sind essentiell und können zu höher ungesättigten Fettsäuren, z.B. Arachidonsäure, dehydriert werden.

Trans-Säuren haben zwar immer noch etwa denselben «Energie-Inhalt» wie cis-Säuren, besitzen aber keine biologische Aktivität, wie sie den essentiellen Fettsäuren zukommt, sondern verhalten sich wie gesättigte Fette, entsprechen also deren starrer, irdischer Dynamik, was sich deutlich am höheren Schmelzpunkt gegenüber cis ausdrückt. Als Beispiel sei auf die Eläostearinsäure verwiesen (siehe oben, S. 130 f.) mit dem hohen Schmelzpunkt, der sich in der zweifachen trans-Konfiguration ausdrückt. Trans-Säuren scheinen sogar die Aktivität der cis-Säuren zu blockieren, indem sie z.B. die Linolensäure und deren Folgeprodukte verdrängen. Sie werden auch als Antivitamine bezeichnet. Dadurch würde verständlich, daß sie trotz Doppelbindungen das Serum-Cholesterin sogar erhöhen und im Fettgewebe oder in Organen (Herz und Lunge) abgelagert werden. Im Tierversuch zeigte sich, daß bei einer trans-Fettsäure-Diät Gehirnlipoide frei bleiben, diese also nicht ins Gehirn eingehen. Besonders aufschlußreich ist die Tatsache, daß Föten völlig frei von trans-Fettsäuren sind. Offenbar schützt die Placenta sie vor der damit verbundenen, für den Fötus wesensfremden irdischen Erstarrungstendenz. Trans-Fettsäuren gehen auch nicht in die Lipoide des Eigelbs über!

Das folgende Diagramm zeigt zunächst die kontinuierlich ansteigenden Schmelzpunkte der gesättigten Triglyceridfettsäuren von C_6 bis C_{18}, also bis zur Stearinsäure, danach den rapiden Abfall des Schmelzpunktes durch die Einführung einer, zweier oder dreier Doppelbindungen (C 18:1, C 18:2, C 18:3, das ist Ölsäure, Linolsäure und Linolensäure). In dem mittleren Teil der Kurve sind die Unterschiede der jeweiligen cis- und trans-Formen in Abhängigkeit von der Lage der Doppelbindung im Abstand von dem ersten C-Atom (Delta-5) dargestellt. Dabei zeigt sich, daß die natürlich vorkommende cis-Ölsäure (C 18:1, delta-9) den niedrigsten Schmelzpunkt aufweist. Die Schmelzpunkte der entsprechenden trans-Formen liegen wesentlich höher, nähern sich also dem der gesättigten Stearinsäure an, was besonders bei dem nächsten Diagramm ersichtlich ist. Die trans-Konfiguration hat einen gesättigteren Charakter als die cis-Form, obwohl sie ungesättigt ist.

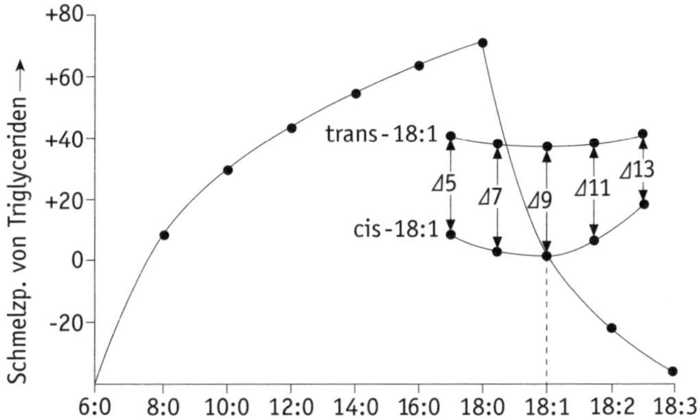

Fettsäuren in Triglyceriden ⟶
(Aus Kuhnau, Angewandte Chemie, 88, 1976, S. 99)

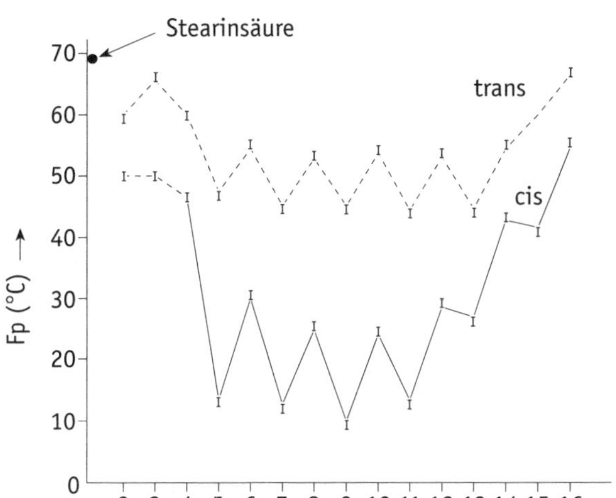

Schmelzpunkte der Ölsäure (C 18:1) in Abhängigkeit von cis und trans und der Stellung der Doppelbindung (aus Kuhnau, ebd.).

gesättigt | Mono-cis | Di-cis, cis

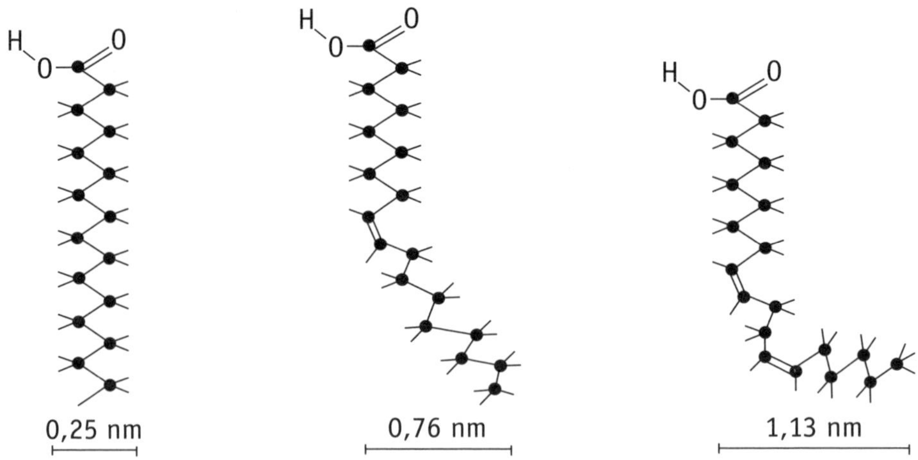

Stearinsäure | Ölsäure | Linolsäure

(Aus Rapoport, Medizinische Biochemie, Berlin 1977.)

Außerdem ist an dem Diagramm ersichtlich, daß die Stellung der Doppelbindung sehr bedeutsam ist und sich im Schmelzpunkt ausdrückt: Sie befindet sich tatsächlich am häufigsten in der Mitte der Fettsäurenkette C_{18} (in diesem Fall bei C_9), wo sie am wirksamsten ist, was an dem niedrigsten Schmelzpunkt erkenntlich ist. Auch hier offenbart sich die wiederholt erwähnte Mittelstellung der physiologischen Fette.

In der heute möglichen atomaren Darstellung (Abbildung oben) zeigen sich die gesättigten Fettsäuren in einer langgestreckten Konformation (z.B. Stearinsäure). Eine cis-Doppelbindung erscheint als ein Knick (z.B. Ölsäure). Mehrere cis-Doppelbindungen stellen sich U-förmig oder in ringförmiger Gestalt dar (z.B. Linolsäure). Trans-Doppelbindungen dagegen verändern nicht die langgestreckte Molekülgestalt. Die phänomenologisch zu findende, erstarrende, d.h. gleichbleibende Tendenz, die sich in der größeren Kettenlänge wie auch im erhöhten Schmelzpunkt ausdrückt, wirkt bis in die atomare Struktur der trans-Konfiguration. Wie wiederholt betont, ist aber doch nicht die atomare Gegebenheit das Primäre, das die Eigenschaften bewirkt, sondern umgekehrt ist es das lebende Wirkprinzip des betreffenden Organismus, das die Eigenschaften bis in die atomare Struktur verursacht, in der sie festgehalten und somit weitergegeben werden können.

Hier zeigen sich zwei grundsätzliche Bauprinzipien der organischen Welt, nämlich die Gerade (Streckung) und die Krümmung (Raumbildung). Das

Prinzip der geraden Streckung ist besonders in der Pflanzenwelt verwirklicht, was offensichtlich ist und wofür mehrfach Beispiele genannt wurden (Stamm-, Stengelbildung), während die Krümmung ein Raumschaffen einleitet, was eine Verinnerlichung, d.h. ein astralisches Wirken ausdrückt. Diese hinter der organischen Bildung stehenden Prinzipien lassen sich also bis in die molekulare Ebene verfolgen. Im menschlichen Organismus sind diese Prinzipien der Streckung und Beugung bzw. Krümmung beide verwirklicht, und zwar getrennt in den gestreckten Gliedmaßen und der Rundung des Kopfes (siehe Husemann/Wolff, Bd. 1). Auch bei den bedeutsamen, aber seltenen Iso-Bindungen der Fette sind diese Bauprinzipien zu verfolgen.

Allerdings gibt es auch physiologische trans-Verbindungen. So findet sich z.B. das Sterangerüst, das dem Cholesterin und dessen Abbauprodukten zugrunde liegt, zumeist in allen vier Ringen in der trans-Form (siehe S. 167), d.h. aber, daß das Gerüst stabil ist, was notwendig ist, während die Labilität durch die verschiedenen Konstituenten und die alpha/beta-Konfiguration gegeben ist.

Fetthärtung

Es ist von praktischer Bedeutung, zu realisieren, was in diesem Sinne die Fetthärtung bedeutet, die bei der Margarineherstellung Anwendung findet. Der praktische Sinn der Hydrierung, d.h. der katalytischen Wasserstoffanlagerung an die Doppelbindungen, liegt darin, die Öle fester, d.h. streichfähig zu machen. Dies geschieht in mehreren Schritten (siehe unten). Hierzu wurden früher vor allem Walöle benutzt, heutzutage besonders Rapsöl (siehe unten), also Öle, die ohnehin schon langkettigere Fettsäuren enthalten und deshalb bei der Hydrierung hochgradiger erstarren als die häufigsten Fettsäuren der Kettenlänge C_{16} und C_{18}. Die Problematik der Fetthärtung beruht jedoch nicht nur auf der Sättigung der Doppelbindung durch Wasserstoffanlagerung, sondern noch mehr darin, daß durch *Umlagerung* die aktiven cis-Formen in die trägeren, höher schmelzenden trans-Formen übergeführt werden (ursprünglich Elaidierung genannt, da dadurch die cis-Ölsäure in die trans-Elaidinsäure umgesetzt wird; siehe S. 135). Bei allen diesen Eingriffen reagieren zuerst die empfindlichsten, dafür aber auch biologisch aktivsten Stellen der Fette, das sind die cis-Bindungen. Eine teilweise Härtung, die sogenannte «partielle Hydrierung», setzt also lähmend, inaktivierend gerade an diesen Stellen an.

Die schon 1902 eingeführte Fetthärtung geschieht bei 160 – 220 °C unter Druck. Dabei kommt es zunächst zu der Umlagerung von cis nach trans und zur Verschiebung der Doppelbindungen (z.B. von gamma-Linolensäure zu alpha-Linolensäure u.a.). Wesentlich ist, daß bei diesen ersten Schritten die Doppelbindungen noch erhalten bleiben! Diese Produkte sind also nach wie vor «reich an ungesättigten Fettsäuren», obwohl der Schmelzpunkt erhöht ist und die Aktivität, d.h. biologische Wertigkeit, zumindest abgesunken, eventuell sogar ins Gegenteil verkehrt ist (siehe oben). Erst bei stärkerer oder längerer Hydrierung werden auch diese Doppelbindungen durch Nickel als Katalysator mit Wasserstoff abgesättigt. Auf jeden Fall tritt durch diese Manipulation eine so deutliche Geschmacksveränderung ein, daß diese durch die nachfolgende Desodorierung beseitigt werden muß.

Dem Wesen nach kann man die Fetthärtung als einen sklerosierenden *Alterungsprozeß* bezeichnen. Dem entspricht, daß tatsächlich eine teilweise Umlagerung schon durch Alterung, Licht und Wärme eintreten kann. Deshalb wurden seit alters her Fette grundsätzlich unter Lichtabschluß und in der Kälte aufbewahrt, was um so notwendiger ist, je empfindlicher, d.h. aktiver sie sind. Im Gegensatz dazu sind die inaktiven, starren, gesättigten Fette unbegrenzt haltbar und gut erhitzbar.

In diesem Zusammenhang muß man sich vergegenwärtigen, was z.B. die Uperisierung der Milch (H-Milch oder UHT-Milch) bedeutet. Diese wird für zwei Sekunden auf 140 – 150 °C erhitzt und sofort abgekühlt. Dadurch ist sie praktisch steril und wochenlang haltbar. Auch wenn entsprechende experimentelle Untersuchungen noch nicht vorliegen, kann man jedoch aus den bisherigen Ausführungen schließen, daß zumindest eine Umlagerung und tiefgreifende Eingriffe bei den Doppelbindungen erfolgen (bereits der Geschmack zeigt erhebliche Veränderungen an). Daß entsprechende trans-Fettsäuren gerade für Kinder im höchsten Maße unphysiologisch sein müssen, ergibt sich aus der erwähnten Tatsache, daß der Embryo frei ist von jeglichen trans-Verbindungen.

Aus dem oben Beschriebenen wird nun ersichtlich, daß der Konsum von gesättigten, harten, «kalten» Fetten speziell für den Menschen von tiefgreifender Wirkung sein muß, die nicht allein innerhalb der Physiologie zu bemerken ist. Der Mensch als geistiges Wesen benötigt diese verinnerlichte Wärme bzw. Licht. Der Umgang mit «kalten», d.h. gesättigten, langkettigen und trans-Verbindungen ist gerade für den Menschen, dessen Fett den niedrigsten Schmelzpunkt besitzt (siehe unten), unphysiologisch und dürfte zumindest die geistige Tätigkeit erschweren bzw. sie nur in dem erstarrten, inaktiven Sinne zulassen.

Im allgemeinen haben die *pflanzlichen Öle* einen niedrigeren Schmelzpunkt und besitzen mehr ungesättigte Fettsäuren als tierische Fette. Das entspricht dem reduktiven Stoffwechsel der Pflanze, die grundsätzlich Imponderabilien verinnerlicht. Deshalb bildet die Pflanze Öle. Das Tier dagegen ist mit seinem Wesen mehr auf der Erde. Dies drückt sich unter anderem dadurch aus, daß es höher schmelzende Fettsäuren bildet, die naturgemäß durch die Erdenwirkung zur Erstarrung neigen. Dieser Vorgang ist physiologisch am deutlichsten in der Nervensubstanz ausgeprägt, in der sich Fettsäuren bis C 24 finden (siehe unten).

Allerdings zeigt die pflanzliche Ölbildung erhebliche geographische Unterschiede. So bildet die Kokospalme ein relativ hochschmelzendes festes Palmfett, das weitgehend gesättigt ist. Demgegenüber bilden Pflanzen, die in kalten Gegenden wachsen, wie Lein und Färberdisteln, in den Samen ein hochaktives, ungesättigtes Öl, das reich an Linolsäure und Linolensäure ist. Entsprechend nimmt der Ölbaum bzw. das Olivenöl nicht nur geographisch, sondern auch im Fettsäuremuster eine Mittelstellung ein.

Diese Unterschiede sind sehr bedeutsam und sinnvoll als Ausdruck einer in der Natur herrschenden Weisheit: Ein hochaktives Öl würde in den Tropen in kürzester Zeit verderben und würde auch von Tier und Mensch nicht unbedingt gebraucht, da deren Stoffwechsel durch die Wärme der Natur ohnehin befeuert ist. Das Palmfett ist für Tropen ideal. Dagegen benötigen Mensch und Tier in kalten Gegenden gerade diesen inneren Wärmeimpuls, der in den aktiven, ungesättigten Fetten zum Ausdruck kommt, als Anregung für den inneren Stoffwechsel. Sonnenblumen, Färberdisteln und Lein wachsen in kühleren Gegenden und zeigen in dieser Reihenfolge im Öl stärkere Aktivität. – Wiederum nimmt das typische pflanzliche Fett, das Olivenöl, eine Mittelstellung ein. Wie oben erwähnt, stellen das Extrem verinnerlichter Wärme die Fette der Kaltwasserfische dar, die die Hauptnahrung der Eskimos ausmachen.

Pflanzen bilden im allgemeinen Fettsäuren bis C 18. Dagegen bilden z.B. Pflanzen, deren Ölbildungsprozeß in der Erde stattfindet, also die Erdnuß *(Arachis hypogea)*, Öle, in denen man die gesättigte Arachinsäure mit C 20 findet, sogar die gesättigten C 22:0-Behensäure und C 24:0-Lignocerinsäure (lignum = Holz). Außerdem bildet die Erdnuß die problematische C 22:1-Erucasäure mit einer Doppelbildung und einem relativ sehr hohen Schmelzpunkt von 33,5 °C. Trotz des hohen Schmelzpunktes handelt es sich bei der Erucasäure um eine cis-Fettsäure. Bei der technischen Manipulation ist nicht auszuschließen, daß diese in die trans-Form umgelagert wird, die Brassidinsäure mit einem Schmelzpunkt von 65 °C! Die Erucasäure findet man neben Behen- und Lignocerinsäure als charakteristisch im Rüböl und Rapsöl. Es hat sich bei der Verfütterung von Rapsöl (Hauptanbaugebiet: Europa) an sieben (!) verschiedenen Tierarten nachweisen lassen, daß dieses Öl zu massiven Herzschädigungen führt.*

* Krämer, M.: Untersuchungen über die biologische Wirkungen des Rapsöls; *Die Nahrung*, 17, 1973, S. 643-651; Abdellatif, A.: Cardiopathogenic effects of rapeseed oil; *Nutr. Review*, 30, 1972, S. 2-6; teilweise zitiert bei Kieffer, F.: Fett-Technologie. Ernährung und Gesundheit; *Chimia*, 28, 1974, S. 617-628; Glatzl, H.: Für und wider das Rapsöl; *Therapie der Gegenwart*, 1972; Wolff, O.: Zur therapeutischen Anwendung der ungesättigten Fette, insbesondere Gamma-Linolensäure und Omega-3-Fettsäuren; *Der Merkurstab*, 1994, S. 588-594.

Dies ist vor allem durch die Erucasäure bedingt. Man züchtet deshalb erucaarme, aber doch noch (1 – 2 %) Erucasäure enthaltende Rapsvarietäten. Dennoch bleibt bestehen, daß Raps, in dessen natürlicher, d.h. ursprünglicher Form sie mit 40 – 64 % vorkommt, zur Bildung dieser Säure offenbar eine besondere Beziehung hat. Aus einem gesunden Geschmacksempfinden heraus hatte man deshalb Rapsöl früher so gut wie ausschließlich für technische Zwecke benutzt, bis es jetzt in großer Menge für die Margarineherstellung verwendet und subventioniert wird. Der unangenehme Geschmack wird durch entsprechende desodorierende Verfahren eliminiert.

Es entspricht der heutigen Denkweise des Menschen, daß bei einer erkannten Schädigung durch ein Nahrungs- oder Genußmittel bzw. Verhaltensweisen diese nicht etwa weggelassen oder durch etwas Geeigneteres ersetzt werden, sondern das betreffende Objekt so lange modifiziert wird, bis es «unschädlich» ist, da man auf eine vermeintliche Errungenschaft oder Gewohnheit nicht verzichten will. In diesem Falle wird also nicht etwa die Rapspflanze durch eine andere Ölpflanze ersetzt oder die Eßgewohnheit verändert, sondern es werden erucaarme Sorten gezüchtet. Man vergißt dabei, daß jedes Lebewesen seine charakteristischen Substanzen bildet, die zu seinem Wesen gehören. Nimmt man durch Züchtung etwas weg, so ist die Ganzheit gestört, und es kann durchaus ein anderer Defekt auftreten, der oft erst viel später entdeckt wird. So kann man z.B. Rosen ohne Dornen züchten, was sehr praktisch ist – aber sie sind duftlos. Eine ganz wesentliche Äußerung der Pflanze ist damit ausgeschaltet. Dies soll nicht heißen, daß man auf alle Züchtungen verzichten soll, sondern daß praktische und wirtschaftliche Gesichtspunkte kein Maßstab sein dürfen für Manipulationen im biologischen Bereich. – Durch diese einseitig ausgerichtete Denkart entsteht die groteske Situation, daß ausgerechnet für Herzkranke die oft auf Rapsöl basierende Margarine empfohlen wird, obwohl sonst das medizinische Denken an Tierversuchen orientiert ist.

Fettqualität

Bei den *tierischen Fetten* ist es nötig, das sogenannte Depotfett von dem Organfett und auch dem Zellfett zu unterscheiden. Dabei ist offensichtlich, daß diese Fettarten völlig verschiedene Aufgaben haben und dementsprechend verschiedenen Impulsen entstammen. Das *Depotfett* ist nicht nur eine «Energiereserve», sondern hat auch ausgesprochen «praktische» Bindegewebseigenschaften. Dies gilt für das Nierenfett ebenso wie für die Fettpolster im Gesicht und an anderen Körperstellen, ohne die eine Formbildung in Richtung einer charakteristischen Rundung nicht möglich wäre. Es dürfte verständlich sein, daß sich hierfür vor allem ein relativ inaktives Fett eignet. Dennoch ist Depotfett keinesfalls nur eine «Ablagerung», sondern wird ständig umgesetzt. Es ist aufschlußreich, daß der Schmelzpunkt des Depotfettes in der Peripherie niedriger ist als im

Zentrum, was den Wärmeverhältnissen entspricht, wie sie für die Pflanzen geschildert wurden. Im übrigen hat man an Schweinen festgestellt, daß deren Fett niedriger schmilzt, wenn die Tiere in kalten Gegenden gehalten werden.

Daß die Quantität der Ernährung auch die Fettbildung beeinflußt, bedarf kaum einer Begründung. Doch ist die vor allem in westlichen Ländern zunehmende Fettsucht entgegen der üblichen Anschauung weniger ein quantitatives als häufiger ein qualitatives Problem. Gerade die «leeren Kalorien» sind hier wirksam. Diese, also vor allem Zucker, gehärtete Fette und entsprechende Kombinationsprodukte, enthalten kein oder kaum Leben, das aber der Organismus braucht. Mit dem «Ersatz» des Lebens durch Kalorien kann der Organismus nichts anfangen, er lagert daher diese Kalorienträger als Fett ab. Deshalb treffen Begrenzungen von Kalorien das Problem nur symptomatisch, da in Wirklichkeit Mangel besteht, nämlich an Leben. Praktisch bedeutet dies einerseits vollständigen Verzicht auf Zucker, Weißmehlprodukte und manipulierte Fette und andererseits Rückkehr zu einer gesunden Ernährung. d.h. in diesem Fall: Vollkornbrot, Gemüse, Früchte, Butter (!) und Öl. Trotz eindeutiger biologischer Fehlernährung bei den meisten Formen der Fettsucht ist sie aber auch durch seelisch-geistige Einflüsse überlagert. Nicht umsonst spricht man im Volksmund von «Kummerspeck» als Ausdruck der Tatsache, daß seelisch noch «etwas fehlt». Essen bzw. Naschereien sind dann Ersatzbefriedigungen. Noch weit deutlicher ist der seelisch-geistige Einfluß bei der Magersucht, was allgemein bekannt ist. Auf die geistige Bedeutung des Fettes wird noch zurückzukommen sein.

tierische Fette		*pflanzliche Öle*	
Hammelfett	49 bis 55 °C	Kokosfett	+ 20 bis + 28 °C
Rindertalg	42 bis 49 °C	Kakaobutter	+ 28 bis + 36 °C
Pferdefett	35 bis 49 °C	Palmöl	+ 27 bis + 43 °C
Schweinefett	36 bis 46 °C	Palmkernöl	+ 19 bis + 24 °C
Kuhbutter	31 bis 35 °C	Olivenöl	– 19 bis + 24 °C
Fett der Muttermilch	28 °C	Erdnußöl	– 3 bis + 3 °C
Gänsefett	26 bis 34 °C	Rapsöl	– 2 bis 0 °C
Menschenfett	17 bis 18 °C	Maiskeimöl	– 12 bis – 10 °C
Waltran	– 10 °C	Sonnenblumenöl	– 18 bis – 16 °C
		Leinöl	– 30 bis – 25 °C
		Nußöl	– 27 °C

Fettschmelzpunkte. Naturgemäß variieren die Werte erheblich je nach Ort, Jahr und Jahreszeit.

Daß Vogelfett einen niedrigen Schmelzpunkt besitzt, hat mit der physiologisch gesteigerten Körpertemperatur der Vögel (um 40 °C) zu tun und ist ein Ausdruck des wiederholt dargestellten Zusammenhanges, daß der niedrigere Schmelzpunkt – bei vergleichbarer Kettenlänge – ein Ausdruck verinnerlichter Wärme ist.

Aufschlußreich bei diesen Verhältnissen ist, daß Pferdefett innerhalb vergleichbarer Größen ein Maximum an Fettsäuren vom Typ C 18:3 besitzt, es ist also sehr stark ungesättigt, d.h. aktiv. Dies kann aus dem Wesen des Tieres verständlich werden, ist doch das Pferd z.B. gegenüber einer Kuh oder einem Schaf außerordentlich aktiv und wach. In der Imagination, wie sie in früheren Zeiten der Bildung der Märchen zugrunde lag, wurde das Pferd als Bild des Geistes dargestellt, durch dessen Eingreifen Dinge verändert wurden (vgl. z.B. das Grimmsche Märchen *Die Gänsemagd*), während man im Schaf mit dem höchsten Fettschmelzpunkt bzw. im Lamm einen Repräsentanten des Duldens und Ertragens sah.

Mit großem Abstand zu allen Landsäugetieren hat der Mensch durchschnittlich ein Depotfett mit dem niedrigsten Schmelzpunkt. Dieses ist flüssiges Fett, also Öl, welches sich allerdings in Zellen eingeschlossen befindet. Der niedrige Schmelzpunkt wird erreicht durch die hoch aktiven ungesättigten cis-Fettsäuren mit drei, vier, ja sogar fünf Doppelbindungen. Es dürfte kein Zufall sein, daß gerade für den Menschen noch niedrigere, aber auch höhere Werte angegeben werden. Dies kann man als Ausdruck der Tatsache auffassen, daß der Mensch tatsächlich das universellste Lebewesen ist; er kann sich jedem Klima anpassen, aktiv oder passiv sein und so weiter. – Die einzige Fettsäure, die der Mensch anscheinend nicht selber herstellen kann und durch die Nahrung aufnehmen muß, ist die zweifach ungesättigte Linolsäure (siehe oben).

Was bedeutet dieser niedrige Schmelzpunkt? Dieses Phänomen ist Ausdruck dafür, daß der Mensch innerlich stärker durchwärmt ist. Diese Wärme erzeugt er offenbar selbst, denn die Bildung dieses aktiven Fettsäuremusters ist menschenspezifisch und nicht durch die Nahrung bedingt. Auf die Tatsache, daß Frauenmilch viel mehr ungesättigte Fette enthält als Kuhmilch oder andere Tiermilchen, wurde oben bereits hingewiesen. Wie an anderer Stelle dargestellt wurde, ist Wärme ein Träger geistiger Kräfte, genauer: Träger des Ich (siehe Husemann/Wolff, Bd. 1). Darauf beruht die typische menschliche Fähigkeit, daß er nicht nur durch körperliche Arbeit Wärme erzeugen kann wie das Tier, sondern die Wärmebildung auch durch geistige Tätigkeit, d.h. Ich-Tätigkeit, angeregt werden kann. Enthusiasmus, «flammende Begeisterung», geistiges Engagement und «Seelenfeuer» führen unmittelbar zu einer Durchwärmung, die durchaus auch auf «Verbrennung» basieren kann, aber – wie der Name richtig besagt – im Grunde auf Be-Geisterung zurückgeht. Dieses Wirken des Geistes im Organismus durchwärmt innerlich die spezifische Wärme-Substanz, das Fett, was sich in dem Schaffen von aktiven Doppelbindungen und damit dem niedrigen Schmelzpunkt auch der Depotfette äußert.

Anders liegen die Verhältnisse beim *Organfett* und in noch höherem Grade beim Zellfett. So hat Leberfett den höchsten Gehalt an ungesättigten Fettsäuren, den niedrigsten Schmelzpunkt und damit die höchste Aktivität, was sich aus dem Wesen der Leber als Hauptstoffwechselorgan mit überwiegend reduktivem, d.h. Wärme verinnerlichendem Stoffwechsel ohne weiteres ergibt. In der gesunden Leber als bevorzugt venösem Organ finden gerade keine oxydativen, *wärme*erzeugenden Prozesse statt, weshalb die Lebertemperatur unter der Körpertemperatur liegt (siehe Husemann/Wolff, Bd. 3, Kap. Leber). Organfett ist in diesem Sinne auch das *Milchfett*. Dieses bzw. die Butter ist naturgemäß niedriger schmelzend als das betreffende Depotfett desselben Tieres, kann also ernährungsmäßig mit diesem nicht auf eine Stufe gestellt werden. Charakteristisch für das Milchfett ist die Universalität: Es finden sich Kettenlängen durchgehend von C 4 bis C 20, und zwar innerhalb dieser sowohl gesättigte wie auch einfach, doppelt und dreifach ungesättigte Fettsäuren. Butter ist also weit vielseitiger als Pflanzenfette, die pflanzenspezifisch sind, was für die Säuglingsernährung von Bedeutung ist.

Der Schmelzpunkt des Fettes, wie überhaupt der Umgang mit Fett, ist also abhängig von Ernährung, Außentemperatur (Klima), Lokalisation (Depotfett, Organfett) und vor allem dem Wesen, d.h. der Lebensart des Tieres oder des Menschen.

Heute wird der Bedeutung des Schmelzpunktes der Fette weniger Beachtung geschenkt als dem sogenannten Fettmuster. Beide spielen aber eine bedeutsame Rolle, zu denen die anderen bereits erwähnten und unten zusammengefaßten Faktoren hinzukommen.

Fehlen bestimmte ungesättigte Fettsäuren in der Nahrung, so kommt es vor allem bei wachsenden Organismen zu Wachstumsstillstand, Hautnekrosen, Haarausfall, Fettleber, Nierenschäden u.a., also zu vorzeitigen erstarrenden Prozessen, was aus den obigen Ausführungen verständlich werden kann. Deshalb hat man früher diese aktiven essentiellen Fette als Vitamin F bezeichnet, was prinzipiell richtig ist. Da der Organismus diese höher ungesättigten Fettsäuren wenigstens zum Teil nicht selbst bilden kann, ist er auf deren Zufuhr angewiesen, was von praktischer Bedeutung ist.

Die Symptomatik des Mangels an ungesättigten, sogenannten essentiellen Fettsäuren entspricht weitgehend einem Vitamin A-Mangel, obwohl Vitamin A (siehe S. 154) chemisch kein Fett ist. Es können eben dieselben Impulse von völlig verschiedenen Substanzen übernommen werden. Dieses Vitamin besitzt eine «Wahlverwandtschaft» zu den aktiven Fettsäuren und ist schließlich auch fettlöslich.

Zusammenfassend kann man bezüglich der Fettqualität sagen: Die Anzahl der Doppelbindungen allein sagt noch nichts über die biologische Wertigkeit aus, «mehrfach ungesättigt» ist kein Qualitätsmaßstab, sondern ein Reklameschlagwort! Um die Qualität eines Fettes einigermaßen zu erfassen, kann man also mindestens folgende Faktoren nennen:

1. Schmelzpunkt
2. Kettenlänge der Fettsäure
3. Anzahl der Doppelbindungen
4. Deren Lage und Folge
5. Cis-trans-Konfiguration

Einer oder auch zwei dieser Faktoren *allein* erlauben keine gültige qualitative Aussage!

Es ist von praktischer Wichtigkeit zu bemerken, daß die hochaktiven, d.h. hochungesättigten Fettsäuren naturgemäß außerordentlich labil und empfänglich für Sauerstoffeinwirkungen sind. Dadurch kommt es leicht zur Oxydation bzw. Peroxydbildung, was durch die erwähnten Einflüsse wie Licht und Wärme begünstigt wird. Dadurch entstehen anfänglich Fettsäurehydroperoxide; diese sind zunächst noch geruch- und geschmacklos. Sie zerfallen jedoch dann zu den schon in geringen Mengen (0,1 %) widerlich schmeckenden Aldehyd- und besonders Ketonverbindungen, die meist toxisch sind und sich in den ranzigen Fetten finden.

Erwähnt sei noch eine natürlich vorkommende substituierte Fettsäure, nämlich die *Rizinolsäure*, die als Glycerid mit über 80 % Hauptbestandteil des Rizinusöls ist. Bei ihr handelt es sich um eine C 18-Fettsäure mit einer Doppelbindung an C 9 (C 18:1), die als Seltenheit an der 12-Stellung eine OH-Gruppe besitzt, auf der die darmreizende Wirkung beruht.

Von Natur aus sind zusammen mit den empfindlichen mehrfach ungesättigten Fettsäuren besonders in den Samen schützende Antioxydantien vorhanden, von denen die bekanntesten Vitamin E und A sind (z.B. im Weizenkeimöl). Deshalb können unbeschädigte Samen jahrelang aufbewahrt werden, während das ausgepreßte Öl innerhalb relativ kurzer Zeit altert und ranzig wird in Abhängigkeit von den erwähnten Einflüssen (Temperatur, Licht, Sauerstoff u.a.). Aus eben diesen Gründen dürfen hochaktive Öle nicht hoch oder über längere Zeit erhitzt werden, da sonst z.T. hochtoxische Produkte entstehen. Es wurde bereits erwähnt, daß der Sättigungsgrad der Fette beim Wachstum der Pflanzen klima- bzw. temperaturabhängig ist. Je kälter die Temperatur, desto aktiver das Öl und umgekehrt. Entsprechend ist eines der aktivsten Öle das Leinöl, gefolgt vom Safloröl, Distelöl, Sonnenblumenöl und dem Olivenöl, das ganz universell ist, bis zu den Kokos- und Palmfetten in den Tropen, die geradezu «natürlich gehärtet» sind.

Am indifferentesten, d.h. biologisch inaktivsten sind die sogenannten Bratfette. Diese sind zumeist vollständig gesättigt, doch wird ihr niedrigerer Schmelzpunkt durch eine Verkürzung der Fettsäurekette erreicht. Ihre hervorragenden technischen Eigenschaften werden durch Verlust der biologischen Wertigkeit erreicht.

Ein Verderb der natürlichen aktiven Öle kann auch durch Enzyme bewirkt werden, die deshalb bei der technischen Aufbereitung entfernt oder inaktiviert werden. Auch Schwermetallionen bewirken einen Verderb, bes. Kupfer, durch dessen Kontakt Fett in kurzer Zeit ranzig wird. Dem widerspricht nicht, daß in der stark kupferhaltigen Leber das Fett enzymatisch verarbeitet werden kann, sind doch die intermediären Prozesse anders als die in der äußeren Natur verlaufenden, zumal gerade in der Leber als venösem Organ kein Sauerstoff zur Verfügung steht. In der äußeren Natur bewirken Schwermetallionen Umlagerung von cis nach trans sowie Verschiebung der Doppelbindungen.

Prostaglandine

Eine besondere Bedeutung hat die *Arachidonsäure*, die sich zwar sowohl im Erdnußöl (Name!) als auch im Fischöl findet, sonst aber nur in Landtierfetten vorkommt, woraus sich eine deutliche Erdbeziehung ablesen läßt. Sie kann vom Organismus selbst aus Linolsäure bzw. gamma-Linolensäure gebildet werden. Sie dient wie die bereits erwähnte Dihomogammalinolensäure (siehe S. 130) als Ausgangssubstanz der *Prostaglandine*, die ihrerseits Hormoncharakter besitzen.

Bereits 1933 wurde in der menschlichen Samenflüssigkeit ein Faktor entdeckt, der vielfältige Wirkungen aufweist und Prostaglandin genannt wurde. Etwa seit 1957 ist diese Stoffgruppe aufgeklärt und wird als *Prostaglandine* bezeichnet; sie zählt wohl zu den wirksamsten Substanzen überhaupt. Inzwischen zeigte sich, daß Prostaglandine praktisch im ganzen Organismus, auch dem weiblichen, gefunden werden können. Sie treten jedoch selbst noch im niederen Tierreich auf, z.B. in Korallen und Muscheln. Die höchste Konzentration findet sich aber nicht in der Prostata, sondern in den Anhangdrüsen (Samenblase). Jedenfalls erstreckt sich ihr Wirkungsbereich, ausgehend vom Genitalgebiet, auf den gesamten Organismus. Die Wirkung ist außerordentlich vielseitig, z.T. gegensätzlich, z.B. beim Uterus kontrahierend; auch die glatte Muskulatur des Magen-Darm-Traktes wird kontrahiert, aber Bronchial- und Trachealmuskulatur dilatiert. Bedeutsam ist die antagonistische Wirkung zu

Noradrenalin: So werden die Blutgefäße erweitert und damit der Blutdruck gesenkt, aber auch Entzündung gedämpft. Das Prostazyklin (PGX) gilt als wirksamster endogener Thrombozyten-Aggregations-Hemmer.

Trotz ihres relativ einheitlichen Baues können doch die Wirkungen je nach Organ oder Zustand sehr verschieden sein.

Diese Tatsache bringt sie in die Nähe der Steroidhormone – trotz völlig anderer Grundstruktur. Ähnlich wie bei diesen, denen ein Sterangerüst zugrunde liegt, das aber vielseitig abgewandelt wird (siehe unten), kann man hier ebenfalls ein Grundskelett finden, die *Prostansäure*, die durch Zahl und Lage der Doppelbindungen, OH-, O=, CO-Gruppen u.a. modifiziert wird.

Arachidonsäure (all cis; C20:4; 5,8,11,14; ω-6)

Schmelzpunkt: – 49 °C

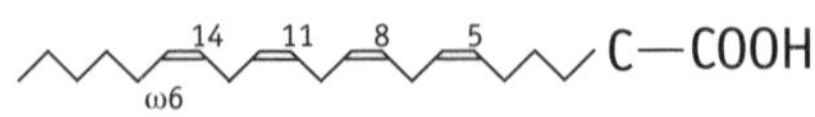

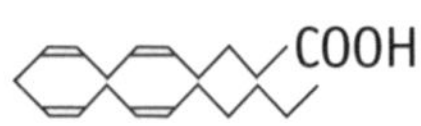

«gefaltete» Arachidonsäure

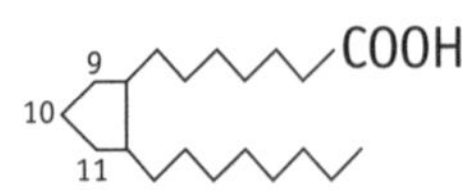

Prostansäure (Grundskelett)

Sowohl die Prostaglandine wie auch die Steroidhormone zeigen das charakteristische, polare Wirken des Astralleibes, der über diese gestaltend und lenkend innerhalb des Stoffwechsels bzw. des Ätherleibes wirkt. Auch der erwähnte Antagonismus zu Noradrenalin zeigt ein ähnliches Verhalten wie die Polarität von Nebennierenrinde zu -mark bzw. Corticosteroide gegenüber Adrenalin. Die überwiegend aufbauende Wirkung bei den Steroidhormonen verläuft mehr über das Nieren-Nebennieren-System, die der Prostaglandine eher über den Genitalbereich. Da diese Systeme schließlich zusammenwirken, ist eine genaue Abgrenzung nicht möglich. Ihre Wirkungen gehen zwar von den geschilderten Bereichen aus, erstrecken sich aber über den gesamten Organismus. Deshalb findet man diese «Botenstoffe» der betreffenden Prozesse im ganzen Organismus. Sowohl die Verwandtschaft zu den Steroidhormonen als auch die Ringbildung (siehe S. 222 ff.) zeigen einen astralischen Impuls, der im Stoffwechsel wirksam ist. Dabei ist nicht nur die Vielseitigkeit deutlich, wie sie für den Stoffwechsel gilt, sondern auch die überwiegend aufbauende, lenkende Seite des Astralleibes innerhalb des Stoffwechsels bzw. des Ätherleibes – trotz auch gegenteiliger Wirkungen, was genauso für Steroide gilt, wie es charakteristisch ist für astralisches Wirken.

Fettstoffwechsel

Die Fette werden im menschlichen Organismus in verschiedener Weise «verarbeitet», je nachdem, ob sie in Depot-, Organ- oder Zellfett eingehen, die ja von unterschiedlicher Aktivität sind. Die aktiven Fette, das heißt besonders die ungesättigten Fettsäuren in cis-Konfiguration, können leicht vom Stoffwechsel ergriffen werden und vermöge ihres Licht- und Wärmeinhaltes die innere Wärmebildung anregen. In das Depotfett gehen eher relativ inaktive Fette ein. Es wurde bereits der entscheidende und hoch bedeutsame Unterschied zwischen Mineralisierung und Erstarrung gekennzeichnet (siehe S. 124). Die längerkettigen Fette erstarren, aber sie mineralisieren nicht. Wie aus der Formel (S. 122) hervorgeht, nähern sich die höheren Fettsäuren den langkettigen Paraffinen. Diese nehmen, wie der Name sagt (*parum affinis* = zu wenig beteiligt), am Leben nicht teil und werden deshalb weder resorbiert noch anderweitig vom Organismus verändert. Insofern sind die harten Fette zum Teil schon so erstarrt, daß sie zumindest schwer verdaulich sind.

Die Erstarrung, die den höher schmelzenden, langkettigen Fetten zugrunde liegt, wird auch entsprechend treffend in der Formel ausgedrückt, indem dieselben CH_2-Stücke unverändert mehrfach geradlinig wiederholt werden. Die dauernde Wiederholung entspricht – musikalisch gesprochen – dem Takt, der ebenfalls starr ist und starr macht, während Rhythmus die Wiederholung von Ähnlichem ist, worauf zuerst L. Klages hingewiesen hat. Deshalb gehört der Rhythmus zum Wesen des Lebens und der Kunst, der Takt zur Mechanik und der toten Welt. Diese Erstarrung im Sinne einer Wiederholung immer desselben Teiles, wie dies bei den gesättigten langkettigen Fetten der Fall ist, aber auch bei den trans-Fettsäuren mit ihrer geraden Streckung (siehe oben), wird wirklichkeitsgemäß in der Formel ausgedrückt.

Lediglich als interessant sei hier noch erwähnt, daß es sich bei den physiologisch vorkommenden Fettsäuren praktisch nur um unverzweigte Ketten handelt (normal-Konfiguration), was eher dem pflanzlichen Prinzip entspricht (siehe unten). Die dazu isomeren (*iso* = gleich) verzweigten Verbindungen haben fast immer einen niedrigeren Schmelzpunkt.

C-C-C-C-C-	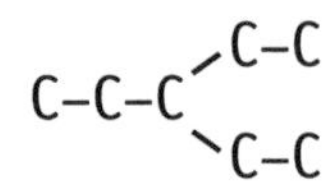
n-Struktur	iso-Struktur

Sie werden mit Recht als «verzweigt» bezeichnet, was räumlich dargestellt wird. Der dreidimensionale Raum gehört aber zum Wirken des Astralleibes mit seiner notwendigen Verinnerlichung, während das pflanzliche ätherische Prinzip in der zweidimensionalen Fläche wirkt. Als Beispiele seien einige gesättigte Fettsäuren einander gegenübergestellt:

		Schmelzpunkt der	
		n-Form	iso-Form
Buttersäure	C_4	– 6 °C	– 47 °C
Valeriansäure	C_5	– 19 °C	– 29 °C
Nodadecansäure	C_{19}	+ 69 °C	
Tuberculostearinsäure (iso-Nonadecansäure)			+ 13 °C

Bedeutsam ist hierbei aber auch, daß bei den Tuberkelbakterien die außergewöhnliche C_{19}-Säure auftritt gegenüber den unvergleichlich häufigeren C_{18}- (Stearinsäure) und C_{20}-Säuren (Arachinsäure). Die iso-Formen haben sicher andere Funktionen, die sich aus dem Auftreten ergeben können; sie finden sich z.B. in der Bürzeldrüse der Wasservögel und in Bakterien, z.B. den erwähnten Tuberkelbazillen. Das Fett der Bürzeldrüse dient dem Einfetten des Gefieders. Hierfür bedarf es eines leichtflüssigen Öles, d.h. mit einem niedrigen Schmelzpunkt. Dieses darf aber nicht aktiv sein, da es Licht und Luft ausgesetzt ist und damit ranzig würde. Diese Bedingungen kann ein gesättigtes, aber trotzdem niedrig schmelzendes Iso-Fett erfüllen. – Von der Tuberkulose wußte man früher, daß sie ein Fettproblem ist: Sie tritt bei Fettmangel auf und kann geheilt werden durch hochaktive Fette. In diesem Zusammenhang mag es bedeutsam sein, daß die Tuberkelbakterien ein außergewöhnliches, gesättigtes Fett bilden, das trotz der Sättigung einen relativ niedrigen Schmelzpunkt besitzt – sozusagen das pathologische Gegenbild dessen, was früher immer als Therapie eingesetzt wurde, nämlich hochaktive, ungesättigte Fette.

Es ist auch sicher kein Zufall, daß diejenige Pflanze, die dieses starre, verhärtete, gesättigte Fett mit der langen Kette produziert, nämlich die Palme, selbst lang, trocken und hart ist und nur an der Spitze die lebendigen Blätter trägt. Effektiv ist die Formel der Palmitinsäure (C 16:0) ein Bild der Palme.

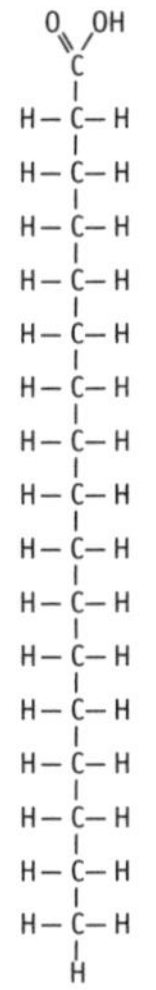

Palmitinsäure (C 16:0)

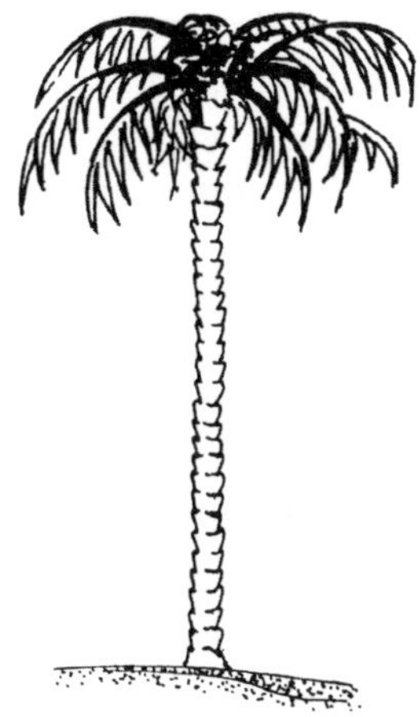

Palme

Allerdings muß man dazu halten, daß zu große Einseitigkeiten in der Natur vermieden werden. So findet sich im Kokosfett, genauer im Palm*kern*fett, auch zu einem relativ hohen Prozentsatz die Laurylsäure, eine C 12-Säure mit fünf (!) Doppelbindungen; sie kommt übrigens auch im Butterfett vor.

Es gehört zu den Grundwahrheiten einer anthroposophisch orientierten geisteswissenschaftlichen Menschenkunde, daß der Mensch ein Bild der Welt ist und somit Naturprozesse in sich einschließt. Dazu gehört auch die geschilderte Polarität innerhalb der Fette: Praktisch ausschließlich im Nervensystem finden sich die längsten physiologisch vorkommenden Fettsäuren mit C 24 wie Lignocerinsäure, Nervonsäure, Oxynervonsäure u.a., vor allem als maßgeblicher Bestandteil der Cerebroside (siehe S. 166). Das Strukturprinzip des Kohlenstoffs ist bei den Fettsäuren mit C 24 physiologisch bis zum Erstarren gesteigert. Das notwendige Auftreten dieser Säuren ergibt sich aus der Dynamik des Nervensystems und dessen Substanzen, die unter den Lipoiden abgehandelt werden. Dagegen erfüllen die niederen Fettsäuren wie aktivierte Essigsäure, aktivierte Ameisensäure, also C 1- und C 2-, aber auch die C 3- und C 6-Verbindungen der Kohlenhydrate gehören dynamisch hierher – wesentliche Funktionen des Stoffwechsels, während die mittleren Fettsäuren, die die eigentlichen Fette darstellen, sowohl formerfüllend (Depotfett) als auch stoffwechselaktiv (ungesättigt) im ganzen Körper angetroffen werden. Sie vermitteln zwischen den polaren Organsystemen bzw. Prozessen.

Nerven-Sinnes-System	höhere Fettsäuren ($C_{20} – C_{24}$)
Rhythmisches System	mittlere Fettsäuren (C_{16} und C_{18})
Stoffwechselsystem	niedere Fettsäuren ($C_1 – C_{14}$)

Die Fette durchdringen also universell den ganzen Menschen, abgewandelt in den jeweiligen Bereichen entsprechend den Funktionen. – Aufschlußreich kann dabei sein, daß Fette von den einfachsten flüchtigen Fettsäuren (C1) bis zu erstarrten (C24) Verbindungen reichen, d.h. von Elementen der Auflösung bis zu erstarrten Formationsprinzipien. Dennoch gelangen letztere nicht bis zur Mineralisierung, was dynamisch ein großer Unterschied ist. Eigentlich gibt es eben keine Fettkristalle, obwohl solche heute benannt werden, denn diese sind Repräsentanten der toten Welt wie verschiedentlich ausgeführt (siehe S. 210 ff. und 283). Fette dagegen umfassen den weitesten Spielraum der Formung von der Festigung bis zur Auflösung. Sie sind somit das ideale plastische Material für das lebendige Formprinzip des Lebens, das seinem Wesen nach kosmische Natur ist.

Wie mehrfach erwähnt, sind die eigentlichen Fette diejenigen mit der Kettenlänge C_{16} und C_{18}. Warum sind diese Fettsäuren so eindeutig bevorzugt? Mehrmals wurde auf die Mittelstellung der Fette und ihren kosmischen Charakter hingewiesen. Geht man vom Wesen der Zahl aus (siehe S. 76 ff.), was geradezu ein Schlüssel zum Verständnis einer vorliegenden Dynamik sein kann, so zeigt sich, daß die Zahlen 16 und 18 als Quadrat (4^2) bzw. Doppelquadrat (2×3^2) die einzigen Zahlen sind, bei denen sich Umfang und Fläche in derselben Zahl ausdrücken lassen.*

Solche Einzigartigkeiten wurden in früherer Zeit als Ausdruck von Harmonie, Glanz oder Vollkommenheit erlebt, als Wirkung höherer geistiger kosmischer Kräfte bzw. Wesen. Auch in den Zahlen drückt sich wieder das von den verschiedenen Seiten charakterisierte kosmische Wesen der Fette aus. Die dazwischenliegende 17, die bei den Fetten in der Natur nicht vorkommt, spielt aber beim Eiweiß als Individualisierungsprinzip eine wesentliche Rolle (siehe S. 199).

* Quadrat der Seitenlänge 4 = Fläche = 4 x 4 = 16; Umfang = 4 + 4 + 4 + 4 =16. Doppelquadrat der Seitenlange 3; Fläche 3 x 3 = 9; 2 x 9 = 18. Oder: Rechteckseitenlänge 3 und 6; Fläche = 3 x 6 = 18; Umfang 3 + 6 + 3 + 6 = 18. Siehe dazu Bindel 1958.

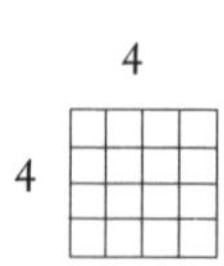

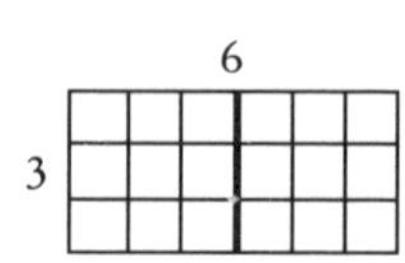

Ölbildung in der Pflanze

Außer den fetten Ölen bildet die Pflanze die sogenannten *ätherischen Öle*. Diese haben ein Erscheinungsbild wie die fetten Öle: Sie fühlen sich fett an, schwimmen auf dem Wasser, sind wasserunlöslich, wohl aber löslich in Fett und den Substanzen, in denen sich auch die fetten Öle lösen. Gemeinsam ist auch eine relative Sauerstoffarmut, wodurch sie leicht brennbar sind. Dennoch sind die ätherischen Öle chemisch von den fetten Ölen vollkommen verschieden. Es handelt sich um eine unheitliche Stoffgruppe mit stark duftendem Charakter. Man findet nicht nur aromatische, sondern auch aliphatische Verbindungen, Alkohole, Aldehyde, Ketone, ja sogar schwefelhaltige Verbindungen. Das Gemeinsame dieser so verschiedenen Substanzen ist außerdem, daß sie meist niedermolekular sind, d.h. sie entstammen einem leichten Abbauprozeß, den man auch als Reifung bezeichnen kann. Dabei handelt es sich um die Weiterführung und Umwandlung lebendiger Substanz, wie sie für ein astralisches Wirken charakterisiert wurde. Auf der molekularen Kleinheit beruht die «Leichtigkeit», d.h. Flüchtigkeit. Sie stehen der Luft und damit dem Astralleib viel näher; Duftstoffe sprechen eben in erster Linie die Seele an. Die fetten Öle sind zwar auch leichter als Wasser, aber doch dichter, dickflüssig und damit duftlos.

Das Wesen der ätherischen Öle drückt sich durch den Entstehungsort aus: Sie treten vor allem in der Blüte auf, aber auch in der reifen Frucht; man erwartet eigentlich empfindungsmäßig von jeder Blüte einen *Duft*. Der empfindliche, weiche und vergängliche Charakter einer Blüte zeigt deutlich die insgesamt flüchtige, abbauende «seelische» Tendenz, die in ihrer Vielseitigkeit in der Blüte herrscht und die als astralische Wirkung gekennzeichnet wurde. Gewiß gehört bei einer «normalen» Pflanze der Duft zur Blüte, doch kann er in die Blätter verlagert sein wie bei Rosmarin oder auch in die Wurzel wie bei Sellerie. Schließlich kann sogar Schwefel, der wesensmäßig zur Blüte und zum Eiweiß-Stoffwechsel gehört und der mit speziellen Duftkomponenten verbunden ist, im Samen auftreten wie bei Senf oder in der Knolle wie bei der Zwiebel und in der Wurzel wie bei Meerrettich. Gerade diese Verschiebung macht sehr oft die betreffende Pflanze zum Heilmittel.

Eine Besonderheit innerhalb der ätherischen Öle stellen die *Terpene* dar, Kohlenwasserstoffe, die von vielen Pflanzen gebildet werden. Man kann sich diese aus C_5-Einheiten, dem sogenannten *Isopren*, zusammengesetzt vorstellen (Isopren-Regel nach Ruzicka), ohne daß damit gesagt ist, daß die Bildung in der Natur so geschieht! Isopren selbst wurde jedenfalls in der Natur bisher nicht aufgefunden. Die Synthese verläuft in Verbindung mit Phosphorsäure («aktiviertes Isopren»). Bei diesen Substanzen tritt sehr deutlich ein *Rhythmus auf der Zahl 5* auf, entsprechend den 5 C des *Isoprens*. Zwei Isoprene können sich – wenigstens theoretisch – zu den Monoterpenen verbinden, z.B.:

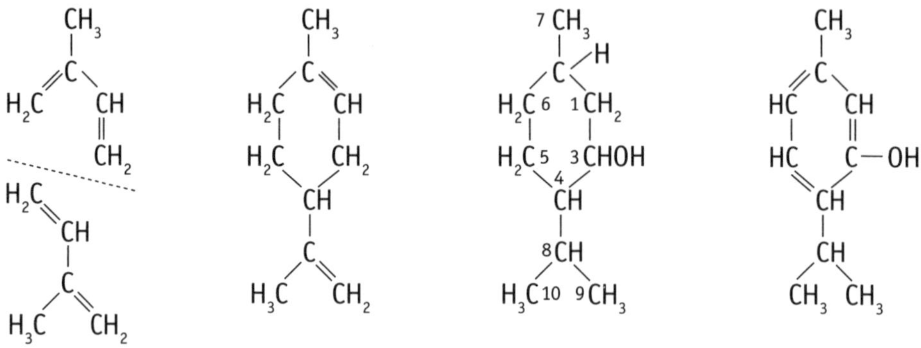

Isopren C_5H_8 — Limonen $C_{10}H_{16}$ — Menthol $C_{10}H_{19}OH$ — Thymol $C_{10}H_{14}OH$

Die Monoterpene enthalten zehn, die Sesquiterpene fünfzehn, die Diterpene zwanzig Kohlenstoffatome im Molekül bis zum Squalen mit 30 C und 50 H, in dem also sechs C_5-Einheiten vorliegen. *Squalen* findet sich als hochaktive Substanz in Fischleberölen und Olivenölen und ist eine Zwischenstufe bei der Biosynthese des Cholesterins.

Auch Carotin bzw. Vitamin A sowie Phytol (verestert im Chlorophyll) zeigen eindeutig einen Rhythmus auf der Basis 5 bzw. Isopren. Hier tritt allerdings der übergeordnete Impuls der Ringbildung, der als astralisches Wirken gekennzeichnet wurde, nicht mehr im Duft, sondern in der Farbigkeit auf (siehe S. 232). Noch höher polymerisiert auf derselben Basis C_5 ist Kautschuk, dem durch die Verdichtung sowohl der Duft wie auch die Farbigkeit verlorengegangen sind.

Zu den Monoterpenen gehören ferner die Duftstoffe wie Citral, Linalool, das isoliert nach Maiglöckchen duftet und unter anderem im Lavendel- und Bergamotteöl vorkommt, aber auch Menthol (Hauptbestandteil des Pfefferminzöles), Carvon (im Kümmelöl), Terpineol, Campher und viele andere Duftstoffe. Auffällig kann bei den Formeln sein, daß Sauerstoff bei manchen

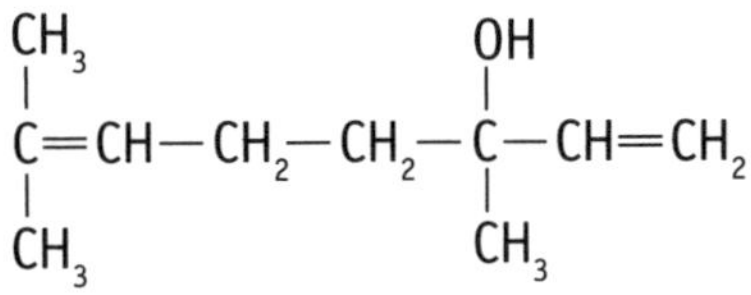

Linalool
$C_{10}H_{18}$

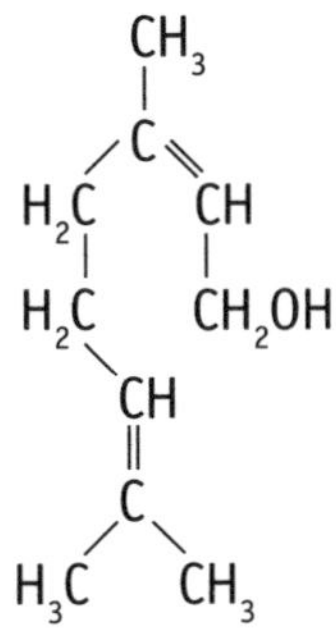

Nerol (cis)

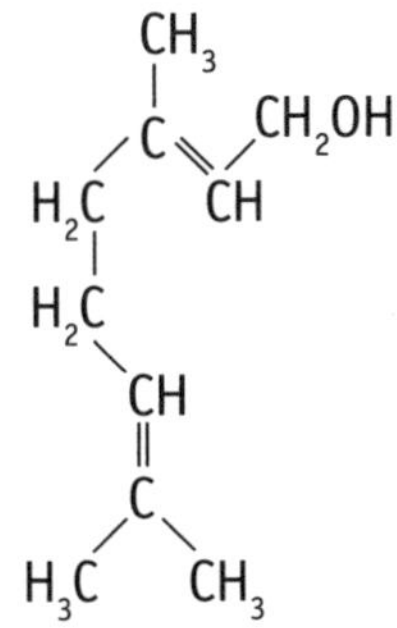

Geraniol (trans)

$C_{10}H_{17}O$

Citral
$C_{10}H_{17}O$

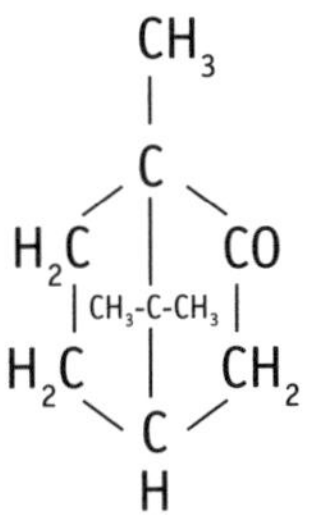

Campher
$C_{10}H_{10}O$

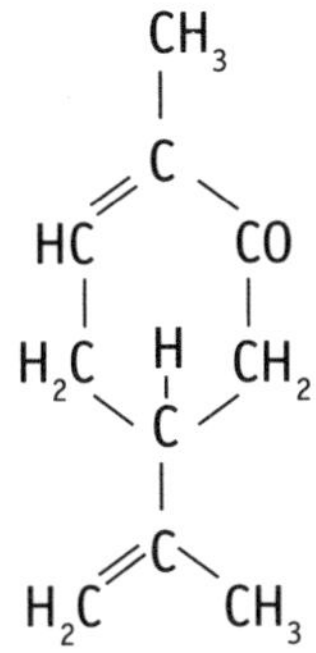

Carvon
$C_{10}H_{13}O$

völlig fehlt, so bei Limonen ($C_{10}H_{16}$) oder dem isomeren Pinen ($C_{10}H_{16}$), dem Hauptbestandteil des Terpentinöls. Nach dem über den Sauerstoff wiederholt Gesagten kann verständlich werden, daß diesen Substanzen eine Erdbeziehung fehlt, woraus die Flüchtigkeit resultiert. Andere besitzen einen Sauerstoff als Hydroxylgruppe (Thymol, Menthol). Tritt aber Sauerstoff innerhalb des Ringes auf, so kann der Duft «schwerer» werden, wie dies beim Carvon (Kümmelöl), Thymol und auch beim Kampfer (Campher, Camphora) spürbar ist. Wohl aber treten häufig Doppelbindungen auf, was aus den obigen Ausführungen ebenfalls verständlich werden kann, indem dadurch die Substanz niedriger schmelzend, flüchtiger wird und imponderable Qualitäten wie Wärme verinnerlicht werden, die hier auf der Geruchsebene auftreten. Allerdings kann auch ein gesättigter Cyciohexanring auftreten (Menthol) oder ein Benzolring (Thymol) oder eine aliphatische Kette (Linalool).

Unmittelbar kann ja ein Geruch warm (Rosmarin) oder kühl (Maiglöckchen) empfunden werden. Auch die fast immer auftretende Ringbildung, die noch ausführlich im Eiweißstoffwechsel behandelt wird, zeigt eine Verinnerlichung astralischer Qualitäten an. Allerdings ist der Ringschluß («aromatisch») nicht

Voraussetzung zur Duftbildung, wie das Geraniol (ein Hauptbestandteil des Rosenöls) und das isomere Nerol zeigen. Beide unterscheiden sich in ihren physikalischen Eigenschaften und in ihrem Geruch, werden aber als *Citral* zusammengefaßt und kommen im Zitronenöl, in Myrtengewächsen und Labiaten, besonders Melissa officinalis, vor. Citralhaltige Öle besitzen eine starke Antihistaminwirksamkeit und wirken wachstumshemmend oder abtötend auf viele Bakterienstämme,* wodurch der Jahrhunderte alte therapeutische Gebrauch von Melissa officinalis «erklärt» wird.

Die Frage drängt sich auf, was in diesem Falle der Rhythmus auf der Zahl Fünf bedeutet. Nach den Ausführungen über das Wesen der Zahlen (siehe S. 76 ff.) ist die Zahl Sechs Ausdruck von kosmischer oder Licht-Wirksamkeit, während die Fünf die «Zahl des Menschen» ist zwischen Kosmos (6) und Erde (4). Ätherische Öle sind zweifellos flüchtige Substanzen; sie «verduften sich» von der Erde in den Luftraum. Doch drückt sich in der Duftqualität unmittelbar erlebbar sehr deutlich etwas vom Wesen des Organismus aus, der ihn produziert. Vergleicht man z.B. Rosenduft oder auch noch den ähnlich duftenden Phenyl-Äthylalkohol (auf der Basis sechs) mit dem Duft von Zitronenschalen (Citral), Thymian (Thymol), Kümmel (Carvon) und anderen Monoterpenen auf der Basis 5, so ist der erdhafte Charakter der letzteren unmittelbar erlebbar, wie es der Fünf gegenüber der Sechs entspricht; genauer gesagt: Die C_6-Ring-Bildung ist zwar auch in Terpenen vorhanden, z.T. sogar aromatisch, wird jedoch von dem 2 x 5-Monoterpen-Charakter überdeckt. Naturgemäß sind die ätherischen Öle durch ihre meist vorhandenen Doppelbindungen empfindlich und zeigen eine Alterung, d.h. Verdichtung, Oxydation, Verharzung, wodurch die charakteristische Flüchtigkeit einem dumpfen, erdhafteren Geruch weicht. Jedenfalls sind die Terpene außerordentlich «plastisch», offen und können vom Wesen der Pflanze vielseitig geformt werden.

Eine natürliche Verdichtung ätherischer Öle findet bei der Bildung von *Harz* statt. Dieses kann getrennt werden zu dem zwar flüchtigen, aber «schwer» duftenden Terpentinöl und dem erstarrten, harten und spröden, aber keineswegs kristallinen *Kolophonium*. Es ist charakteristisch, daß es gerade die Nadelbäume sind mit ihrer zusammenziehenden Dynamik, die Harze bilden. Sie entstammen einer früheren Erdepoche.

Die gekennzeichnete astralische Duft-Blüten-Wirkung kann auch völlig anders auftreten, nämlich als *Farbe*. Auch dieser Impuls kann sich völlig verschiedener Substanzen bedienen. Häufig ist er mit Stickstoff verbunden, was ausführlich dargestellt ist (siehe Eiweiß, Anilin). Verlagert sich dieser Impuls in die Wurzel, so kann es dort entweder zum Auftreten von Farbe kommen

* Folia phytotherapeutica Nr. 2 (1975).

(Möhre, rote Rübe u.a.) oder zur Bildung von Alkaloiden, die praktisch alle stickstoffhaltig sind. Charakteristisch ist die Bildung von Säuren in der Frucht und von Alkaloiden in der Wurzel, z.B. bei Berberis. Aber selbstverständlich kann sich diese Bildung, ebenso wie dies bei den ätherischen Ölen erwähnt wurde, auch auf andere Pflanzenteile oder die ganze Pflanze erstrecken,

Im Gegensatz zu den ätherischen Ölen finden sich die fetten Öle, wie bereits erwähnt, in jedem Samen, aber in großen Mengen nur in manchen Früchten wie den typischen Ölpflanzen (besonders Ölbaum, auch Avocado, Palme). Dabei handelt es sich eigentlich um einen verlagerten Samenprozeß! Im Samen ist die zusammenziehende konzentrierende Tendenz offensichtlich. Schließlich liegen die Samen im Innern der Frucht. Deshalb sind die fetten Öle duftlos und konzentriert sowie sehr einheitlich im Aufbau (Glyzerin + 3 Fettsäuren, siehe oben).

In den ätherischen und fetten Ölen offenbart sich also das zeitlich polare Blüten- und Samen-Prinzip, wodurch es zu der charakterisierten Substanzbildung kommt.

Als Ergänzung sei noch erwähnt, daß sich Fette auch im Blatt befinden. Es dürfte von vornherein klar sein, daß es sich hier wegen des mengenmäßig sehr geringen Anteils nicht um Nahrungsfette handelt. Tatsächlich zeigt das Fettmuster in den Blättern hochaktive Fette mit einem Überwiegen der dreifach ungesättigten C 18:3-Fettsäuren, während C 16:3-Fette dort praktisch nicht auftreten. Besonders reich an C 18:3 sind z.B. Mais, Gerste und Spinat (!). Offenbar liegt hier der «Nährwert» nicht in dem doch geringen Fettgehalt als solchem, sondern in dessen hochaktiver Schlüsselrolle mit einer Art Katalysatorfunktion, wie sie dem aufbauenden Blattprinzip entspricht.

In der Mitte zwischen Blüte und Samen liegt zeitlich als Steigerung die Frucht, die beide Prinzipien einschließt, meist aber einseitig: *entweder* ätherische *oder* fette Öle. Zwar wird die ganze Frucht im reifen Zustand aromatisch, jedoch ist zu bemerken, daß gerade die aromatischen Substanzen nach der Peripherie drängen, während der säuerliche Charakter mehr im Inneren bleibt, wie dies bei den Citrusfrüchten am deutlichsten zu erkennen ist. Im übrigen gehört die Säurebildung wesensmäßig zur Frucht, die selbst im reifen Zustand noch säuerlich ist und oft Zitronensäure enthält, wenngleich dies zumeist durch den Zuckeranteil, wenn auch nur geschmacklich, ausgeglichen wird. Allerdings kann die Säure auch verlagert werden, z.B. in das Blatt, wie dies bei Oxalis oder Sauerampfer (Rumex) deutlich ist. Dagegen findet sich polar in der Wurzel eher eine «alkaliähnliche» Reaktion, was die ebenfalls bevorzugt in der Wurzel auftretenden Alkaloide schon im Namen besagen. Auch diese Bildung kann verlagert werden, z.B. in die ganze Pflanze bei den Solanaceen. Daß die Verlagerung die betreffende Pflanze zum Heilmittel machen kann, wurde mehrfach erwähnt. – Diese Verhältnisse können in ihrer doppelten Polarität (Kosmos – Erde und zeitlich: Blüte – Same) schematisch wie folgt zusammengefaßt werden:

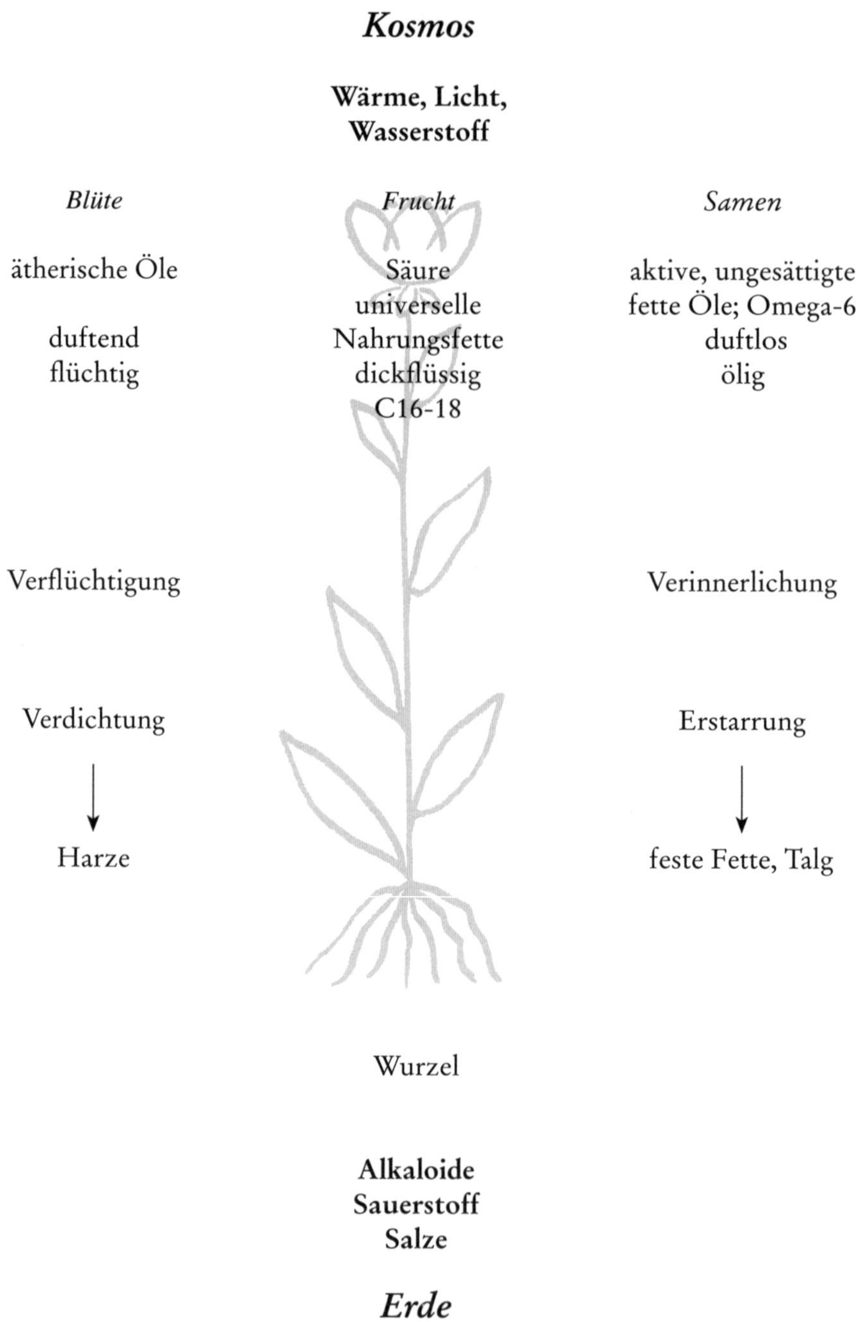

Fettbildungsprozesse in der Pflanze

Lipoide

Eine Stoffgruppe, die zu den Lipiden, d.h. den Fetten, gerechnet wird, aber doch deutlich von diesen unterschieden ist, wird als Lipoide, d.h. Fettähnliche, bezeichnet. Es handelt sich dabei – ähnlich wie bei den ätherischen Ölen – nicht um eine chemisch einheitliche Substanz; vielmehr liegt eine funktionelle Einheit vor, die sich verschiedener ganz unterschiedlicher Substanzen bedient.

Lipoide sind ebenso wie die Fette nicht in Wasser löslich, doch stellen sie eine gewisse Verbindung zu diesem her. Man findet sie in jeder Zelle, besonders im zentralen und peripheren Nervensystem. Aufschlußreich ist ihr Auftreten in der Zellmembran, wo ihre abgrenzende Funktion zwischen Innen und Außen offensichtlich ist. Es ist charakteristisch, daß diese «Trennung» nicht vollkommen ist, sondern die Membranbildung zugleich eine vermittelnde Funktion bedeutet. In den Zellmembranen werden nämlich eine Vielzahl von Eiweißen – die sogenannten «Kanäle» – eingebaut, durch welche Calcium-, Natrium-, Kalium- und andere Ionen ebenso wie Zucker und andere Substanzen passieren können. Ihre Funktion ist also einerseits trennend (Zellwand), andererseits vermittelnd (Kanäle); sie bilden die Mitte. Damit ergibt sich, daß sie keineswegs eine passive Rolle spielen, die nur abhängig wäre vom Substrat oder von physikalischen Kräften, sondern viel mehr aktiv, lenkend die Austauschvorgänge ermöglichen (z.B. durch Öffnen oder Schließen der Kanäle). Selbstverständlich können sie dies nicht von sich aus, sondern sind selbst «nur» Instrument von Kräften, die durch sie wirken. Diese sollen aus dem Wesen der Substanz aufgezeigt werden.

Innerhalb der Lipoide kann man zwei Stoffgruppen unterscheiden, nämlich die gewichtsmäßig in relativ großer Menge in der Nervensubstanz auftretenden Phosphatide und Glykolipide einerseits und die ausgesprochen funktionell auftretenden Steroide andererseits, die die Grundstruktur für die meisten Hormone liefern. Diese werden in sehr kleinen Mengen gebildet; dafür besitzen sie eine konzentrierte Wirkung; sie sind typische Beispiele für eine Substanz, bei der es nicht auf die Menge, sondern auf den «Inhalt» ankommt.

Phosphatide

Bei den *Phosphatiden* sind zwei Hydroxylgruppen des Glycerins mit Fettsäuren verestert, während die dritte mit Phosphorsäure verestert ist, die ihrerseits an eine Base gebunden ist.

Die für Fette charakteristische C_3-Konfiguration durch Glycerin (siehe oben) ist erhalten, wird aber vielseitiger abgewandelt.

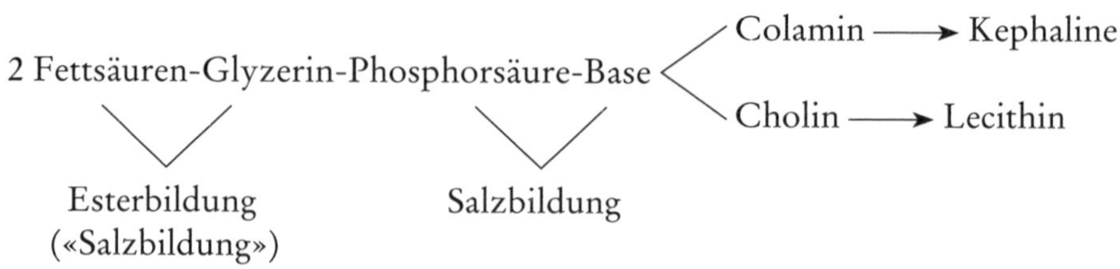

Die Verwandtschaft der Amino-Alkohole Cholin und Colamin (Äthanolamin) ergibt sich aus den folgenden Formeln: Äthanolamin kann man als das (decarboxylierte) biogene Amin von Hydroxy-Alanin auffassen; Cholin ist methyliertes Äthanolamin.

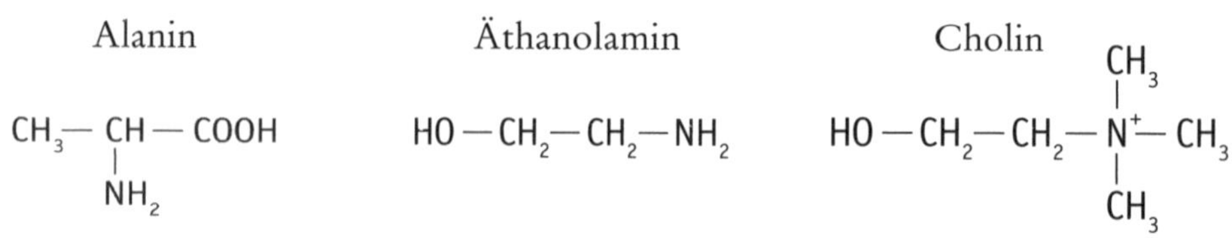

Wie obige Übersicht zeigt, liegt bei den Phosphatiden eine innere Salzbildung zwischen Base und Säure vor, was man als «organisches Salz» bezeichnen kann. Wenn man die Esterbildung von Fettsäure und Glyzerin, also einem Alkohol, auch als eine besondere Art von Salzbildung auffassen will,* dann kann man sogar von einem «doppelten Salz» sprechen. Im alchimistischen Sinne könnte man hier von dem Wirken des Sal-Poles sprechen. Daraus ergeben sich bereits wesentliche Hinweise auf die Funktion. Salze sind zumeist wasserlöslich, Fette aber hydrophob; auf ihre Polarität wurde bereits hingewiesen. Die Phosphatide als Lipoide stehen zwischen Fett und Wasser. Durch den Fettsäureanteil sind sie hydrophob, durch die stickstoffhaltige Base aber zusammen mit dem Phosphat hydrophil. Man kann diese innere Polarität auch als Zwitterbildung

* Ester sind allerdings Molekülverbindungen, während wirkliche Salze Ionenverbindungen sind.

auffassen, wie dies auch für die Aminosäuren gilt (siehe S. 194). Infolge dieser polaren Struktur können sie als Lösungsvermittler zwischen Fett und Wasser auftreten. Im praktischen Gebrauch werden solche Substanzen Emulgatoren oder Detergentien genannt. Sie spielen eine *vermittelnde* Rolle und sind in Lebewesen entsprechend weit verbreitet. In etwas anderer Form taucht auch hier die Mitte auf, die für die Fettsubstanzen mehrfach charakterisiert wurde.

Je nach der Base gibt es zwei unterschiedliche Phosphatide: Das Lecithin enthält die sehr starke Base Cholin, während die Kephaline Colamin enthalten. Entsprechend sind auch ihre Eigenschaften verschieden, obwohl sie z.T. zusammen vorkommen. Die wesentlich aktivere Substanz ist das Lecithin, das sich z.B. im Eigelb findet (gr. *lekithos* = Eidotter), aber auch in Pflanzensamen, in der Leber und anderen Organen mit hohem Aufbaustoffwechsel.

Diese Aktivität drückt sich abgewandelt in dem Cholin aus, einer cholinergischen Substanz, die viel wirksamer in der Verbindung mit Essigsäure als parasympathisches *Acetylcholin* fungiert, und zwar als Botenstoff des Nervus vagus, und stark blutdrucksenkend, aber auch kontrahierend auf die glatte Muskulatur wirkt. Es wirkt noch in winzigen Mengen über die Verschiebung der Natrium- und Kaliumkonzentration erregend, sowohl auf die Endplatten des Nervensystems als auch auf die Darmbewegungen; daher hat man es auch Hormon der Darmperistaltik genannt. Allerdings wird die Wirkung bereits in 0,1 msec durch eine spezifische Azetylcholinesterase inaktiviert. Cholin ist auch für die Gedächtnisfunktion, besonders das Kurzgedächtnis, von großer Bedeutung. Auch dadurch zeigt sich die ätherische Funktion des Cholin. Denn das Gedächtnis ist eine Funktion des Ätherleibes, der z.B. im Alter schwächer wird – was sich besonders in einer Abnahme des Kurzzeitgedächtnisses zeigt. Heute wird Cholin auch als Lebertherapeutikum angewandt, was ebenfalls berechtigt ist, da die Leber schließlich das Hauptorgan des Ätherleibes ist.

Es wurde eingangs bereits dargestellt, daß die ätherisch-aufbauenden Prozesse grundsätzlich auf der alkalischen Seite liegen, während Säure ein Hinweis auf astralisches Wirken gibt. In der starken alkalischen Reaktion von Cholin drückt sich diese Qualität aus, die auch in der grundsätzlich trophotropen, d.h. aufbauenden und erholenden Phase über den Parasympathicus (Nervus vagus) wirksam ist. Im übrigen basiert das Gedächtnis auf dem Ätherleib. Ist dieser geschwächt, leidet das Gedächtnis, insbesondere das Kurzzeitgedächtnis, was im Alter bis zu einem gewissen Grade durch den notwendigerweiser schwächer werdenden Ätherleib physiologisch ist. Aus diesen Phänomenen kann die Bedeutung des Cholins als Instrument des Ätherleibes deutlich werden.

Selbstverständlich sind auch die zwei Fettsäuren der Phospholipide Ausdruck der jeweiligen Funktion. Einen außergewöhnlich hohen Anteil von hoch, sogar höchst ungesättigten Fettsäuren hat man in den Phospholipiden der Photorezeptorenmembran des Auges von Vertebraten und Wirbellosen gefunden, nämlich: 4, 7, 11, 13, 16, 19 Docosahexaensäure (C 22:6) und 5, 8, 11, 14, 17 Eicosapentaensäure (C 20:5; siehe S. 133). Ihre enorme aufbauende Aktivität ist für die schnelle Wiederherstellung des Sehfarbstoffes Rhodopsin vonnöten, der beim Sehvorgang, d.h. durch Licht von der cis- in die trans-Form umgewandelt wird (siehe S. 135 f.). Im übrigen haben die Phosphatide einen höheren Gehalt an ungesättigten Fettsäuren als andere Lipide.

Kephaline

Die *Kephaline* besitzen als Base das Colamin (Äthanolamin = Aminoäthanol), sind starrer und finden sich besonders im Gehirn (*kephalos* = Kopf), und zwar bestehen die Phospholipide der weißen Substanz zu ca. 50 % aus Kephalin. Im übrigen besitzt die weiße Substanz fast dreimal so viel Phospholipide wie die graue Substanz. Allerdings nimmt die Konzentration der Phospholipide im Alter ab.

Tatsächlich findet man die Phosphatide in allen Körperzellen, die Kephaline aber besonders im Gehirn, während Lecithine allgemeiner verbreitet sind, bevorzugt im Herzen. Bei den Kephalinen kann an die Stelle des Aminoäthanols auch Serin treten.

Ein Verständnis für das Auftreten dieser Stoffe in der weißen Substanz des Gehirns ergibt sich aus dessen Funktion:

Da das Gehirn dem *Denken* dient, muß es speziell dazu eingerichtet sein. Die Schwierigkeit, diesen Zusammenhang von Funktion und Substanz zu erkennen, beruht nicht nur darauf, daß die chemische Analyse nur die Substanzen ohne Beziehung zur Funktion darstellt, sondern auch darauf, daß das Wesen des Denkens heute kaum erfaßt wird.

Ein Grundproblem besteht zunächst darin, daß Denken eine typisch menschliche Fähigkeit ist und bei höheren Tieren nicht auftritt. Was bei diesen als «Denken» bezeichnet wird, ist eine sehr einfache Kombination, die bei den betreffenden Experimenten oft erst induziert wird und nicht vom Tier ausgeht. Denken erschöpft sich nicht in Kombinationen. Diese kann man als die niedrigste Tätigkeit des Denkens bezeichnen, über die bis zu einem gewissen Grade auch höhere Tiere verfügen. – In völlig isolierter und hochspezialisierter Weise liegt das Kombinieren dem Computer zugrunde. – Wirkliches Denken ist ein schöpferischer Akt, eine geistige Funktion, die deshalb nur menschlich sein kann, weil nur der Mensch über einen selbstbewußten Geist verfügt. Damit ist aber Denken primär etwas sehr Lebendiges, was sich z.B. in der Vielseitigkeit, dem Schaffen von etwas Neuem, d.h. als Kreativität oder

Phantasie äußern kann. Diesem lebendigen Denken steht das logische Denken gegenüber, das seinem Wesen nach gegenständlich, folgerichtig, trennend, analytisch ist und somit auch zu Definitionen strebt. Damit aber ist bereits im Namen ausgedrückt, daß dieses Denken zu Ende kommt *(de-finis)*; die Logik hat zwingenden Charakter, was einschließt, daß irdische Substantialität wesensmäßig beteiligt ist, denn Zwang und damit Ausschluß gehört zur irdischen Welt. (Darauf beruhen Sätze wie: Wo ein Körper ist, kann kein anderer sein, und andere.)

Das ursprünglich lebendige Denken muß also – soweit es in den Bereich der Logik kommt – begrenzt, eingeengt, eigentlich erstarrt und abgetötet werden. Dieser Übergang kann nur in Verbindung mit speziell hierfür geschaffener irdischer Substanz geschehen, und das ist die Hirnsubstanz. In dieser muß also ein Übergang vom Leben in den Tod stattfinden. Dazu muß einerseits die Substanz dies ermöglichen, und zwar bis in die innere Struktur; andererseits muß Leben dafür zur Verfügung gestellt werden. Diese zwei Seiten liegen vor in der weißen und grauen Substanz des Gehirns. Tatsächlich finden sich in der grauen Substanz die Zellen, deren aktives Leben durch den hohen Stoffwechselumsatz, Sauerstoffverbrauch usw. offensichtlich ist. Dagegen finden in der weißen Substanz praktisch keine Stoffwechselprozesse mehr statt; hier geschieht das «Ersterben» der Gedanken in das logische, gegenständliche, durch irdische Gesetze tingierte Denken, das De-finieren. Somit findet das logische Denken in der weißen Substanz statt, keinesfalls in der grauen! Diese liefert «nur» die lebendige Grundlage, während die «Kristallisation» des Gedankens in der weißen Substanz stattfindet. (Diese Verhältnisse sind ausführlich dargestellt in Wolff 1992.) Heute wird ungefragt postuliert, daß das Denken in der grauen Substanz stattfinde. Dies beruht auf der Beobachtung, daß dort etwas «geschieht», was sich im EEG nachweisen läßt. Die Schlußfolgerung ist jedoch irrtümlich, da die Erkenntnis fehlt, daß sich höhere Funktionen nur auf abbauenden Prozessen entwickeln können. Um zu einem *freien* «Handhaben» des Geistes kommen zu können, ist es nötig, daß dieser sich von der organisch-biologischen Grundlage trennen kann, wie dies in den Sinnesorganen stattfindet (siehe unten). Aus einem richtigen Empfinden heraus nennt man das logische Denken z.B. kristallklar, d.h. aber auch rein und tot. Es wurde bereits dargestellt, daß dies Attribute der Kristalle der toten Welt sind (siehe S. 84 und 94).

Innerhalb des Gehirns sind ca. 40 % weiße Substanz. Diese ist nahezu inert, ohne Stoffwechsel. Schließlich handelt es sich dabei um völlig erstarrte Fette, die dem Stoffwechsel nicht zugänglich sind. Diese Substanz ist nicht nur «schwer verdaulich», sondern wird auch vom eigenen Stoffwechsel nicht angegriffen. Das Gehirn ist hungerfest, auch resistent gegen Fieber! Dagegen sind die vegetativen Nerven fast ohne Fetthüllen, sie dienen somit nicht dem Bewußtsein und sind nicht ermüdbar.

Die «Denksubstanz» für das logische Denken ist also die weiße Hirnsubstanz. Tatsächlich findet man in dieser die erwähnte organische Salzbildung, was für die Phosphatide dargestellt wurde, innerhalb dieser aber besonders für die Kephaline gilt, noch mehr für die Cerebroside und die erstarrten Fettsäuren C_{22}-C_{24} (siehe unten).

Es muß an dieser Stelle hinzugefügt werden, daß die Entwicklung des logischen Denkens in der antiken griechischen Zeit begann, insbesondere mit der «Festlegung» der zehn Kategorien (Wesen, Quantität, Qualität, Beziehung, Raum, Zeit, Verhalten, Lage, Tun, Leiden) durch Aristoteles, auf denen seither unser ganzes Fragen und Denken basiert. Die Denkart der Menschen vorher war imaginativ, bildhaft, lebendig. Die 2000 Jahre Entwicklung des logisch-analytischen Denkens ist bis zu einem gewissen Grade an einem Höhepunkt angekommen. Schließlich beruht die Entwicklung gerade der technischen Errungenschaften, also der Kenntnis der toten Welt, auf Physik und Chemie. Grundlegend ist hierbei die Analytik und die auf der Gehirnsubstanz basierende Art des Denkens, das naturgemäß bei der Entwicklung im Extrem bis zur Abstraktion führen kann. Es ist die Forderung unserer Zeit, diese Denkqualität in ihrer Einseitigkeit zu erkennen und die durch dieses Denken ermöglichten Einzelheiten, die Teile, durch Erkenntnis des übergeordneten Geistes wieder zu einer Einheit zu verbinden, was sich heute in dem Bedürfnis nach «Ganzheit» ausdrückt.

Im alchimistischen Sinne bedeutet aber eine Salzbildung auch, daß diese Substanz «durchlässig» für «Imponderabilien» geworden ist. Durch diese Struktur, eigentlich einen kristallinen «reinen» Zustand, wird das Auge transparent für das Licht, das Ohr «transparent» für den Ton – und die Nervensubstanz «transparent» für den Gedanken! Deshalb können tatsächlich im Auge optische und im Ohr akustische, d.h. physikalische Gesetzmäßigkeiten stattfinden. Die Sinnesorgane sind nach einem Ausdruck R. Steiners «Golfe der Außenwelt». Im entsprechenden Sinne ist das Gehirn durch seine substantielle Struktur in der Lage, «durchlässig» für den Geist zu sein, ihn aus der stofflichen Bindung zu befreien und dem Bewußtsein zugänglich zu machen. Dadurch erhält aber auch der Geist seine substanzgegebene Prägung, die sich als Logik äußert und somit den zwingenden erdhaften Charakter der «Außenwelt» besitzt.

Selbstverständlich gilt für das Gehirn wie für jedes andere Organ, daß diese erst durch das Ich aufgebaut und gestaltet werden müssen, ehe sie später der eigentlichen Funktion dienen können.

Der «Salzcharakter» wurde besonders für die Kephaline dargestellt. Auffällig ist bei diesen das Fettsäuremuster, indem sie im Gegensatz zu den Cerebrosiden (siehe unten) sowohl die gesättigten Palmitin- und Stearinsäure enthalten als auch die einfach ungesättigte Ölsäure sowie die zweifach (Linol-), dreifach (Linolensäure) und vierfach ungesättigte Arachidonsäure. Letztere enthält vier

Doppelbindungen, was eine außerordentliche Aktivität bedeutet (siehe S. 127). Man kann diese Vielseitigkeit als ein universales Prinzip auffassen, das trotz des «Salzcharakters» der Gehirnbildung insbesondere den Kephalinen zugrunde liegt. Die Universalität der späteren Denkfunktion ist also bereits im Bauprinzip des Gehirns veranlagt.

Daß es sich hierbei um ein Bildungsprinzip des Gehirns handelt, mag dadurch ersichtlich sein, daß der Phosphatidgehalt des Gehirns bei Säuglingen prozentual und absolut höher liegt als beim Erwachsenen. Es scheint so zu sein, daß altersmäßig eine Umbildung von Lecithin in Kephalin stattfindet. Das heißt aber, daß die notwendigerweise zunächst aufbauenden universellen Prozesse einem mehr erstarrenden, irdischeren Prinzip weichen. Schließlich verlaufen ja über das Nervensystem auch die formativen Impulse, was gerade für den wachsenden Organismus wichtig ist. Im übrigen verfügt das Kind noch über ein lebendiges, bildhaftes Denken, das später mit der Myelinisierung, d.h. der Ausbildung der weißen Substanz, das logische Denken ermöglicht, was erst mit der Schulreife gegeben ist.

Ganz wesentlich zum Verständnis der Phosphatide ist der Phosphoranteil, der in Form von Phosphorsäure auftritt. Das Wesen des Phosphors ist an anderer Stelle behandelt (siehe S. 326 ff.). Hier sei nur erwähnt, daß Phosphor der Ich-Träger ist. In aktivster, aktuellster Form wirkt er im ATP (siehe S. 275), am festesten liegt er, als Apatit an Calcium gebunden, im Knochen vor. Die Phosphatide nehmen eine Mittelstellung ein, wie dies allgemein für Fette und Lipoide dargestellt wurde. In jedem Fall bedeutet das Auftreten von Phosphor, daß das Ich aktuell an dieser Substanzbildung beteiligt ist. Für die Phosphatide heißt dies, daß nicht nur die vermittelnde Funktion des Lecithins, sondern auch der Aufbau der Gehirnsubstanz als Kephaline vom Ich des Menschen geleitet wird. Erst wenn das Gehirn substantiell «fertig» gebildet ist, kann es dem Denken dienen.

Glycolipide (Sphingolipide)

Im Gegensatz zu den Fetten und Phosphatiden enthalten die Glycolipide kein Glycerin, sondern einen Aminoalkohol, das Sphingosin; sie sind auch phosphatfrei. Wie der Name sagt, ist für sie charakteristisch die Verbindung mit Zucker, genauer mit Hexosen.

Die Glycolipide lassen sich aufspalten in Sphingosin, Fettsäure und eine oder mehrere Hexosen. Die Fettsäure ist an den Stickstoff des Sphingosins gebunden, was man zusammen als *Ceramid* bezeichnet. Das *Sphingosin* ist ein alpha-amino-Alkohol mit 18 C-Atomen, entspricht also bezüglich der Kettenlänge der Stearinsäure. Auch bei den Glycolipiden gibt es zwei Hauptgruppen, die Cerebroside und die Ganglioside.

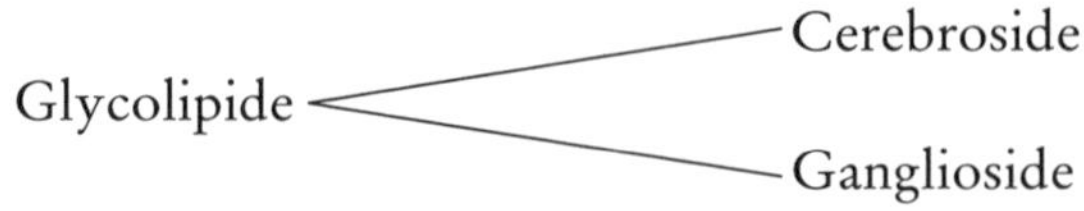

Cerebroside

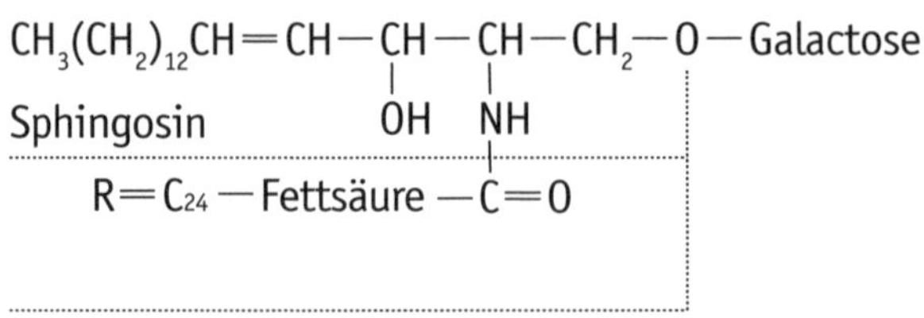

Grundstruktur der Cerebroside

Bei den *Cerebrosiden*, die, wie der Name sagt, vor allem im Gehirn vorkommen, ist die Hexose Galactose, in den anderen Geweben dagegen Glucose. Daß die Galactose dem Wesen nach zum Nervensystem und seiner Funktion gehört, wurde bereits früher ausführlich behandelt (siehe S. 88). Man kann sagen: Die Cerebroside erhalten durch Galactose ihre spezifische Nerven-Prägung. Die substantielle Bindung der Galactose im Organismus ist auf Cerebroside bzw. Nervenfunktion begrenzt. Allerdings kann das «Nerven-Kohlenhydrat» Galactose auch an anderen Orten auftreten, z.B. als Ceramidtrihexosid in der Niere, doch handelt es sich auch dort immer um eine «Nervenfunktion», die eben über Galactose läuft. Daß das Nierensystem ursprünglich einem Nerven-Sinnesimpuls entstammt, zeigt sich nicht nur embryologisch, sondern auch funktionell (siehe Husemann/Wolff, Bd. 3).

Bei den bereits erwähnten Funktionen der Galactose in der Formgebung des Bindegewebes und dem «Erkennen» von Substanzen handelt es sich ebenfalls um eine Nervenfunktion.

Ebenso spezifisch ist aber das Auftreten der gesättigten Lignocerinsäure (*lignum* = Holz) und der Cerebronsäure in den Cerebrosiden. Bei diesen beiden Fettsäuren handelt es sich um C_{24}-Säuren. Die Cerebronsäure enthält eine Doppelbindung, kann aber auch Sauerstoff bzw. eine OH-Gruppe enthalten, was bei der Nervonsäure der Fall ist. In den Cerebrosiden findet sich auch die sonst selten auftretende gesättigte Behensäure mit C_{22} (siehe S. 122).

Es wurde bereits dargestellt (S. 124), daß die über C_{19} hinausgehenden Fettsäuren einen ausgesprochenen Erstarrungsimpuls darstellen, der von der Mineralisierung bzw. Kristallisation zu unterscheiden ist.

Insofern sind die Cerebroside die typischen Repräsentanten der weißen Gehirnsubstanz. Pathologisch vermehrt treten sie z.B. bei Morbus Gaucher auf. Allerdings wird dabei ein Ceramid gespeichert, das statt der Galactose Betaglucose enthält.

Bei den verschiedenen Lipidspeicherkrankheiten handelt es sich praktisch immer um Abbaustörungen, in deren Folge «falsche», d.h. pathologische Substanzen entstehen – im Grunde genommen dieselben Verhältnisse, wie sie beim Diabetes geschildert wurden, indem durch mangelnden Glucoseabbau pathologische Produkte bis hin zum Aceton entstehen. Hinter diesen Erscheinungen steht das mehrfach erwähnte Prinzip, daß höhere Organismen erst durch einen (richtigen!) Abbau die Voraussetzung schaffen, ihrem höheren Leben entsprechende neue Substanzen zu bilden. Dieser erstarrende, «konservierte» Charakter der Gehirnsubstanz äußert sich nicht nur darin, daß Gehirn als Nahrungsmittel schwer verdaulich ist, sondern auch darin, daß es im Organismus «hungerfest» ist. Bei schwerem Hunger wird zuerst das Depotfett aufgelöst, dann das Organfett (das sich dann in der Leber staut; Fettleber auch durch Hunger!). Die Gehirnsubstanz aber wird nicht angegriffen, auch nicht durch Fieber, durch das vor allem Eiweiß abgebaut wird. Anders liegen die Verhältnisse in der Kindheit; da kann die Myelinisierung, die besonders in den ersten sieben Jahren stattfindet, durch Hunger verhindert werden.

Die *Ganglioside*, welche in der grauen Gehirnsubstanz den höchsten Anteil der Lipide ausmachen, besitzen zwei bis drei Galactoseanteile und sind somit meistens wasserlöslich. Obwohl ihre Bedeutung zur Zeit noch wenig erforscht ist, steht doch fest, daß sie sehr vielseitig sind. Damit ist ihre Bedeutung *funktioneller* Art und hängt sicher mit dem Wesen der Galactose zusammen. Es wurde beschrieben (S. 87 f.), daß diese Träger erkennender und gestaltender Vorgänge ist, die wohl auch über die Ganglioside zur Wirksamkeit kommen. Im Gegensatz dazu gehören die Cerebroside zu dem erwähnten typisch erstarrenden substantiellen Bauprinzip innerhalb der weißen Gehirnsubstanz.

Steroide

Dem Erscheinungsbild nach muß man diese Substanzen zu den fettähnlichen Lipoiden rechnen. Die Steroide werden so bezeichnet, weil sie «Steran-ähnlich» sind, d.h. es handelt sich um Derivate des Sterans (heute eher Gonan genannt), einer polyzyklischen Verbindung, die man als Kondensationsprodukt von drei Cyclohexanringen und einem Cyclopentan auffassen kann.

Steran-Gerüst $C_{17}H_{28}$

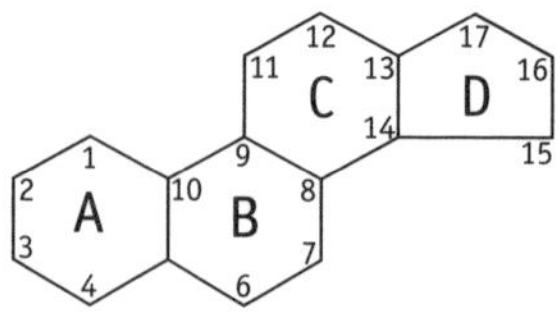

Dieses Gerüst erlaubt eine vielseitige Abwandlung, wobei der Gesamtcharakter erhalten bleibt. Es wurde bereits erwähnt, daß die vier Ringe zumeist in der trans-Position vorliegen. Dadurch wird die Stabilität, d.h. Kontinuität gewährleistet. Wohl aber liegen z.B. bei den labileren Gallensäuren die A/B-Ringe in der cis-Bindung vor.

Modifikationen des Grundgerüstes treten nicht nur durch «Verlängerungen» oder Umsetzungen, d.h. Substitution an den Endstellen auf, sondern es werden auch im Innern des Gerüstes durch Doppelbindungen, -OH oder =O oder auch Auflösung der Ringe ganz entscheidende Veränderungen in der Wirkung erreicht. Offenbar ist für die Wirkung des Cholesterins und der Folgeprodukte die Grundstruktur mit der fünffachen Ringbildung nötig und charakteristisch. Bezüglich der Bedeutung der Ringbildung als astralisch-verinnerlichenden Impuls sei auf Seite 225 (Eiweiß) verwiesen. Daß diese Wirkung völlig anders ist als das astralische Wirken, das mit dem Stickstoff verbunden ist, zeigt sich schon in der Tatsache, daß bei den physiologischen Steroiden keinerlei Stickstoff beteiligt ist, wohl aber die Ringbildung akzentuiert ist. Ja, man kann die über den Stickstoff verlaufende astralische Wirkung polar zu der über die Ringbildung laufende anschauen, hier mit überwiegend aufbauender Funktion. Wieder begegnen wir hier der für das astralische Wirken gekennzeichneten Polarität. Genauer gesagt: Der Stickstoff ermöglicht Bewußtseinsvorgänge (siehe Kapitel Biogene Amine), während über die Ringbildung Prozesse verlaufen, die entweder ganz im Unbewußten und somit aufbauend oder im Halbbewußten spielen, was sich aus den folgenden Ausführungen ergeben wird.

In letzter Zeit hat man einen Weg aufgezeigt, wie es überhaupt zum Bau des doch so komplizierten Sterangerüstes kommt. Zugrunde liegt eine relativ einfache Einheit, das Squalen (C30), das aus sechs C5-Einheiten (Isopren) besteht (siehe S. 154). Damit ist noch nicht gesagt, daß auf diese Weise das Sterangerüst aufgebaut wird. Offenbar gelingt es aber Pflanze, Tier und Mensch, dieses ohne Schwierigkeiten zu bilden.

Cholesterin

Es entsteht also im Organismus zuerst die kompliziertere, universellere Substanz, nämlich das Cholesterin, das dann durch hochspezifische Abbauprozesse verändert, d.h. spezialisiert wird. Die daraus hervorgehenden Derivate, besonders Hormone, sind «einfacher» gebaut. Sie werden nicht etwa zu Cholesterin aufgebaut, sondern aus der einen universellen Substanz Cholesterin entstehen viele spezielle Produkte durch Abbau. Auch hier: Am Anfang steht die «Einheit», das Undifferenzierte, das sekundär durch leichte Abbauprozesse, Umformung, Abspaltung, Hydroxylierung, Isomerie u.a. differenziert wird und eine Reifung und hohe Spezialisierung erfährt, wie dies im Folgenden ausgeführt wird.

Es ist deshalb berechtigt, von der Einheit auszugehen. Ja, der Schluß ist naheliegend, daß der Sinn der Cholesterinsynthese weniger in der Notwendigkeit liegt, Cholesterin selbst herzustellen, da viele seiner Aufgaben auch von anderen Lipoidsubstanzen erfüllt werden könnten. Vielmehr liegt die eigentliche Bedeutung des Cholesterins in den durch Abbau entstehenden Folgeprodukten. An der Eigenart der Abänderungen der Cholesterinsubstanz werden die durch sie wirkenden Kräfte aufzuzeigen sein.

Es ist von mehr als historischem Interesse zu sehen, daß am Anfang der Entdeckung dieser Substanzgruppe tatsächlich das Cholesterin steht, das schon im 18. Jahrhundert als «Fettwachs» beschrieben und später als Hauptbestandteil der Gallensteine entdeckt wurde, also Cholesterin zuerst als pathologische Substanz bekannt wurde. Daher auch die Namensgebung (*chole* = Galle; *stereos* = hart, starr). Im deutschen Sprachgebrauch hat sich der Name Cholesterin eingebürgert (wohl in Anlehnung an Stearin; von *stear* = Talg), während im englischen Cholesterol gebraucht wird, was richtiger ist, da die Endung -ol die alkoholische OH-Gruppe repräsentiert.

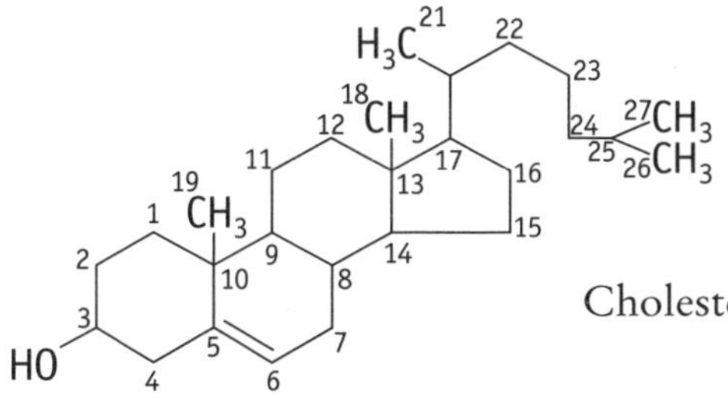

Cholesterin

Cholesterin ist eine ganz universelle Substanz und findet sich praktisch in jeder Körperzelle bei Mensch und Tier, besonders im Eidotter und in

Butter bzw. Milch, ist also für den wachsenden Organismus unentbehrlich. Zeitlebens findet man es in den Zellmembranen, wie es für den Lipoidcharakter geschildert wurde, es ist also eine lebensnotwendige Substanz. Obwohl die wirkliche Bedeutung erst bei Mensch und Tier deutlich erkennbar wird, gibt es in der Pflanzenwelt viele stickstoffhaltige (!) Steroidderivate, die alle für den Menschen giftig sind, was ein kennzeichnendes Licht auf die Bedeutung des Stickstoffs als astralische Substanz wirft, die an dieser Stelle abbauend im Sinne von zerstörend statt umbildend (siehe unten) in den Ätherleib eingreift.

Es ist für Cholesterin als Lipoid charakteristisch, daß die Substanz in Wasser unlöslich ist. Dies ist die Voraussetzung für die Funktion, an der Membranbildung aller Zellen teilzunehmen. Dort ist es ein Instrument des Organismus, den Stoffaustausch zu regulieren. Diese Schlüsselfunktion der Membranen ist ein hochkomplizierter Lebensvorgang, der weit über die an toten oder physikalischen Membranen zu beobachtende Semipermeabilität hinausgeht. Man spricht heute von einer dynamischen Struktur der Membranen. Hier berühren sich nicht nur Lebensvorgänge (Ätherleib), sondern auch Vorgänge, die dem seelischen Leben (Astralleib) dienen. Man kann deshalb zunächst im Cholesterin eine Substanz erkennen, die vermittelnd zwischen diesen Bereichen tätig ist. Hierzu gehört auch die emulgierende Fähigkeit des Cholesterins, d.h. zwischen Fett und Wasser zu vermitteln. Diese Rolle wurde bereits als charakteristisch auch für die Phosphatide (siehe S. 160), also ein anderes Lipoid erwähnt. Während für letztere jedoch die Ich-Funktion über den Phosphor charakteristisch ist, liegt hier bei den Steranderivaten die vermittelnde Funktion zwischen Äther- und Astralleib. Die Vermittlung geschieht so, daß über diese Substanzen der Astralleib formend und lenkend in den aufbauenden Strom des Ätherleibes eingreift. Deshalb findet sich Cholesterin überall dort, wo es sich um *aufbauende* Prozesse handelt, z.B. im Eidotter, aus dem ja der Embryo gebildet wird, ferner – wenn auch in geringerer Menge – in der Butter, die als Milchbestandteil dem Säugling Lebenskräfte vermitteln soll. Besonders reich ist beim Menschen die Nebennierenrinde (5 %), für die ja eine aufbauende Leistung charakteristisch ist. Hier ist Cholesterin die Ausgangssubstanz für die entsprechenden Derivate, die noch ausführlich behandelt werden.

Cholesterin steht immer noch im Mittelpunkt der Forschung, insbesondere, da ein erhöhter Cholesterinspiegel mit Ablagerungskrankheiten, Atheromatose, Angina pectoris, Durchblutungsstörungen u.a. gekoppelt ist. Der Denkweise der Zeit entsprechend, versucht man einen erhöhten Cholesterinspiegel zu senken, um damit die Folgekrankheiten zu beseitigen. Dabei wird die Frage, worauf die Erhöhung beruht, kaum wirklich diskutiert. Rein theoretisch kann diese auf einer vermehrten Produktion, vermindertem Abbau oder erhöhter

Zufuhr durch die Nahrung beruhen. Ohne diese Fragen zu diskutieren, haben sich die Untersuchungen durch Jahrzehnte fast ausschließlich auf das Nahrungscholesterin und dessen Vermeidung erstreckt.

Wie kam es zu dieser Einseitigkeit? Um die Auswirkungen des in der Nahrung enthaltenen Cholesterins zu untersuchen, fütterte man Kaninchen mit Eigelb- und Butterzusatz zum Futter. Als man die Tiere nach einiger Zeit tötete, fand man eine hochgradige Atheromatose, also Ablagerung von Cholesterin in den Gefäßen als Vorstadium einer Arteriosklerose. Damit schien die «Schuld» des Nahrungscholesterins beim Zustandekommen arteriosklerotischer Veränderungen «bewiesen». In Wirklichkeit aber besagt dieser «grundlegende Versuch» überhaupt nichts, denn er ist falsch angestellt! Kaninchen fressen nämlich niemals Eier oder Butter – auch nicht in Spuren; sie sind auf deren Aufnahme und Verarbeitung nicht eingerichtet. Gerade Kaninchen als reine Pflanzenfresser besitzen keinen enterohepatischen Kreislauf, so daß die Ausscheidung der Steroide über die Galle entfällt. Im übrigen ist auch beim Menschen eine ausreichende Gallenbildung die Voraussetzung, Cholesterin ausscheiden zu können.

Jeden Organismus kann man schädigen, wenn man ihm Substanzen anbietet, die seinem Wesen widersprechen. So ist für die meisten Pflanzen das gewöhnliche Kochsalz ein absolutes Gift, da es ihren Stoffwechsel geradezu blockiert (siehe Kapitel Mineralstoffe, Natrium). Füttert man ausgesprochene Vegetarier wie Rinder mit tierischen Produkten – meist aus Kadaververwertung –, um den «Eiweiß- und Kalkbedarf zu decken», so müssen sie krank werden (BSE, sogenannten Rinderwahnsinn, was aber in Wirklichkeit ein Menschenwahnsinn ist, d.h. eine menschliche Wahnvorstellung bei der Fütterung), worauf Rudolf Steiner schon 1923 hingewiesen hat (1923a). Es handelt sich bei diesen Dingen also nicht darum, die exakte Durchführung eines Versuches zu bezweifeln, sondern die falsche Veranlagung zu erkennen, was aus Einsicht in das Wesen des betreffenden Organismus möglich ist. Aufgrund eines falsch angelegten Versuches schien der «Schuldige» entdeckt, und eine geradezu panische Angst vor Cholesterin war ausgelöst, verbunden mit der Warnung vor entsprechenden Produkten, besonders Eiern und Butter.

Daß die exogene Cholesterinzufuhr nur eine höchst sekundäre Rolle spielen kann, ergibt sich bereits aus der Beobachtung, daß gesunde Menschen, z.B. Jugendliche in der Pubertät, große Mengen cholesterinreicher Nahrung zu sich nehmen, ohne daß es zu einer Cholesterinämie kommt – auch nicht in Jahren. Dasselbe gilt für Völker wie die Massai in Afrika, die sich fast nur von tierischen Produkten ernähren und dennoch weder erhöhte Blutfettwerte noch entsprechende Krankheiten aufweisen. Für die Eskimos mit ursprünglicher Lebens- und Ernährungsweise gilt dasselbe in noch stärkerem Maße. Abgesehen davon beträgt die – allerdings schwer einzuschätzende – Eigenproduktion des Organismus zwischen fünf und acht Gramm täglich,* gegenüber denen die etwa durch Butter oder Eier zugeführten Milligramm bei nicht übertriebenem Konsum bedeutungslos sind.

In den letzten Jahren zeigten sich überraschende Ergebnisse, die aber weder allgemein zur Kenntnis genommen wurden noch sich in der Praxis ausgewirkt haben.

Cholesterin ist eine labile Substanz mit einer Doppelbindung, die der Oxydation leicht zugänglich ist, was vor allem durch Licht, Wärme, Bestrahlung, Alterung u.a. begünstigt wird, worauf bei den Fetten bereits hingewiesen wurde. Aber auch Hydroxylierungen können leicht stattfinden, ebenso wie Epoxydbildung** und Epimerisierung. Es sind bisher ca. 80 Autooxydationsprodukte des Cholesterins nachgewiesen worden. Diese zogen erst in letzter Zeit die Aufmerksamkeit auf sich, da einige davon bereits nach 24 Stunden schwere arterielle Schäden mit Zelltod und Ödemen der Intima nach sich ziehen können! Als am stärksten zytotoxisch erwies sich das relativ wenig veränderte 25-Hydroxycholesterin (mit einer OH-Gruppe am Ende der Seitenkette). Dieses bindet sich hauptsächlich an die LDL- und VLDL (**V**ery **L**ow **D**ensity **L**ipoproteins). Diese sind hochaktive Substanzen für den Fett-Transport und versorgen besonders die Peripherie mit Cholesterin für den Aufbau der Membranen und das Wachstum, was also durch das pathologisch veränderte Produkt verhindert wird, weshalb es zu Ablagerungen kommt.

In menschlichen Atheromen konnten zwölf verschiedene Oxydationsprodukte des Cholesterins nachgewiesen werden. Darüber hinaus hemmen diese Oxydationsprodukte die «richtige» Cholesterinsynthese und stören die Funktion der T-Lymphozyten; auch eine mutagene und karzinogene Wirkung wurde nachgewiesen. Alle diese negativen Wirkungen konnten durch gereinigtes Cholesterin nicht erreicht werden!

Somit dürften die dem Cholesterin angelasteten Wirkungen weitgehend nicht diesem, sondern den Oxydationsprodukten zuzuschreiben sein, also Kunstprodukten, die durch den falschen Umgang mit dieser empfindlichen Substanz entstehen. Die Einflüsse, die diese Umwandlung bewirken, sind bekannt und

* Die betreffenden Werte sind schwer zu bestimmen und von verschiedenen Faktoren abhängig, schwanken daher ganz erheblich je nach Autor und Jahrgang zwischen 1,2 und 8 g pro Tag.

** Epoxyde enthalten die Gruppe -C-C- \/ O die außerordentlich reaktionsfreudig ist und mit vielen Verbindungen reagiert, auch polymerisiert (Epoxydharze. Das einfachste Epoxyd ist Ethylenepoxyd H_2-C-C-H_2 \/ O, ein starkes Zellgift, das aber auch zu Konservierungszwecken benutzt wird. Auch die Wirkung der hochgiftigen und karzinogenen Aflatoxine beruht auf der Epoxydgruppe, ebenso wie die Toxizität vieler Lösungsmittel.

wurden oben genannt. Sie beginnen bereits bei einer Temperatur knapp über 50 °C und verlaufen um so schneller, je höher die Temperatur ist, was vor allem beim Braten, Frittieren sowie der Herstellung von H- bzw. UHT-Milch der Fall ist. Ferner ist leicht einzusehen, daß getrocknete Produkte mit großen Oberflächen, z.B. Pulvermilch, Eipulver, aber auch Dauerbackwaren, besonders der Gefahr der Oxydation ausgesetzt sind. Daß dies auch für bestrahlte Produkte gilt, wurde erwähnt. Auch die Oxydationsprodukte von ungesättigten Fettsäuren (wozu auch die Anlagerung von OH- und CO-Gruppen gehört) sind typisch für verdorbene Fette. Auch diese Produkte sind meist toxisch (siehe S. 146).

Es besteht kein Zweifel, daß die genannten technischen Zubereitungsverfahren in wenigen Jahrzehnten erheblich zugenommen haben. Sicher spielen diese Einflüsse eine bisher kaum oder nicht berücksichtigte Rolle.

Zusammenfassend kann man sagen, daß das Cholesterin zumindest eine bedeutende Membranfunktion erfüllt, was andere Lipoide auch vermögen. Verbunden damit ist eine aufbauende Funktion. Die größere Bedeutung liegt aber in den Derivaten, den Gallensäuren, dem sogenannten Vitamin D3, der Vielzahl der Nebennierenrindenhormone und den Sexualhormonen. Alle diese Derivate entstehen zwar durch einen im chemischen Sinne Abbau des Cholesterins, was Ausdruck einer Tätigkeit des Astralleibes ist, doch wirken sie letztlich aufbauend, weshalb man den leichten «Abbau» eher als *Reifung* bezeichnen kann, wie seit alters her die Pubertät bezeichnet wird, wenn die deutliche Produktion von Sexualhormonen beginnt. Es handelt sich dabei eben nicht um einen Aufbau im Sinne eines Weiterwachsens, sondern um eine neue Art von Aufbau, eine *Umwandlung des «nur» biologischen Geschehens*, das nunmehr mit seelischen Prozessen gekoppelt ist. Leben wird zum Er-leben. (Dies gilt übrigens auch für die Wirkung des Vitamin D bei der Knochenbildung: Die Mineralisierung des Knochens ist seine Reifung.)

Es handelt sich somit bei den Steroidhormonen um einen astralischen Impuls, der im seelischen Bereich offenbar wird und der in neuer Weise umgestaltend und lenkend am Aufbau *innerhalb* des Ätherleibes tätig ist. Diese Wirkung ist an das Sterangerüst gekoppelt, dessen «Muttersubstanz» das Cholesterin ist. Erst durch dessen Abbau wird das höhere Leben ermöglicht.

Daß diese Art des Aufbaues nicht etwa die Fortsetzung der bisherigen Art des Wachstums ist, sieht man nicht nur an dem spezifischen Wachstum der Genitalorgane, das über diese Hormone verläuft, sondern in dem Gestaltwandel des Pubertierenden und dessen seelischem Aufwachen, das auf dem partiellen Freiwerden des Astralleibes beruht, in erster Linie auf der *Gefühls*ebene geschieht und zumeist gar nicht bis zum wachen Bewußtsein kommt. Durch diesen teils freigewordenen, aber noch nicht beherrschten Astralleib kann es in dieser Zeit zu Emotionsausbrüchen und einer Aggressivität kommen, die pathologisch zur Triebhaftigkeit ausarten kann. Es ist leicht zu beobachten, daß diese Veränderungen oft mit hypersexuellen Problemen gekoppelt sind. Das partielle Freiwerden des Astralleibes ist eben mit dem dazu polaren tieferen Eingreifen in das Genitalgebiet verbunden.

Nach den oben aufgeworfenen Fragen über die Herkunft der Cholesterinerhöhung spielen aber auch endogene Faktoren eine Rolle. Inwieweit psychische Faktoren hierbei bedeutsam sind, soll an dieser Stelle nicht behandelt werden. Es ist jedoch sehr berechtigt zu fragen, ob nicht die Erhöhung des Cholesterinspiegels vor allem dadurch zustande kommt, daß das Cholesterin nicht genügend *abgebaut* wird. Dies ist zumindest ein wesentlicher Faktor bei älteren Menschen, bei denen z.B. die Stärke der Verdauungstätigkeit, Drüsentätigkeit usw. allmählich nachläßt. Tatsächlich kann man sehen, daß bei alten Menschen diese geschilderten Cholesterinderivate abnehmen: Sofern die Dehydrierung gestört ist, kommt es nicht mehr zum 7-Dehydrocholesterin und damit zu einer ausreichenden Bildung von Vitamin D, was tatsächlich ein Faktor bei der Osteoporose sein kann. Werden zu wenig Gallensäuren gebildet, so kommt es zu Fettunverträglichkeit, Gallensteinbildung, Verdauungsschwäche und herabgesetzter Aktivität. Mangelt es an der Fähigkeit der 17-Keto-Bildung, so können Kortikosteroide nicht mehr in ausreichender Menge gebildet werden, mit der Folge von Adynamie, Hypotonie, evtl. allergischen Reaktionen. Schließlich führt die herabgesetzte Fähigkeit der Bildung von Sexualhormonen zu klimakterischen Symptomen bzw. Impotenz. Bekanntermaßen können aber alle diese Erscheinungen, die beim Greis physiologisch sind, verfrüht auftreten. Dann glaubt man – der Denkweise der Zeit entsprechend –, alle diese Symptome durch Hormone oder Enzyme ersetzen zu müssen oder mit «Vitalstoffen» das Altern aufhalten zu können.

Man kann aber auch den Abbau des Cholesterins so anregen, daß der Organismus die betreffenden Wirkstoffe *selbst* weiter erzeugt, so daß eine Substitutionstherapie nicht nötig ist. Dies geschieht in erster Linie durch geistig-seelische *Aktivität*. Bereits die tägliche Beobachtung kann zeigen, daß ältere Menschen, die vor allem geistig aktiv sind, längst nicht in dem Maße bezüglich einer Arteriosklerose bzw. Cerebralsklerose gefährdet sind wie eine inaktive Person. Allerdings muß die Aktivität zeitgerecht eingesetzt werden: in der Pubertät auf körperliche, im späteren Alter auf seelisch-geistige Bereiche. Wird alleinige körperliche Tätigkeit im Alter fortgesetzt, führt diese unweigerlich zu sklerotischen Veränderungen.

Das Augenmerk wird heute fast ausschließlich auf erhöhte Fett- und Cholesterinwerte gelenkt. *Erniedrigte* Cholesterinwerte finden sich z.B. bei Depressionen, hämorrhagischen Insulten, chronischen Bronchitiden, Leber- und Darmerkrankungen sowie beim Bronchialkarzinom. Man kann diese Krankheiten als einen fehlerhaften, nicht gelenkten (Carzinom) Aufbauprozeß anschauen, womit die hier mangelnde organisierend aufbauende Seite des Cholesterins angesprochen ist.

Es kann sich somit überhaupt nicht darum handeln, Cholesterin grundsätzlich in der Ernährung zu meiden oder gar emotional zu verdammen, da es wesentliche Aufbaufunktionen vermittelt; vielmehr geht es darum, es als aufbauende und damit naturgemäß labile Substanz nicht durch ungeeignete Zubereitung zu mißhandeln und damit dem aufbauenden Lebensbereich zu entfremden bzw. diesen fehlzulenken. Hierzu ist es nötig zu erkennen, daß – von Ausnahmen abgesehen – nicht Anregung des Aufbaues das Altern verhindert, sondern der richtige *Abbau des Cholesterins* durch seelisch-geistige Aktivität den Organismus mit den notwendigen Folgeprodukten versieht, wodurch eine vorzeitige Alterung verhindert werden kann.

Cholesterinabbau

Abbau wird naturgemäß durch einen astralischen Impuls bewirkt, wodurch kleinere Moleküle entstehen. Diese Abbauprodukte sind vor allem dadurch gekennzeichnet, daß die durch sie vermittelten physiologischen Wirkungen so gut wie immer mit *seelischen* Impulsen verbunden sind, wie es dem polaren astralischen Wirken entspricht (siehe unten, ferner bei Milchsäure und im Eiweißkapitel: Biogene Amine).

A. Gallensäuren:
Substanzmäßig wird der größte Teil des Cholesterins zu den verschiedenen *Gallensäuren* abgebaut, die im Gegensatz zu Cholesterin meist leicht löslich sind. Die Abbauwege sind im einzelnen heute genau erforscht, wesentlich ist jedoch, das Prinzip zu erkennen: In erster Linie tritt ein Abbau der langen, «pflanzlichen» CH_2-Kette auf; diese wird um drei CH_2 verkürzt, was bereits zu einer größeren Stoffwechselaktivität führt (siehe S. 127, Kettenlänge der Fettsäuren). Außerdem aber ist die COOH-Gruppe Ausdruck eines Säureimpulses. Der astralische Charakter der Säure wurde ausführlich behandelt (S. 66 f.). Wesentlich ist, daß die einzige Doppelbindung des Cholesterins hydriert wird; dadurch wird die Substanz «irdischer». Ferner finden sich bei den Gallensäuren Hydroxylgruppen. Daß durch diese eine verbesserte Wasserlöslichkeit erreicht wird, ist leicht einsehbar (siehe Kohlenhydrate).

Der Sinn dieser Veränderungen kann nur aus dem Wesen der Gallenbildung selbst erkannt werden, was an anderer Stelle ausführlich dargestellt ist (Husemann/Wolff, Bd. 3). Die physiologische Bedeutung der Gallenflüssigkeit liegt in ihrer Fähigkeit zu emulgieren, d.h. die Fett-Tröpfchen so weit zu zerschlagen, daß sie von der Lipase angegriffen werden können, d.h. die Verdauung beginnt, und sie dann erst die Darmwand passieren können. Der Prozeß der Gallenbildung untersteht dem Mars-Impuls und ist die Grundlage für die Aktivität des Menschen. Er ist dem ätherisch aufbauenden Impuls der Leber polar entgegengesetzt. Deshalb ist mit dem Gallenimpuls ein leichter Abbau verbunden, der, genauer gesagt, in einer Reifung besteht.

Ausdruck dieser Reifung sind die geschilderten chemischen Veränderungen vom Cholesterin zu den Gallensäuren. Diese werden nach der Bildung und Ausscheidung wieder zu über 90 % in den Darm rückresorbiert, was als enterohepatischer Kreislauf der Gallensäuren bekannt ist. Man darf hierin nicht nur eine rationelle Wiederverwertung sehen, die dem Organismus gestattet, die emulgierende Eigenschaft der Gallensäuren mehrmals zu benutzen, sondern vor allem die Tatsache, daß die Gallenflüssigkeit selbst die stärkste Anregung der Gallenbildung ist. Dadurch kommt es zur mehrmals wiederholten Verstärkung der Aktivität. Dies ist die physiologische Grundlage der psychologischen Erfahrung: Tätigkeit regt Tätigkeit an. Oder auch: Erfolg regt erneut an. Dieser physiologische Vorgang der Rückresorption der Gallensäuren bedeutet eine Selbstanregung und ist das Urbild der sogenannten Rückkopplung, die in verschiedenster Weise besonders in die Radiotechnik Eingang gefunden hat. Dieser Vorgang der Selbstanregung, der in der Gallenbildung vorliegt, basiert auf einem speziellen Abbauprozeß des Cholesterins, das aus seiner ätherischen Funktion durch Abbau weitergeführt wird zur Grundlage für die seelisch-geistige Aktivität. Deshalb kann diese Art des Abbaus nur bei Tier und Mensch stattfinden.

Verstärkt wird die Aktivität noch durch die Konjugation der Gallensäuren mit Glycin (= Glykokoll = Amino-Essigsäure), der einfachsten Aminosäure, oder aber mit *Taurin*, das decarboxyliertes und oxydiertes Cystein ist. Diese verstärken – obwohl ganz verschieden – spezifisch die Wirkung der Gallensäuren. So wirkt Taurin auch stark emulgierend. Beim Menschen werden ca. dreimal mehr Glycocholate gebildet als Taurocholate. Dagegen werden bei den sogenannten Raubtieren, also Fleischfressern, besonders bei Hunden, nur Taurocholate ausgeschieden (Wolff 1994b). Raubtiere müssen naturgemäß aktiver sein als Pflanzenfresser und benötigen somit eine stärkere Gallenbildung. Auch in diesem speziellen Fall ist ersichtlich, daß die Wesensart die Substanzbildung bestimmt.

Im übrigen gibt es sehr verschiedene Gallensäuren – je nach Tierart; allerdings tritt nie eine Gallensäure allein auf. So findet sich z.B. vor allem in der Gänsegalle die *Chenodesoxycholsäure* (*chän, chenos* = die Gans). Diese findet sich auch in der gesunden menschlichen Galle und besitzt die Fähigkeit, die cholesterinhaltigen Gallensteine allmählich aufzulösen. Außerdem wirkt sie stärker emulgierend als andere Gallensäuren. – Sehr ähnlich ist die *Ursodesoxycholsäure*. Wie ihr Name sagt, wurde sie in der Bärengalle (aber auch beim Menschen) gefunden. Sie unterscheidet sich von der Chenodesoxycholsäure lediglich dadurch, daß an der Stellung 7 die OH-Gruppe in der isomeren beta-Stellung (statt alpha) vorliegt und das H in der 5-Stellung ebenfalls betakonfiguriert ist. Diese Säure ist ein ausgesprochenes Cholagogum und wird besonders bei Gallenstauungen und primär billärer Zirrhose angewandt.

Im Darm besteht jedoch die Möglichkeit, daß durch mikrobielle Reduktion die zwei OH-Gruppen an der Stellung 7 und 12 bei der Cholsäure bzw. des 7OH bei der Chenosäure reduziert werden. Dadurch entsteht die Lithocholsäure (*lithos* = Stein), die nur noch an C_3 eine Hydroxylgruppe besitzt und dadurch schwer löslich ist. Sie nimmt an dem enterohepatischen Kreislauf der Gallensäuren nicht mehr teil, sondern wird in der Leber sulfatiert und dann als Sulfat vom Darm nicht mehr reabsorbiert, sondern ausgeschieden. Dies wirft ein Licht auf die Bedeutung der Darmflora für die Entstehung der Gallensteine, indem Bakterien grundsätzlich über einen reduktiven Stoffwechsel verfügen, während der Galleprozeß prinzipiell oxydativer Natur ist. Letztlich kann die mangelnde Rückresorption der Gallensäuren auch zu einer Einschränkung der Aktivität führen.

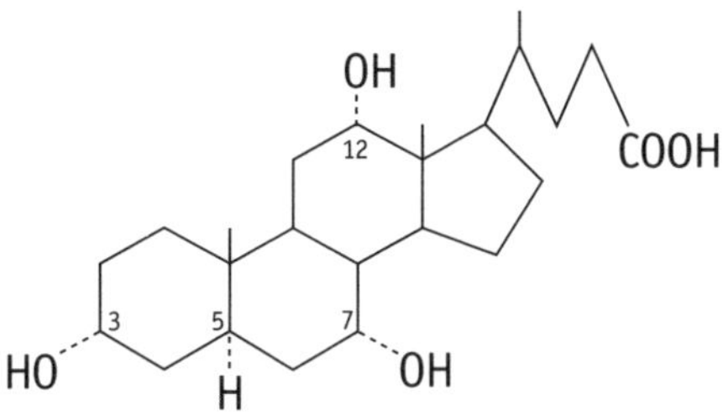

Cholsäure
(3α-, 7α-, 12α-Trihydroxycholansäure)

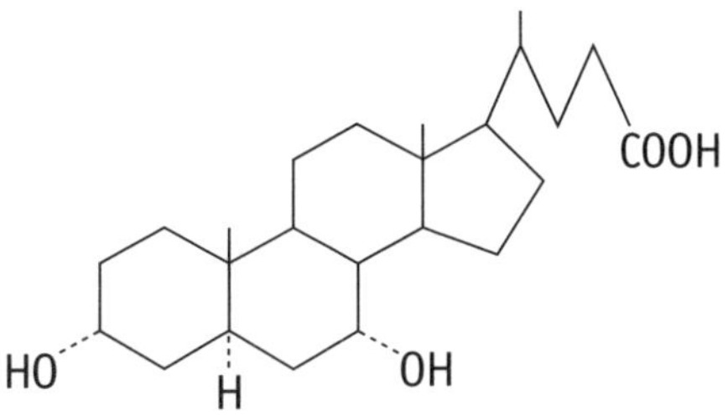

Chenodesoxycholsäure
(3α-, 7α-Dihydroxycholansäure)

Es dürfte klar sein, daß die jeweilige Modifikation der Gallensäuren in erster Linie von der Wesens- und Lebensart des Tieres bestimmt wird. Der zweifellos vorhandene Einfluß der Ernährung ist sekundär. Das gleiche gilt für die menschliche Galle.

Die Gallensteine, die ja zum größten Teil aus Cholesterin bestehen, werden weit weniger durch Ernährungsgewohnheiten hervorgerufen (cholesterinreiche Nahrung) als vielmehr durch die seelisch-geistige Lebensart, das Klima und die dadurch bedingte Stoffwechselart, d.h. die *Art der Gallensäurenbildung*. Seit langem ist bekannt, daß menschliche Gallensteine, in eine Hunde-Gallenblase implantiert, nach wenigen Monaten aufgelöst sind.

Aus dem Wesen der Leber und der dazu polaren Gallenbildung ergibt sich, daß konstitutionell der Mann die stärker veranlagte Galle, die Frau die «bessere» Leber besitzt, was sich auch statistisch zeigen läßt (siehe Husemann/

Wolff Bd. 3). Das heißt, daß Frauen, die mehr äußerlich aktiv sein müssen, als es ihrer Konstitution entspricht, dauernd ihre Galle überlasten (was beim Mann eher toleriert werden kann, da er die «bessere» Galle besitzt). Vereinfacht drückt dies die mnemotechnische Alliteration aus: female, fat, forty, fertile, four children. Diese Überlastung führt dazu, daß auch die Darmflora in Mitleidenschaft gezogen wird. So können die physiologischen Gallensäuren durch mikrobielle Reduktion z.T. so verändert werden, daß die schwer lösliche Lithocholsäure entsteht (siehe oben), was wiederum eine geringere Anregung der Aktivität bewirkt, so daß Überlastung noch schwerer fällt und es zu einem circulus vitiosus kommen kann. Bei der Gallensteinbildung spielt somit auch die Darmflora eine wesentliche Rolle.

B. Dehydro-Cholesterin:
Eine völlig andere Veränderung am Cholesterin ist zwar ganz geringfügig, jedoch sehr tiefgreifend. Sie findet dadurch statt, daß das Cholesterin dehydriert wird: Es entsteht das *7-Dehydro-Cholesterin.* Dadurch erhält die Substanz eine zweite Doppelbindung, was bedeutet, daß sie aufnahmefähiger für Substanzen oder Kräfte wird. Dies äußert sich darin, daß diese Substanz nunmehr lichtempfindlich geworden ist: Durch Lichteinwirkung, besonders UV-Licht, wird der B-Ring aufgespalten, wodurch das sogenannte *Vitamin D_3* entsteht, das *Calciferol* («Kalkträger»), das für die Knochenbildung benötigt wird. Nach der Schilderung kann deutlich werden, daß der Organismus die Vorstufe, das sogenannte Pro-«Vitamin» 7-Dehydro-Cholesterin, *selbst* herstellt. Dieses ist also eher ein Hormon, aber kein Vitamin, denn definitionsgemäß sind Vitamine Substanzen, die der Organismus nicht selbst herstellen kann und die deshalb mit der Nahrung zugeführt werden müssen. In diesem Falle wäre das notwendigerweise zugeführte «Vitamin» das Licht, das zu dem hormonellen Pro-«Vitamin» hinzukommen muß.

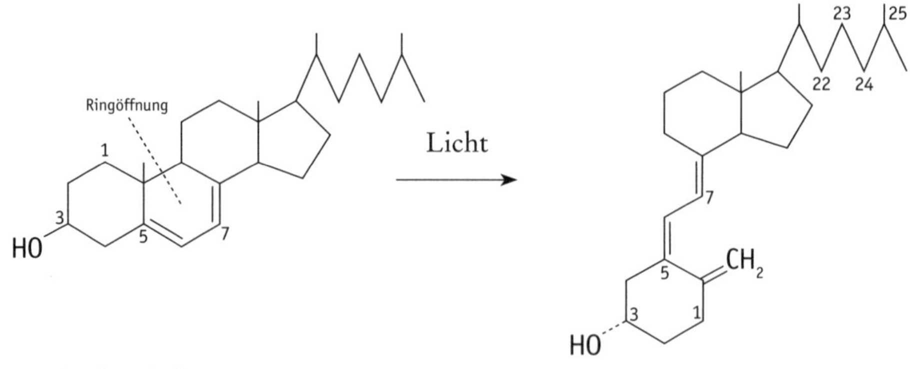

7-Dehydrocholesterin

Cholecalciferol (Vitamin D_3)

Dieser Umstand der notwendigen Doppelbindung besagt, daß die ursprüngliche Substanz Cholesterin zunächst in spezieller Weise lichtempfindlich gemacht werden muß, wonach erst die Spaltung des B-Ringes und die Wirksamkeit auf die Knochenbildung eintritt. Diese geht also aus einem Abbauprozeß hervor, der die Voraussetzung für die Licht-Bindung ist. Hierbei ist es die blaue Seite des Lichtes, besonders das UV, über das die speziell abbauenden und damit formenden Impulse verlaufen, während die rote, wärmende Seite des Lichtes mehr die aufbauenden Wirkungen beinhaltet.

Auch hier, was wiederholt dargestellt wurde: Abbau (Ringspaltung) als Voraussetzung für einen (Knochen-)Aufbau.

Es ist also offensichtlich, daß der Knochen nicht durch Kalk und seine Kräfte gebildet wird, denn bekanntlich ist Kalkzufuhr bei einem rachitischen Kind wirkungslos. Erst durch Licht erhält der Organismus die Möglichkeit, den Kalk zu verarbeiten. In Wirklichkeit ist es also nicht die «Substanz Vitamin D», die wirksam ist, sondern «das ins Reagenzglas gebannte Sonnenlicht», wie dies *von Pfaundler* (deutscher Kinderarzt 1872–1947) genannt hat. Erst dadurch ist es möglich, daß nicht das Formprinzip des Kalkes, zu dem die Rundung gehört, für die menschliche Skelettbildung allein wirksam wird, wie dies bei den Rundungen der Muscheln und Schnecken (und der Hauptesbildung) erkennbar ist. Diese Tendenz muß beim Menschen überwunden werden durch das gerade, strahlige Prinzip, das auf einem Lichtwirken beruht und die Streckung ermöglicht.

Dadurch ist die gerade Bildung der Extremitätenknochen und letztlich auch die Aufrichtung des Menschen möglich geworden.

Ohne diese Lichtkraft kommt es zu den Deformationen der Rachitis. Somit ist die Knochenbildung letzter Ausdruck des Wirkens der Kräfte, die der spezifisch menschlichen Organisation zugrunde liegen, das ist die Ich-Organisation (siehe S. 115). «Das Skelett ist ein Abbild der Ich-Organisation» (Steiner/Wegman 1925).

Wird nicht das vom Organismus gebildete 7-Dehydro-Cholesterol mit UV bestrahlt, sondern das ähnliche Ergosterin, das sich z.B. in Pilzen und Hefen befindet, so entsteht ebenfalls eine anti-rachitisch wirkende Substanz, das sogenannte Vitamin D_2, das ein Kunstprodukt und für den Menschen unphysiologisch ist trotz hoher Wirksamkeit. Obwohl sich in der Seitenkette bei Vitamin D_2 eine Doppelbindung findet (zwischen C_{22} und C_{23} und eine Methylgruppe an C_{24}, liegt der Schmelzpunkt von Vitamin D_2 bei 121 °C, von Vitamin D_3 bei 84 °C. Sowohl nach der erwähnten Herkunft wie nach den unterschiedlichen Schmelzpunkten müssen zwischen diesen zwei Substanzen mit Sicherheit qualitative Unterschiede vorliegen, die über die quantitativ gleiche antirachitische Wirkung, d.h. Kalkeinlagerung hinausgehen. Für die große physiologische Bedeutung unterschiedlicher Schmelzpunkte wurden bei den Fettsäuren wiederholt Beispiele gebracht.

Obwohl bereits in der Embryonalzeit der Knochen «aufgebaut» wird, muß man doch dabei unterscheiden, daß die Kalkeinlagerung in den (knorpelig vorgebildeten) Knochen nur dann erfolgen kann, wenn der Organismus zuvor eine Aktivierung (die 7-Dehydrierung) des Cholesterins durchführt, der ein Abbauprozeß folgt (Ringöffnung), wodurch Licht bis in die mineralisch feste Form wirksam werden kann. Im übrigen wird das Vitamin D_3 noch in aktive Metabolite umgewandelt durch zwei Hydroxylierungen, an C_{25} in der Leber und an C_1 in der Niere. (Zur Problematik der therapeutischen Verabreichung eines «fertigen» Produktes Vitamin D_3 bzw. D_2 siehe Husemann/Wolff, Bd. 2 und 3.)

C. Nebennierenrindenhormone:
Ein weitergehender und differenzierterer Abbau des Cholesterins liegt in den *Nebennierenrindenhormonen* vor (Corticosteroide). Bei diesen ist die relativ lange Seitenkette des Cholesterins oxydativ abgebaut zu einer Keto-Gruppe am C_{17}. Ferner findet sich nunmehr Sauerstoff statt -OH am C_3. Die zwei Ketogruppen an C_3 und C_{17} sind die wesentlichen Träger der Wirkung der Nebennierenrindenhormone. Wie bereits eingangs (siehe S. 30 ff.) dargestellt, vermittelt der Sauerstoff die Beziehung zur Erde, was für das Leben notwendig ist.

Eine Schlüsselstellung auf diesem Wege bildet das *Progesteron* (Corpus Luteum-Hormon), das zwar als Sexualhormon angesehen werden kann, aber noch weitgehend undifferenziert ist; Progesteron ist noch kein typisch weiblicher Prägungsstoff. Es wird aus Cholesterin über die Zwischenstufe Pregnenolon gebildet.

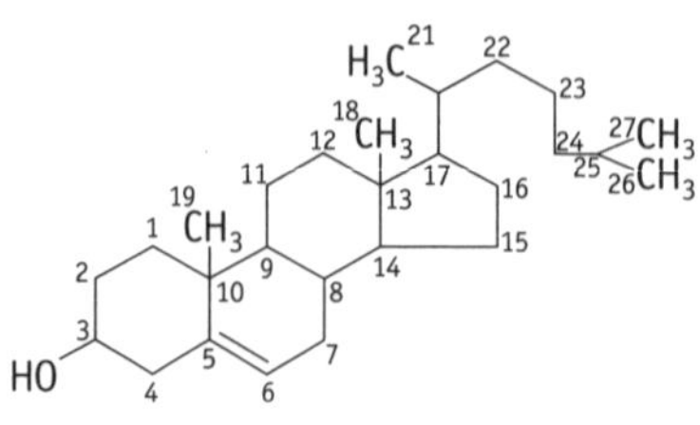

Cholesterin

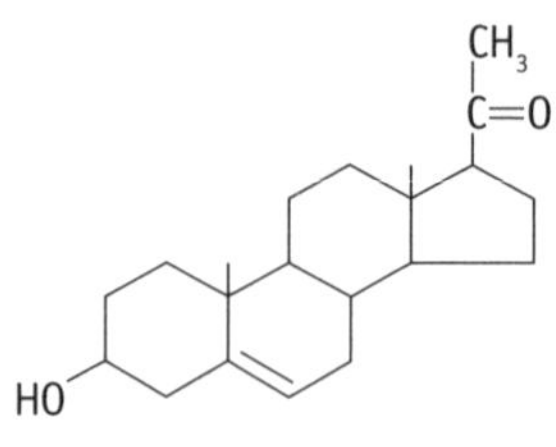

Pregnenolon

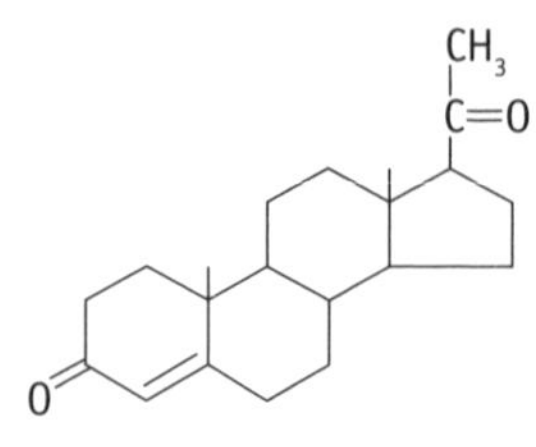

Progesteron

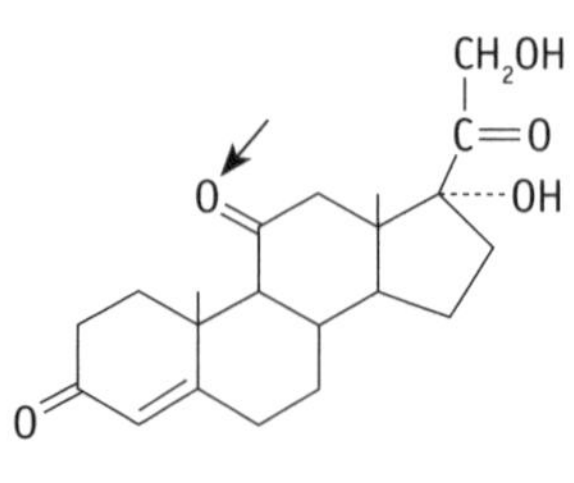

Cortison

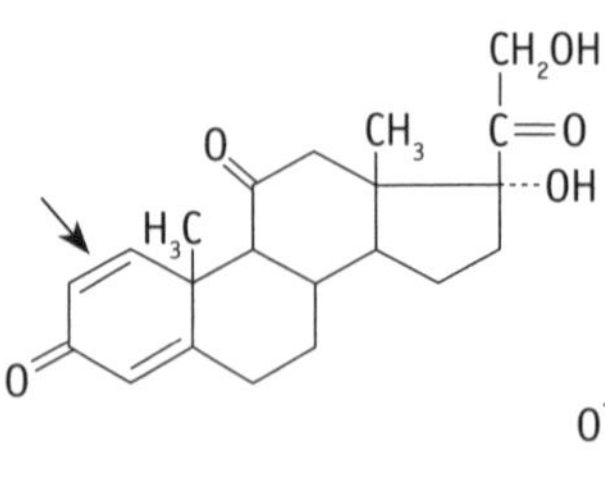

Prednison

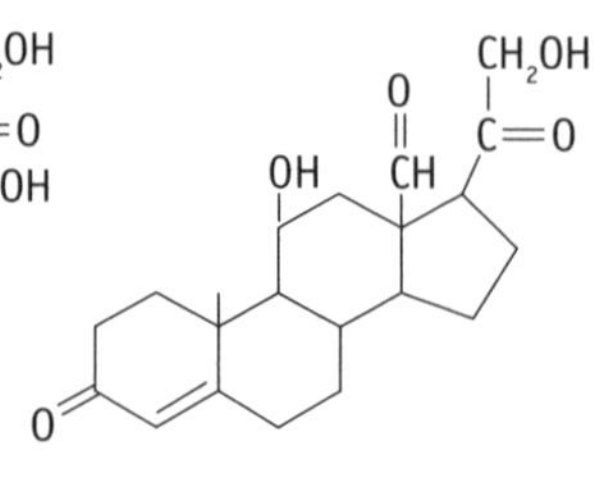

Aldosteron

Trotz der Vielzahl der Nebennierenrindenhormone (es wurden bislang ca. 80 verschiedene isoliert) muß man sehen, daß *summarisch* die Nebennierenrindenhormone aufbauenden Charakter haben. Am deutlichsten äußert sich dies dadurch, daß bei mangelhafter Bildung eine allgemeine Schwäche auftritt, die sich stärker bei Morbus Addison als Adynamie, Hypotonie sowie Natriumverlust ausdrückt und im Extrem bei vollständigem Ausfall der Nebennierenrinde zum Tod führt.

Die eigentliche Bedeutung der verschiedenen Keto-Steroide wird aus dem Verständnis des Nierensystems ersichtlich. Wie an anderer Stelle ausführlich dargestellt (Husemann/Wolff, Bd. 3), ist es die Aufgabe des Nierensystems, zu dem unabdingbar die Nebenniere gehört, die abbauenden Impulse des Nervensystems, die über den Sympathikus bis ins Nebennierenmark (Adrenalin) wirksam sind, umzuschalten in aufbauende Wirkungen, die von den Tubuli contorti der Niere ausgehen und über die Nebennierenrinde verlaufen. Träger dieser Wirkung sind die Ketosteroide, die das Instrument des Astralleibes sind, um innerhalb des Ätherleibes dessen aufbauende Tätigkeit zu lenken. Gewiß sind die einzelnen Nebennierenhormone in der chemischen Konstitution und Wirkung sehr verschieden (siehe Formeln), doch handelt es sich allgemein um eine Aufbauwirkung innerhalb des Organismus, die vom Nierensystem aus «nach oben» wirkt. Rudolf Steiner sprach von einer «strahlenden Wirkung» (1922 c).

Deren Übermaß wird beim Cushing-Syndrom deutlich und beruht auf einer zu starken «Nierenstrahlung», deren Hauptträger die Corticosteroide, besonders Cortison, sind. Bei dessen natürlichem oder künstlichem Überangebot, d.h. Morbus Cushing, ist die vermehrte Substanzbildung im oberen Organismus offensichtlich (Stiernacken, Vollmondgesicht). Die aufbauende Leistung ist also nicht generell, sondern deutlich «nach oben» gerichtet. Dies gilt bis in den psychischen Bereich, indem mit den Corticosteroiden zumeist eine euphorisierende Wirkung verbunden ist, was nicht ausschließt, daß polar – je nach der Konstitution – auch eine depressive Verstimmung auftreten kann. Umgekehrt führt eine mangelhafte Bildung von Cortison unter anderem zu Adynamie, im Extrem zu allgemeiner Schwäche und Morbus Addison.

Dem widerspricht auch nicht, daß innerhalb des über die Nebennierenrinde verlaufenden Aufbaus teilweise abbauende Wirkungen zu beobachten sind, z.B. Eiweißabbau durch Glucocorticoide wie Cortison. Dies hängt damit zusammen, daß einzelne isolierte Substanzen selbstverständlich spezialisiert sind und z.B. zum Beginn eines Aufbaues die Wasserbindung gehört. So ist z.B. das *Aldosteron*, das wirksamste Mineralocorticoid, auf den Wasser- bzw. den Mineralstoffwechsel spezialisiert, so daß es eine Zunahme des extrazellulären Flüssigkeitsvolumens mit erhöhter Natriumretention bewirkt. Dadurch kann es entweder zur Hypertension kommen oder generalisiert zu «Ödemkrankheiten» (im Extrem: Conn-Syndrom).

Auf der mit den Corticosteroiden grundsätzlich verbundenen «Verwässerung» beruht auch die anti-inflammatorische Wirkung. Bildhaft gesprochen: Feuer wird mit Wasser gelöscht. Daß durch «Wasser», insbesondere «lebendiges Wasser», auch «Salze» aufgelöst werden können, liegt der Rückbildung der Knochenmineralien durch Corticosteroide bei sekundärer Osteoporose zugrunde. Aufbau kann eben auch Auflösung einschließen, was beim Wachstum notwendig ist, aber auch gerade bei einer Entzündung sehr sinnvoll sein kann, um die alte Struktur zu beseitigen, damit eine neue gebildet werden kann (Näheres dazu bei Husemann/Wolff, Bd. 2 u. 3).

Nachdem isolierte Nebennierenrindenhormone zur Verfügung standen, brachte insbesondere *Cortisol* beeindruckende antiphlogistische Wirkungen zustande, besonders beim rheumatischen Formenkreis, was aus den bisherigen Ausführungen verständlich sein kann. Allerdings waren damit unerwünschte Wirkungen verbunden, wie z.B. Verwässerungen und Cushing-Syndrom, die aber keine Nebenwirkungen sind, sondern dosisabhängig zur Gesamtheit der Wirkungen gehören.

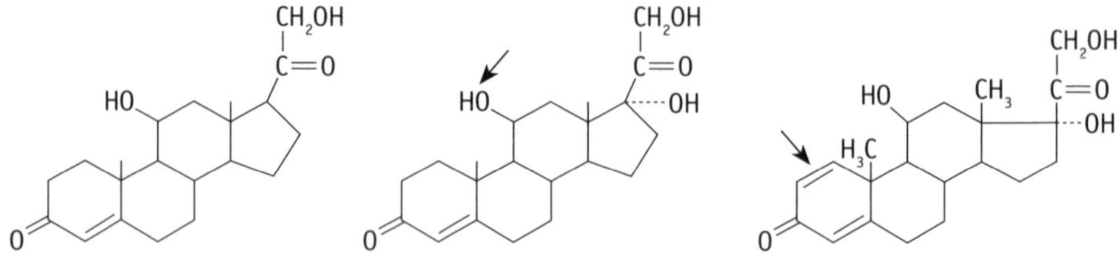

Corticosteron Cortisol Prednisolon

Verständlich, daß man versuchte, die anti-inflammatorische, suppressive Wirkung zu verstärken. Dies ist möglich durch Einführung einer Doppelbindung zwischen C_1 und C_2. Dadurch entsteht aus Cortisol das Prednisolon und aus Cortison das Prednison, das vier- bis fünfmal stärker wirkt als Cortison.

Ein weiterer Schritt war die Fluoridierung des B-Ringes, der die Wirkung noch steigert. Durch das Fluor wird die wäßrige Wirkung eher mineralisiert, ohne daß dadurch allerdings die unerwünschten Wirkungen völlig verschwinden würden. Schließlich gelang es, die Wirkung durch Veresterung an C_{17} nochmals zu steigern. Durch entsprechende weitere, relativ geringfügige Abwandlungen entstand die Vielzahl der heute therapeutisch angewandten Corticosteroide, die nicht nur antiphlogistisch, sondern auch antiallergisch, also grundsätzlich entzündungshemmend wirken. Zugleich wirken sie immunsuppressiv, was zum großen Teil auf der supprimierenden Wirkung auf den Eiweißstoffwechsel beruht, denn Allergie und Entzündung spielen sich weitgehend innerhalb des Eiweißstoffwechsels ab (siehe dort, besonders Histamin,

S. 260). Von besonderer praktischer Bedeutung ist der Antagonismus zu Adrenalin, der auf der Polarität von Nebennierenrinde und -mark beruht. Deshalb können die Corticosteroide bei schweren Schockzuständen lebensrettend wirken. In diesen Fällen wirken sie als Substitutionstherapie und müssen deshalb kurzfristig hochdosiert werden.

Beim *Schock*, besonders dem anaphylaktischen, liegt eine plötzlich einsetzende extreme Wachheit mit abbauender Wirkung vor, die vom Nervensystem über den Sympathikus an das Nebennierenmark reicht, damit mit vermehrter Adrenalinausschüttung verbunden ist und im Extrem tödlich sein kann. Der physiologische Gegenspieler ist die Nebennierenrinde mit den entsprechenden Produkten, die die abbauende Wirkung auffangen und dadurch lebensrettend wirken können. Es ist die Aufgabe des Nierensystems, grundsätzlich Abbau in Aufbau umzuschalten, was in der Nebenniere stattfindet (siehe Husemann/Wolff, Bd. 3, Das Nierensystem). Eine Schlüsselstellung auf den Wegen zur Bildung der Nebennierenrindenhormone stellt das Progesteron (siehe S. 180) dar, über das die eigentlichen vielseitigen Corticosteroide gebildet werden.

D. Sexualhormone:
Die größte Umformung des ganz universellen, «nur» biologischen Cholesterins zu hochspezifischen Substanzträgern liegt bei den Sexualhormonen vor, die in sich naturgemäß polar sind. Prinzipiell beginnt diese Polarisierung in der Nebennierenrinde, die das cholesterinreichste Organ ist, denn aus dieser Muttersubstanz werden sämtliche Nebennierenrinden- und Sexualhormone gebildet, die allerdings sonst vermehrt in den jeweiligen Keimdrüsen gebildet werden.

Auf die zentrale Rolle des *Progesterons* wurde hingewiesen. Von diesem werden nicht nur die Nebenrindenhormone, sondern auch die männlichen und weiblichen Hormone abgeleitet. Charakteristisch sind seine Herkunft, das Corpus luteum, und die aufbauende Rolle in der Schwangerschaft. Diese Tendenz überwiegt auch in der zweiten Zyklushälfte. Wesentlich ist, daß dieser Aufbau zugleich mit «Schwere» und Verwässerung, d.h. einer gewissen Erdbindung zusammengeht. Darauf beruht das prämenstruelle Syndrom. Im übrigen gleichen die gestagenen Wirkungen oft denjenigen der Nebennierenrinden-Hormone, sind also noch wenig differenziert.

Die Differenzierung kann nun in polarer Weise weitergeführt werden: Der Mann ist im allgemeinen stärker mit der Erde und äußerer Aktivität verbunden; er verfügt über ein stärkeres Muskel- und Knochensystem. Demgegenüber ist die Frau «leichter» gebaut, verfügt eher über innere Aktivität, kurz: kosmische Kräfte. In allen vorangehenden Darstellungen wurden als deren Träger die Doppelbindungen gezeigt, während Sauerstoff Repräsentant irdischer Kräfte ist. Progesteron steht wesensmäßig zwischen den männlichen und weiblichen Prägungsstoffen, genauer gesagt noch *vor* deren Trennung, ist Bild des undifferenzierten Anfangs.

Sowohl beim Mann wie auch bei der Frau werden die genitalen Prägungsstoffe noch in der Nebennierenrinde gebildet, und zwar die männlichen auch bei der Frau und die weiblichen auch beim Mann. Dies ist Ausdruck des mehrfach erwähnten Wesens der Polarität, daß diese aus einem undifferenzierten Zustand hervorgeht: In der Nebennierenrinde herrscht noch die weitgehend undifferenzierte Einheit, wenn auch nicht mehr die für Cholesterin charakteristische Universalität. Doch ist durch das Undifferenzierte leicht ein «Entgleisen» möglich, was zu verschiedenen innersekretorischen Störungen führen kann wie Hirsutismus, Cushing, Conn-Syndrom, adrenogenes Genitalsyndrom u.a.

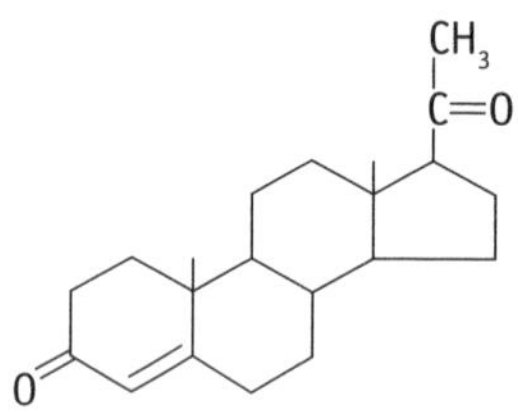

Progesteron

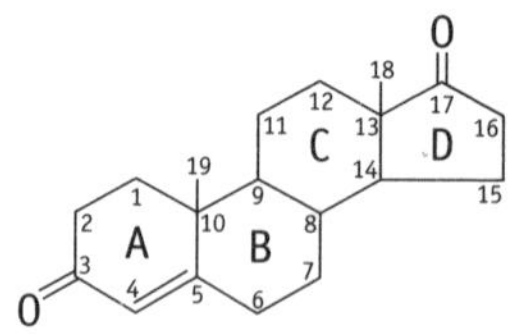

Androstendion

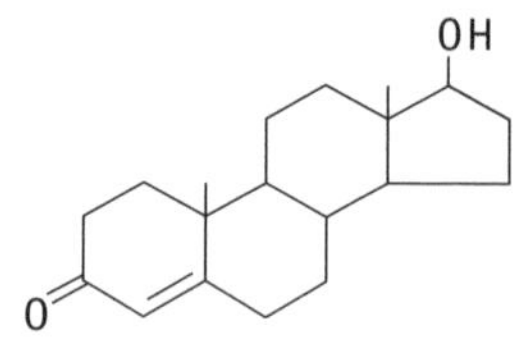

Testosteron

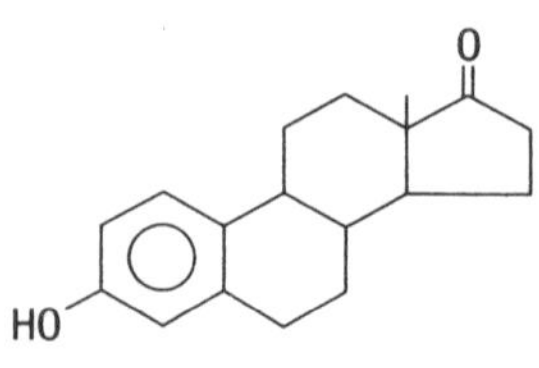

Östron

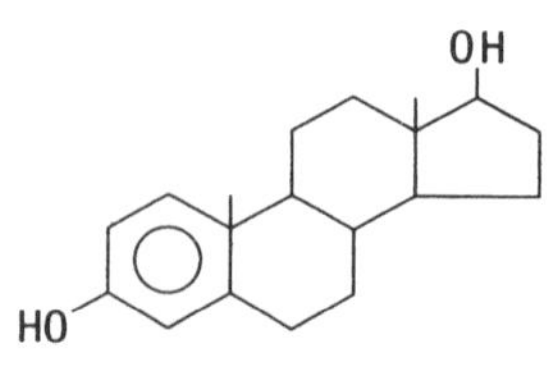

Östradiol

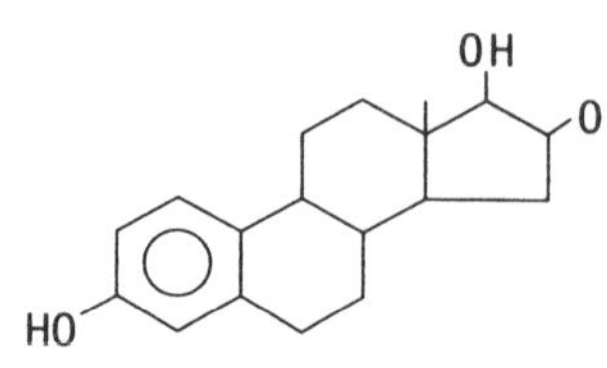

Östriol

Der Weg zu den eigentlichen Sexualhormonen verläuft vom Progesteron über das 17-OH-Progesteron zum *Androstendion*, das eindeutig zu den männlichen Prägungsstoffen gehört und reversibel zum Testosteron umgewandelt werden kann.

Es ist außerordentlich aufschlußreich, daß das Progesteron nicht direkt in Östradiol, den eigentlichen weiblichen Prägungsstoff, umgewandelt werden kann, sondern den «Umweg über das Männliche», d.h. über das Androstendion gehen muß.

Die höchste androgene Wirkung liegt im Testosteron vor, die deutlichste östrogene Wirkung aber im Östradiol. Vergleicht man diese polaren Substanzen, so ist das entscheidende Kennzeichen, daß die östrogene Wirkung vor allem durch die Aromatisierung, d.h. drei Doppelbindungen des A-Ringes im Sterangerüst bewirkt wird.* Deshalb bezeichnet man auch das Enzym, das diese Veränderung bewirkt, als Aromatase. Außerdem wird der Sauerstoff an C_3 zur OH-Gruppe umgewandelt.

Die entsprechenden Veränderungen im männlichen Organismus zeigen eindeutig die Prägung durch den Sauerstoff: Sämtliche männlichen Hormone besitzen den Sauerstoff an C_3; darüber hinaus noch an anderen Stellen. Entscheidend ist jedoch der A-Ring. Wird z.B. der Sauerstoff reduziert zu OH, so wird die Substanz zu Androsteron inaktiviert und im Harn ausgeschieden.

Zur Wirkung ist allerdings die eine Doppelbindung im A-Ring vonnöten: Der kosmische «Bezug» muß trotz irdischer Bindung beim Fortpflanzungsgeschehen erhalten bleiben.

Nach den bisherigen Ausführungen kann deutlich werden, was dies bedeutet: Doppelbindungen wurden als Verinnerlichung kosmischer Qualitäten gekennzeichnet (siehe S. 127), während der Sauerstoff die Erdbeziehung repräsentiert. In den Formeln spiegelt sich dies wider, indem der weibliche Prägungsstoff Östradiol aromatisch ist, aber keinen Sauerstoff, sondern am C_3 und C_{17} je eine OH-Gruppe besitzt. – Das Testosteron dagegen, als typischer männlicher Prägungsstoff, besitzt an denselben Stellen den doppelt gebundenen Sauerstoff, was Ausdruck der stärkeren Erdbindung des Mannes ist. Geringfügige Abweichungen, z.B. vom Testosteron zum Androsteron oder vom Östradiol zum Östron, werden nach dem Gesagten als zwar leichte, aber entscheidende Veränderung der Wirkung verständlich.

Im übrigen versucht man heute diese Verhältnisse hochspezifisch zu beeinflussen. Es ist bekannt, daß die Mehrzahl der Mammakarzinome östrogenabhängig ist. Zwischen Pubertät und Menopause bildet vor allem das Ovar hauptsächlich Östradiol, wenngleich auch in anderen Geweben z.B. Östron gebildet wird. Nun bildet das Tumorgewebe des Mammakarzinoms selbst Östrogene, die durch ihren aufbauenden Charakter wiederum das Karzinomwachstum anregen. Es war deshalb naheliegend, die Östrogenbildung durch Blockierung der Aromatase zu verhindern. Dies geschieht durch das vielfach angewandte pharmakologische Verfahren, durch die geringfügige Abwandlung einer Substanz die Weiterverarbeitung zu verhindern. In diesem Falle wendet man z.B. das 4-Hydroxy-Androstendion an, das die Aromatase blockiert. – Ein anderer Weg ist die Blockierung der Östrogenrezeptoren oder die Anwendung von abgewandelten Androgenen. – Im entsprechenden Sinne kann man das Wachstum des Prostatakarzinoms durch Anti-Androgene blockieren.

* Daß die drei Doppelbindungen des aromatischen Ringes mit Recht heute als Ring geschrieben werden, ist bei den Ausführungen über Benzol ausführlich dargestellt (S. 225).

Trotz eines weitgehenden Abbaues des undifferenziert aufbauenden Cholesterins ist die *grundsätzlich ätherisch aufbauende* Wirkung der Sexualhormone offensichtlich, weshalb sie oft zur Revitalisierung angewandt werden. Und zwar nicht nur zur Wiederherstellung der biologischen Funktion, sondern um selbst seelisch-geistige Funktionen zu ermöglichen, wenn für diese die ätherische Grundlage fehlt. Entsprechendes gilt für die Corticosteroide. Auch dadurch wird deutlich, daß in allen Derivaten des Sterans bzw. Cholesterins summarisch gelenkte Aufbauprozesse wirken, d.h. der Astralleib *innerhalb* des Ätherleibes aufbauend tätig wird.

Die Besonderheit dieser Phase, die über das Nierensystem verläuft, aber im Genitalsystem wesentlich gesteigert wird, ist, daß das zunächst «reine» aufbauende *Leben* (Wachstum, Ätherleib) zum *Er-leben* wird. Eine seelische Empfindung kommt dadurch zustande, daß der Astralleib in der Pubertät, seiner Polarität entsprechend, einerseits im oberen Organismus «frei» wird für das seelische Erleben, dies aber andererseits dadurch ermöglicht wird, daß das «nur» biologische Geschehen tiefer vom Astralleib durchdrungen wird, was in einem neuen Wachstumsschub während der Pubertät zum Ausdruck kommt. Dieser richtet sich nun speziell auf das Genitalsystem und die sekundären Geschlechtsmerkmale. Der neue Wachstumsschub kann nur dadurch zum Erleben werden, daß diese neue Vitalität dauernd umgewandelt wird, was zugleich einem leichten Abbauprozeß entspricht, der seit alters her als «Reifung» empfunden wurde. Diese Vorgänge sind substanzgebunden; der Organismus bedient sich dazu spezifisch des Sterangerüstes, das zwar eine einheitliche Grundlage liefert, die aber in den Reifungsprodukten nahezu unendlich variabel ist; das nur aufbauend wirkende Cholesterin gestattet keinen seelischen Bezug. Dieser wird erst durch seinen Abbau zu den Sexualhormonen ermöglicht, wodurch Leben zum Erleben wird, ebenso wie das nüchterne Kennen durch seelische Aktivität zum Erkennen gesteigert werden kann.

E. Herzglycoside:

Ein weiteres Beispiel der außerordentlichen Vielseitigkeit und gelenkten aufbauenden Wirkung der Steroide sind die *Herzglycoside*. Diese besitzen am C_{17} statt der Seitenkette einen ungesättigten Lactonring. Charakteristisch für sie ist – wie der Namen sagt – die glycosidische Bindung von Zucker an C_3 des A Ringes. Als Zucker finden sich dort eine bis vier Hexosen. Durch den Zucker wird die aufbauende Wirkung des Steroid auf das Herz gelenkt, obwohl die zuckerfreien Genine nicht gänzlich unwirksam sind – der allgemein aufbauende Charakter bleibt eben erhalten. Durch die Herzglycoside wird der für die Kontraktion zuständige Astralleib wieder durch den Zuckeranteil, d.h. die Ich-Organisation, in den Ätherleib des Herzens eingeführt. Wiederum gibt es bei einheitlicher Grundstruktur sehr verschiedene Herzglycoside mit entsprechend verschiedener Wirkung. (Ausführliche Darstellung im Herzkapitel, Husemann/Wolff, Bd. 3)

Zusammenfassend kann man sagen, daß sowohl Cholesterin als auch die Abbauprodukte summarisch einen aufbauenden Charakter haben. Durch sie kann der Astralleib in die aufbauende Seite des Ätherleibes (wieder) eingreifen.

Es wurde bereits erwähnt, daß alle physiologischen Steroidderivate des Menschen stickstoffrei sind. In der Pflanzenwelt gibt es jedoch viele stickstoffhaltige Steroide, besonders in den *Solanaceen*, die meist mit Zucker verbunden sind und daher *Glycoalkaloide* genannt werden, z.B. das Solanin und Tomatin in Kartoffel- und Tomatenblättern. Alle diese Solanaceen-Alkaloide sind durch den Stickstoffanteil giftig für Säugetiere und Mensch, nicht aber für manche Insekten (z.B. Kartoffelkäfer).

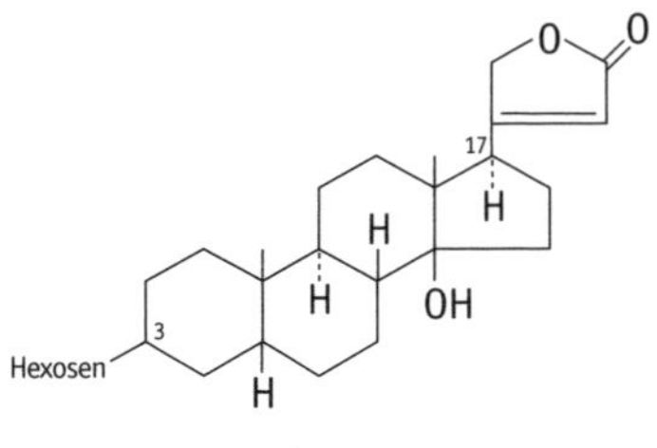

Digitoxigenin

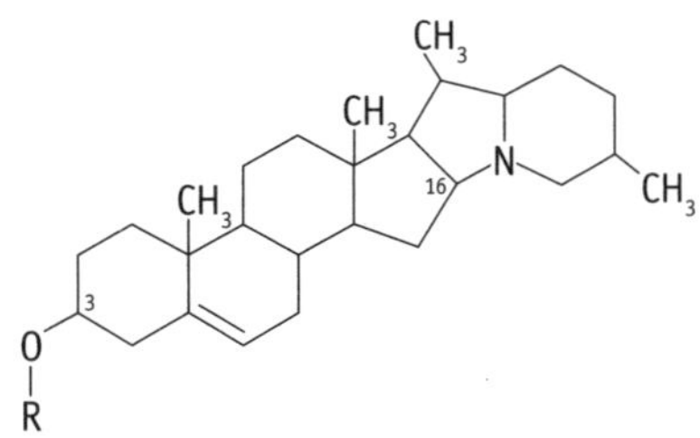

Solanin

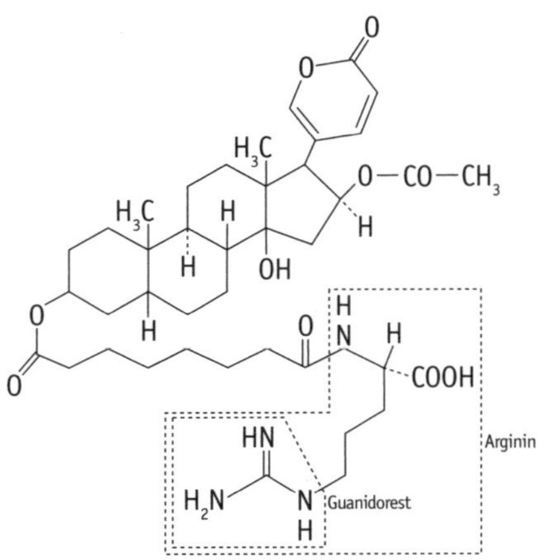

Bufotoxin

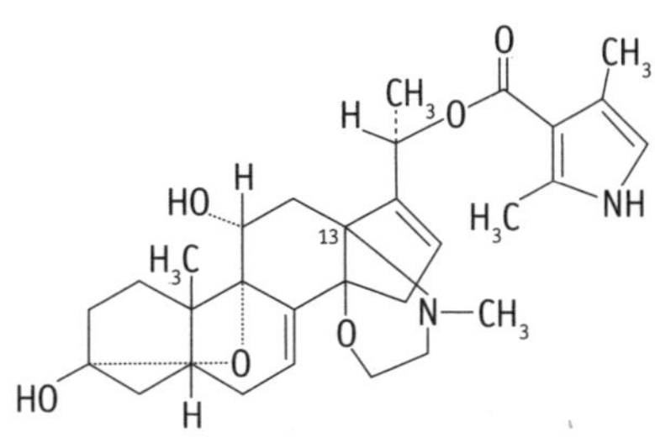

Batrachotoxin

Im Tierreich treten ebenfalls stickstoffhaltige Steroidalkaloide auf, z.B. in den *Krötengiften*. Diese sind keine einheitlichen Substanzen. Durch Tierversuche wurde eine Herzwirksamkeit nachgewiesen, die bereits im antiken China bekannt war und jetzt noch in Südostasien benutzt wird. Ein wesentlicher Träger dieser Sekretwirkung ist das *Bufotoxin*, das den Scilla-Glykosiden nahesteht. (Eine andere Komponente der Krötengifte, das Bufotenin, ist unter Eiweiß, S. 254, Indol, abgehandelt.) – Das Sterangerüst ist nahezu identisch mit den Aglykonen der Herzglykoside, jedoch ist es substituiert durch eine lange Kette über Sauerstoff an C_3, an deren Ende sich die Aminosäure Arginin mit der Guanidinogruppe (siehe Eiweiß, S. 219) befindet. Diese Gruppe ist eine «Konzentration von Stickstoff» und gleicht dem Kreatinin, ist jedoch ohne Sauerstoff, so daß die Giftkomponente des Cyans erkennbar wird (siehe S. 265). Diese Gruppe findet sich auch in manchen Spinnengiften als Polyamintoxin. Trotz eines hohen Stickstoffgehaltes ist die toxische Wirkung des Bufotoxin relativ gering, da die Stickstoffatome «weit weg» vom Sterangerüst sind. Dafür besitzt Bufotoxin eine starke lokalanästhetische Wirkung, die um ein Mehrfaches diejenige des Cocain übertrifft.

Dies ändert sich sofort, wenn auch nur ein einziges Stickstoffatom *direkt* am Sterangerüst ansetzt. Das ist schon der Fall bei einigen Solanaceen-Arten, die an C, statt OH eine NH_2-Gruppe besitzen (z.B. das Solanocapsin). Beim Solanin setzt der Stickstoff am C_{16} an. Besonders intensiv ist jedoch die Wirkung, wenn der Stickstoff eher «zentral» liegt, nämlich am C_{13} beim *Batrachotoxin*, einem Hautsekret der tropischen Färberfrösche, das von den Eingeborenen seit langer Zeit als Pfeilgift benutzt wird. Diese Substanz zählt zu den stärksten Neurotoxinen. Jedenfalls ist es das giftigste Steroid-Alkaloid überhaupt. Es führt parenteral zu langanhaltenden Schmerzen sowie Muskel- und Atemlähmung. Die Wirkung erstreckt sich auf den Natriumkanal erregbarer Membranen und verhindert, daß er sich nach einer Depolarisation wieder schließt. An diesem Molekül ist ersichtlich, wie der Stickstoff direkt umkehrend auf die sonst aufbauende Seite des Steroids wirkt. Die Folge ist eine Dauererregung mit anschließender Lähmung und Herzstillstand. Daß sich die Wirkung gerade auf das Natrium erstreckt, ist Ausdruck eines astralischen Bewußtseins-Prinzips, das mit dem Natrium verbunden ist, was auf S. 296 ausführlich dargestellt ist.

EIWEISS

Die Rolle des Eiweißes

Die lebendige Körpersubstanz von Tier und Mensch besteht zum größten Teil aus Eiweiß, während die Pflanzensubstanz in erster Linie aus Kohlenhydraten besteht. Allerdings findet sich in jeder pflanzlichen Zelle auch Eiweiß, ebenso wie kein Tier oder Mensch ohne Kohlenhydrate leben könnte. Um das Wesen zu erkennen, kommt es auf die grundsätzlichen Verhältnisse an.

Gewiß sind alle tierischen Organe mehr oder weniger aus Eiweiß gebildet. Jedoch kann man in dem Fleisch, d.h. den Muskeln, einen Urtyp tierischen Bildungsimpulses, also auch Eiweißbildungsprozesses sehen. Die Muskeln sind aber die spezifischen Organe, die die *aktive* Bewegung ermöglichen. So wie der Stickstoff der Luft geradezu Inbegriff der physikalischen Beweglichkeit ist, kann man diese Eigenschaft, organisch geworden, in der Bewegungsfähigkeit der sehr viel gebundenen Stickstoff enthaltenden Muskeln wiedererkennen. Bewegungsfähigkeit aber ist ein typisches Kennzeichen tierischer, d.h. beseelter Lebensweise. Für diese Lebensweise, die über das «nur» Lebendige hinausgeht, bedürfen Mensch und Tier also des *Stickstoffs*, der als charakteristisches Element in das Leben, das sich primär hauptsächlich auf die Elemente Kohlenstoff, Wasserstoff und Sauerstoff stützt, eingeht und zur Eiweiß- und vor allen Dingen Muskel-, d.h. Fleischbildung benutzt wird.

Das Eiweiß ist Lebensträger bei Tier und Mensch. Über diese Qualität hinaus sind Eiweißsubstanzen auch Vermittler der *Empfindungen*. Die Kohlenhydrate sind dazu nicht in der Lage. Dazu muß Stickstoff vorhanden sein. Genauso wie das Muskeleiweiß die typische Substanz physischer Beweglichkeit ist, so ist Eiweiß auch die physische Grundlage seelischer Impulse. – Das Fleisch ist somit nicht nur Träger des biologischen, d.h. ätherischen Lebens, sondern *zugleich* Träger des höheren Lebens, also der Seele und des Geistes (Astralleib und Ich). Dies wurde in alten Zeiten direkt so empfunden, indem die Verbindung des höheren Wesens des Menschen mit dem Körper im Lateinischen *incarnatio* genannt wurde, letztlich das Einziehen des Wesens des Menschen – seines Geistes – in das Fleisch (*caro, carnis* = Fleisch).

Der heutigen Denkweise entsprechend, glaubt man, daß Seele und Geist selbstverständlich, d.h. ohne diese Behauptung zu hinterfragen, im Gehirn lokalisiert seien. Dies ist ein verhängnisvoller doppelter Irrtum: In den Ausführungen über die Nervensubstanz (siehe S. 87) wurde ausführlich dargestellt, daß die Nervensubstanz gerade *durchlässig* ist für geistige Impulse, so daß diese dort frei wirken können. Erst dadurch ist ja überhaupt Denken möglich; in diesem Sinne ist «gehirngebunden» zu verstehen. Geist ist also gerade in der weißen Substanz nicht gebunden. – Andererseits kann Geist oder eine andere Qualität im Sinne von Imponderabilien nur dann frei werden, wenn er vorher gebunden ist – dies ist der Fall im Stoffwechsel, genauer: in der Bindung an z.B. ATP und andere phosphor- bzw. schwefelhaltige Substanzen. Durch die unheilvolle und unberechtigte Übertragung des technischen Begriffes Energie in den organischen Bereich wird die Frage, wie Geist, Seele und Leben mit welcher Substanz verbunden sind, völlig verschleiert und eine diesbezügliche Erkenntnis unmöglich gemacht. Deshalb ist es das Anliegen dieser Ausarbeitungen, aufzuzeigen, daß es sehr wohl möglich ist, die Zugehörigkeit von Geist, Seele und Leben zu entsprechenden Substanzen exakt aufzuzeigen.

Die Möglichkeit, substantieller Träger von Bewußtsein zu sein, beruht auf abbauenden Prozessen. Dementsprechend müssen Eiweiß*abbau*-Produkte damit verbunden sein, die später einer ausführlichen Behandlung bedürfen (siehe biogene Amine, S. 263).

Da das Seelenleben außerordentlich vielseitig ist und – was als charakteristisch geschildert wurde – in Polaritäten auftritt, bedarf es dazu auch verschiedener Eiweiße: Das Eiweiß des *Blutes*, aus dem heraus ja das Muskeleiweiß und andere spezifische Eiweiße speziell differenziert werden, ist ganz auf der *aufbauenden* Seite tätig und viel ursprünglicher und variabler als z. B. Muskeleiweiß. Aus dem universelleren Bluteiweiß differenziert der Organismus seine speziellen Organeiweiße.

Aminosäuren

Behandelt man Eiweiß unter denselben Bedingungen wie Stärke oder Zellulose, also Kohlenhydrate, nämlich unter Einwirkung von Hitze und starken Säuren, so läßt sich auch das Eiweiß abbauen bis zu einfacheren Substanzen, den sogenannten «Bausteinen», den Aminosäuren. (Der Ausdruck «Bausteine» ist freilich ungeeignet und führt vom Wesen der Sache ab.) Es gibt deren zwanzig bis fünfundzwanzig. Nur die sogenannten proteinogenen Aminosäuren finden sich im Eiweiß. Der wissenschaftliche Name «Protein» für Eiweiß *(Berzelius)* ist abgeleitet von *protos*, der Erste, da man glaubte (und immer noch glaubt), daß am «Anfang des Lebens» einfache Stickstoffverbindungen gestanden hätten. Diese theoretische Spekulation widerspricht der oft zitierten allgemeinen Tatsache, daß am Anfang die Einheit steht, somit gewiß nicht isolierte Substanzen wie Eiweiß, Kohlenhydrate, Fette oder gar Aminosäuren. (Im Gegensatz dazu beruht der Name Kohlenhydrate auf der unmittelbaren Beobachtung, ist somit real; siehe S. 41) – Es gibt noch weitere Aminosäuren, die aber nicht in der Eiweißsubstanz vorkommen, sondern nur im intermediären Stoffwechsel eine bedeutsame, funktionelle Rolle spielen.

Wiederum ist es eine erstaunliche Tatsache, daß die wirklich unendliche Fülle von Eiweißen mit nur zwanzig Aminosäuren auskommt! Der Vergleich mit der Sprache und den Buchstaben drängt sich auf: Die gesamte ursprünglich europäische Literatur kann durch 22 (hebräisch) bis 26 Buchstaben ausgedrückt werden. Es sei dahingestellt, inwieweit es mehr als ein Zufall ist, daß die Zahl der Aminosäuren in etwa der Zahl der Buchstaben entspricht. Schließlich lassen sich auch einzelne Laute nicht immer genau differenzieren. Immerhin sind aus einem alten Wissen in der hebräischen Sprache die Laute nicht nur mit Zahlen verbunden, sondern mit dem Tierkreis und der ganzen Evolution.

Wichtig ist aber zu sehen, daß die Buchstaben bzw. Laute nicht den Inhalt ausmachen, sondern der Inhalt diese benutzt, um in Erscheinung zu treten; ja man kann sogar denselben Inhalt mit anderen Worten ausdrücken. Andererseits entsteht durch bloßes Zusammenfügen von Buchstaben noch kein sinnvoller

Inhalt. Entsprechendes gilt für die Aminosäuren. Da Eiweiß ein wesentlicher Träger des Lebens ist, bedeutet dies in unserem Beispiel, daß durch Verbindung selbst von geeigneten Aminosäuren immer noch kein lebendiges Eiweiß entstehen kann. Dennoch hat natürlich jede Aminosäure ihre spezifische Funktion, die nicht ersetzbar ist – ebenso wie ein einzelner Buchstabe nicht ersetzt werden kann, ohne daß unter Umständen der ganze Sinn verändert wird.

Alle proteinogenen Aminosäuren zeigen eine Gemeinsamkeit, nämlich die NH_2-Gruppe und die COOH-Gruppe. Man schreibt dies kurz in folgender Formel, wobei R (Rest) bei jeder Aminosäure verschieden ist.

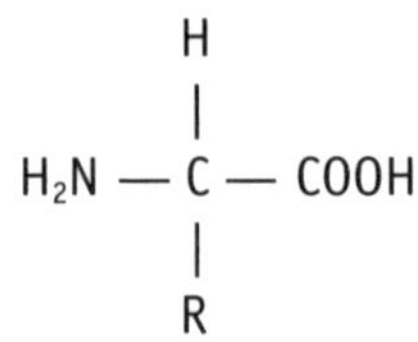

Vereinfacht kann man sagen, daß die Carboxylgruppe (-COOH) einen sauren Charakter zeigt, dagegen die Aminogruppe ($-NH_2$) die alkalische Komponente darstellt. Wegen dieses doppelseitigen Charakters gelten die Aminosäuren als Zwitterionen und werden auch als amphoter («beiderseits ausgerichtet») bezeichnet, was als eine Wesenseigenschaft des Stickstoffs geschildert wurde und sich auch noch als Eigenschaft beim elementaren Stickstoff wiederfindet.

Wie bereits geschildert (S. 53, Einleitung), ist dieser Doppelcharakter für den Stickstoff und auch für das seelische Verhalten typisch und gilt somit auch für die Substanz Aminosäuren. Im Gegensatz zu den Salzen, bei denen man ebenfalls einen alkalischen und einen sauren Anteil sehen kann bzw. positive und negative Ladung, Anion und Kation, sind die Aminosäuren keine wirklichen Salze und dissoziieren auch nicht, sondern bilden eine Einheit. Zum Teil werden sie «innere Salze» genannt; ihre Reaktion ist nahezu neutral.

Der amphotere Charakter der Aminosäuren gestattet ihnen, im sauren Milieu basisch und umgekehrt im basischen sauer zu reagieren. Darauf beruht ihre Pufferwirkung. Zugleich aber ist durch diesen zweiseitigen Charakter (sauer und basisch) die Verbindung zweier oder mehrerer Aminosäuren gegeben. Man bezeichnet dies als *Peptidbindung*. Deren wiederholte Fortsetzung liegt den Polypeptiden zugrunde, wie man chemisch das Eiweiß bezeichnen kann. Ein Ausdruck dieser «Zusammengehörigkeit» von Säure- und Alkali-Anteil, bzw. -COOH und $-NH_2$, oder auch der vier Elemente CONH ist die Schreibweise, daß die erwähnte «Wahlverwandtschaft» von Stickstoff mit Wasserstoff und Kohlenstoff mit Sauerstoff (siehe S. 58) prinzipiell erhalten bleibt.

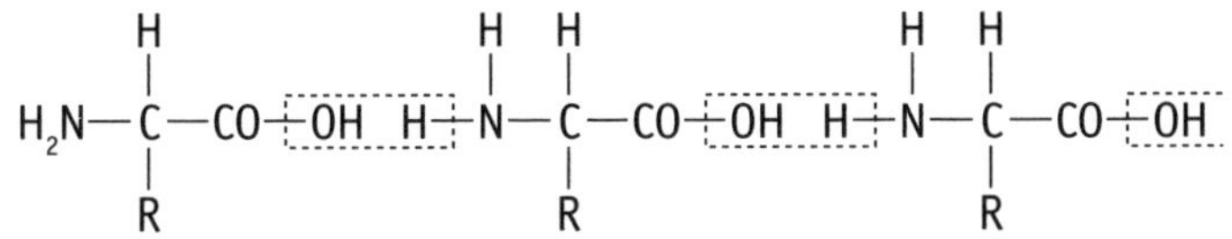

Peptidbindung unter Wasseraustritt

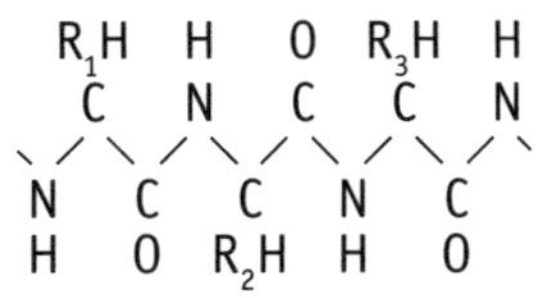

Grundstruktur des Eiweißes

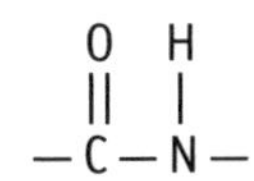

Die Peptidbindung

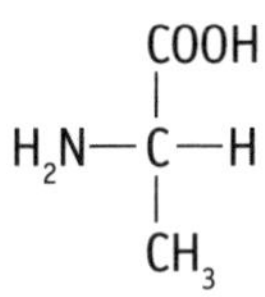

L-Alanin
α-Amino-
propionsäure

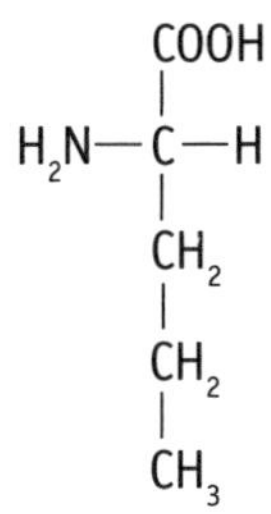

L-Norvalin
α-Amino-
valeriansäure

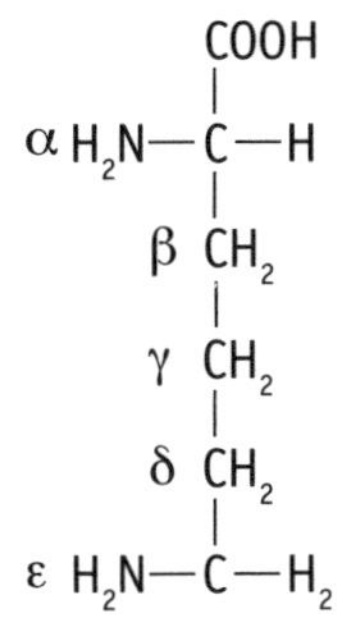

L-Lysin
α, ε-Diamino-
Capronsäure

Die Zählung der C mit dem griechischen Alphabet beginnt bei dem ersten C nach COOH.

Das Polypeptid, also Eiweiß, ist gegenüber den Aminosäuren durch den Wasseraustritt die verdichtetere Form. Dies entspricht der Polykondensation bei den Kohlenhydraten. Im Gegensatz zu diesen sind jedoch die Eiweiße mehr oder weniger wasserlöslich, können aber auch verhärten (z.B. Keratin).

Auf diesem internen Gebilde, der Peptidgruppe -CO-NH-, beruht eine Eiweißreaktion, indem diese Bindung in alkalischem Milieu mit Kupferionen zu einem rot-violetten Komplex reagiert. Diese sog. Biuretreaktion ist eine allgemeine Eiweißreaktion und tritt auf, wenn die Gruppe -CO-NH- mehrfach vorhanden ist, also bei Peptonen und Polypeptiden, mindestens aber Tripeptiden.

Es ist charakteristisch, daß die vier Elemente C, O, N, H so benachbart geschrieben werden müssen. Man könnte sich theoretisch durchaus auch andere Bindungsmöglichkeiten denken (z.B. -H_2C-NO-), doch zeigt sich, daß im Eiweiß der *Stickstoff immer über Kohlenstoff mit Sauerstoff verbunden* ist. Die Ausnahmen davon, d.h. wenn dem Kohlenstoff der Sauerstoff fehlt, sind gerade höchst bedeutsam und werden uns beim Aminosäureabbau beschäftigen.

Die Peptid-Gruppe -CO-NH- schränkt die freie Beweglichkeit der Aminosäuren stark ein und bildet sozusagen das *Skelett jedes Eiweißes* und bleibt – trotz verschiedener Umwege – auch noch im Harnstoff erkennbar (siehe S. 214).

Eiweißaufbau und Rhythmus

Im Organismus findet die Eiweiß-Synthese nicht als einfache Peptidbindung durch Wiederholung statt; vielmehr ist sie ein äußerst komplizierter Vorgang, der über die Ribonucleinsäure (RNS) unter «Führung» des Phosphors als ATP verläuft, wobei Magnesium als Co-Faktor benötigt wird, das heißt, daß Licht-Träger für das substantielle Geschehen nötig sind.

RNS und Phosphor sind an anderer Stelle ausführlich abgehandelt. Es sei davon hier nur so weit referiert, daß dabei erkennbar wird, wie das Ich des Menschen über den Phosphor in das Erbgefüge (RNS) organisierend eingreift und bei diesem Aufbauprozeß die Lichtwirkung über Magnesium vonnöten ist. Nicht nur die Kohlenhydrate der Pflanze werden durch Licht gebildet, sondern auch die Leibessubstanz von Mensch und Tier. Auch das Eiweiß entstammt seinem Wesen nach einer Lichtbildung, ist «durchlichtet».

Bedeutsam ist, daß beim Eiweißaufbau auch rhythmische bzw. periodische Gesetzmäßigkeiten gelten – ähnlich, wie dies bei den Kohlenhydraten erwähnt wurde, bei denen in der Stärke- bzw. Zellulosebildung Zweier-Einheiten (Maltose, Zellobiose) gefunden wurden. Beim Eiweiß gibt es z.B. bei den *Kollagenen* kleinste Einheiten, die drei Aminosäuren aufweisen. Die eine davon ist stets Glycin (Glycokoll), die anderen zwei Prolin und Hydroxyprolin. Diese aus drei Aminosäuren bestehende Peptidkette liegt in einer Windung vor (Helix). Es findet sich also eine Periodizität: Jede dritte Aminosäure des Kollagens ist Glycin, jede sechste der *Gelatine* Prolin. Es liegt also eine *rhythmische Ordnung* des Eiweißes vor.

Im übrigen zeigen auch die Fibrillen sowohl des Muskels wie auch des Kollagens eine periodische Querstreifung. Nach dem oben Gesagten ist durchaus verständlich, daß die Sequenz der Aminosäuren bei ein und demselben Protein immer gleich sein muß, d.h. genetisch fixiert ist. Selbst wenn nur eine Aminosäure verändert wird, würde es sich um eine – wenn auch geringfügig – andere Substanz handeln. Ein Beispiel dafür ist das Sichelzell-Hämoglobin gegenüber dem normalen Hämoglobin, bei dem Glutaminsäure durch Valin ersetzt ist. Schweine-Insulin unterscheidet sich vom menschlichen Insulin nur durch eine Aminosäure (Schweine-Insulin enthält Alanin, Human-Insulin Threonin).

Die Kenntnis der genetischen Festlegung ist natürlich ebensowenig eine «Erklärung» zum Verständnis, wie die Kenntnis der Buchstabenfolge bei einem Wort noch nicht dessen Sinn erschließt. Einen Schlüssel zum Verständnis des Sinns und der Erkenntnis der wirkenden Kräfte können die Zahlen liefern, sofern man diese nicht als pure Addition auffaßt, sondern als Wesen.

Es wurde ausführlich dargestellt, daß *Zahlen* im biologischen Bereich nicht nur einen quantitativen, sondern vor allem einen qualitativen Wert haben (siehe S. 76 ff.). Aus Einsicht in diese Verhältnisse wird es in Zukunft möglich sein, aus den Zahlenverhältnissen etwas über das Wesen der Substanz zu erfahren. Ein Beispiel dafür, daß eine Substanz aus den Wesenskräften einer Zahl gebildet wird und diese sich in deren Bau äußert, liefert das *Hämoglobin*. Dabei zeigt sich nicht nur, daß das dem Häm («Häm» wird das Eisen-Porphyrin-Molekül genannt) zugrundeliegende Porphyrinskelett aus *vier* Pyrrolringen aufgebaut ist, sondern daß das Hämoglobin-Molekül aus *vier* Peptidketten gebildet wird, von denen je zwei einander gleich sind. Schließlich zeigt das Enzym *Katalase*, das Wasserstoffperoxyd in Wasser und Sauerstoff zerlegt, daß es *vier* Häm-Gruppen im Molekül enthält.

Was bedeutet dieses auffällige Auftreten der Vierzahl in Verbindung mit Häm, letztlich also einer Wirkung im Blut? Die Vier wurde als die Zahl der Erde geschildert. Hämoglobin ist die besondere organische Verbindung des Eisens, welches *das* Inkarnationsmetall ist. Es stellt die Verbindung von Geist und Seele mit dem Körper bzw. der Erde dar. Die Erdbeziehung des Sauerstoffes wurde wiederholt erwähnt. Die Vierzahl «gehört» ebenso wie der durch Eisen vermittelte Sauerstoff zur Erde.

Im übrigen zeigt die gekreuzte Doppelstruktur der zweimal zwei Peptidketten – im Gegensatz etwa zu vier hintereinander geschalteten Ketten – eine Anordnung der Vier, wie sie sich im Verhältnis der vier Lebenselemente darstellt (C : O und N : H; vgl. S. 58), aber auch im Porphyrinskelett und in der Darstellung der vier Temperamente ergibt, indem es sich dabei ebenfalls um zweimal zwei Polaritäten handelt (Phlegmatiker – Choleriker; Sanguiniker – Melancholiker).

Es zeigt sich also, daß die durch die *Vier* gestaltend wirkende *Erden*kraft in der Hämoglobinbildung und dessen Struktur erkennbar ist, was auch in anderen eisenhaltigen Enzymen vorliegt.

Das Molekulargewicht des Hämoglobins ist 68.000. Bezüglich der rhythmischen bzw. periodischen Anordnungsweise der Substanz überhaupt kann man nicht fehlgehen in der Annahme, daß auch diese Zahlen Ausdruck des Wesens der betreffenden Substanz sind. Teilt man 68.000 durch vier, die Zahl, zu der, wie wiederholt aufgezeigt, das Hämoglobin eine Beziehung hat, so erhält man 17.000.

Es wurde schon vor längerer Zeit auf die auffällige Tatsache hingewiesen, daß viele Molekulargewichte von Eiweiß um 17.000 bis 17.500 liegen oder ein Mehrfaches davon betragen (Svedbergsche Regel).

Eiweiß	**Molekulargewicht**	
Muskel (Pferd)	17.000	(1 x 17.000)
Lactalbumin	17.400	
Myoglobin	16.900	
Insulin (Schwein)	34.000	(2 x 17.000)
Hämoglobin	68.000	(4 x 17.000)
Serum-Albumin (Mensch)	69.000	
Katalase	240.000	(238.000 = 14 x 17.000)
Urease	480.000	(476.000 = 28 x 17.000)

Seit der Entdeckung dieser Regel wurden aber so viele «Ausnahmen» gefunden, daß man heute glaubt, es handle sich dabei um Zufallsbefunde. Es ist jedoch in der Forschung oft so, daß eine neue Einsicht geradezu aufblitzt, aber noch nicht gedeutet werden kann, so daß später vieles gegen sie zu sprechen scheint; der Wahrheitsgehalt kann erst durch Einsicht in das Wesen der Dinge gefunden werden. Hierzu gehören in diesem Bereich vor allem der Einblick in die schöpferischen Kräfte, die der Substanz zugrunde liegen und die sich der Zahlen bedienen.

Das Wirken der Zahlen (genauer des Zahlen-Klang-Äthers) ist nicht auf einen einzigen Parameter begrenzt, also z. B. nicht nur auf das Molekulargewicht, sondern offenbart sich beispielsweise auch in der Zahl der Aminosäuren. So bestehen die eisenhaltigen Enzyme Transferrin, Lactoferrin und Conalbumin (im Eiklar) aus ca. 680 Aminosäuren, das ist 4 x 17 x 10. Wiederum tritt hier die Vier in Zusammenhang mit Eisen auf und zugleich die 17 als besonderer Eiweißfaktor.

Es ist leicht einzusehen, daß bei der schier unendlichen Vielzahl der Eiweiße diese nicht in ein einziges Schema (17.000 und 4) gepreßt werden dürfen.* –

* Heute sind Tausende von Proteinen bekannt mit Molekulargewichten zwischen ca. 2.200 (TRP-cage) und 3.000.000 (Titin). Es ist nicht verwunderlich, daß bei dieser großen Zahl untersuchter Eiweiße die Größenunterschiede «fließend» sind. Ein Versuch, Beziehungen zwischen den Größenverhältnissen, den molekularen und physiologischen Funktionen herzustellen, ist auch heute noch wünschenswert.

Es wäre eine lohnende Forschungsaufgabe, aus der Einsicht in das Wesen der Zahlen und Substanzen zu ergründen, welche Zahl sich in welcher Substanz ausdrückt – so wie dies für das Hämoglobin versucht wurde.

Bereits im Altertum wurde der *Zahl 17* eine besondere Bedeutung zugemessen (siehe Bindel, *Die geistigen Grundlagen der Zahlen, 1958*). Auch wenn eine solche Zahl vervielfacht, besonders aber vertausendfacht wird, behält sie doch ihre prägende Eigenheit. Es ist anzunehmen, daß sich hier eine tiefe Realität verbirgt, die in diesem Zusammenhang nur angedeutet werden kann. Es sei an dieser Stelle nur erwähnt, daß die Pythagoräer einen speziellen Namen für die 17 hatten, nämlich: *antiphraxis*, da sie völlig aus den Regeln, die für 16 und 18 gelten (siehe das Kapitel Fette, S. 124), herausfällt. Auch Thomas von Aquin und der Mathematiker Gauß haben sich mit der 17 beschäftigt. Die 17 drückt stark das *eigene Wesen* aus. – In der japanischen Dichtkunst ist das Haiku, die Kunst der 17 (5 + 7 + 5) Silben, die kürzeste Fassung eines Gedichtes. Es entspricht dem in den westlichen Sprachen verlorenen Vokativ und hat einen träumend-magischen Charakter, der wohl erst in Zukunft erfaßt werden kann. Der anrufende, erweckende, Ich-hafte Vokativ ist in den westlichen Sprachen dem wenig besagenden Nominativ gewichen, was Ausdruck auch der nominalistischen Denkweise ist. Die Tiefe dieser Einsichten und Wirkungen lassen sich eigentlich nur künstlerisch erfassen und sind dem nur intellektuellen Zugang weitgehend verschlossen.

Außer der 17 in dem Molekulargewicht 17.000 gibt es noch viele andere Zahleneinheiten, die natürlich einen *anderen* Rhythmus bilden. So hat das menschliche *Insulin* ein Molekulargewicht von 6.000. Diese Einheiten können jedoch zusammentreten, so daß sich immer Molekulargewichte von einem Vielfachen von 6.000 bilden. Offensichtlich liegt hier ein anderer Rhythmus vor als beim Hämoglobin. Es ist auffällig und sicher nicht zufällig, daß das Insulin, das in spezifischer Beziehung zum Zuckerstoffwechsel steht, ebenso wie dieser auf der *Sechs*zahl basiert.

Was bedeutet z.B. die beim Insulin auftretende, mehrfach beobachtete Verdoppelung bzw. Vervielfachung des Molekulargewichtes von 6.000? Musikalisch gesprochen ist dies eine Oktave, bei der bekanntlich die doppelte Schwingungszahl des Grundtones auftritt, also dasselbe auf einer höheren Ebene. (Für das Prinzip der Verdoppelung ist es gleichgültig, ob diese auf der achten Stufe als Oktave auftritt oder wie hier ein Vielfaches von Sechs bildet. Doch ist es selbstverständlich für die Substanz wesentlich, ob acht, sechs, fünf oder andere Grundzahlen vorliegen, die verdoppelt werden.) Im entsprechenden Sinne wäre zu untersuchen, für welche Eiweiße das Molekulargewicht 17.000 in der Vervielfachung doch ein konstantes Element darstellt. Somit wären die vielfach gefundenen sogenannten «Ausnahmen» als Ausdruck anderer Impulse zu verstehen, wofür Insulin auf der Basis 6.000 bzw. sechs als Beispiel genannt wurde. Weitere Untersuchungen dieser Art wären ein lohnendes Forschungsprojekt; denn die Entdeckung von Svedberg dürfte, wie angedeutet, auf einer noch nicht erfaßten Realität beruhen.

Schematisch kann man nach den bisherigen Darstellungen die drei Hauptstoffwechselarten als unter folgenden Zahlengesetzmäßigkeiten stehend sehen: Das Überwiegen der Sechszahl und damit der Hexosen bei den Kohlenhydraten dürfte unübersehbar sein; deren Zusammenhang mit der Ich-Organisation wurde dargestellt. Ebenso überwiegen bei den Fetten ganz deutlich die C16- und C18-Fettsäuren. Deren Mittelstellung kann sich aus dem Wesen des Fettes als primärer kosmischer Substanz und Träger des «Sternenleibes», d.h. Astralleibes ergeben. Das Wesen des Eiweißes, dem die Individualisierung obliegt, erfordert eine wesentlich subtilere Grundlage, nämlich die 17 bzw. deren Vervielfachung. Es ist durchaus verständlich, daß in diesem Bereich nicht solche Spitzen im Vorkommen wie bei Zuckern und Fetten zu erwarten sind. Der Einwand, daß dieselben Verhältnisse auch bei tierischem Eiweiß zu finden sind, wurde verschiedentlich berührt. Die Entwicklung und Herausbildung eines «Ich» als des geistigen Wesenskerns des Menschen ist ein langwieriger Prozeß, auf den hin die ganze Evolution veranlagt ist (siehe Kipp 1991).

Ich-Organisation	Astralleib kosmischer Sternenleib	Individualität, Ich
Kohlenhydrate 6; 6000	Fett 16, 18	Eiweiß 17×10^3

Darüber hinaus wurde die Vier dargestellt in ihrer auffälligen Beziehung zu Blut, Eisen und Erde.

Die Fünfzahl bzw. ein Vielfaches von Fünf liegt deutlich verschiedenen Molekülen zugrunde, nämlich den Terpenen, also ätherischen Ölen, was im Kapitel über Ölbildung in der Pflanze (siehe S. 153 ff.) näher ausgeführt ist.

Es wurde bereits darauf hingewiesen, daß die Aminosäuren eine charakteristische Sequenz zeigen. Man darf ebenso annehmen, daß die heute weitgehend bekannte Zahl der Aminosäuren, die sich in einem Eiweißmolekül finden, in ihrer Zahl ebenfalls eine charakteristische Größe darstellen. So besitzt z.B. das Insulin 51 (3 x 17!) Aminosäuren, das Hämoglobin 574 usw. – Das Parathormon besteht aus 84 Aminosäuren. *Armin Husemann* (1993) sieht in dieser Zahl als Produkt von sieben mal zwölf die Tätigkeit des Zahlenäthers (des chemischen Äthers oder Klangäthers) und zeigt deren Beziehung zur Nebenschilddrüse und auch zum musikalischen Bereich auf.

Von *Galilei* wird ein Ausspruch überliefert, in dem sich die Suche nach ordnenden Prinzipien (der mathematische Gehalt der Sprache der Natur) ausdrückt: «*La natura e scritta in lingua matematica.*» Das Periodische System der Elemente ist ein klassisches Beispiel hierfür (siehe S. 332). Man könnte diesen

Ausspruch weiterführen und sagen, daß das *ganze Leben nach musikalischen Verhältnissen* geordnet ist, da ja die Musik ganz von mathematischen Gesetzen durchdrungen ist – was zwar bekannt ist, aber kaum beachtet wird, da das Verständnis für das Wesen der Zahl fehlt. Es existieren hierüber reichhaltige Arbeiten, die jedoch ein Einleben in die Gesetze der Sphärenharmonie erfordern (Bindel 1985, Beckh 1997, Oberkogler 1987).

Um nicht in willkürliche Zahlenspielereien zu verfallen, ist es nötig, das Wesen der Zahlen zu erkennen, wie es sich in einer bestimmten Sequenz oder Anordnung ausdrückt. Diese Fragen berühren die gesamte Schöpfungsgeschichte. *Rudolf Steiner* hat sich dazu geäußert: «Die Zahlenverhältnisse der Chemie sind wirklich die Ausdrücke für die Zahlenverhältnisse der Sphärenharmonie. Diese letztere ist stumm geworden durch die Verdichtung der Materie. Würde man die Stoffe tatsächlich bis zur ätherischen Verdünnung bringen und die Atomzahlen als innerlich formendes Prinzip wahrnehmen können, so würde man die Sphärenharmonie hören» (Steiner 1911a).

Man realisiert heute noch zu wenig, daß die gesamte Entwicklung sowohl der Menschheit wie auch des einzelnen Menschen keineswegs linear verläuft, sondern in Etappen, d.h. rhythmisch gegliedert: Kulturen entstehen und vergehen; der Lebenslauf des Menschen zeigt eine deutliche Siebenjahresperiodik. Praktisch alle Organe und Funktionen des menschlichen Organismus befinden sich in einer «rhythmischen Funktionsordnung» (Hildebrandt) und sind sogar meist in ganzzahligen Verhältnissen zueinander geordnet (siehe Husemann/Wolff, Bd. 3, Das Rhythmische System, sowie Roßlenbroich 1994).

In Zukunft werden die Erforschung rhythmischer Prozesse zum Verständnis des Aufbaus der Substanzen und die Berücksichtigung kosmischer Rhythmen für die Herstellung von Lebens- und Heilmitteln eine immer größere Rolle spielen. Rudolf Steiner hat hierfür grundlegende Hinweise gegeben.

Von großer Bedeutung ist die erst in den letzten Jahren nachgewiesene *räumliche Struktur* der Eiweiße, d.h. ihre Stellung zu Raum und Zeit (z.B. das Isomerieproblem; d- oder l-Konfiguration optisch aktiver Substanzen, Wendelstruktur der DNS u.a.). Das heißt, daß nicht nur die summarische Zusammensetzung wesentlich ist, sondern diese von einem höheren, aber labileren Strukturprinzip ergriffen wird. Im Kapitel Fettstoffwechsel wurde dieses durch die cis- oder trans-Konfiguration ausgedrückt. Bei den Kohlenhydraten wurde bereits erwähnt, daß diese Konfigurationen ganz offensichtlich mit der «Sechseckstruktur» in Verbindung zu bringen sind.

In demselben Sinne wie bei den Kohlenhydraten der Phosphor als beherrschendes Element für den Kohlenhydrat-Stoffwechsel dargestellt wurde, kann man beim Eiweiß in derselben Funktion den *Schwefel* erkennen. Über diesen verlaufen die lenkenden Impulse für die Eiweißstruktur und deren

Umsetzungen. Genau wie Phosphor ist der Schwefel ein hochaktives Element, das im Eiweiß labil vorhanden ist. Als Strukturelement spielt der *Kiesel* eine übergeordnete Rolle, was man an dem Kieselreichtum der Peripherie (Haut, Haare, Nägel) ebenso sehen kann wie am Bindegewebe. Kiesel (siehe das Kapitel Mineralstoffwechsel, S. 322 ff.) ist das dem gesamten Stoffwechsel übergeordnete Formprinzip der Ich-Organisation, das eine individuelle Abwandlung besonders im Eiweißstoffwechsel erfährt (vgl. auch S. 331).

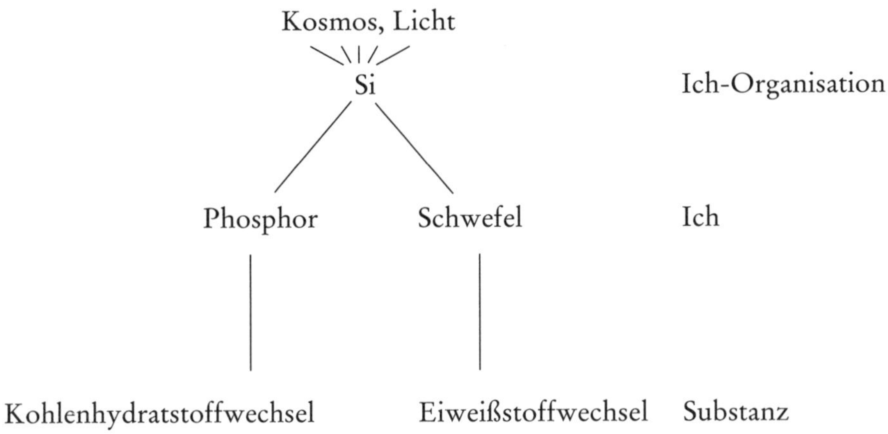

Die Labilität des Schwefels erkennt man daran, daß schon bei leichten Abbauprozessen wie beim Kochen oder Braten flüchtige Aromata freigesetzt werden, die schwefelhaltig sind. (Ein rohes Ei ist vollständig geruchlos; ein gekochtes Ei zeigt bereits einen leichten Schwefelduft.) In diesen Fällen ist der Schwefel aber noch in komplexer, hochmolekularer Form vorhanden; erst die später bei Fäulnis auftretenden «einfacheren», ebenfalls flüchtigen Verbindungen wie Schwefelwasserstoff, Schwefelkohlenstoff und Mercaptane besitzen den charakteristischen Fäulnisgeruch.

Eiweißabbau

Im Abbau sowohl der Kohlenhydrate als auch der Eiweiße treten markante Zwischenstufen auf, Monosaccharide bzw. Aminosäuren, die durch den beschriebenen Abbau (Hydrolyse) nicht angegriffen werden. Insofern stellen sie vorläufige Endprodukte vor der Darmwand dar. Man könnte durchaus annehmen, daß der Abbau bis zu den wirklichen Endprodukten CO_2, H_2O und NH_3 weiterginge. Das deutliche Innehalten innerhalb des Abbauweges muß seine Bedeutung haben.

Eiweiß ist bei Mensch und Tier als lebendige Substanz nicht nur ein Träger des Lebens (Ätherleib), sondern auch der Seele (Astralleib) und des menschlichen Geistes (Ich). Der Abbau der Lebensmittel im Magen-Darmkanal dient der Herauslösung des Fremdcharakters der Nahrung. Leben ist eben nicht gleich Leben, sondern wird durch die Verbindung mit der Substanzwelt unendlich differenziert. Insbesondere Eiweiße würden durch ihre Fremdastralität bei direkter Aufnahme in den Organismus dessen Leben als Individuum gefährden. Bekanntlich frißt die Katze seit Generationen Mäuse. Würde dieses Mäuse-Eiweiß nicht im Darmkanal der Katze abgebaut, sondern direkt in sie übergehen, so würde schließlich – wenigstens theoretisch – die ganze Katze einmal aus Mäuse-Eiweiß bestehen. Damit wären aber auch ihre Fellbildung, Lebensart usw. diejenigen einer Maus geworden; sie könnte nicht mehr Katze bleiben. Dieser Erhalt des «Selbst» gegenüber einem Fremden ist die Aufgabe des Immunsystems; dessen Reaktion auf artfremdes Eiweiß liegt der Allergie zugrunde, die dann auftritt, wenn unabgebautes Fremdeiweiß in den intermediären Stoffwechsel gelangt.

Durch die Verdauung werden die in dem Lebensmittel noch festgehaltenen Ätherkräfte befreit. Diese können nun den eigenen Ätherleib anregen. Zugleich aber wird durch den Abbau die Artspezifität des Lebensmittels überwunden und entfernt, was besonders bei Eiweiß zum Schutz des Selbst erforderlich ist.

Zunächst sei festgehalten, daß durch Eiweißabbau Dipeptide, Tripeptide und andere kleinere Bruchstücke mit einigen Aminosäuren erzeugt werden können, die bereits bedeutende Aufgaben haben. Sie besitzen nicht mehr die Artspezifität, wohl aber zum Teil noch die Organspezifität. Deshalb wirken solche hydrolysierten Zwischenprodukte zwar nicht mehr allergen, können aber therapeutisch zur Organtherapie benutzt werden.

Das beim Eiweißabbau entstehende tote Zwischenprodukt sind die *Aminosäuren*. Diese entsprechen den Monosacchariden aus dem Stärkeabbau. Es sei dahingestellt, ob die aus dem Nahrungseiweiß abgebauten Aminosäuren nach der Resorption auf den noch zu schildernden Wegen weiter abgebaut werden oder als tote Substanzen «nur» das Material liefern für die Bildung von individuellem Mencheneiweiß, d.h. von Ätherleib, Astralleib und Ich ergriffen und neu belebt werden. – Schließlich muß aber auch das individuelle menschliche Eiweiß immer wieder abgebaut werden, da es sich mit dem Wachstum und der Veränderung der Wesensart des Menschen ebenfalls ändern muß. Besonders geschieht dies beim Fieber. In jedem Falle entstehen dabei zunächst auch wieder Aminosäuren, deren weitere Wege sehr verschieden sein können (siehe unten).

Die Entsprechungen im Stoffwechsel sind:

Kohlenhydrate	**Eiweiße**
Polysaccharide (Stärke)	Polypeptide
Disaccharide	Tripeptide
Monosaccharide	Aminosäuren

Enzyme

Der bisher geschilderte Abbauweg von Stärke und Eiweiß, die Hydrolyse, kann in vitro durch Hitze und Säure erreicht werden. In dieser Form findet er im Innern des Organismus selbstverständlich nicht statt. Vielmehr ist dies die äußere Nachahmung eines Vorganges, der innerhalb des Organismus bei Körpertemperatur und einem spezifischen pH erfolgt, nämlich durch Enzyme (Fermente). Diese Körperprodukte sind selbst ohne Ausnahme Eiweißsubstanzen, mit deren Hilfe der Organismus die jeweiligen Stoffe handhabt.

Man kann die Wirkung eines Enzyms auch als Katalyse bezeichnen, wie sie in der Chemie bekannt ist, z. B. die Anlagerung von Wasserstoff an die Doppelbindungen bei der Fetthärtung durch Nickel oder auch die zersetzende Wirkung des Platins auf Wasserstoffperoxyd. In beiden Fällen wird eine an sich mögliche Reaktion durch den Katalysator beschleunigt.

In dem auf S. 52 genannten Beispiel der Verbindung von Stickstoff mit Sauerstoff durch Blitz oder elektrische Entladung wird durch einen hohen Energieaufwand der träge Stickstoff so weit aktiviert, daß er sich mit dem Sauerstoff verbinden kann. Der Stickstoff erfordert eine hohe Aktivierungsenergie, weshalb er in elementarem Zustand extrem träge erscheint. Die entsprechenden Enzyme setzen die Aktivierungsenergie herab, wodurch das Substrat «zugänglich» wird.

Diesen Vorgang können z.B. die schon erwähnten stickstoffbindenden Bakterien ohne Hitze, Elektrizität oder massive äußere Energiezufuhr mit Hilfe der Enzyme bewerkstelligen. Sie schließen geradezu den fest verschlossenen Stickstoff auf; physiko-chemisch ausgedrückt: Sie setzen die Aktivierungsenergie herab. Nimmt man hinzu, daß die meisten Enzyme zum Teil hochgradig substratspezifisch sind, so kann man diesen Umstand ganz treffend bildhaft beschreiben, indem man sagt, daß das Enzym zum Substrat sich so verhält wie der Schlüssel zum Schloß – ein treffender Vergleich, den zuerst *Emil Fischer* wählte.

Im Gegensatz zu den Katalysatoren, die meist Metalle sind, handelt es sich bei den Enzymen um Eiweiße, die leicht ein anderes Eiweiß oder Kohlenhydrat aufschließen können, da sie eben dazu «passen». Um den Vergleich von Emil Fischer weiterzuführen: Man kann ein Schloß aber auch dadurch öffnen, daß man es gewaltsam aufbricht. Dies würde in dem obigen Beispiel die Anwendung von Hitze, Elektrizität, Säure oder Druck bedeuten.

Man kann auch sagen: Im organischen Bereich ist das Enzym dem Substrat wesensverwandt; beide entspringen demselben Konzept, genauso wie Schloß und Schlüssel. Das in den Kohlenhydraten oder Eiweißen und durch diese wirkende Wesen schafft sich das adäquate Instrument, um die Substanz handhaben zu können, was sich als Spezifität ausdrückt. Am Anfang war nicht die Substanz, aber auch nicht das Enzym, sondern beide bedingen einander (Entsprechendes gilt sogar für die Schaffung von Schloß und Schlüssel, denen *eine* gemeinsame Idee zugrunde liegt).

Enzyme bewirken also eine Herabsetzung der Aktivierungsenergie, da sie dem Substrat wesensverwandt sind, es aufschließen können. Mit bildhaften Worten: Der Eigentümer besitzt den Schlüssel und kann mühelos den Zugang gewinnen. Das heißt bezüglich der Enzyme und Substrate: Der Organismus bzw. ursprünglich die Schöpfermächte schaffen *zugleich* Enzyme und Substrate, um die Substanzen planvoll lenken und anordnen zu können.

Keine Reaktion im lebenden Organismus verläuft «von allein». Vielmehr werden alle Reaktionen geführt. Hierzu dienen die Enzyme bzw. Coenzyme. So ist z.B. das Acetyl-Coenzym A die «aktivierte Essigsäure». Ebenso gibt es «aktives Methyl», «aktives Sulfat» usw., also immer Verbindungen einer einfachen Gruppe, z.B. Methyl, Essigsäurerest mit höherorganischen Substanzen, über die die Führung geschieht. Zumeist ist hierbei auch Phosphor als «Energielieferant» beteiligt. Auf diese Fragen ist bei ATP und Phosphor eingegangen (siehe S. 327 f.). Mehrmals wurde erwähnt, daß auch die Enzyme nichts von sich aus tun, sondern Instrumente der höheren Wesensglieder, insbesondere des Astralleibes sind. Entsprechendes gilt für den Phosphor und das Ich (siehe Phosphor, S. 328).

Nach der heutigen Auffassung gibt es reine Protein-Enzyme und Holoenzyme. Letztere bestehen aus einem Apo-Enzym, das ein meist höhermolekulares Protein, aber allein nicht wirksam ist. Zu diesem tritt ein Co-Enzym, das meist ein relativ einfach gebautes Nichtprotein ist und oft ein organisch gebundenes Metall enthält. Mit anderen Worten: Um eine Substanz «lebendig» zu machen, sei es Essigsäure (Acety-CoA) oder Glucose (Phosphorylierung), bedarf es einer bereits lebendigen Substanz, eben des Enzyms, das selbst noch Leben gespeichert enthält. Das heißt aber: Neues Leben kann aus einer inaktiven, mehr oder weniger toten Substanz nur wieder durch Leben erzeugt werden. Dies ist Ausdruck der Wirksamkeit des uneingeschränkt geltenden, von Francesco Redi erstmals formulierten Satzes: *omne vivum e vivo*. Diese

Verhältnisse spiegeln sich sogar noch im Reich der optischen Aktivitäten: Optisch aktive Substanzen können nur wieder durch optisch aktive Substanzen erzeugt werden. Erst auf diese Weise kann die Spezifität des Lebens erhalten bleiben.

Die Co-Enzyme stehen in enger Beziehung zu den Vitaminen und enthalten diese oft als einen Teil. Wenn man von der Definition ausgeht, daß Vitamine organische Substanzen sind, die vom menschlichen Organismus nicht selbst hergestellt werden können, dann heißt dies, daß der Mensch – und in abgewandelter Weise die Tiere – auf bestimmte ätherische Qualitäten der äußeren Lebenswelt angewiesen ist, die er für seine Tätigkeit braucht und die in die Co-Enzyme eingehen. Die Apo-Enzyme hingegen bildet der Organismus selbst; sie entstammen der Tätigkeit des eigenen Ätherleibes. Daß Enzyme z.T. massiv abbauende Wirkungen haben, die Ausdruck astralischer Wirksamkeiten sind, muß von ihrer Bildung unterschieden werden. Jedes Sekret einer Drüse ist als Bildungsprozeß immer eine Sache des Ätherleibes. Wie und wo es wirkt, wird jedoch von den in den Ätherleib einwirkenden höheren Wesensgliedern bestimmt. So kann ein Enzym Ausdruck ätherischer Wirksamkeit sein (Leberenzyme), astralisch abbauen (im Magen-Darm) oder Ergebnis der Ich-Organisation sein (Insulin; das definitionsgemäß ein Hormon ist). Der Einwand ist naheliegend, daß die Enzyme selbst «etwas tun», sogar im isolierten Gewebe. Dies können sie jedoch nur deshalb, weil sie «Botenstoffe», Instrumente der höheren Wesensglieder sind, die ihre Bildung bewirken und die fortwirken, auch noch nach der Isolierung.

Dem scheint zunächst zu widersprechen, daß sehr viele Enzyme kristallisierbar sind. Nach den bisherigen Ausführungen sollte der kristalline Zustand eigentlich Ausdruck der toten Welt sein. Nun sind aber Enzyme als Eiweißsubstanzen Träger lebendiger Impulse. Dazu sei zunächst nur bemerkt, daß diese Kristalle der Enzyme ebenso wie Vitamine stets Mikrokristalle sind – im Gegensatz zu den «Riesenkristallen», wie sie bei den Zuckern zu finden sind. Phänomenologisch bedeutet dies eine erhebliche qualitative Änderung. Die «Einengung» bei den Mikrokristallen dürfte mit der hohen Spezifität der Enzyme zusammenhängen, die eine gewisse Festlegung nötig macht. Es wäre eine reizvolle Untersuchung, aufzuzeigen, zu welchen Kristallbildungen welches Enzym neigt, da sich darin auch etwas von dem Wesen ausdrücken kann. Ebenso ist es bedeutsam, welche Metalle welchen Enzymen ihre Wirksamkeit verleihen. Diese Problematik erfordert eine ausführlichere Untersuchung, die hier nur in kurzen Beispielen angedeutet werden kann:

Es ist aufschlußreich, welche Metalle sich in welchen Enzymen befinden, denn selbstverständlich muß hier eine Wesensgleichheit oder mindestens ein Wesensbezug wirksam sein. Einige Beispiele seien erwähnt. Verschiedene *Oxydasen* sind kupferhaltig. Das Wesen des Kupfers ist es, den Weg für das Eisen zu bereiten. Die dadurch ermöglichte Oxydation ist dann aber ein Eisenprozeß. *Peptidasen* enthalten Eisen, Mangan oder auch Magnesium. Die Verdauung selbst in diesem Bereich ist ein massiver astralischer Abbauprozeß, der ein «Zerschlagen» erfordert, was zur Funktion des Eisens gehört. Mangan vermittelt eine isolierte Eisenwirkung im Stoffwechsel, während Magnesium eine Grundlage für die Eisentätigkeit ist.

Phosphatasen enthalten meist Magnesium oder Mangan. Die Lichtbeziehung sowohl von Phosphor wie auch von Magnesium ist wiederholt erwähnt worden. Diese Verhältnisse sind letztlich Ausdruck der Tatsache, daß der Mensch primär ein Lichtwesen ist und die gesamte Stoffesbildung unter der Führung des Ich, des geistigen Wesenskernes des Menschen, geschieht. Dies setzt sich bis in das Leben, den Ätherleib, fort. Es wurde bereits in der Einleitung erwähnt, daß Leben metamorphosiertes Licht ist, folglich als Träger des Lebens nur Substanzen in Frage kommen können, die selbst lichthaft gebildet sind. – Das Mangan vertritt hier die spezielle Stoffwechselwirkung des Eisens, hat aber auch eine Lichtbeziehung, wie sich aus der Farbigkeit seiner Verbindungen ergibt (siehe die Kapitel Farbigkeit und Ringbildung). Im Text sind weitere Beispiele zu finden.

Zum Eiweißabbau sei zusammenfassend festgehalten: Der Abbau der Eiweiße und Kohlenhydrate bei der Verdauung erfolgt im Magen-Darmkanal mit Hilfe verschiedener Enzyme, die schrittweise den Abbau bis zu Monosacchariden bzw. Aminosäuren bewirken.

Da jedes Eiweiß artspezifisch gebildet wird, hat es – auch wenn es nicht mehr im Bereiche des aktiven Lebens ist – immer noch etwas vom Wesen des betreffenden Tieres an sich. Das gleiche gilt, wenn auch weniger ausgeprägt, für die Kohlenhydrate: Weizenstärke ist verschieden von Kartoffelstärke, auch jedes Gemüse hat seine Eigenart. Leben tritt eben in unendlich differenzierter Form auf und wird jeweils durch jede Pflanze bzw. jedes Tier in spezifischer Form festgehalten. Beim Tier kommt, wie dargestellt, über den Stickstoff im Eiweiß zusätzlich das seelische Element zum Tragen. – Was Mensch und Tier als heterotrophe Lebewesen letztlich als Lebensmittel benötigen, ist das von der Pflanze erzeugte Leben, das in der Substanz festgehalten wird.

Würde dieses Leben direkt in den menschlichen Organismus hineinkommen, so würde das artspezifische bzw. sogar individualisierte menschliche Eiweiß von Fremdwirkungen überdeckt werden. Dies kann bei allergischen Erkrankungen, wie oben erwähnt, tatsächlich der Fall sein (siehe auch Husemann/Wolff, Bd. 2).

Das Leben, auf das der Mensch in seiner Ernährung angewiesen ist, muß also seiner Artspezifität entkleidet werden; das geschieht durch den Abbau im Magen-Darmkanal. Tatsächlich zeigen sowohl die Monosaccharide als auch die Aminosäuren keine Artspezifität mehr. Deshalb wirken sie auch nicht mehr allergen. In diesem Sinne sind sie tote Substanzen.

Kristalle und Leben

An dieser Stelle ist es nötig, sich über den Begriff lebendige oder tote Substanz Klarheit zu verschaffen. Es besteht kein Zweifel, daß die strömende Flüssigkeit bei einer Pflanze oder innerhalb einer Zelle, ebenso wie das Blut bei einem Tier, eine lebendige Substanz ist. Wird die Pflanze jedoch geerntet bzw. das Tier getötet, so finden in dem Blatt der Pflanze oder in dem Fleisch des Tieres keine *aktuellen* Lebensprozesse mehr statt, doch enthalten Blatt oder Fleisch noch Leben in mehr oder weniger konservierter Form. In idealer Weise ist das Leben in dem Samen durch Trocknung und auch Wasseraustritt bei der Polymerisation zu Stärke natürlich konserviert, weshalb man Samen, also z. B. Getreide, Monate oder Jahre aufbewahren kann. Klassische Beispiele der Nutzanwendung sind die Trocknung des Grases zu Heu und entsprechende Trocknungsverfahren. Wegen des noch vorhandenen, aber nicht mehr aktuell wirkenden Lebens können die Pflanzen oder Tiersubstanzen als Lebensmittel, d.h. Vermittler von Leben, benutzt werden. Sie zeigen als solche immer noch einen hochmolekularen artspezifischen Aufbau.

Dem organischen Aufbau lebendiger Substanz steht der relativ sehr einfache Kristallaufbau gegenüber. Im Grunde genommen gibt es nur 32 Kristallsysteme, die sich in der anorganisch toten Welt finden. Kristalle sind geradezu der Inbegriff der leblosen, toten Natur, der Stabilität und Dauer, die sich in den *in der Materie* begründeten Formprinzipien der 32 geometrischen Kristall-Systeme ausdrückt. Zwar können sich in einem Lebewesen Kristalle finden, jedoch nehmen diese dann an dem Leben nicht mehr teil; sie sind aus ihm herausgefallen. Dieses dem Leben fremde Formprinzip muß beim Eingang in einen Lebensbereich überwunden werden. Dies geschieht z.B. beim Auflösen der Salze als Voraussetzung für die Resorption. Obwohl die Resorption ein aktiver Prozeß ist, existieren Grenzen, jenseits derer größere Teile nicht mehr resorbiert werden können. Voraussetzung für die Resorption von Kohlenhydraten und Eiweißen ist deshalb auch deren Abbau zu einfacheren Einheiten wie Monosacchariden bzw. Aminosäuren; Fette müssen entsprechend emulgiert werden.

Selbst innerhalb der Kristalle gibt es qualitative Unterschiede: Kleinste Kristalle stehen dem Leben näher als große. So kann man Aminosäuren, Harnstoff oder Vitamine und Enzyme (siehe oben, S. 208) durchaus kristallisieren. Auch bei Unlöslichkeit können somit kleinste Einheiten resorbiert werden. In dieser Beziehung bilden gerade die Zucker, insbesondere Saccharose, eine Ausnahme, da letztere extrem große Kristalle bilden kann und somit – als organische Substanz – alle Kennzeichen der wirklich leblosen, toten Natur zeigt (siehe S. 84).

Worauf beruht die Wertschätzung der Kristalle und Edelsteine als edel? Im allgemeinen sind diese durchsichtig, d.h. durchlässig für Licht; sie bieten dem Licht keinen Widerstand, da sie ihm wesensverwandt sind. Allgemein ausgedrückt: Ein *Kristall ist durchgeistigte Materie.*

Treten Substanzen nicht kristallin, sondern amorph auf, so ist die Kristallstruktur überwunden – genauso wie dies in der Auflösung geschieht. Der amorphe Zustand steht dem Chaos, dem undifferenzierten Anfangszustand wesentlich näher, während der Kristall festgelegt, Ausdruck einer begrenzten Ordnung ist.* Darüber hinaus bildet der amorphe Zustand wesentlich größere Oberflächen, die ihrerseits Voraussetzung für das Angreifen ätherischer Kräfte sind. Der amorphe Zustand ist offener und steht dem Leben deshalb näher, was am Beispiel der Lactose gezeigt wurde (siehe S. 93). Bis zu einem gewissen Grade gilt das für den amorphen Zustand Gesagte in abgewandelter Form auch für die Kolloide.

Organische Substanz	**Kristalle**
werdend	geworden
Chaos	physikalische Ordnung
amorph	kristallin
Bildung aus Umkreiskräften	aus substanzimmanenten Kräften
(Ätherkräfte)	(physikalische Gesetze)
veränderbar	festgelegt
warm	kalt
ausgedehnt	zusammengezogen
kosmisch	irdisch

* Der Begriff *Chaos* wird heute zumeist völlig mißverstanden als ein willkürliches Durcheinander, oft durch Zerstörung entstanden. In Wirklichkeit bedeutet χαὸς das Gegenteil, nämlich einen völlig *undifferenzierten* Urzustand, der noch *gähnend* offen und aufnahmefähig ist für einwirkende, bildende Kräfte. Diese Bedeutung findet sich auch in den ersten Worten der Genesis im Alten Testament als (hebräisch) Tohu-wa-bohu, der Urzustand der Erde, die zwar noch *leer,* undifferenziert, unerfüllt, aber gewiß nicht *wüst* war im Sinne von toter Materie, was sich aber in fast allen Übersetzungen findet. So ist z.B. auch die erste Phase der embryonalen Entwicklung im Urzustand des Chaos; sie wird erst durch die Entwicklung differenziert.

Eine scheinbare Ausnahme bilden die Substanzen mit Kristallwasser. Diese Salze können nur mit einer molekular feststehenden Menge Wasser Kristalle bilden. Wasser wurde aber als Träger des Lebens geschildert. Insofern könnte man meinen, daß das Salz *mit* dem Wasser dem Leben näher stünde. Es handelt sich aber beim Kristallwasser nicht etwa um eine Lösung, sondern um eine feste *Verbindung* mit Wasser als Ausdruck der Affinität, somit um eine andere Konfiguration eines Salzes. In diesem Falle ist der wasserfreie Zustand eines Salzes der energiereichere, da er durch Wärme, d.h. Energiezufuhr, erzeugt werden muß. Durch Aufnahme von Kristallwasser wird diese Wärme wieder frei. Der kristalline Zustand ist also der irdischere, energieärmere und insofern dem Leben fernere Zustand. Zur Beurteilung dieser Verhältnisse gibt die Wärmetönung einen Aufschluß.

Es wurde bereits erwähnt, daß ganz reine Substanzen als Träger für Leben ungeeignet sind. Gerade Kristalle sind aber reine Substanzen. Deswegen kann man durch Umkristallisieren eine Substanz reinigen. In dieser Form enthält sie kein Leben mehr. Wohl aber kann sie noch Energie enthalten. Das heißt aber, daß nunmehr das Leben nicht mehr als Leben, sondern in toter Form als Energie vorhanden ist. Ein Beispiel dafür wurde oben beim Kohlenstoff bzw. der Holzkohle gegeben. Diese stammen zwar aus dem Leben, enthalten es aber nur noch in umgewandelter bzw. rückverwandelter Form als Licht. Im entsprechenden Sinne ist das Leben in erstarrten Formen wie Kristallen in «Energie» umgewandelt. Als Beispiel hierfür wurde der Zucker genannt. Hier sind mineralisierende, kristallisierende Kräfte deutlicher am Werk als bei feinnadligen Kristallen. Deshalb gibt Zucker innerhalb des Organismus zwar «Energie», aber nicht Leben.

Eine lebendige Substanz wird also beim Absterben der Pflanze oder Töten des Tieres nicht sofort «tot», sondern kann dieses Leben mehr oder weniger lange bewahren; der Übergang zur – aus dem Leben völlig herausgefallenen – kristallinen Substanz ist ein fließender. Es sei auch auf die Umwandlung der «Energie» von Holz in Braunkohle / Steinkohle und Anthrazit hingewiesen (siehe S. 60).

Die Monosaccharide und Aminosäuren als Endprodukte des Abbaus innerhalb des Magen-Darmkanals sind also in diesem Sinne tote oder fast tote Substanzen; sie haben keine Zeichen fremden Lebens mehr in sich. In dieser Form können sie unbeschadet resorbiert und in der Leber – die, wie der Name sagt, Leben «macht» – neu belebt werden: Aus der Glucose wird Glykogen gebildet, die «tierische Stärke», die jederzeit wieder zu Glucose abgebaut werden kann. Die Aminosäuren ihrerseits können nunmehr zu menschen-spezifischen Proteinen aufgebaut werden.

Es ergibt sich aus den bisherigen Ausführungen, daß das Leben nicht oder nur noch zum sehr kleinen Teil in den Monosacchariden und Aminosäuren festgehalten ist. Ursprünglich war es in den Lebensmitteln vorhanden, die, wie der Name richtig besagt, Leben vermitteln. Konkret handelt es sich um hochmolekulare Substanzen, also Kohlenhydrate, Eiweiß und Fett. Durch deren Abbau innerhalb des Magen-Darmkanals werden Ätherkräfte aus den Lebensmitteln freigesetzt, die den eigenen Ätherleib dazu anregen, beim Substanzaufbau in der Leber diese «toten Substanzen» mit Ätherkräften neu zu verbinden zu artspezifischem Eiweiß, das beim Menschen noch individualisiert wird. Es besteht kein Zweifel, daß jeder Mensch praktisch ein individuelles Eiweiß besitzt. Dieses ist allerdings bei der Geburt noch wenig differenziert; die Differenzierung geschieht erst entsprechend der Ich-Entwicklung.

Wegen dieses Sachverhaltes ist es auch nicht möglich, sich wirklich auf Dauer allein von Di- oder Monosacchariden und Aminosäuren zu ernähren (Astronautenkost), da diese zwar noch Energie, aber keine umfassenden Ätherkräfte mehr enthalten.

Harnstoff

Das hauptsächliche Endprodukt des Eiweißstoffwechsels bei Mensch, Säugetieren, Amphibien und Fischen ist der durch den Harn ausgeschiedene Harnstoff. Dessen Analyse zeigt die vier charakteristischen Eiweißelemente, nämlich Sauerstoff, Wasserstoff, Stickstoff und Kohlenstoff. Auf die Besonderheit des Zusammentretens dieser vier Elemente als -CO-NH- in der Peptidbindung als «Skelett» des Eiweißes wurde oben (S. 196) hingewiesen. Dieses bleibt auch in der typischen Zugehörigkeit von CO und NH im Harnstoff, einer toten Substanz, erhalten. Aus der schier unendlichen Vielseitigkeit des Eiweißes ist eine einzige sehr einfache Substanz geworden, die keine Ätherkräfte mehr enthält, somit nicht mehr Träger des Lebens sein kann und als tote Substanz ausgeschieden wird. Charakteristisch für die Harnstoff-Substanz ist, daß sie zwar völlig tot ist, aber weder kristallin auftritt noch ein Salz ist, sondern sogar außerordentlich leicht löslich, d.h. daß eine intensive Beziehung zum Lebensträger Wasser besteht – im Gegensatz zur Harnsäure (siehe unten).

Löslichkeit von Harnstoff (Gramm in 100 ml Wasser):

Bei	0 °C	67 Gramm
	70	314,6
	100	unbegrenzt löslich

Obwohl ein totes Endprodukt, hat der Harnstoff noch spezielle Wirkungen, die auch therapeutisch nutzbar gemacht werden. So ist eine antibiotische Wirkung nachgewiesen; er erhöht die Wasserbindung des Gewebes, wird aber auch in Abhängigkeit von der Konzentration als Diuretikum verwendet. Er hemmt den Juckreiz und wirkt keratoplastisch. Daher findet Harnstoff (Karbamid) vielfach in Salben Verwendung.

Man sollte annehmen, daß ein Endprodukt, eine «Schlacke», als nutzlos ausgeschieden wird, wie dies in der Technik üblich ist. Bei höheren Organismen herrscht jedoch das allgemeine Gesetz, daß der *Abbau* Voraussetzung ist für einen neuen, andersartigen *Aufbau* (siehe oben und Husemann/Wolff, Bd. 1 und 2). Die Harnstoffbildung ist Ausdruck dieser Polarität: Das Abbauprodukt impulsiert geradezu den neuen Aufbau. In dieser Beziehung spielt im Eiweißstoffwechsel der Harnstoff dieselbe Rolle wie die Milchsäure im Kohlenhydratstoffwechsel. Dies ist in beiden Fällen dadurch möglich, daß der Abbau nicht «vollständig» erfolgt, also nicht bis zu CO_2 plus NH_3 geht – dies findet erst außerhalb des Organismus statt, z.B. bei der Fäulnis –, sondern die typische Einheit der vier Elemente erhalten bleibt. Dadurch bleibt beispielsweise der Kreislauf der lebendigen Substanz durch die organische Düngung erhalten, während er durch Fäulnis und dadurch Abbau bis CO_2 und NH_3 durchbrochen wird.

Unter physiologischen Bedingungen wird der Harnstoff durch den Urin ausgeschieden. Der erwachsene Mensch scheidet täglich ca. 30 Gramm aus. Außerhalb des Organismus kann er jedoch durch Mikroorganismen mit Hilfe des Fermentes Urease weiter zersetzt werden zu CO_2 und NH_3. Damit ist die vorherrschende Affinität innerhalb der vier Elemente gekennzeichnet: Der Kohlenstoff hat im lebendigen Bereich eine innere Verbindung, Affinität zum Sauerstoff, der Stickstoff dagegen zum Wasserstoff. Dies drückt sich klar in der Schreibweise aus:

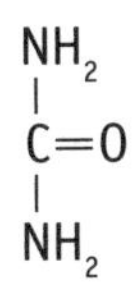

Harnstoff

Eine Summenformel, etwa CH_4N_2O, würde das Wesentliche der inneren Zusammengehörigkeit nicht oder sogar falsch ausdrücken. Die jeweilige «Zugehörigkeit» muß im Formelbild erkennbar sein, was durch die differenzierte Schreibweise der Fall ist.

Theoretisch könnte allerdings der Wasserstoff sich mit Sauerstoff zu Wasser verbinden und Kohlenstoff mit Stickstoff CN-Verbindungen eingehen. Daß dieser Weg tatsächlich gangbar ist und innerhalb des menschlichen Stoffwechsels eine hoch bedeutsame Rolle spielt, wird uns noch ausführlich beschäftigen.

Würde im Organismus tatsächlich Ammoniak entstehen, so könnte sich dieser mit Wasser und CO_2 zu Ammoniumcarbonat verbinden, wie dies außerhalb des Organismus leicht möglich ist.

$$NH_3 + CO_2 \xrightarrow{+2\,H_2O} 2\,NH_4OH + H_2CO_3 \longrightarrow \underset{\text{Ammoniumcarbonat}}{(NH_4)_2\,CO_3} + 2H_2O$$

Dieses leicht lösliche Salz würde in Lösung dissoziieren, womit die Einheit verloren wäre. Beim Eiweißabbau zu Harnstoff wird aber die organische Einheit erhalten, obwohl chemisch die Ammoniumcarbonat-Bildung viel einfacher wäre. Darauf kommt es jedoch innerhalb eines Organismus gerade nicht an. Im Harnstoff ist der «Eiweißcharakter» erhalten geblieben, wenn auch als «Skelett» in toter Form.

Ammoniumcarbonat kann durch trockenes Erhitzen von Horn oder anderen tierischen Abfällen, also Eiweiß, gewonnen werden (Hirschhornsalz). Es besteht aus einem Gemisch von primärem NH_4HCO_3 und sekundärem $(NH_4)_2CO_3$ Ammoniumcarbonat. Die Alchimisten sahen in diesem Hirschhornsalz eine ganz besondere Substanz. Da es zu zwei Gasen zerfällt bzw. sich aus diesen bilden läßt, galt es als «*sal volatile*», als flüchtiges Salz, als «Luftsalz». Als solches bildet es eine Ausnahme gegenüber anderen Salzen, die gerade als Inbegriff des Festen, Erdhaften galten. – Heute wird die Eigenschaft dieses Salzes, sich bei Wärme leicht zu Gasen zu zersetzen, noch im Backpulver benutzt.

An dieser Stelle ist es notwendig, auf die historische Entwicklung zu blicken.

In älteren Zeiten war jedermann der Unterschied zwischen der belebten und der unbelebten Natur unmittelbar erlebbar. Als schließlich klar wurde, daß *Lebendiges* nur aus *Lebendigem* entstehen kann (worauf wiederholt hingewiesen wurde), schien diese Grenze zwischen belebter und unbelebter Natur befestigt. Deshalb glaubte man lange Zeit, daß organische Substanzen nicht aus toter Materie erzeugt werden können. Diese Meinung schien erschüttert, als *Friedrich Wöhler* (1800 – 1882) um 1828 die chemische Synthese des Harnstoffs gelang (durch Erhitzen des Isomeren des Harnstoffs, des cyansauren Ammoniums). Damit glaubte man, endgültig die Grenze zwischen lebendiger und toter Substanz aufgehoben zu haben.

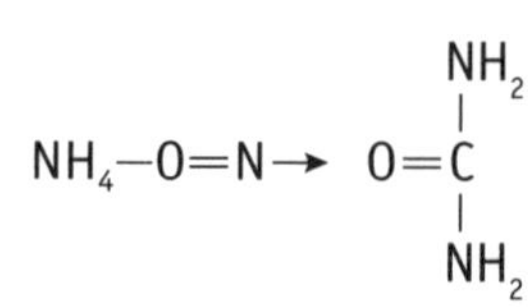

Methodisch wurde diese Denkweise von dem vorherrschenden Substanzbegriff und dem Primat der Materie geprägt. Darin fand das Leben in seiner Eigengesetzlichkeit als Kraft keinen Raum mehr. Dabei wurde vollständig übersehen, daß Harnstoff eine tote Substanz ist, die deshalb dem Leben entfällt, weil sich das Leben aus ihr bereits zurückgezogen hat. Im Sinne der obigen Ausführungen kann man sagen: Harnstoff ist in jedem Falle – ob natürlich oder synthetisch entstanden – ein leeres Gefäß. Indem man es synthetisiert, bleibt man dem Leben fern, wie etwa ein Abschreiber, wenn er ohne Verständnis Buchstaben aneinanderreiht, dem Sinn fern bleibt – auch wenn er dabei unter Umständen sogar richtige Worte oder gar einen noch nie dagewesenen Text bildet. Diese Produkte können sogar wirksam sein, wenn sie z.B. vom Organismus «gelesen» werden, der dann entsprechend «sinnlos» reagieren muß (z.B. auf Thalidomid). – Im biologischen Bereich treten immer zuerst Kräfte, also der «Inhalt» einer Substanz, auf und bedienen sich dann geeigneter Substanzen als Träger.

Die vier Grundelemente des Lebens treten im Eiweiß nicht willkürlich, sondern «in der Zugehörigkeit», der Verbindung von Kohlenstoff mit Sauerstoff einerseits und Stickstoff mit Wasserstoff andererseits, so vielseitig zusammen, daß sie die tatsächlich unendliche Verschiedenheit der Eiweißbildungen ermöglichen. Dies geschieht durch den hochmolekularen Aufbau. Dieser wiederum bedingt, daß die Eigenheit der vier Elemente total zurücktritt. Erst dadurch ist die Plastizität, die Offenheit für andere, höhere Kräfte möglich: Im Eiweiß wirkt das Leben nicht allein, sondern zusammen mit der Seele bzw. beim Menschen auch mit dem Geist.

Beim *Abbau* des Eiweißes werden diese verschiedenen, der Substanz zugrundeliegenden Kräfte herausgelöst, und es tritt jetzt die Substantialität der vier Elemente mehr in Erscheinung. Diese Vereinfachung der Substanz ist der Ausdruck des Absterbeprozesses. Das Ergebnis ist schließlich der Harnstoff, in dem die vier Elemente in einfachster Form zusammentreten, er ist das nunmehr *tote Skelett des Eiweißes.*

Es hat sich gezeigt, daß der Harnstoff beim Abbau des Eiweißes nicht etwa «übrigbleibt», wie man bei dem bildhaften Ausdruck des Skelettes des Eiweißes denken könnte. Vielmehr wird tatsächlich Harnstoff wieder synthetisiert. Den Sinn dieser Maßnahme kann man in den Wirkungen sehen, die oben für Harnstoff geschildert wurden. Es handelt sich um das für höhere Organismen typische Zusammenspiel von Aufbau und Abbau, das erst höheres Leben ermöglicht und dadurch nie zu einem wirklichen Ende kommt, während in der anorganischen Welt der Abbauprozeß – in diesem Falle zu NH_3 und CO_2 – einen Abschluß findet.

In diesem Zusammenhang ist aufschlußreich, daß Wiederkäuer, also die eigentlichen Stoffwechseltiere, den Harnstoff nochmals verwerten, wozu sie Mikroorganismen in den Vormägen benutzen. «Meister» in dieser Beziehung sind Kamele und Lamas. Lamas können bis 95 Prozent des Harnstoffs wiederverwerten.

Ein besonderes Zwischen- oder Abbauprodukt des Harnstoffes stellen die Urethane dar, insbesondere das Ethylcarbamat (Carbamidsäureethylester) NH_2-COO-C_2H_5, das sich in winzigen Mengen in Lebensmitteln findet (besonders in Steinobstschnaps). Urethan wurde jahrzehntelang als Beruhigungs- und Schlafmittel besonders für Kinder angewandt. Später wurde bei seiner Anwendung als Narkosemittel für Versuchstiere gefunden, daß diese gehäuft Tumore bilden, es also karzinogen wirkt. Es hat sich gezeigt, daß die Bildung von Urethan durch Licht gefördert wird. Phenylurethan wirkt antipyretisch. Polymerisierte Urethane finden in der Kunststoffindustrie vielfache Verwendung.

Aminosäureabbau

Beim Aminosäureabbau gibt es drei verschiedene Wege: die oxydative Desaminierung, die Transaminierung und die Decarboxylierung.

1. Die oxydative Desaminierung

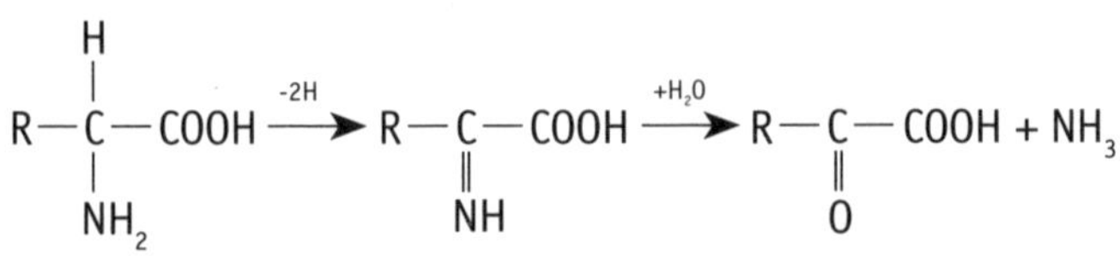

Aminosäure Ketosäure

Bei diesem quantitativ weit überwiegenden Abbauweg ist das Entscheidende die Entfernung des Stickstoffs bzw. der NH_2-Gruppe. Dies geschieht durch eine *oxydative Desaminierung*. Oxydative Prozesse sind typisch für den Stoffwechsel höherer Lebewesen, wie eingangs dargestellt. Die vermittelnden Aminosäureoxydasen gehören zu den gelben Atmungsfermenten. Bildhaft könnte man sagen, daß das Eiweiß veratmet wird, was bei pathologischen Prozessen bedeutsam ist, indem man diese als Atmungsstörungen anschauen kann. – Das entstehende Abbauprodukt ist in diesem Falle eine Ketosäure, gehört also nicht mehr zum Eiweiß-, sondern zum Kohlenhydratstoffwechsel und geht in dessen allgemeinen Stoffwechsel ein. Dabei müßte auch *Ammoniak* entstehen – ein Gift für höhere Lebewesen, nicht jedoch für niedere Wassertiere (z.B. Krebse). Ammoniak wird jedoch physiologischerweise nicht freigesetzt, sondern geht sofort ein in den *Harnstoffzyklus* Ornithin ⟶ Citrullin ⟶ Arginin ⟶ Ornithin. Das bedeutet, daß Ammoniak in organischer Bindung erhalten bleibt und so zu Harnstoff aufgebaut wird, ein Prozeß, der in der Leber stattfindet. Hierbei spielt der Phosphor eine entscheidende Rolle, indem Ammoniak als Carbamoylphosphat an Ornithin gebunden wird, das so zum

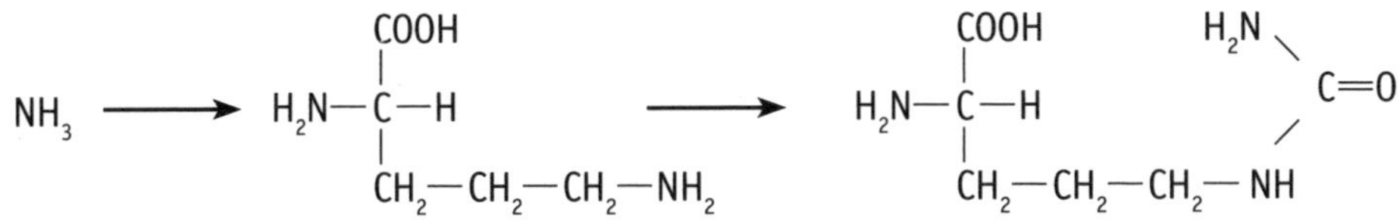

Ammoniak Ornithin (2,5-Diamino-valeriansäure) Citrullin (2-Amino-5-ureido-valeriansäure)

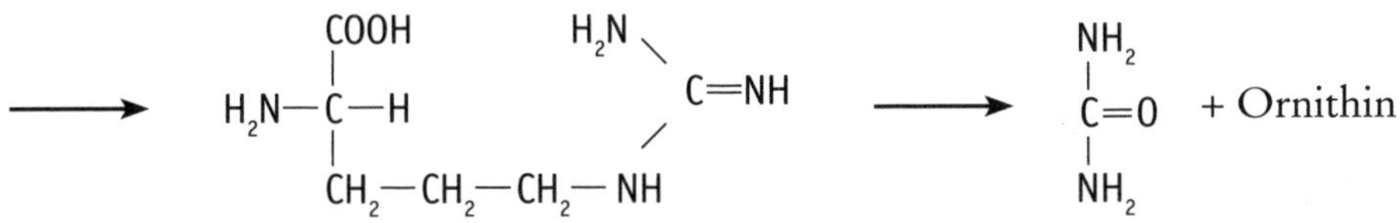

Arginin (2-Amino-5-guanidino-valeriansäure) Harnstoff

Citrullin wird. Die Abspaltung des Harnstoffes erfolgt vom Arginin, das dadurch wieder zum Ornithin wird. Lediglich unter krankhaften Verhältnissen, d.h. wenn der Stoffwechsel nicht mehr von der Ich-Organisation beherrscht wird, z.B. bei ausgeprägter Azidose (etwa bei Diabetes), kommt es zur Bildung von freiem Ammoniak, der dann, gebunden an organische Säuren wie Schwefelsäure und Phosphorsäure, im Harn ausgeschieden wird.

Summarisch kann man sagen, daß gerade durch die oxydative Desaminierung das «Skelett» des Eiweißes, die Peptid-Gruppe -CO-NH-, stets erhalten bleibt, sogar wieder hergestellt wird und im Harnstoff in Erscheinung tritt.

2. Die Transaminierung

Die für Eiweiß bzw. Aminosäuren charakteristische NH_2-Gruppe kann auch ohne Sauerstoff leicht «verschoben» werden. Den «Schlüssel» hierfür besitzen die Transaminasen, die NH_2 einer α-Aminosäure auf eine alpha-Ketosäure übertragen, z.B. das NH_2 von Alanin auf α-Ketoglutarsäure, die dadurch zur Glutaminsäure wird und das NH_2 zur Harnstoffbildung vermittelt.

Der Umbau der Aminosäuren durch die Transaminasen ist umkehrbar, stellt also ein fluktuierendes Geschehen dar zwischen Auf- und Abbau. Besonders wichtig wird diese Tätigkeit des Organismus, wenn Eiweiß zugrunde geht, wie dies bei einem Herzinfarkt, einer akuten Hepatitis, Pankreatitis oder Nekrosen der Fall ist. Sauerstoff steht in diesen Fällen nicht zur Verfügung, da die abgestorbenen Zellen nicht mehr atmen; deshalb kann auch keine oxydative Desaminierung stattfinden. Das absterbende Gewebe muß aber entfernt werden, da es sich sonst zersetzen würde und toxische Substanzen entstünden (siehe unten). Das heißt aber, daß in erster Linie der Stickstoff bzw. die NH_2-Gruppe rasch entfernt werden müssen. Dies geschieht durch die Transaminasen. Deren Wert ist deshalb bei innerem Eiweißzerfall, wie er bei den erwähnten Krankheiten auftritt, erhöht, was diagnostische Bedeutung hat. Es ist also der Stickstoff bzw. NH_2, die gefährlich werden können, wenn sie nicht vom Organismus beherrscht werden.

Jedoch können gerade durch die hervorgehobene NH_2-Wirkung hochaktive Substanzen entstehen als Ausdruck astralischer Tätigkeit, die eben die Stickstoffwirkung benötigt. Dies ist beim dritten Abbauweg der Aminosäuren am deutlichsten.

3. Die Decarboxylierung

Dieser Abbauweg spielt quantitativ nur eine geringe Rolle. Um so wichtiger sind die qualitativ dadurch entstehenden Substanzen, die oft Hormoncharakter aufweisen.

Die bisher geschilderten Abbauwege der Aminosäuren dienten der Entfernung der NH_2-Gruppe. Dadurch verliert die Substanz den Eiweiß-Charakter, der mit dem Stickstoff verbunden ist. Bei der Decarboxylierung aber bleibt gerade die NH_2-Gruppe erhalten, während CO_2 entfernt wird.

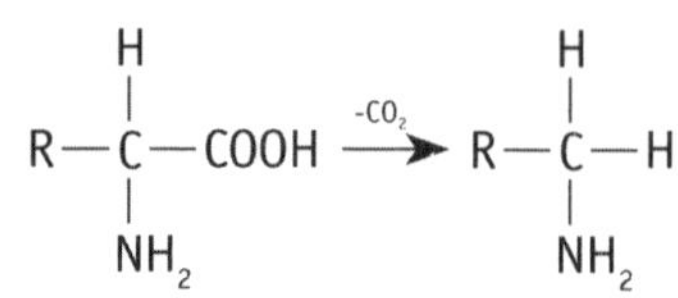

Entscheidend ist hierbei das Entfernen des Sauerstoffs (in Form von CO_2). Die *Decarboxylierung* als Abbauweg trifft man in erster Linie durch die Tätigkeit von Bakterien, also bei der Fäulnis (auch durch Cholera- oder Tetanuserreger können diese Substanzen auftreten). Als Beispiel sei die Bildung von *Kadaverin* (Name!) und *Putrescin* (*putrescere* = verfaulen) genannt. Beide Substanzen wurden in faulendem Eiweiß gefunden, entstehen aber auch bei der Reifung von Käse, in Pilzen wie im Mutterkorn und auch im menschlichen Darm.

Interessant ist, daß sich Putrescin und eine diesem nahestehende Verbindung *Spermidin* (aus Sperma) in den Ribosomen finden. Beide besitzen eine alkalische Reaktion und eine hohe Affinität zu den Nukleinsäuren. Es handelt sich hier um aus einem Abbauprozeß hervorgehende stark astralisierte Stickstoff-Substanzen, die aber alkalisch reagieren, d.h. in die aufbauende, ätherische Seite hinein wirken. Es wurde wiederholt darauf hingewiesen, daß für die höhere Lebensart bei Mensch und Tier der Abbau in einen Wiederaufbau einmünden

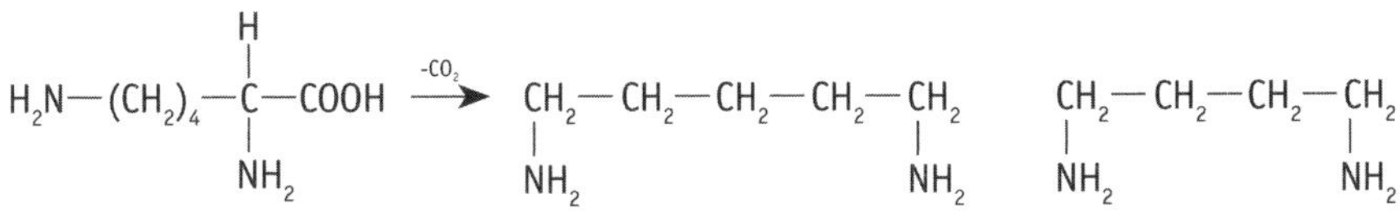

Lysin (Diaminocapronsäure) — Kadaverin (1,5-Diamino-Pentan) — Putrescin (1,4-Diamino-Butan)

$$H_2N(CH_2)_3\text{-}NH\text{-}(CH_2)_4\text{-}NH_2$$

Spermidin

muß, wie dies bei der Milchsäure und dem Harnstoff geschildert wurde, aber auch bei Substanzen wie Putrescin usw. erkennbar wird. Im übrigen bedeutet das völlige Fehlen von Sauerstoff, daß hier Erdenkräfte völlig ausgeschaltet sind, was für die Fortpflanzung weitgehend ebenso notwendig ist wie für die in den Ribosomen und Nukleinsäuren wirkenden Kräfte. (Eine wirkliche Annäherung an eine Cyanbildung ist durch die «zwischengeschalteten» 3 bzw. 4 CH_2-Gruppen verhindert.) Bei Kadaverin und Putrescin kann man das völlige Fehlen von Sauerstoff als Ausdruck des «Ver-Wesens» auffassen, worunter man immer das Weggehen des Wesens von der Erde empfunden hat.

Am Rande sei hier noch erwähnt, daß wiederum eine ähnliche Substanz, das *Äthylendiamin*, in der Verbindung mit Essigsäure *Äthylen-diamin-tetra-Essigsäure* (EDTA), als sogenannter Chelatbildner eine praktische Bedeutung hat. EDTA-Salze dienen der Therapie bei Vergiftungen mit Blei, Cadmium oder anderen Schwermetallen. Da Chelat-Bildner zu Metallen eine besondere Affinität haben, können sie Metalle abfangen, d.h. fest an sich binden. Sie vermögen auch Calcium zu binden und werden deshalb zur Wasserenthärtung benutzt. Das Prinzip der Chelatkomplex-Bildung liegt übrigens auch im Hämoglobin, Myoglobin, Vitamin B12 und Chlorophyll vor. In diesen Fällen ist Eisen, Cobalt bzw. Magnesium das komplex gebundene Metall. Das Wesentliche ist, daß sich jetzt das Metall mit dem Stickstoff ohne bzw. nur mit relativ geringem Anteil an entgiftendem Sauerstoff aktiv entfalten kann.

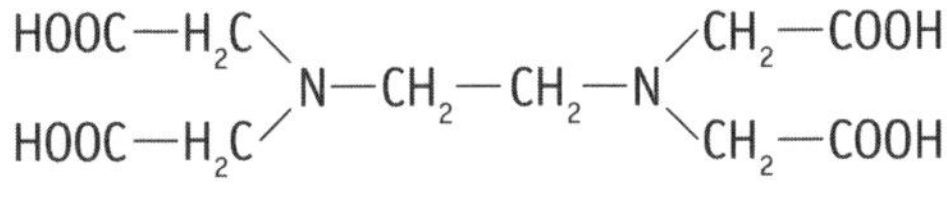

Äthylen-diamin-tetra-Essigsäure (EDTA)

Eine besondere Bedeutung innerhalb der Aminosäuren nehmen die *aromatischen Aminosäuren* ein, die eine Ringbildung aufweisen.

Da die Ringbildung ein typisches Beispiel dafür ist, daß man an einer Formelschreibweise die Kräfte ablesen kann, die in ihr wirken, erfordert sie eine eigene Ausführung.

Die aromatische Ringbildung

Als eine Besonderheit des Kohlenstoffs wurde die Fähigkeit genannt, sich mit sich selbst zu verbinden, wodurch lange «Ketten» entstehen können, die aliphatischen Kohlenwasserstoffe oder im biologischen Bereich die Fette oder die Polykondensationsprodukte Stärke, Zellulose, Eiweiße. Innerhalb dieser Fähigkeit nimmt die sogenannte Ringbildung eine Sonderstellung ein. Was drückt sich darin aus?

Um einer Antwort näherzukommen, kann ein kurzer Überblick über die Entdeckung dieser Substanzen aufschlußreich sein.

Innerhalb der lebendigen oder ehemals lebendigen Substanzwelt gibt es Substanzen, die duften, also ein «Aroma» besitzen, was in der Mineralwelt nicht oder höchstens andeutungsweise zu finden ist. Es zeigte sich, daß Substanzen mit sehr verschiedener chemischer Struktur Duftcharakter haben können und daß viele Substanzen mit einer besonderen Konfiguration, nämlich Kohlenwasserstoffe, meist auf der Basis von C6, «aromatisch» duften. Vor allem fand man diese als Bruchstücke, sogenannte Radikale $-C_6H_5$, in vielfältigen Verbindungen. Zugrunde liegt diesen Radikalen das C_6H_6, das Benzol.

Später wurde die Bezeichnung «aromatisch» auf Substanzen eingeschränkt, bei denen eine Ringbildung vorliegt. Jedoch zeigte sich, daß keineswegs alle zyklischen Substanzen duftend sind und viele duftende Substanzen zu völlig anderen Stoffklassen gehören. Deshalb gilt der Begriff «aromatisch» heute als sehr umstritten, da gemeinsame Kriterien scheinbar nicht vorliegen. Trotzdem drückt sich in der Duft- und Farbbildung ebenso wie in der Ringbildung etwas Gemeinsames aus, das im Beginn der Forschung anscheinend bemerkt wurde und das im folgenden aufgezeigt werden soll.

Doch zunächst die Schwierigkeit, die sich für eine Formel für *Benzol* ergab. Aus dessen Analyse ergab sich, daß Kohlenstoff und Wasserstoff im Verhältnis 1:1 vorliegen. Dennoch kann die Formel für Benzol nicht C_1H_1 lauten, sondern Benzol muß aufgrund sowohl der Molekulargewichtsbestimmung wie auch des Dampfdruckes als C_6H_6 vorliegen.

Dieses Zahlenverhältnis warf eine tiefgreifende Frage auf: Infolge der bereits bekannten Vierwertigkeit des Kohlenstoffes ließen sich sechs Wasserstoff in der üblichen Strukturformel nicht unterbringen; eine entsprechende Kohlenstoff-Wasserstoffverbindung müßte C_6H_{14} heißen, was im Hexan tatsächlich gefunden wurde. Selbst bei Annahme von Doppelbindungen, z.B. als

```
 H   H   H   H   H   H
 |   |   |   |   |   |
-C = C - C = C - C = C-
```

müßten zwei Wertigkeiten übrigbleiben.

Die Lösung dieser Frage gelang *A. Kekulé,* und zwar durch ein in der Wissenschaft nicht übliches Vorgehen:

«Kekulé hatte eine visionäre Seite, und es geht aus seinen eigenen Aussagen hervor, daß er die Probleme, welche ihn beschäftigten, nicht nur gedanklich bearbeitet, sondern gewissermaßen meditiert hat. Das heißt, er betrachtete seine Fragestellungen so lange und mit einer derartigen Intensität, daß sich vor seinen Augen *Bilder* zeigten. Man kann fast sagen: Er schaute dann seiner eigenen Geistestätigkeit zu. Über zwei chemische Visionen, die er gehabt hat und die ihm den Schlüssel zu wichtigen Erkenntnissen geschenkt haben, hat er die Öffentlichkeit anläßlich des 25. Jubiläums der Benzoltheorie genau informiert» (Fierz-David 1945).

Kekulé selbst beschreibt, wie er in London in einem Omnibus in Träumereien versank. «Da gaukelten vor meinen Augen die Atome ... Heute sah ich sie, wie vielfach zwei kleinere sich zu Pärchen zusammenfügten ... Ich sah, wie größere eine Reihe bildeten und nur an den Enden der Kette noch kleinere mitschleppten ... Ich verbrachte einen Teil der Nacht, um wenigstens Skizzen jener Traumgebilde zu Papier zu bringen. So entstand die *Strukturtheorie.*» Die zweite der genannten Visionen erlebte Kekulé in Gent, wo er in einen Halbschlaf versank. «Wieder gaukelten die Atome vor meinen Augen ... lange Reihen, vielfach zusammengefügt; alles in Bewegung, schlangenartig sich windend und drehend. Und siehe, was war das? Eine der Schlangen erfaßte den eigenen Schwanz, und höhnisch wirbelte das Gebilde vor meinen Augen. Wie durch einen Blitzstrahl erwachte ich; auch diesmal verbrachte ich den Rest der Nacht, um die Konsequenzen der Hypothese auszuarbeiten» (Anschütz 1929, zitiert bei Fierz-David 1945, S. 236 ff.).

Wesentliche Grundlagen der Chemie, die Strukturtheorie und die Idee der Ringbildung, waren also Eingebungen, Inspirationen bzw. in der bildhaften Darstellung z.B. des Ringes *Imaginationen.* Diese geschahen gewiß nicht «von selbst», sondern waren Ergebnis einer intensiven geistigen Tätigkeit: «Er schaute seiner eigenen Geistestätigkeit zu» (siehe oben) und bewegte die Fragen intensiv in sich, ohne ihnen eine Idee aufzuzwingen. Andererseits erforderte der «Einfall» ein gewisses Herabdämpfen des Bewußtseins, aber keinesfalls vollständiges Ausschalten des Denkens. Die halbbewußten «Träumereien» ermöglichten eine Belebung, Öffnung des der Natur nach starren Denkens.

Seit Kekulé hat sich tausendfach erwiesen, daß die von ihm konzipierte Ringbildung als Bild eine Realität ist! Das besagt noch nicht, daß tatsächlich im mechanistischen Sinne atomar ein Mikro-Ring der üblich gezeichneten Form auftritt, wohl aber drückt sich – wie in allen Formeln – ein realer Sachverhalt aus. Was aber ist das Wesen des Ringes, der hier substanzverändernd auftritt?

Darüber hinaus ist das Bild der Schlange, die sich in den Schwanz beißt und die Kekulés Imagination zugrunde lag, ein uraltes Symbol der Erkenntnis bzw. Selbsterkenntnis, das sich mindestens bis in die ägyptische Zeit zurückverfolgen läßt und sich bis zu den Alchimisten erhalten hat. Nicht aus der Tradition, sondern auf neue Weise taucht es durch Kekulé wieder in der Chemie auf. Hier handelt es sich also um ein wirksames Bild, einen mit dem *Bewußtsein* verbundenen Impuls, was sich aus den späteren Darstellungen bei den aromatischen Aminosäuren, insbesondere den biogenen Aminen, deutlich zeigen läßt (siehe S. 241 ff.).

Gewiß gibt es auch Ringbildungen mit 3, 4, 5, 7, ja 15 (Muskon) Kohlenstoff-Ringgliedern, doch ist es eine Tatsache, daß die C_6-Ring-Bildungen bei weitem überwiegen. Es ist auch unübersehbar, daß dieselbe Bevorzugung der Sechszahl auch bei den Kohlenhydraten auftritt, jedoch liegen dort bezüglich Herkunft und Bildung andere Impulse zugrunde, nämlich diejenigen des biologisch-ätherischen Geschehens der Pflanzenwelt, während der Ringbildung, besonders innerhalb der Eiweißstoffe, naturgemäß eine andere Qualität zugrunde liegt, wie zu zeigen ist. Die gemeinsame Sechszahl ist aber auch hier Ausdruck der darin wirkenden Lichteskräfte, wie es ausführlich dargestellt wurde (siehe S. 77 ff.).

Selbstverständlich kann man die Bevorzugung der Sechszahl, insbesondere die Ringbildung, aus der Lage der vier Liganden «erklären», die diese Anordnung begünstigen. Dieser Weg, das Ganze aus dem Teil zu verstehen, ist methodisch heute üblich. Man geht diskussionslos vom Primat der Materie aus. In Wirklichkeit steht am Anfang die Idee, das Wesen der Substanz, die die Materie entsprechend anordnet. In diesem Falle ist es das Wesen der Sechs als Ausdruck kosmischer Lichteskräfte, die dem gesamten Leben zugrunde liegen. Man könnte hier einwenden, daß Benzol und Zyklohexan ja im Erdöl vorkommen, einem völlig toten Produkt aus dunklen Erdentiefen. Ursprünglich war jedoch Erdöl ebenso wie Steinkohle einmal lebendig. Für die Umwandlung durch lange Zeiträume sowie Druck und höhere Temperatur gilt tatsächlich die oben erwähnte Begünstigung der Verdichtung zur Ringbildung durch die atomare Struktur des Kohlenstoffes. Zugleich findet ein Verlust an Wasserstoff, d.h. an «Leichte» und Wärme, statt. Diese Einflüsse spielen jedoch im biologischen Bereich keine Rolle. In diesem werden die Veränderungen durch Enzyme vollzogen (siehe S. 206 ff.), die Ergebnis des Kräftewirkens der Wesensglieder sind. Im übrigen wurden in letzter Zeit polyzyklische aromatische Kohlenwasserstoffe im interstellaren Raum und auch in Meteoriten nachgewiesen – ein Hinweis auf die astralisch-kosmische Herkunft der Bildung.

Der Ringbildung steht als Prinzip das geradlinige, gestreckte Element gegenüber, das am deutlichsten in der Pflanzenwelt zu sehen ist, aber auch im chemischen Sinne besonders den Fetten mit der langen Kettenstruktur zugrunde liegt, also den aliphathischen Verbindungen (*to alephar* = Salböl). Hierzu sei noch bemerkt, daß Rundung und Streckung als zwei Urprinzipien auch dem Bau des menschlichen Organismus zugrunde liegen (Haupt und Extremitäten), wenngleich dies substantiell andere Grundlagen hat.

Wenn das gerade Prinzip sich vor allem in der Pflanzenwelt findet, liegt die Vermutung nahe, daß es sich bei der Ringbildung um ein andersartiges, über die Pflanze hinausgehendes, nämlich seelisch-astralisches Prinzip handelt, das konkret in den Sternen (*astra*) urständet. Man kann darin auch das Prinzip der Verinnerlichung des Seelischen sehen, wie dies mehrfach dargestellt wurde. Man kann den Ring, den Kreis oder auch das Oval als Bild der Einheit, des Ganzen oder auch des Kosmos auffassen. Schließlich ist es eine Realität, daß die Himmelskörper kugelförmige Gestalt haben und sich in Kreisen bzw. Ellipsen bewegen.

Mit der konzipierten Idee der Ringbildung war jedoch das Problem Benzol noch nicht gelöst. Vielmehr bedurfte es jetzt weiterer intensiver Arbeit, um die Idee weiter zu realisieren. So zeigte sich, daß durchaus auf der Basis von C_6 eine andere Ringbildung möglich ist, die auch gefunden wurde, nämlich das Cyklohexan C_6H_{12}, das keineswegs dem Benzol entspricht. Bei diesem «fehlen» gegenüber dem Hexan zwei Wasserstoffe. Nimmt man aber an, daß sich in einer Kette drei Doppelbindungen befinden, die zu einem Sechsring geschlossen werden, so geht die Lösung auf. Man hätte dann drei Doppelbindungen innerhalb eines Ringes.

Es zeigte sich aber, daß die Lage der Doppelbindungen nicht festliegt, diese nicht alternierend sind. Man suchte deshalb nach anderen Schreibweisen. Heute hat sich die treffendere Bezeichnung in Form eines inneren Ringes durchgesetzt, was eine Konvention ist.

Benzol C_6H_6 – drei verschiedene mögliche Kurzschreibweisen (1, 2, 3):

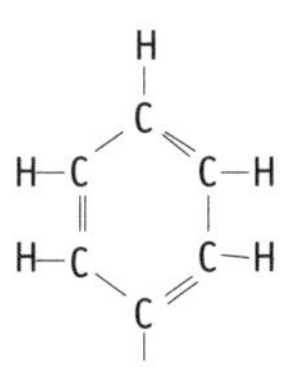

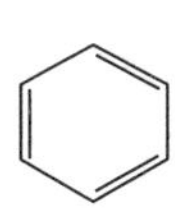

1

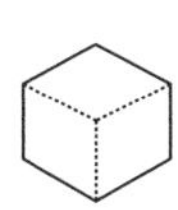

2

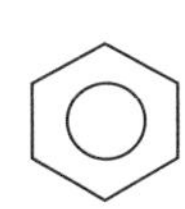

3

$H_3C-CH_2-CH_2-CH_2-CH_2-CH_3$

Hexan C_6H_{14}

Cyclohexan C_6H_{12}

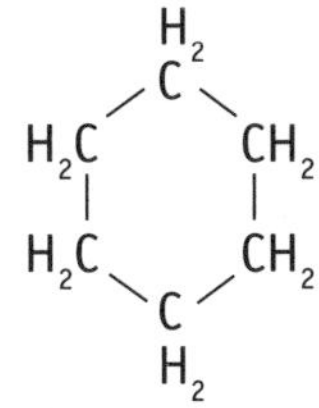

	Schmelzpunkt	Siedepunkt	Dichte (g/cm³)	Verbrennungswärme kcal/mol
Hexan C_6H_{14}	– 93,5°C	+ 68,7°C	0,6603	991,2
Cyclohexan C_6H_{12}	+ 6,54°C	+ 80,0°C	0,7788	933,2
Benzol C_6H_6	+ 5,5°C	+ 81,1°C	0,8799	776,0

Es tritt also schrittweise vom Hexan zum Benzol eine Abnahme von Wasserstoff und eine deutliche Verdichtung ein, also eine quantitative (Wasserstoff) und auch qualitative (Dichte) Veränderung, was sich in allen Daten ausdrückt. Wäre Benzol ein Trien, also mit drei festliegenden Doppelbindungen, so müßte die Verbrennungswärme wesentlich höher sein. Da das nicht der Fall ist, wird dies nach der neueren Nomenklatur so ausgedrückt, daß beim Benzol die pi-Elektronen delokalisiert und auf alle Ringatome gleichmäßig verteilt sind – im Gegensatz zu «echten» Doppelbindungen, die zwischen zwei C-Atomen festliegen.

Benzol ist also gegenüber Cyclohexan und Hexan sehr wohl stärker verdichtet, was die Werte zeigen, doch handelt es sich nicht um eine Verdichtung von «Energie», denn Hexan und Cyclohexan ergeben eine wesentlich höhere Verbrennungswärme, da der Wasserstoffanteil, das Wärmeelement, entsprechend höher ist. Entscheidend ist ein qualitatives Konzentrat – modern ausgedrückt handelt es sich um «Information», eine Strukturveränderung, die energetisch nicht zu erfassen ist. Um welche Art es sich dabei handelt, sollte sich aus den folgenden Ausführungen ergeben.

Um Mißverständnisse zu vermeiden, sei hier am Rande erwähnt, daß eine Ringbildung besonderer Art auch bei den Zuckern vorliegt (Pyranose = 6-Ring mit 1 Sauerstoff, Furanose = 5-Ring mit 1 Sauerstoff), die jedoch bezüglich Herkunft und Wirkung mit der hier in Rede stehenden Ringbildung, besonders im Benzolring, nicht vergleichbar ist mit Ausnahme der realen Beziehung zur 6 bzw. 5.

Zunächst die allgemeine Frage: Wie und wo entsteht *Aroma,* das heißt ein als wohlriechend empfundener Duft? Der unvoreingenommene Mensch wird damit meist eine Blüte oder eine reife Frucht assoziieren. Von Ausnahmen abgesehen sind die Blätter, Halme, Wurzeln und Knospen einer Pflanze duftlos. Aroma tritt erst auf, wenn die *Blüte* zur Entfaltung kommt. Dasselbe geschieht beim Reifen der *Frucht.* Sowohl bei der Knospe wie auch bei der wachsenden Frucht findet noch eine quantitative Substanzvermehrung als Ausdruck der ätherischen Lebenskräfte statt, die in der Pflanze wirksam sind. Würden diese immer ungehemmt andauern, so müßte sich eine Riesenknospe oder auch eine Riesenfrucht entwickeln, die nie zur Blüte bzw. Reifung käme. Es müssen also bei der *Reifung* des Stoffes Umsetzungen stattfinden, die über das rein vegetative Wachstum hinausgehen, ja dieses begrenzen und umwandeln.

Es muß also für die Reifung ein anderer Impuls wirksam werden, der das Wachstum nicht nur begrenzt, sondern *qualitativ umwandelt,* denn zur Zeit der Reifung hört das Wachstum auf! Der Reifungsimpuls kann also nicht aus dem Wachstum, dem Ätherleib der Pflanze kommen, sondern muß in einer höheren umwandelnden Art begründet sein.

Es ist offensichtlich, daß dieser Impuls die Pflanze nur in der Blüte bzw. der reifenden Frucht berührt und dort zur Farbigkeit und Duftbildung führt. Würde er tiefer in die Pflanze eindringen, müßte das Wachstum der ganzen Pflanze aufhören, Grün verschwinden und sämtliche Teile der Pflanze duftend und/oder farbig werden. Daß dies in manchen Pflanzen tatsächlich wenigstens teilweise geschieht, zeigen einerseits Pflanzen wie die Orchideen, andererseits die Verlagerungen des Blütenimpulses z.B. bei der Mohrrübe oder Roten Rübe. Hier wird die Wurzel aromatisch und gefärbt auf Kosten der unscheinbaren Blüte. Gerade diese Verlagerungen sind als Heilmittel bzw. Diätetikum interessant (siehe Carotin, S. 232 f.).

Daß es sich bei der Umwandlung grüner, aufgebauter ätherischer Substanz zur *Duft-*, *Geschmack-* und *Farb*bildung und damit Reifung tatsächlich um leichte Abbauprozesse handelt, die im Prinzip das Wachstum begrenzen, sieht man am Auftreten von Zucker aus abgebauter Stärke in den Blüten (Nektar = Glucose + Fruktose) oder in den reifen Früchten. Deshalb sind der süße Geschmack ebenso wie Farbänderungen von Grün ein Zeichen der Reifung, Verinnerlichung, die notwendigerweise mit einem *leichten* Abbauprozeß verbunden ist, ähnlich wie er beim Abbau der Stärke zu Zucker geschildert wurde, der auf dieser Stufe (C_6) haltmacht und nicht weitergeht. Es ist eben die *Reifung*, die zu dem höheren astralischen Impuls gehört, der das Wachstum begrenzt und so erst höheres Leben ermöglicht. Das Auftreten von Duft, das der ursprünglichen Namensgebung der *aromatischen* Struktur zugrunde liegt, ist also wie ein Urphänomen Ausdruck *astralischen Wirkens* – auch wenn sich dieses naturgemäß auch anderer Grundlagen bedienen kann.

Der ursprüngliche Gebrauch des Begriffs «aromatisch» als Geruchsqualität, um die Ringbildung zu charakterisieren, entsprang einem ursprünglich richtigen Empfinden. Wie erwähnt, ist die Ringbildung zwar keineswegs Voraussetzung zur Aromabildung, läßt aber sehr wohl die Tendenz in der Substanzbildung erkennen. Im übrigen ist die Ringbildung und -öffnung für Organismen keine Schwierigkeit (z.B. bei Vitamin D). Entscheidend ist, was sich im Duft ausdrückt: Dieser wirkt in der Luft, die als Träger des seelischen Elementes geschildert wurde, und spricht die Seele an! Es handelt sich also um einen astralischen Impuls; dieser liegt somit auch der Ringbildung zugrunde, und zwar *stärker verinnerlicht* in der *ungesättigten* Form, eben dem Phenylring, als im Cyclohexanring.

Die *Duft*bildung, die ja zur Namensgebung «aromatisch» beigetragen hat, ist an den folgenden Beispielen deutlich zu bemerken. So läßt sich *Phenyläthylalkohol* aus Rosenextrakt extrahieren und zeigt etwa den typischen Rosenduft.

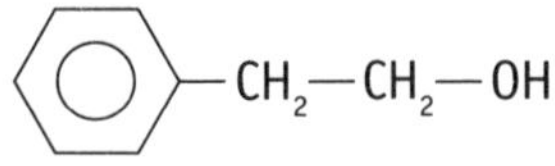

Phenyläthylalkohol

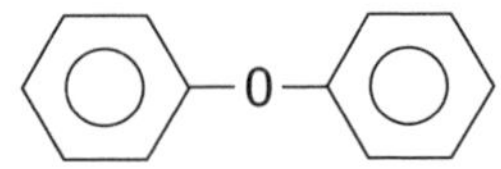

Diphenyloxyd

Das synthetisch hergestellte *Diphenyloxyd* hat einen rosenähnlichen Duft und dient zur Parfümierung billiger Seifen.

Phenylmethyläther ist das *Anisol* (aus Anethol, einem Bestandteil des Anisöls), das ebenso wie Phenyläthyläther als geranienartiger Riechstoff synthetisch hergestellt werden kann.

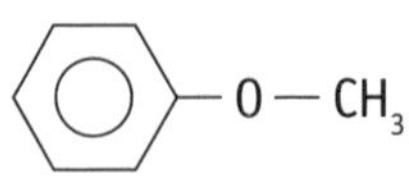

Phenylmethyläther

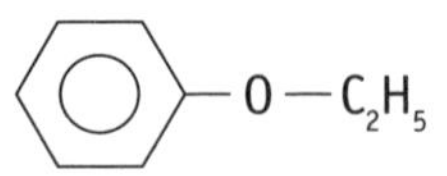

Phenyläthyläther

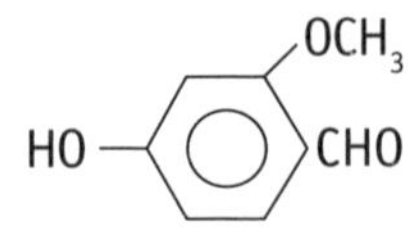

Vanillin

Schließlich seien noch aus der schier unendlichen Fülle ätherischer Öle das Menthol, der Hauptbestandteil des Pfefferminzöls, und Thymol im Thymian erwähnt, die umfangreiche Verwendung finden und bereits auf S. 154 ff. abgehandelt wurden. Als Duft- bzw. Geschmacksstoff auf der Basis eines Phenylrings sei lediglich noch das Vanillin genannt.

Als eine besondere *Verdichtung* in Richtung erdhafter Schwere kann man es auffassen, wenn Benzolringe sich zusammenschließen. So findet man im Steinkohlenteer Naphthalin und Phenanthren sowie Anthracen. Am Geruch ist unmittelbar zu erleben, daß hier der «Duft» zunehmend unangenehm, «fester», schwerer wird. Dafür aber wechselt die Dynamik beim Anthracen *vom Duft zur Farbigkeit.* Das gelb-grüne Anthracen ist der Rohstoff für die synthetischen licht- und waschechten Indanthrenfarbstoffe.

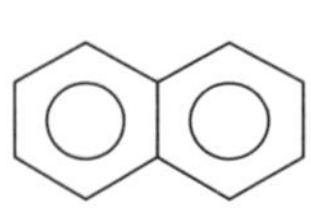

Naphthalin

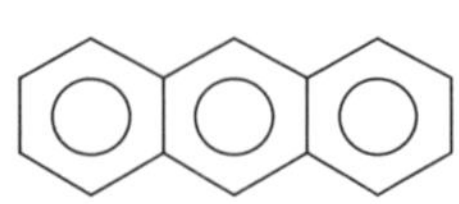

Anthracen

Eine noch stärkere Verdichtung findet sich im *Tetracyclin*, bei dem vier Ringe zusammengefaßt sind und das duft- und farblos ist. Die Tetracycline sind aus verschiedenen Streptomyces-Arten isoliert worden und stellen Breitbandantibiotika dar. Sie besitzen eine gemeinsame Grundstruktur und unterscheiden

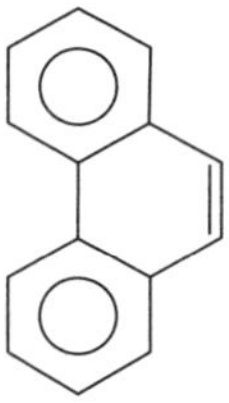

Phenanthren

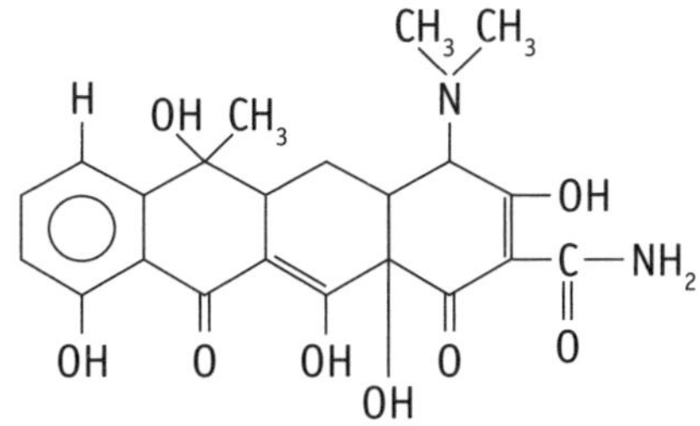

Tetracyclin

	Schmelzpunkt	Siedepunkt
Naphthalin	+ 80 °C	+ 218 °C
Phenanthren	+ 99 °C	+ 340 °C
Anthracen	+213 °C	+ 360 °C

sich durch die Ringsubstituenten. Sie haben eine besondere Affinität zu den Bakterien-Ribosomen und verhindern deren Eiweißaufbau. Es dürfte nach dem bisher Gesagten verständlich sein, daß die für den aromatischen Ring charakterisierte Duftbildung usw. durch die übermäßige Verdichtung, d.h. Erdbindung, verlorengegangen ist, zumal nur einer der vier Ringe ein ungesättigter Phenylring mit den verinnerlichten Imponderabilien ist.

Die typische strukturbildende Geste des Astralleibes ist die Gastrulation, durch die erst bei der tierischen Bildung die Verinnerlichung, die *Innenraumbildung* ermöglicht wird. Einen letzten Ausdruck dieser Tendenz kann man in der Ringbildung erkennen. Dabei handelt es sich zunächst um eine Verdichtung, die mit einem «Verlust» von Wasserstoff einhergeht. Bildlich gesprochen: es muß Platz für Neues geschaffen werden. Dies ist zwar summarisch ein Abbauprozeß, eine Oxydation, die mit einem Wasserstoffverlust identisch ist; doch dient die Oxydation hier nicht eigentlich dem Abbau, der Zerstörung der Substanz, sondern der Höherführung, Reifung, Verinnerlichung. Mit anderen Worten: Es wird die lebendige Substanz umgeformt für ein Neues, das aber mit der lebendigen Substanz verbunden bleibt. Dies ist das seelische Element, der Astralleib, der auf anatomischer Ebene in die Substanz (Blastula) einzieht, was sich in der Gastrulation als typisch tierische Geste offenbart. Im Falle der Ringbildung liegt dasselbe vor: Die zunächst «nur» ätherisch-lebendige Substanz soll höherem Wirken zugeführt werden. Daher tritt die aromatische Ringbildung dort auf, wo astralisches und ätherisches Wirken sich berühren, das ist bei der Pflanze die Blüte bzw. die Frucht, in denen die charakterisierten

Veränderungen als Zeichen der Reifung auftreten, die sowohl die Grundlage für Aromabildung, Farbigkeit und seelische Erlebnisse bildet. Beim Menschen findet diese Umwandlung durch leichten Abbau z.B. im Leber-Galle-System statt, und zwar in der Aufspaltung des Porphyrins zu Bilirubin sowie dem Abbau von Cholesterin zu den die Reifung ausdrückenden Sexualhormonen, Gallensäure usw., wie dies geschildert wurde.

Es handelt sich bei der Ringbildung um einen leichten Abbauprozeß (Verlust von Wasserstoff bei der Ringbildung). Dieser Verlust an «Leichte» (H) ermöglicht eine Verdichtung, die in der Natur zum Auftreten von Benzol und seinen Derivaten führte. Das Erdöl, in dem sich diese Derivate finden, entstammt ebenso wie die Steinkohle ursprünglich einem Lebensprozeß. Durch Luftabschluß und Druck kam es im Laufe von langen Zeiträumen zu eben der «Verdichtung», was sich in der Substanzänderung zum «Ring» ausdrückt, auch wenn in diesem Falle kein direkt einwirkender astralischer Impuls erkennbar ist wie in der Ringbildung bei aromatischen Substanzen in Blüte und reifender Frucht.

Eine für die Duftbildung bedeutsame Substanzgruppe innerhalb der *ätherischen Öle* sind die *Terpene*, die im Kapitel Fette (S. 154) besprochen wurden.

Farbigkeit

Ein weiteres Kennzeichen der erwähnten umwandelnden Reifung ist die *Farbigkeit*, die ja für Blüte und reife Frucht charakteristisch ist. Daß es sich dabei um astralische Impulse handelt, sieht man am Unterschied von Mensch und Tier gegenüber der Pflanze, der bereits charakterisiert wurde. Das Grün der Pflanze, also Chlorophyll, erfährt bei Mensch und Tier eine Umwandlung in das zu Chlorophyll polare rote Hämoglobin oder eine andere besonders für das Tier charakteristische Farbigkeit, die in dieser ausgeprägten Form weder in der toten Welt noch in der grünen Welt der Pflanze zu finden ist, sondern eben nur in der Blüte, der Frucht und allgemein bei Tieren. Besonders ausgeprägt ist die Farbbildung z.B. bei Schmetterlingen (siehe S. 270 ff.). Es handelt sich bei diesem Reifungsprozeß, der sich in der Farbigkeit ausdrückt, um einen astralischen Impuls, der umformend, verinnerlichend wirkt.

Sowohl Duft als auch Farbigkeit sind typische Qualitäten der seelisch belebten Welt. Sie sprechen das *Gefühls*leben an. Daß auch Mineralien farbig sein können, widerspricht dem nicht, sondern zeigt nur, daß in ihnen Impulse wirksam sind, die vor allem mit der Metallwelt in Beziehung stehen, die ihrerseits in besonderer Weise mit dem Leben verbunden ist, was besonders für Eisen gilt, auf dem vielfach die Farbigkeit von Edelsteinen beruht, und die Färbekraft des Blutes. Insbesondere wurde dargestellt, daß Farbigkeit und Duft dort auftreten, wo der Astralleib den Ätherleib berührt, wie dies in der Blüte und Frucht am deutlichsten erlebbar ist. Deshalb spricht die farbige Blütenpflanze die Seele des Menschen mehr an als eine Blattpflanze.

Oben wurde geschildert, daß ein substantieller Träger der Duftwirkung die Terpene sein können. Deren höhere Polymerisate sind aber farbig (Carotin, Phytol), d.h. sie offenbaren denselben Impuls als Farbigkeit. Obwohl in diesen Fällen eine Gemeinsamkeit vorliegt (Isoprengerüst), bedarf allgemein die *Farbigkeit* anderer Grundlagen als der Duft.

Seit Ende des vorigen Jahrhunderts ist bereits bekannt, daß farbige organische Verbindungen stets *ungesättigte* Bindungen enthalten. Werden diese reduziert, verlieren sie ihre Farbigkeit.

War bei der Ringbildung grundsätzlich das «Aromatische», d.h. eine flüchtige Duftkomponente charakteristisch, so liegt bei der Doppelbindung eine andere Qualität vor. Das Auftreten einer ungesättigten Gruppe, also einer Doppelbindung, innerhalb einer aliphatischen (d.h. geraden, nicht Ringbindung) bewirkt eine Aufhebung der Erstarrung und damit eine größere biologische Aktivität, was besonders bei den Fetten bedeutsam ist und dort dargestellt wurde.

Ein weiterer Ausdruck der Annäherung an den Lebensbereich durch die Doppelbindung ist das Verschieben der Absorptionsbänder aus dem äußersten Ultraviolett bis in die Nähe des sichtbaren Gebietes. Man nennt deshalb diese ungesättigten Gruppen auch chromophore (farbtragende) Gruppen. Wirksam in dieser Verschiebung sind die Äthylengruppe -CH=CH-, die Aldehyd-

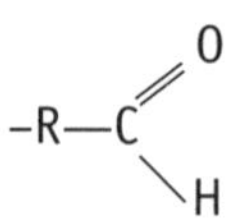

und R_1-CO-R_2-Ketogruppe:

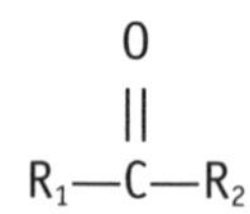

Am wirksamsten ist die Azogruppe -N=N-, was aus den Ausführungen über Stickstoff und Anilin verständlich sein wird (siehe unten).

Besonders aufschlußreich ist das Auftreten von *konjugierten*, d.h. wechselnden Doppelbindungen, also -CH=CH-CH=CH-CH=CH- usw. Sofern wenigstens vier Doppelbindungen in konjugierter Lage auftreten, ist mit Farbigkeit zu rechnen, was bei den Carotinoiden der Fall ist, die sich in Blättern und Gräsern, besonders aber in Möhren vorfinden.

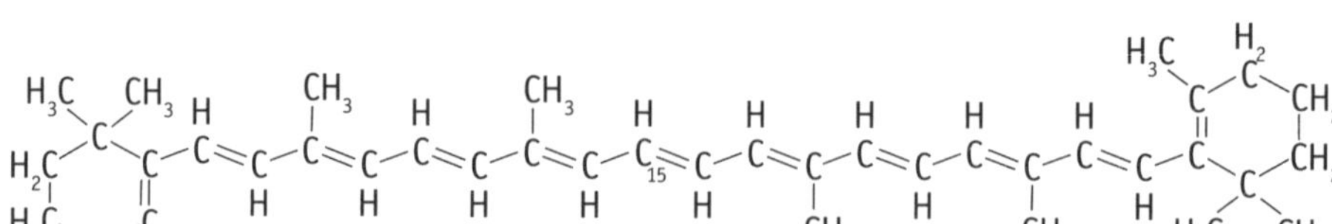
Carotin

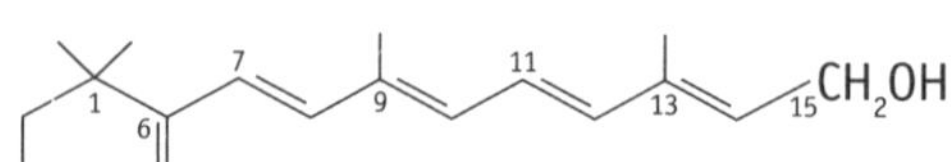

All-trans-Retinol (Vitamin A)

Carotin bzw. die Carotinoide, also Pflanzenprodukte, sind die Vorstufen des *Vitamin A*. Letzteres kommt fast ausschließlich in Mensch und Tier vor. Dieses stammt aus den Carotinoiden, besonders dem β-Carotin, das durch oxydative Spaltung (am C_{15}) in 2 Mol Vitamin A, das All-trans-Retinol, das ein wesentlicher Teil der Vitamin A-Wirkung ist und in entsprechende Derivate umgewandelt werden kann. Vitamin A gilt als Schutzstoff, man kann auch treffender sagen: Träger für Bildungsimpulse für das gesamte Exoderm. Dementsprechend hat es eine grundlegende Bedeutung für Wachstum, Entwicklung, d.h. Aufbaustoffwechsel, Epithelgewebe, Reproduktion (Spermatogenese, Placentabildung, Testosteronbildung) und den Sehvorgang.

Bedeutsam ist, daß das Rhodopsin, das eigentlich ein Glycoprotein ist (Opsin), das aber ebenso wie das 11-cis-Retinal diese chromophore prosthetische Gruppe besitzt, bei Belichtung in wenigen Picosekunden zu all-trans-Retinal isomeriert wird. Dieses kann erst in der Dunkelphase wieder zu 11-cis-Retinal zurückgebildet werden. Nach dem im Fettkapitel dargestellten Unterschied zwischen cis und trans kann verständlich werden, daß die cis-Form die «aktivere», hier lichtempfindliche Form ist, die durch Licht in die «irdischere» trans-Form umgewandelt wird, welche erst in Ruhe bzw. der Dunkelphase ätherisch regeneriert werden kann. Die all-trans-Form des Retinals ist sozusagen die Speicher-Form, die immer wieder aktiviert werden kann.

Es besteht kein Zweifel, daß Vitamin A eine deutliche Beziehung zum Aufbaustoffwechsel besitzt, deshalb findet es sich ja auch besonders in Eigelb, Butter und Leber, aber auch in Heilbutt (Lebertran) und Makrele, also Kaltseefischen, auf deren Wesen und therapeutischer Bedeutung als «Verhindern der Erstarrung» verschiedentlich hingewiesen wurde (siehe Fettkapitel). Einen extrem hohen Wert an Vitamin A besitzt die Eisbär-Leber (näher behandelt bei Wolff Beitr. Erw. Hlkst 1954). Nach der geisteswissenschaftlichen Menschenkunde kann man in verschiedenen Metallen Planetenkräfe erkennen. Die geschilderten aufbauenden Kräfte kann man als Silberkräfte identifizieren. Deshalb kann man im Vitamin A einen Träger dieser Silberkräfte erkennen.

Auch im Porphyrinring des Hämoglobins finden sich über die Pyrrolringe und Methinbrücken neun fortlaufend konjugierte Doppelbindungen, so daß man hierin die farbgebende Gruppe erkennen kann (siehe die Formel des Porphyrinrings auf S. 266), die durch Magnesium nach grün (Chlorophyll), durch Eisen nach rot (Hämoglobin) gelenkt wird.

Wie ist dieses wechselseitige Auftreten von einfacher und Doppelbindung in bezug auf die Farbigkeit zu verstehen?

Dazu ist es nötig, vom Wesen der Farbe auszugehen. Goethe hat hierzu die entscheidenden Schritte in seiner Farbenlehre getan, die er selbst als sein wichtigstes (!) Werk überhaupt bezeichnete. Leider geht man auch heute noch über diesen Markstein zum Verständnis des Wesens der Farbe hinweg. Rudolf Steiner, der die naturwissenschaftlichen Schriften Goethes herausgegeben hatte (Steiner 1884-1897), hat wiederholt auf diese grundlegenden Werke Goethes hingewiesen und sie dem modernen Bewußtsein nähergebracht.

Wenn Goethe lapidar sagte, die Farben sind die «Leiden und Taten des Lichtes», so ist dies kein dichterisches Aperçu, sondern die kürzeste Charakterisierung des *aktiven* Zusammenwirkens von Licht und Finsternis, das aus einer echten Polarität (siehe S. 65) als drittes Element, als Steigerung, hervorgeht. Es wurde ausführlich dargestellt, daß sich das Leben auf der Erde nur auf der hauchdünnen Schicht der Erdoberfläche zwischen Kosmos und Erde – das ist auch Licht und Finsternis – entwickeln kann. In der Tat ist mit Lebensentfaltung immer Farbigkeit verbunden: «Am farbigen Abglanz haben wir das Leben» (Goethe, *Faust,* 2. Teil, Ariel-Szene). Am unmittelbarsten ist das Lichtwirken an der grünen Pflanze zu sehen, bei der das Chlorophyll die Photosynthese erst ermöglicht. Die polaren Verhältnisse hierfür liegen im roten Blut des Menschen und der höheren Tiere vor.

Die meisten Edelsteine verdanken ihre Farbigkeit Spuren von Eisen. Dieses ist aber das Inkarnationsmetall, das es dem geistigen Wesen des Menschen ermöglicht, sich mit der Erde zu verbinden. Eisen bringt also gerade kosmische Wirkungen in der Erde zur Wirksamkeit; es verbindet Kosmos und Erde, daher die Farbigkeit, die zum Leben gehört, das ebenfalls Ausdruck der Verbindung von Kosmos und Erde ist. Man kann natürlich einwenden, daß die Chromsalze noch weit farbiger sind als die Eisensalze. Dies beruht darauf, daß Chrom – ebenso wie Mangan, Kobalt u.a. – dem Eisen sehr nahestehen und in Steigerung gegenüber Eisen über mehrere Oxydationsstufen verfügt. Nach den bisherigen Ausführungen bedeutet Oxydation Irdischwerden, Reduktion Kosmischwerden. Gerade Chrom, Kobalt und Mangan besitzen also die Fähigkeit, kosmische und irdische Wirkungen zu verbinden. Von den universellen Eigenschaften des Eisens finden sich einzelne isoliert und spezialisiert bei seinen Verwandten, die im Periodischen System in unmittelbarer Nachbarschaft zu ihm liegen.

Damit Farbigkeit auftreten kann, ist also die Mittelstellung zwischen Licht und Finsternis, Kosmos und Erde notwendig, was auch für das Leben gilt, dessen Wesensausdruck die Farbigkeit ist.

Unter diesem Gesichtspunkt kann verständlich werden, warum gerade konjugierte Doppelbindungen farbig sind. Das abwechselnde Auftreten einer einfachen mit einer Doppelbindung offenbart das Zusammenwirken eines mehr irdischen (Einfach-) und eines mehr kosmischen (Doppelbindung) Impulses. Im abwechselnden Auftreten drückt sich das aktive Zusammenwirken von Finsternis (Erde) und Licht (Kosmos) als «Leiden und Taten des Lichtes» aus. Wirken Licht und Finsternis nicht aktiv zusammen, sondern passiv als Mischung (Weiß plus Schwarz), so entsteht Grau, das gewiß nicht als Ausdruck wirkenden Lebens empfunden werden kann.

Bedeutsam ist, daß im Bereiche des Lebens gerade die sieben Regenbogenfarben eine Rolle spielen. Diese treten auch in der Blüte auf und in dem sich entfaltenden Leben. Entsprechend ist die rote Farbe ebenso Ausdruck des *höheren* Lebens, wie bei der Pflanze das Grün Ausdruck des *biologischen* Lebens ist. Es ist charakteristisch, daß die *braune* Farbe hierbei nicht auftritt.

Diese gehört nicht zum aktuellen Leben, sondern zum ersterbenden Leben (z.B. in den Laubblättern im Herbst, wenn das Leben sich zurückzieht und Erdenkräfte überwiegen). Zu berücksichtigen ist allerdings ein Umstand, der schon mehrfach erwähnt wurde: Nicht weil die Substanz eine bestimmte innere Konfiguration besitzt, erscheint die Farbe, sondern vorausgeht, daß das Licht sich erst wesenhaft mit der Substanz auseinandergesetzt hat. Dadurch entsteht die entsprechende Konfiguration der Substanz, die dann als Farbigkeit in Erscheinung tritt. Der Astralleib, der an den Berührungspunkten mit der Pflanze, den Blüten und Früchten die Farbigkeit entstehen läßt, benutzt hierzu sehr verschiedene Substanzen, von denen nur das Prinzip der konjugierten Doppelbindungen dargestellt wurde. Auch die Farbgebung durch Metalle wurde erwähnt. Von der Vielzahl natürlicher Pflanzenfarbstoffe seien nur noch die Anthrachinone und die Anthocyane genannt, deren «Aromatisierung» des Grundgerüstes deutlich erkennbar ist.

Auf die Farbmöglichkeit des Anthracens wurde auf Seite 228 schon hingewiesen. Alizarin, der rote Farbstoff der Krappwurzel (*Rubia tinctoria*), ist das 1,2 Dihydro-Anthrachinon. – Flavonoide (*flavus* = gelb) sind gelbe Pflanzenpigmente wie Citrin, Quercetin, Rutin. Das Grundgerüst ist das Flavon. Ihnen verwandt sind Anthocyane (nicht cyanhaltig; Name von κυανὸς = blau bzw. dunkel), die blauen und roten Farbstoffe von Blumen und Früchten. Sie treten vor allem als Glycoside auf. Ihre Derivate sind weit verbreitet. Der blaue Farbstoff der Kornblumen ist ein Aluminium-Eisen-Komplex des Cyanins. Das dem Anthrachinon zugrunde liegende Grundgerüst, besonders das Benzochinon, bildet die Grundlage vieler gelber bis roter Farbstoffe in Blüten. *Chinonderivate* besitzen große biologische Bedeutung, z.B. das Plastochinon bei der Photosynthese oder Ubichinone (Coenzym Q), die weit verbreitet sind und in der Atmungskette eine bedeutende Rolle spielen. – Diese Beispiele können zeigen, daß der Lichtstoffwechsel in der Gestaltung des Lebens entscheidend einwirkt, wobei die beteiligten Substanzen selbst nicht farbig sein müssen, wohl aber an der Grenze zur Farbigkeit sind, wofür mehrfach Beispiele erwähnt wurden.

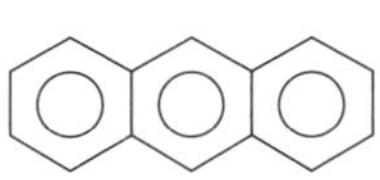

Anthracen

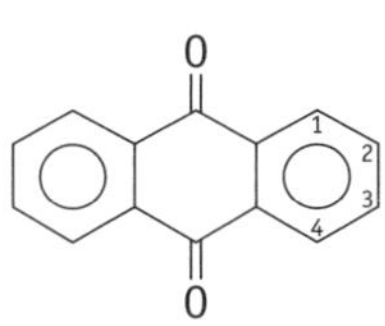

Anthrachinon

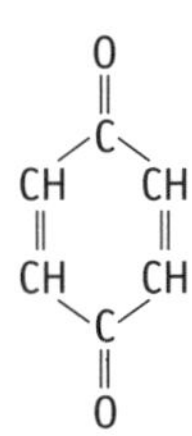

Benzochinon

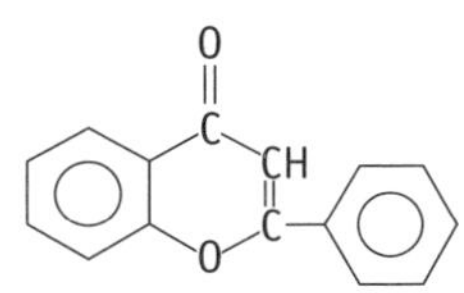

Flavon

Anilin

Eine deutliche Wirkung in Richtung *Farbe* tritt ein, wenn der Ring mit Stickstoff verbunden ist, wie dies in der einfachsten Form beim *Anilin* der Fall ist. Anilin selbst ist nicht farbig, wohl aber ein großer Teil seiner Derivate, von denen besonders die Azo-Gruppe -N=N- farbintensiv wirkt. (Daß die Muttersubstanz meist nicht die bekannten und erwünschten Eigenschaften der Derivate besitzt, wurde wiederholt erwähnt, z.B. bei Anthracen, Barbitursäure, Phenacetin u.a.).

Von der Vielzahl der farbigen Anilinderivate sei nur das einfach gebaute gelbe Dimethylaminoazobenzol genannt. Dieses wurde als gelber Farbstoff jahrelang als «Buttergelb» der Butter zugesetzt, bis sich herausstellte, daß es zwar nicht toxisch, aber karzinogen wirkt. – Die aromatischen Azoverbindungen sind leicht synthetisierbar und eröffnen eine unbegrenzte Zahl von – meist farbigen – Variationen. Man kann in ihnen als Grundlage ein durch einen weiteren Stickstoff verstärktes Anilin erkennen. – In völlig anderer Weise treten zwei Stickstoffe im Sechsring in der Verdoppelung bei den Pteridinen auf, die die Grundstruktur der Farben der Schmetterlingsflügel bilden (siehe S. 270).

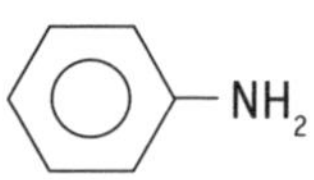

Anilin

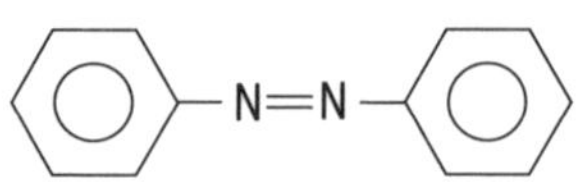

Azobenzol

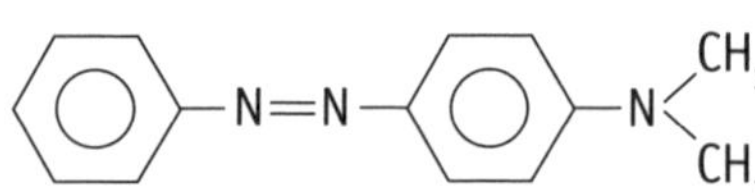

Dimethylaminoazobenzol
«Buttergelb»

Am Rande sei noch eine andere Verbindung zweier Stickstoffe erwähnt, die karzinogene *Nitrosamin*gruppe, deren Derivate sich in stickstoffreichen Nahrungsmitteln bilden können.

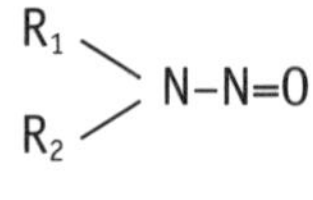

Nitrosamin

Sowohl *Duft* als auch *Farbigkeit* wurden als Ausdruck der Welten-Astralität geschildert. Diese tritt differenziert auf, und zwar in der *Ringbildung* in *verinnerlichter* Form, wobei im *Duft* die unbewußte oder auch halbbewußte Gefühlsebene angesprochen wird.

Tritt zu dem Ring der Stickstoff, der ebenfalls ein Träger des Astralleibes ist, so wird die Erscheinung als *Farbe veräußerlicht*.

Das Verhältnis von Duft und Farbigkeit ist Ausdruck der Tatsache, daß grundsätzlich der *Seh*sinn das *Äußere* eines Gegenstandes erfaßt und zum klaren Bewußtsein bringt, während der *Geruchs*sinn über das *Innere* des Produktes Aufschluß gibt, aber *unbewußt*. Der Geruch verrät das Wesen mehr auf der Gefühlsebene; er wirkt attraktiv, im Extrem betäubend, oder wird abstoßend empfunden, wobei im Hintergrund das Urteil Gut oder Böse mitschwingt. Diese Empfindung ist als Instinkt bei Tieren deutlich ausgebildet (Spürnase bei Hunden), während beim Menschen das Bewußtsein dominieren sollte. Duftstoffe wirken auf das Unterbewußte, was sich die Parfümierung zunutze macht.

Das Anilingerüst kann man aber auch in verschiedenen hochaktiven Wirkstoffen wiederfinden. Ein Beispiel hierfür ist die para-Aminobenzoesäure (PABA), die man sowohl als Benzoesäurederivat wie auch als Anilinderivat (para-carboxy-Anilid) auffassen kann.

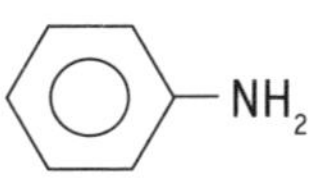

Anilin

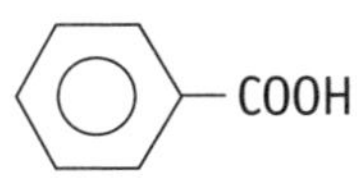

Benzoesäure

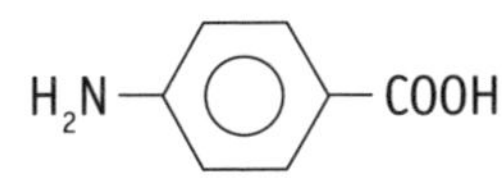

para-Aminobenzoesäure (PABA)

Die *Benzoesäure* selbst kommt in Harzen (Benzoeharzen) und Balsamen vor. Bei der PABA ist die entgiftende Komponente des Sauerstoffs als Carboxylgruppe, auf die mehrfach hingewiesen wurde, gegenüber dem giftigen Anilin offensichtlich. Dadurch wird Stickstoff entgiftet und in die aufbauende Stoffwechselseite gelenkt. Deshalb wurde PABA auch zur Gruppe der B-Vitamine gerechnet, ist aber sicher ein Wachstumsfaktor für Mikroorganismen und steht auf der aufbauenden Seite. Auch höhere Organismen benötigen PABA als Bestandteil der Folsäure (siehe S. 270).

Der Bedarf der Mikroorganismen an PABA kann unterbunden werden durch die Verabreichung modifizierterer Verbindungen, der *Sulfonamide*, die sich von Sulfonilamid ableiten und die PABA verdrängen – ein pharmazeutisches Wirkprinzip, das schon mehrfach erwähnt wurde. Deshalb ist die Wirkung nicht bakterizid, sondern bakteriostatisch, d.h. die Bakterien werden nicht getötet, sondern ausgehungert (es ist charakteristisch, daß das erste Sulfonamid, das Prontosil, das 1935 von Domagk eingeführt wurde, ein Farbstoff ist).

Sulfonilamid

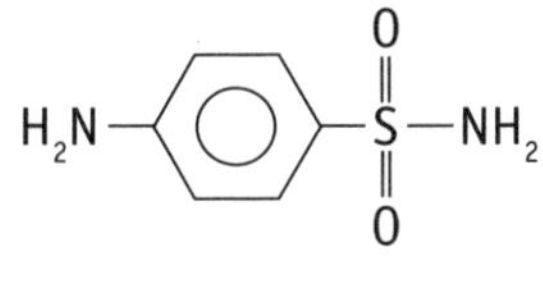

Medizinische Bedeutung haben auch verschiedene Derivate der PABA, und zwar als *Lokalanästhetika*, von denen im folgenden zwei genannt seien.

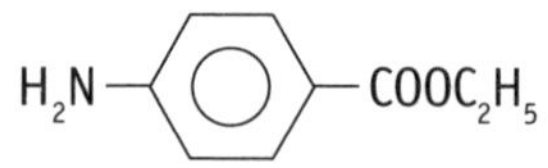

Benzocain (Ethoform, Anästhesin®)
Aethylaminobenzoat

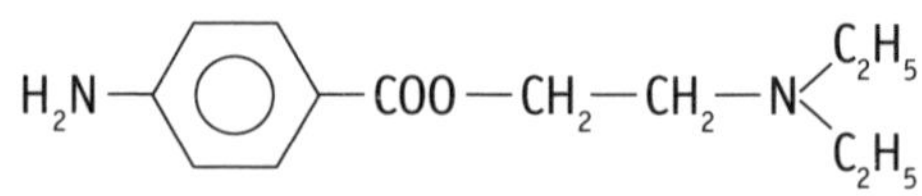

Procain (Novocain®)
Diäthylaminoäthylparaaminobenzoesäure

Aber auch am Stickstoff substituierte Lokalanästhetika vom Amidtyp kommen in vielfacher Abwandlung zur Anwendung. Erwähnt sei nur das Xylocain.

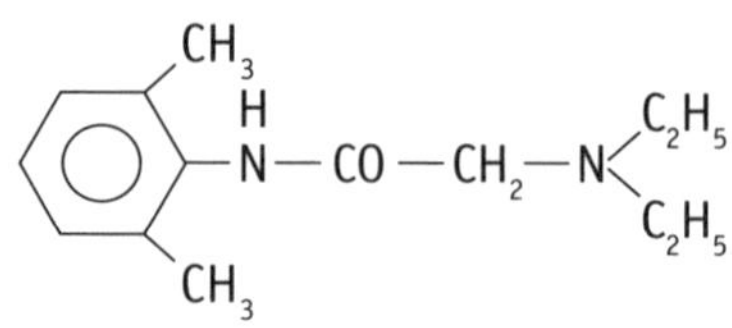

Xylocain (Lidocain®)

Die Wirkung dieser Lokalanästhetika beruht darauf, daß sie das Einwandern von Natriumionen in die Zelle herabsetzen. Dadurch kommt es zu einer verminderten oder völligen Unerregbarkeit der Nervenfaser, die für ihre Funktion Natrium zum Zusammenbruch des Ruhepotentials benötigt. Natrium ist aber ein typischer Träger des Astralleibes innerhalb des Wasserorganismus bzw. der Nervenfunktion. Auch hier liegt also eine Blockade des Astralleibes durch eine ebenfalls astralische Substanz vor: Die typische innere Polarität des Astralleibes kommt hier so zum Ausdruck, daß der Ring mit Stickstoff das hydrophile Natrium blockiert. Die Ringstruktur bildet die für die direkte Nervenwirkung nötige lipophile Komponente.

Handelt es sich hierbei um lokale Wirkungen, so zeigen andere Anilinderivate eine analgetische und antipyretische Wirkung, nämlich Phenacetin und Paracetamol.

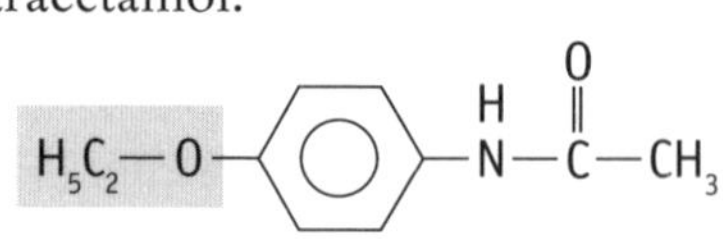

Phenacetin
para-aeth-oxy-acet-anilid

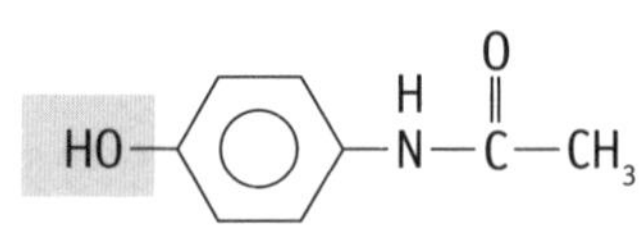

Paracetamol
p-Hydroxy-acet-anilid

Die «Entdeckung» der pharmakologischen Wirkung des Phenacetins beruhte darauf, daß man für ein unverwendbares Nebenprodukt der Farbenfabrikation, das p-Nitrophenol, einen Absatz suchte (siehe Fierz-David 1945, S. 253). Seine Verabreichung an Tiere zeigte eine temperatursenkende, aber toxische Wirkung. Durch einige Abwandlungen (NH_2 statt NO_2, Verbindung mit Äthylalkohol und Essigsäure) ergab sich das relativ verträgliche Phenacetin. Nach jahrzehntelanger Anwendung zeigte sich, daß Phenacetin bei längerem und häufigerem Gebrauch Nierenschäden bewirkt. Deshalb wird seit 1986 das gegenüber Phenacetin nur leicht abgewandelte Paracetamol benutzt.

Die Frage kann auftauchen, warum die Niere geschädigt wird. Bekanntlich wirken alle toxischen Substanzen schädigend auf die Leber. Die Niere ist ein typisches Organ des Astralleibes. Dessen erwünschte Ausschaltung durch ein Analgetikum zeigt, daß damit bei extremer Anwendung auch dessen Eingreifen in das Nierengebiet verhindert werden kann.

Ein wichtiges Derivat der Benzoesäure ist die *Salicylsäure* (o-Hydroxybenzoesäure). Diese wurde bereits 1838 durch Oxydation von Saligenin (einem Salicylalkohol aus Weidenrinde) hergestellt. Nachgewiesen wird Salicylsäure in wäßriger Lösung durch Zugabe von Eisenchlorid, was zur Violett*färbung* führt. Einen charakteristischen *Geruch* besitzt der Methylesther der Salicylsäure, der sich im Wintergrünöl (Gautheriaöl) findet, aber auch im Mädesüß (*Spiraea ulmaria*) und diesen den typischen Geruch verleiht, der auch fast alle Rheumasalben auszeichnet (in den USA wird es auch vielen Zahnpasten als «regular flavor» zugesetzt).

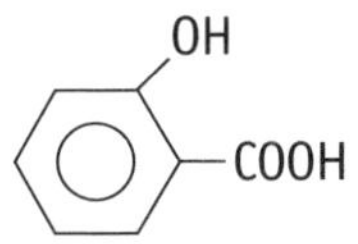

Salicylsäure

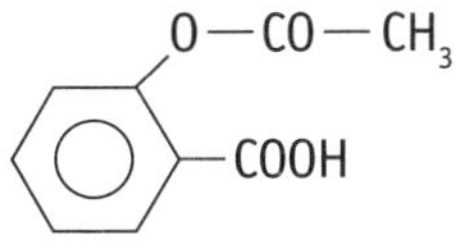

Acetylsalicylsäure

Ausgehend von der Beobachtung, daß in der Volksheilkunde Weidenrinde zur Behandlung des Rheumatismus benutzt wurde, hat man den «Wirkstoff», die Salicylsäure (salix = Weide), isoliert und ebenfalls therapeutisch angewandt, was nunmehr in hoher Dosierung möglich war. Die schlechte Verträglichkeit wurde zunächst durch das Natriumsalz verbessert. Wesentlich erhöht wurde die Verträglichkeit erst durch Verbindung mit Essigsäure zu Acetylsalicylsäure, die als bekanntestes Präparat unter dem Firmennamen Aspirin® und unter vielen anderen Namen seit 1897 zu dem weltweit am meisten benutzten Medikament wurde. Die Anwendung erfolgte als Analgetikum, Antipyretikum, Antiphlogistikum, Antirheumatikum und in letzter Zeit, um die Aggregation der Blutplättchen zu verhindern, als Prophylaktikum gegen Herzinfarkt. Die

Magen-Darm-Störungen sind durch die Acetylierung wesentlich geringer als bei der Salicylsäure.

Einen Schlüssel zum Verständnis der vielseitigen Wirkungen kann die Herkunft geben: Bekanntlich wächst die Weide im feuchten Milieu. Dort entzieht sie dem Boden Wasser und verdunstet es in großen Mengen. Sie wirkt also in der Natur bei einer Verwässerung des Bodens «heilend». Eine entsprechende Situation liegt im Organismus bei Entzündungen vor, die immer mit einer Verwässerung, d.h. Schwellung einhergehen. Auch viele Kopfschmerzen beruhen auf einem latenten Hirnödem. Tatsächlich wirkt sowohl die Salicylsäure wie das Acetylderivat wasserausscheidend, jedoch weniger durch die Niere als vor allem durch die Haut: Größere Mengen führen zu einem enormen Schweißausbruch.

Die Entwicklung der Acetylsalicylsäure ist ein typisches Beispiel für die Isolierung eines Wirkstoffes aus einer Natursubstanz zur Wirkungssteigerung. Die Herkunft wird heute kaum noch beachtet, da sie als unwesentlich gilt. Dennoch wird das Wesen der Substanz und ihrer Wirkung erst verständlich, wenn man sieht, welcher Dynamik sie entspringt und welche Kräfte auch noch in der synthetischen Substanz wirksam werden können.

Zusammenfassend könnte man bezüglich der aromatischen Ringbildung, die ein Ergebnis der Wirkung des Astralleibes ist, mit den bekannten Einschränkungen und Gefahren eines Schemas die Tendenz folgendermaßen charakterisieren (wobei unter Ring der Phenylring C_6H_5- zu verstehen ist):

Ring + alkoholische Gruppe (verestert) tendiert zur *Duft*bildung.
Ring + Stickstoff tendiert zur *Farb*bildung (Anilinderivate).

Der Polarität des Astralleibes entsprechend, können aber Anilinderivate (mit Sauerstoff) auch aufbauend wirken (PABA).

Drei verbundene Ringe ermöglichen in deren Derivaten *Farb*bildungen (Anthracen, Anthrachinon, Anthocyane u.a.). Farbbildung deutet auf Lichtwirksamkeit.

Eine Sonderstellung innerhalb der Aminosäuren nehmen diejenigen mit einem aromatischen Ring ein.

Die aromatischen Aminosäuren

Diese gelten als essentiell, d.h. lebensnotwendig. Ihre wahre Bedeutung scheint jedoch mehr als im Aufbau in einer spezifischen Funktion zu liegen, die sich erst durch ihren Abbau durch *Decarboxylierung* ergibt, der als dritter Abbauweg der Aminosäuren geschildert wurde (S. 220 f.). – Die Zubereitung zu einer *höheren* Funktion durch *Abbau* ist uns bereits beim Cholesterin begegnet, dessen tieferer Sinn überhaupt erst in den entsprechenden Abbauprodukten in Erscheinung tritt (siehe Seite 175 ff.).

Die seelische Komponente, die der Ringbildung zugrunde liegt, wird durch den jetzt hervortretenden Stickstoff in die grundsätzlich mit Abbauvorgängen verlaufende Bewußtseinsentfaltung gelenkt. Wie dargestellt, sind die vier Eiweißelemente C, O, N und H immer ausgewogen vorhanden. Wenn jetzt Sauerstoff mehr oder weniger entfernt wird, so ergibt sich aus dem mehrfach Dargestellten, daß die mit Sauerstoff verbundene organische Erdbindung gelöst wird und die Wirkung sich auf einen höheren Bereich erstreckt. Außerdem ist leicht einzusehen, daß sich die verbliebene Substanz dem HCN, dem Cyan wenigstens summarisch nähert. Das heißt, daß sich ein typisches auf dem CN-Gehalt beruhendes «Gift» bildet, das «auf dem Wege zum Cyan» ist. Daß tatsächlich Cyan im Organismus entsteht, ist unten dargestellt.

Da es sich bei diesen Abbauvorgängen der Aminosäuren im Organismus um eine *-amin*bildung (-NH_2) handelt, heißen diese aus *bio*logischer Substanz durch Decarboxylierung hervorgehenden Substanzen *biogene Amine*. Diese sind in geringer Menge zwar unersetzliche physiologische Substanzen mit spezifischen, mit Bewußtseinsvorgängen gekoppelten Aufgaben, in größerer Menge können sie aber gefährlich, ja tödlich wirken, wie es für eine Giftwirkung typisch ist; sie ist eben eine Frage der Menge (*«dosis sola facit venenum»*). Dies wird im folgenden zu zeigen sein.

Viele der biogenen Amine sind «Neurotransmitter», d.h. sie entstammen zwar dem Stoffwechsel, üben aber als Botenstoffe Wirkungen im Nervensystem aus. Ihr Gegenspieler sind die Neurosekrete, die dem Nervensystem entstammen und «nach unten», in den Stoffwechsel wirken. In Wirklichkeit handelt es sich eher um ein Zusammenspiel bzw. sind die Wirkungen hintereinander geschaltet: Ein absteigender Nervenimpuls gelangt via Sympathikus in das Nebennierenmark und wird dort substantiell in Adrenalin umgewandelt (siehe unten), das wiederum auf das Nervensystem zurückwirkt. Deshalb gehen alle biogenen Amine mehr oder minder stark mit Bewußtseinswirkungen einher, doch sind diese naturgemäß sehr verschieden.

Als Beispiel der Bildung eines biogenen Amins sei die Veränderung der Aminosäure *Tyrosin* gezeigt. Diese Aminosäure wirkt in Verbindung mit Phosphor, in phosphorylierter Form, auf das Zellwachstum, dessen Proliferation und Transformation, steht also auf der aufbauenden Seite. Das heißt, über Tyrosin verlaufen strukturgebende Prozesse im Sinne einer Vergrößerung *oder* Unterdrückung der Zellbildung. Völlig anders verlaufen die Impulse, wenn durch Decarboxylierung aus Tyrosin das *Tyramin* entsteht.

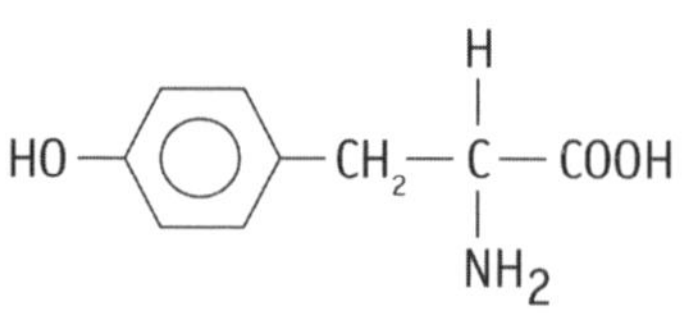

Tyrosin
(p-Hydroxy-Phenylalanin)

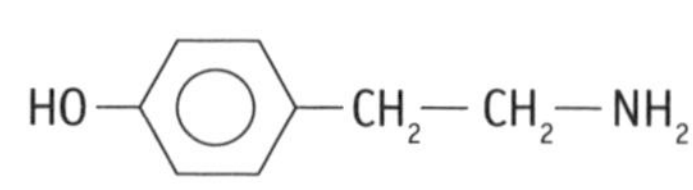

Tyramin

Dies kann im intermediären Stoffwechsel durch mangelnde oxydative Desaminierung geschehen. Tyramin kann aber auch durch die Nahrung aufgenommen werden und bei entsprechend empfindlichen Menschen zu Migräneanfällen führen. Besonders reich an Tyramin sind Käse (die «reifen», d.h. weitgehend bakteriell abgebauten Sorten) und Schokolade, die von den entsprechenden Patienten (Kopfschmerzen bis Migräne) gemieden werden müssen.

Wie wiederholt dargestellt, überwiegt bei Bakterien der reduktive Stoffwechsel, der einer Decarboxylierung entspricht, während in höheren Organismen die oxydativen Prozesse entgiftend wirken; dies wäre hier der hauptsächliche Eiweißabbauweg, die oxydative Desaminierung (siehe S. 218 f.). – Tyramin kommt aber auch im Mutterkorn (Secale) vor, jedoch in gebundener, abgewandelter Form, so daß die Wirkung dadurch eher umgekehrt bzw. blockiert wird, weshalb entsprechende Präparate, insbesondere Ergotamin-Derivate, auch zur akuten Migränebehandlung geeignet sind.

Eine bedeutsame Veränderung erfährt das Tyrosin durch die Verbindung mit Jod zunächst zum *Di-Jod-Tyrosin.*

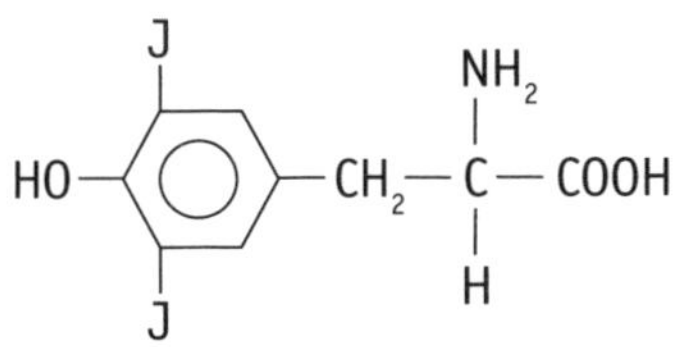

3,5-Dijodtyrosin

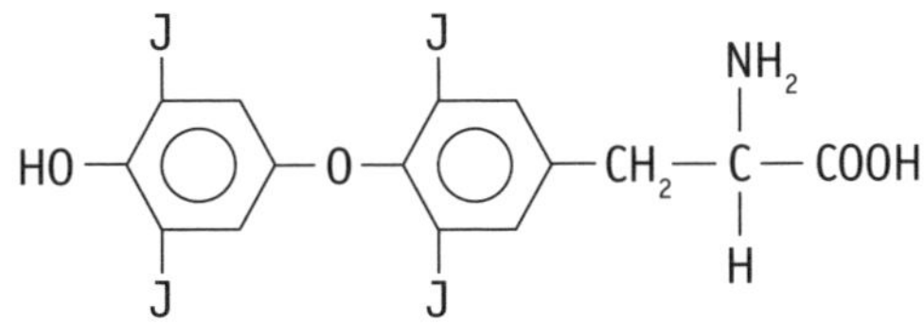

Thyroxin

Dieses kann zu dem *Thyroxin*, dem Hauptwirkstoff der Schilddrüse, verändert werden. Über die Schilddrüse greift der Astralleib abbauend in den Stoffwechsel ein. Der immaterielle Impuls des Astralleibes wird in der Schilddrüse spezifisch «materialisiert». Dazu ist das Jod als Träger des Astralleibes unerläßlich. Dessen charakteristische Schwere bei gleichzeitig ausgesprochener Beziehung zu Luft und Bewußtsein ist in dem Kapitel Mineralstoffwechsel ausgearbeitet.

Das Thyroxin ist kein eigentliches biogenes Amin, da es noch die COOH-Gruppe besitzt; es hat also noch prinzipiell den Charakter einer Aminosäure und damit noch eine Verbindung zum Ätherleib. Dadurch kann der durch das vierfache Jod und die doppelt aromatische Struktur abbauende Charakter dieser Substanz – im Sinne einer Umwandlung, Metamorphose der ätherischen Kräfte in Bewußtsein – ermöglicht werden.

Ein anderer Stoffwechselweg des Tyrosins verläuft zunächst über die Hydroxylierung und Bildung von *DOPA* (Dihydroxy-phenylalanin; siehe S. 249). Diese Substanz tritt vor allem im Gehirn und im Nebennierenmark auf. Die decarboxylierte Form ist das Dopamin.

Beim *Morbus Parkinson* handelt es sich um eine Degeneration der dopaminergen Neurone in der Substantia nigra. Dadurch tritt keine Lähmung, sondern im Gegenteil eine verminderte Hemmung des Bewegungsablaufes ein. Die Bewegungen können nicht mehr koordiniert werden, die vorgestellte Bewegungsgestalt kann nicht verwirklicht werden. Diese Fähigkeit wird vermittelt über das Dopamin. Dadurch ist das Gleichgewicht zwischen den unwillkürlichen Impulsen, die über das astralisch-cholinergische System verlaufen (siehe S. 161), und dem beherrschenden dopaminergischen System gestört. Das Ergebnis ist der Rigor und der Ruhetremor, also eine unbeherrschte astralische Bewegung (Schüttellähmung).

Bei der Substantia nigra liegen also prinzipiell dieselben Verhältnisse vor, wie sie für endokrine Drüsen, z.B. die Schilddrüse oder Nebenniere, geschildert wurden: Ein astralischer oder eher Ich-hafter Impuls greift substantiell in eine Drüse ein und bewirkt die Bildung einer entsprechenden Substanz, eines Botenstoffes, Hormons, Enzyms usw., die nun Träger der betreffenden höheren Wirkung ist. Wenn nun in der Substantia nigra durch Degeneration das Dopamin nicht mehr gebildet werden kann, fehlt der «menschliche Bewegungsstoff»

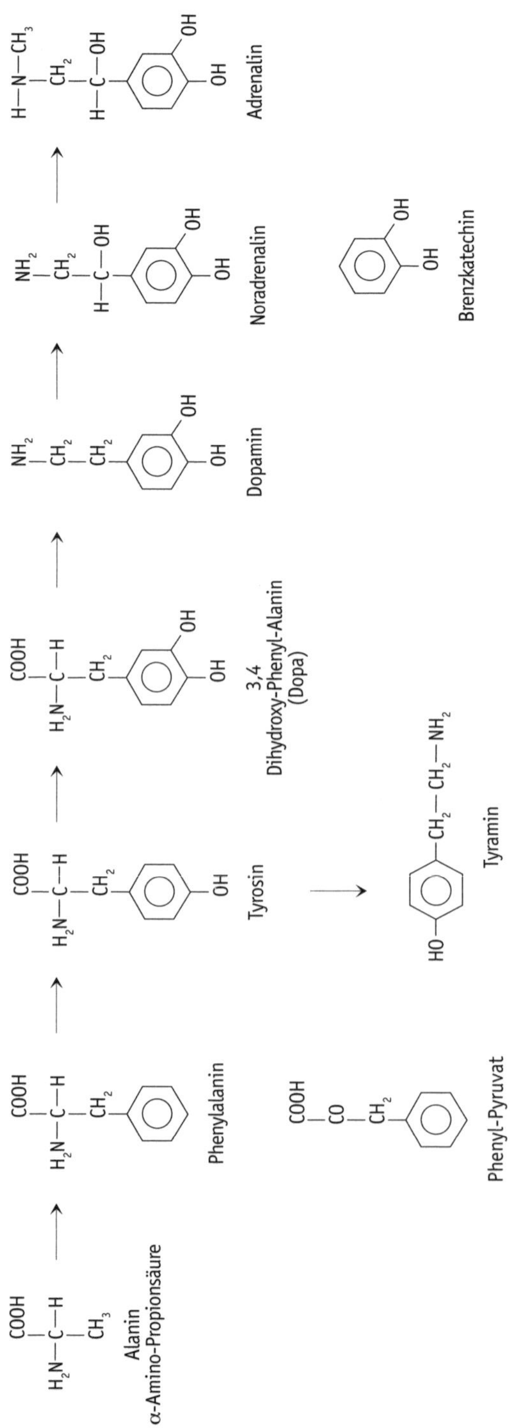

Bildung der Katecholamine

Dopamin und damit die *Koordination* der Bewegung. Deshalb ist nicht die Bewegung als solche, sondern die menschliche Bewegungsgestalt gestört. (Bei Tieren gibt es keine der Substantia nigra entsprechende Bildung.) Es wäre naheliegend, das Dopamin zu ersetzen, also eine Substitutionstherapie einzuleiten. Jedoch kann Dopamin als biogenes Amin die Blut-Hirn-Schranke nicht passieren, wohl aber kann DOPA als Aminosäure in das ZNS gelangen und dort zu Dopamin decarboxyliert werden. Um die vorzeitige Decarboxylierung in der Peripherie zu verhindern, werden oft neben DOPA gleichzeitig Decarboxylaseblocker verabreicht.

Auf der anderen Seite kann man durch Anticholinergika diese unbewußte motorische Tätigkeit des Astralleibes blockieren. Hierzu wurde seit alters her die Belladonnawurzel benutzt, weil man früher aus unmittelbarer Empfindung wußte, daß Wurzeln auf das Nervensystem wirken und die «Giftwirkung», die hier fehlt, bis zu einem gewissen Grade ersetzt werden kann. (Heute finden eher mehrere synthetische Anticholinergica Anwendung.) Allerdings ist auch diese Wirkung nicht kausal. Um heilend wirken zu können, müßte man von einem Organpräparat ausgehen, um die Bildung oder Erhaltung des Organs wenigstens anzuregen. Doch liegt die Schwierigkeit vor, daß beim Tier die entsprechenden Areale nicht vorhanden sind.

In der nur beim Menschen veranlagten Substantia nigra findet sich außer Dopamin auch *Melanin*, worauf die Schwärzung dieser Stelle beruht. Sein Vorkommen muß hier natürlich «sinnlos» erscheinen, da Melanin normalerweise vor Licht schützt, was hier entfällt. Die Melaninbildung ist aber Ausdruck eines spezifischen *Eisen*impulses (siehe unten) und in den Enzymen von Zink und Kupfer abhängig. Zink wirkt lenkend, Kupfer begünstigend auf den Eisenstoffwechsel, der hier lokal gestört ist. Eisen ist aber außerordentlich vielseitig und hat eine besondere Beziehung zum Menschen, indem es *das* Inkarnationsmetall ist. Ohne diese Zusammenhänge näher auszuführen, kann man doch sagen, daß es sich bei Morbus Parkinson um eine typische menschliche Krankheit handelt, die bei Tieren spontan nicht auftritt.

Erwähnt sei noch, daß es möglich ist, durch *Mangan* die Bildung des Dopamin zu blockieren, wodurch ein symptomatischer Parkinsonismus auftritt. Mangan vertritt den Eisenimpuls im Stoffwechsel. Durch dessen Überwiegen wird die Eisenwirkung im Nervensystem bzw. in der Substantia nigra blockiert. – Es kann naheliegen, z.B. durch potenziertes Mangan zu versuchen, diesen Vorgang im homöopathischen Sinne umzukehren und somit therapeutisch bei Mb. Parkinson zu wirken. Entsprechende therapeutische Anwendungen von Mangan verliefen negativ, was aus der dargestellten Genese verständlich werden kann. Im übrigen kann auch Eisen die Symptomatik verschlimmern, was darauf beruht, daß Eisen von der Substantia nigra nicht aufgenommen werden kann und deshalb der mit dem Eisen zusammenhängende Bewegungsimpuls in falscher Weise aktiviert wird – ähnlich wie Eisen auch bei Epilepsie negativ wirken kann. In beiden Fällen ist therapeutisch eher Kupfer angezeigt.

Der Schritt vom Dopamin zum *Noradrenalin* ist zwar gering, zeigt aber doch in der Wirkung markante Unterschiede (siehe S. 244).

Die Substanzen mit der Dihydroxyphenyl-Gruppe werden als *Katecholamine* bezeichnet. (Der Name kommt von Brenz*katechin*; *katecho* malayisch = Extrakt aus Akazienholzarten. Katechine sind als Vorstufen vieler natürlicher Gerbstoffe in der Pflanzenwelt weit verbreitet.) *Noradrenalin* wird in den sympathischen Nerven gebildet, d.h. es ist das Ergebnis der über den Sympathikus verlaufenden Impulse des Astralleibes. Es ist ein «Botenstoff», wie früher die Hormone wesentlich treffender genannt wurden (*hormao* heißt lediglich «ich rege an»). Ein Nerven-Impuls wird in einem Organ in Substanz umgewandelt, in diesem Falle kommt der nervöse Impuls letztlich in dem Nebennierenmark zu Ende, wo *Adrenalin* und Noradrenalin im Verhältnis 4:1 gebildet werden. Das Adrenalin zeigt mehr Stoffwechselwirkungen als das Noradrenalin.

Charakteristisch hierfür ist z.B. der Glycogenabbau durch Adrenalin in der Leber, wodurch es zu einer Erhöhung des Blutzuckerspiegels kommt. Auch im Muskel findet eine erhebliche Anregung des abbauenden Stoffwechsels statt, sowohl durch Atmung wie auch durch Glycolyse. Auch im Fettgewebe findet Abbau statt. Diese, summarisch gesprochen, abbauende Tätigkeit des Astralleibes über das Adrenalin führt also zu einer Umwandlung ätherischer Qualitäten (vor allem aus der Leber) und damit zur Verfügungstellung von «Energie» aus Glucose, d.h. aber, ätherische Qualitäten stehen jetzt nicht mehr dem Leben, sondern dem Astralleib und dem Ich zur Verfügung, konkret: zu Bewegung und Wachheit. Der Organismus wird durch die über das Adrenalin verlaufenden Impulse zu erhöhter Leistung befähigt («Notfallfunktion»; «it makes you *f*it *f*or *f*ight, *f*light, *f*right»). Das Muskelglycogen wird bei körperlicher Tätigkeit abgebaut zu Milchsäure. Diese wird während der Erholungsphase in der Leber wieder zu Glycogen resynthetisiert und bei Bedarf wieder als Glucose abgegeben (*Cori*-Zyklus, siehe S. 106).

Diese Umwandlung von Leben (Glycogen) in Energie (Glucose) durch den Astralleib (Adrenalin) ist prinzipiell dieselbe, wie sie der Astralleib durch die Schilddrüse (Thyroxin) ausführt, jedoch handelt es sich bei letzterem um einen *Gestalt*wandel (siehe oben). Bei der Wirkung des Astralleibes über Adrenalin aber tritt ein *Funktions*wandel ein: Leben, «biologische Energie» wird umgeformt in «psychische Energie» sowohl für Bewußtsein (Adrenalin) wie für koordinierte Bewegung (Dopamin). Diese Differenzierung erfordert die genannten entsprechend verschiedenen Träger.

Diese durchaus sinnvolle Reaktion des Zur-Verfügung-Stellens ätherischer Qualitäten für astralischen oder Ich-haften Bedarf kann jedoch bei einer Erschöpfung des Ätherleibes tödlich wirken. Wenn nämlich die Glycogenvorräte der Leber und besonders des Herzens weitgehend verbraucht sind, kann ein Streß und die damit verbundene endogene Adrenalinausschüttung oder eine

Adrenalininjektion oder auch ein anderes Katecholamin durch die Abbauwirkung zum völligen Zusammenbruch führen. (Daß nicht jeder Streß oder Schock tödlich wirkt, wird durch die Impulse der Nebennieren*rinde* bzw. *Cortison* verhindert, denn dieses ist ein Gegenspieler des Nebennierenmarks.) Es ist die Aufgabe des Nierensystems, zu dem die Nebenniere gehört, die abbauenden Impulse, die vom Nervensystem kommen, in aufbauende umzuwandeln, was genau zu verfolgen ist: Der seelische Schock verläuft über Bewußtseinserhöhung, Sympathikusreizung bis zum Nebennierenmark mit der Adrenalinausschüttung und den geschilderten Stoffwechsel-Abbauprozessen. Reaktiv erfolgen in der Erholungsphase die aufbauenden Prozesse des Ätherleibes, die über die Nebennierenrinde, Cortison und andere anabole Hormone verlaufen, was an anderer Stelle ausführlich geschildert ist (siehe Kapitel Steroide und Niere in Husemann/Wolff, Bd. 3).

Aufschlußreich sind die Wirkungen von Substanzen, die sich aus Ähnlichkeiten mit dem Adrenalin ergeben. So findet sich das *Ephedrin* als Hauptwirkstoff von *Ephedra vulgaris*, einer Pflanze, welche in China seit Jahrtausenden als schweißtreibendes Mittel benutzt wurde.

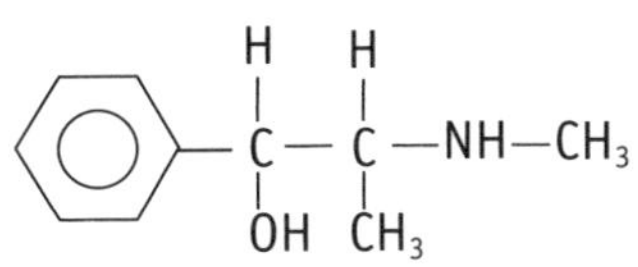

Ephedrin

Die Pflanze selbst zeigt einen ausgesprochen «dürren» Habitus als Ausdruck einer überformten, zusammengezogenen Dynamik (ähnlich wie *Equisetum*). Die Kreislaufwirkung des Ephedrins ist geringer als die des Adrenalins, zeigt jedoch ausgesprochen lokale Vasokonstriktion (Verwendung z.B. in Nasentropfen) und lösende Wirkung bei Bronchitis und Asthma. Es besitzt aber auch eine mildere zentral erregende Wirkung.

Eine Verlagerung der Wirkung vom Stoffwechsel und Kreislauf mehr in das Nervensystem kann beobachtet werden bei einem Verlust der drei OH-Gruppen des Adrenalins, wobei der Sauerstoff den Ausschlag gibt. Diese Veränderung führt zum *Amphetamin* und zum *Pervitin* (N-Methyl-Amphetamin), zwei Weckaminen, welche die Wachheit verstärken und notwendigerweise die biologischen Aufbauprozesse ebenso wie Hunger und Müdigkeit weitgehend unterdrücken.

Durch das vollständige Fehlen von Sauerstoff ist keine Beziehung zur Erde mehr gegeben, was die Aufgabe des Sauerstoffs ist. Deshalb erstreckt sich die Wirkung auf die Psyche, was als zentral erregend bezeichnet wird. Man kann sagen, die Substanzen nähern sich, in der Summenformel $C_9H_{14}N$ bzw. $C_{10}H_{16}N$ erkennbar, dem Cyan HCN, wirken aber durch den relativ geringen Stickstoffanteil noch nicht direkt tödlich. Jede entgiftende Komponente (Schwefel, Eisen, Sauerstoff) fehlt, wodurch sich ein deutlicher Giftcharakter ausdrückt. Die Einnahme von Pervitin führt durch das Fehlen der Sauerstoff-Erd-Beziehung zu einer euphorisierenden und enthemmenden Wirkung, wodurch zunächst ein Ideenreichtum, aber auch eine Verstärkung des Antriebs und allgemeinen Abbaus geschieht, was insgesamt einer partiellen Exkarnation des Ätherleibes entspricht und eine Verstärkung des Astralleibes bedeutet. Wiederholter Gebrauch kann zu Abhängigkeit bzw. Sucht führen, wodurch es zu Enthemmung, d.h. Schwächung der Persönlichkeit, und körperlichem und psychischem Zerfall kommt.

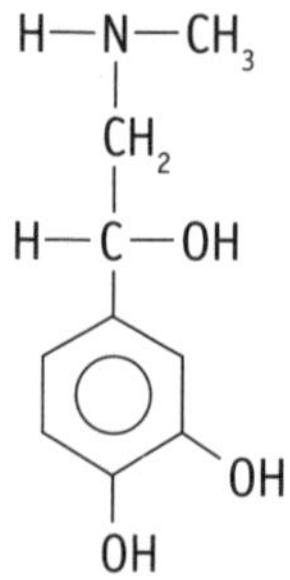

Adrenalin

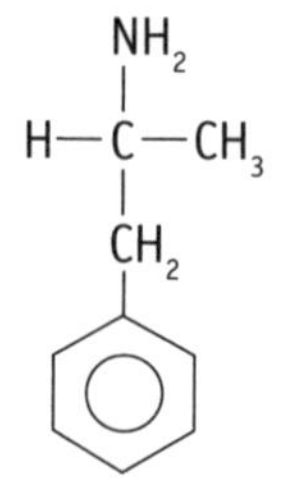

Amphetamin (Benzedrin)

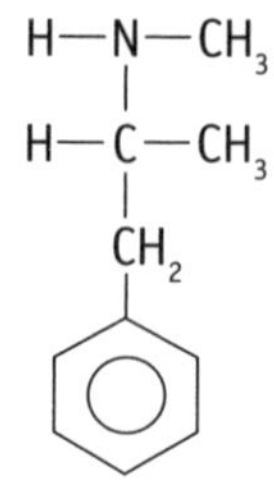

Pervitin (Methamphetamin)

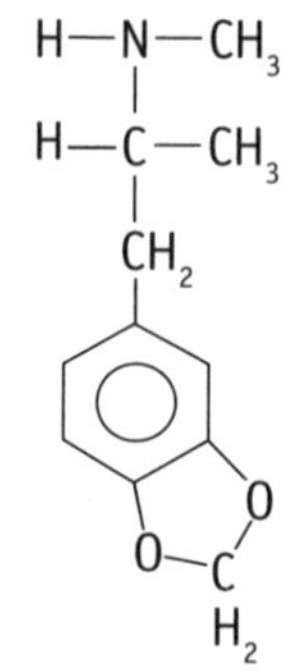

Ecstasy (3,4-Methylendioxy-N-methylamphetamin)

Eine noch weitere Steigerung der geschilderten Wirkung wird durch *Ecstasy* erreicht, eine psychedelische Substanz, die sich vom Pervitin ableitet, aber ein 3,4-Methylendioxy-Methamphetamin (MDMA) ist. Dieses setzt Serotonin (siehe S. 253) in den synaptischen Spalt frei, wodurch enorme Konzentrationen mit euphorisierender Wirkung entstehen können. Es können aber auch quälende psychische Störungen auftreten (von Panik bis Psychose) bzw. nach Abklingen der akuten Wirkung Depression (Crash). Chronischer Gebrauch wirkt neurotoxisch. Außerdem kann MDMA als Einstiegsdroge in weitere Drogenabhängigkeiten führen. Diese Substanz bewirkt nicht nur eine Antriebssteigerung mit motorischer Unruhe und Appetitverlust, sondern führt zu einer Pseudo-Selbstsicherheit und wirkt auch halluzinogen. Die Sauerstoffwirkung, die beim Adrenalin vorliegt und ohnehin «fern» vom Stickstoff ist, wird an derselben Stelle durch die Methylenwirkung ausgeglichen bzw. überhöht: Die Wirkung geht organisch tiefer (Sauerstoff), zugleich aber richtet sie sich mehr auf das psychische Geschehen (aktive Methylengruppe). Dieses Prinzip als psychotrope Wirkung findet sich auch bei anderen «Drogen» wie Meskalin (siehe S. 255) und vielen Medikamenten.

Die physiologische Wirkung dieser Weckamine («speed») beruht darauf, daß das Blut von der venösen auf die arterielle Seite verlagert wird und die Blutspeicher entleert werden. Damit aber steigt zu gleicher Zeit die Atmung, d.h. Verbrennung, Oxydation usw. Mit anderen Worten: Der Astralleib wird durch diese Substanzen in das Nervensystem und das arterielle System verlagert, wodurch die abbauenden Prozesse mit Wachheit und damit Zurückdrängen der aufbauenden Funktionen überwiegen. Daher tritt auch eine Dämpfung des Hungergefühls ein. Das Überwiegen der astralischen Tätigkeit gegenüber den Ich-Funktionen äußert sich als die geschilderte Enthemmung und Suchtwirkung.

Von der Substanz DOPA geht auch ein wichtiger Weg über verschiedene Zwischenstufen zur *Melanin*bildung. Die Substanz Melanin wurde schon beim Mb. Parkinson genannt. Sie ist die physiologische Substanz des schwarzen Pigmentes. Dabei findet ein Ringschluß statt, was einer Verinnerlichung entspricht, wie ausgeführt wurde.

Melaninbiosynthese:

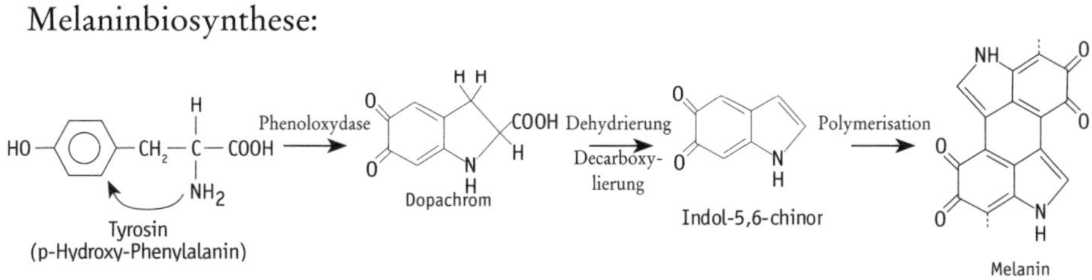

Es findet also hierbei eine Ringbildung, d.h. Verdichtung zu einem Pyrrolring mit Stickstoff statt, zugleich aber eine Oxydation und Polymerisation, d.h. weitere Verdichtung.

Beim Pyrrol handelt es sich um einen heterozyklischen Ring. Hierbei ersetzt der Stickstoff *innerhalb* eines Ringes den Kohlenstoff – im Gegensatz zum Anilin, bei dem der Stickstoff *am* Ring ansetzt. Der Übersicht halber seien die wichtigsten heterozyklischen Ringe genannt, die uns begegnen werden.

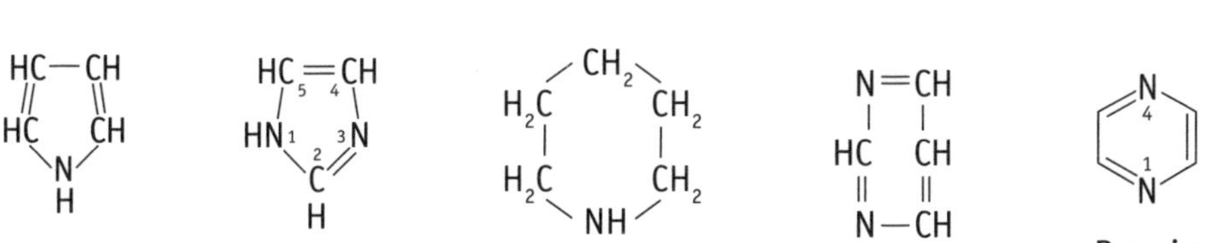

Pyrrol — Imidazol — Piperidin — Pyrimidin — Pyrazin (1,4-Pyrazin)

Kurzschreibweisen:

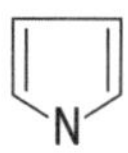

Pyrrol

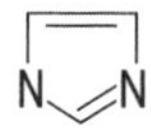

Imidazol

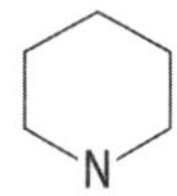

Piperidin

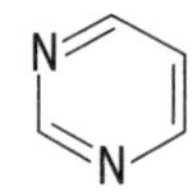

Pyrimidin

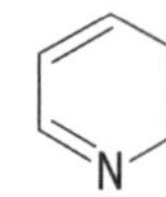

Pyridin

Wie ersichtlich, können auch ein oder zwei Stickstoffatome in einen 5- oder auch 6-Ring eintreten. Im Sinne des bisher Ausgeführten kann man in der Ringbildung mit einem oder noch mehr Stickstoffanteilen einen erheblich verstärkten astralischen Impuls sehen, der nicht nur intensiver, sondern auch tiefer bis in den physischen Leib wirkt. Dies ist hier im Falle des Melanin in der Schwarzfärbung ersichtlich, die zumeist eine stärkere Erdbindung bedeutet. In die Richtung einer stärkeren Astralisierung geht auch die Decarboxylierung (sofern zugleich Stickstoff vorhanden ist, siehe oben).

An dem auf diese Weise gebildeten Melanin kann man das «Dunkelwerden» als Reifungsprozeß verstehen. Dies war den alten Griechen aus der Anschauung unmittelbar erlebbar, indem *melainesthai* sowohl dunkel werden wie auch reif werden bedeutet. Tatsächlich werden praktisch alle Kinder heller geboren und dunkeln im Laufe der Entwicklung nach – Ausdruck einer schrittweisen Verbindung mit der Erde, der Inkarnation, wozu sich der Organismus des Eisens bedient.

Die Melaninbildung erfolgt in den Melanocyten, die in der Haut, besonders aber auch im Auge vorhanden sind. Es ist aufschlußreich, daß die den Prozeß der Melaninbildung beherrschende Tyrosinase kupferhaltig ist. Kupfer hat die Aufgabe, astralische Kräfte aufzunehmen und in den Stoffwechsel umzuleiten, worauf die Affinität des Kupfers zu stickstoffhaltigen Verbindungen beruht. Daß Kupfer die Grundlage für Eisen bildet, das hinter der Melaninbildung wirksam ist, wurde erwähnt.

Diese geschilderte Weiterführung des Tyrosins und damit die Entstehung der genannten Produkte unterbleibt, wenn der Organismus nicht zur Bildung einer Oxygenase (Phenylalanin-Hydroxylase) fähig ist, die die Einführung einer OH-Gruppe an den Benzolring katalysiert. Dann wird *Phenylalanin* durch Desaminierung in *Phenylbrenztraubensäure* übergeführt, die dann ebenso wie das Phenylalanin in erhöhter Konzentration im Blut zu finden ist und die schließlich als «unbrauchbar» für höhere, d.h. seelische Zwecke im Urin ausgeschieden wird. Hier kann man größere Mengen mit dreiwertigem Eisen – einige Tropfen 10 %iger Ferrichloridlösung führen zur Grünfärbung – leicht nachweisen (die Laborproben sprechen bereits auf kleinere Mengen an, was für die Frühdiagnose wichtig ist). Dies ist bei *Morbus Fölling* (Oligophrenia phenyl-pyruvica, Phenylketonurie) der Fall (Formeln siehe S. 244).

Zunächst liegt also ein Mangel an einer Oxygenase vor; Sauerstoff bzw. -OH kann nicht an die Substanz Phenylalanin herangebracht werden. Das heißt aber, es liegt ein Mangel an Erdbindung vor, die nur durch Sauerstoff erreicht werden kann. Diese Kinder sind zumeist blond und blauäugig. Andererseits bedeutet die Desaminierung ein Unvermögen, den Astralleib zu inkarnieren, was zu einer Einschränkung des Bewußtseins führt. Die mangelnde Erdbeziehung (Fehlen von Oxygenase und damit Sauerstoffwirkung) geht voraus; die Desaminierung ist die Folge. Phenylpyruvat und andere entstehende Phenylderivate hemmen sekundär verschiedene Enzyme des Melanin- und Tryptophanstoffwechsels, so daß deren Produkte fehlen. Deswegen kommt es auch zu mangelnder Melaninbildung. Da Phenylalanin die weiteren Schritte blockiert, können durch eine phenylalaninfreie Diät in der ersten (!) Entwicklungszeit das Entstehen des «falschen» Abbauproduktes (Phenylpyruvat) und damit intellektuelle Defekte weitgehend verhindert werden.

Obwohl es sich bei Morbus Fölling um einen rezessiv vererbten Enzymdefekt handelt, wäre der Versuch lohnend, neben der Diät durch früheste Anwendung geeigneter Eisen- und Arsenpräparate die Inkarnation von Ich und Astralleib so anzuregen, daß der Organismus selbst lernt, die Bildung der Oxygenase durchzuführen.

Eine bedeutsame Rolle im Stoffwechsel spielt die Aminosäure *Tryptophan* (Indol-Alanin).

Hier tritt der Pyrrolring in Verbindung mit einem Benzolring auf. Diese Gruppe wird als *Indolgruppe* bezeichnet; sie hat eine große biologische Bedeutung. So ist die Indolessigsäure, das beta-Heteroauxin, ein pflanzlicher Wuchsstoff. Indol ist auch Bestandteil des Jasmin- und Orangenblütenöls und bildet die Grundstruktur des blauen Farbstoffes Indigo (daher auch die Namengebung für die Indolgruppe).

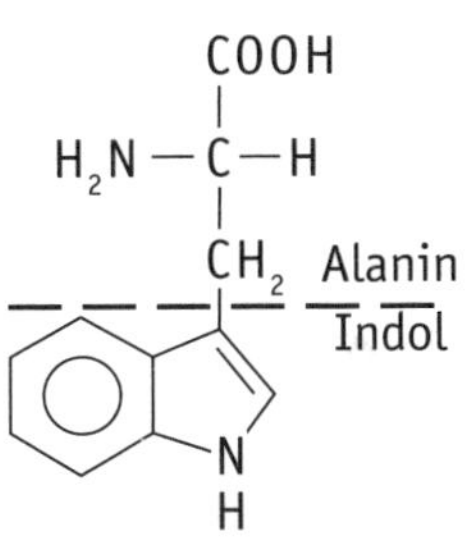

Tryptophan

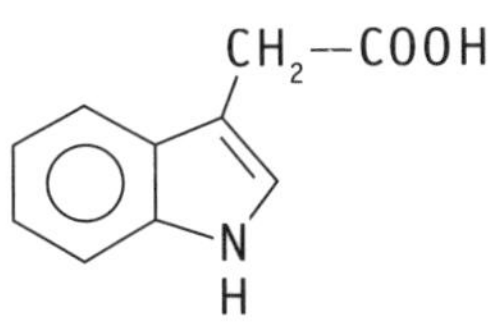

3-Indolylessigsäure

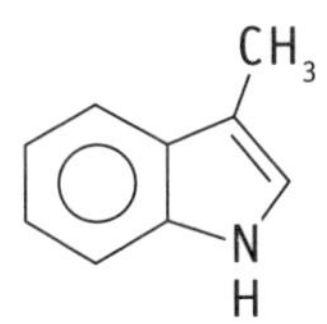

Skatol
(3-Methyl-indol)

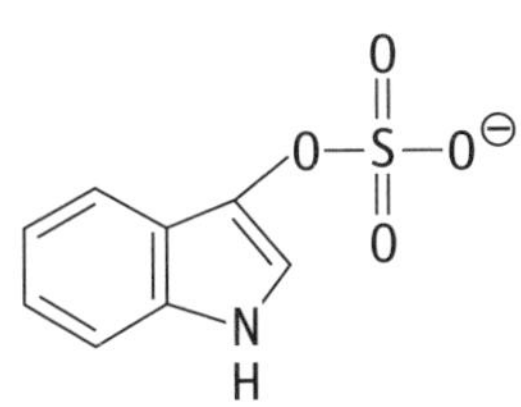

Indikan
(Indoxylsulfat)

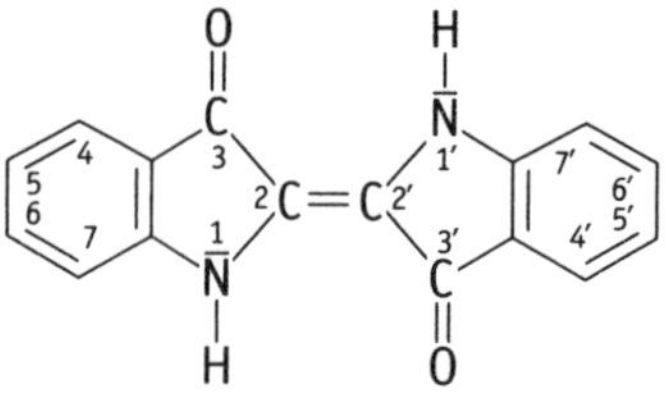

Indigo

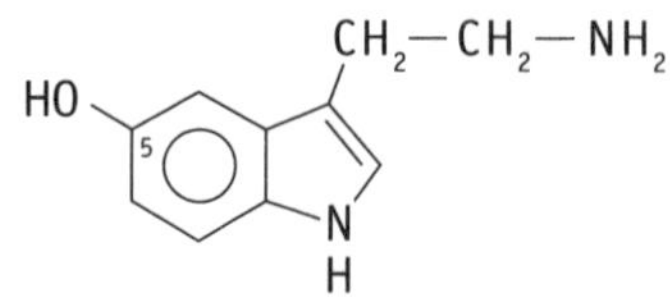

Serotonin
(5-Hydroxy-tryptamin)

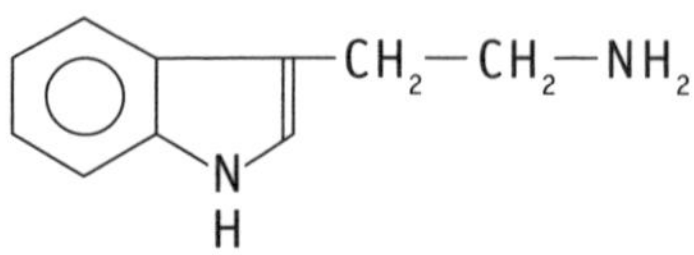

Tryptamin

Im Darm wird Tryptophan durch Bakterien bis zum Methylindol, dem *Skatol,* abgebaut. Dieses bildet den charakteristischen Geruch der Fäces, kommt aber auch in verschiedenen Pflanzen vor und im Zibet, dem Sexualdrüsenprodukt der Zibet-Katze. Sowohl für Indol selbst wie auch für Skatol sind Konzentration und die Begleitsubstanzen bezüglich der Geruchsqualität wichtig: In konzentrierter Form von äußerst unangenehmem Geruch können sie in feiner Verdünnung Gerüche «schwerer» machen und finden deshalb in der Parfümerie als Fixativ vielfach Verwendung.

Das Skatol wird im Darm z.T. weiterverarbeitet zu *Indikan*, dem indoxylschwefelsauren Kalium. Vermehrte Indikan-Ausscheidung im Harn tritt auf bei erheblichen Eiterungen, Peritonitis oder Ileus als Ausdruck eines pathologischen Eiweißabbaues (Nachweis durch die Indikanprobe mit Obermayers Reagens). Die Blaufärbung beruht auf dem entstehenden Indigo.

Durch Decarboxylierung des Tryptophan entsteht wieder ein biogenes Amin, das *Tryptamin*, das ein Gewebshormon (Neurotransmitter) ist. Auch Tryptamin hat, ähnlich wie Tyramin (siehe S. 242), gefäßaktive Wirkungen, die sich bis auf das Zentralnervensystem erstrecken. Deshalb kann es auch bei der Migräne-Entstehung beteiligt sein, die sich somit als ein Stoffwechselproblem darstellt. Alle Reaktionen an den Gehirngefäßen und der Nervensubstanz sind sekundärer Natur (näher ausgeführt in Husemann/Wolff, Bd. 1 und 3).

Eine bedeutsame Veränderung erfährt das Tryptamin durch eine spezifische, kupferhaltige Hydroxylase. Kupfer erleichtert die Aufnahme astralischer Impulse, wie sie besonders im Eisen oder Sauerstoff enthalten sind. So kann durch Hydroxylierung das 5-Hydroxy-Tryptamin (5-HT), das *Serotonin* entstehen, ein hochaktives biogenes Amin und Gewebshormon. Es wird zum größten Teil in der Darm-Mucosa sowie in den Blutplättchen gebildet und findet sich auch im Gehirn, besonders im Diencephalon und Hypothalamus, ist also ein typischer Neurotransmitter und besitzt eine blutdrucksteigernde Wirkung (Name: Serum, Tonus) wie Adrenalin. Im Gegensatz zu diesem verengt Serotonin jedoch die Bronchien. Bei einem Tumor des chromaffinen Darmgewebes, dem sogenannten malignen Carcinoid, wird es vermehrt gebildet und führt zu den typischen Blutdruckkrisen bzw. rush.

Während des Schlafes befindet sich mehr Serotonin (und Acetylcholin) im Gehirn, während im Wachzustand das Adrenalin überwiegt. Serotonin scheint also eher auf der halbbewußten Seite, d.h. auf der Gefühlsebene, zu wirken. Daher kann die Wirkung sowohl exzitatorisch wie auch inhibitorisch ausfallen, was von den Rezeptoren, d.h. dem Organismus, abhängt. Wegen der ambivalenten Wirkung gibt es auch entsprechende Serotonin-Agonisten und -Antagonisten. So kann die noch nicht desaminierte Vorstufe, das 5-Hydroxy-Tryptophan, die Serotoninbildung anregen, weshalb dieses antidepressiv und auf Schlafstörungen wirken kann.

Aus den erwähnten Gründen wurde auch pharmakologisch versucht, die Serotoninbildung durch Tryptophan anzuregen, um das Einschlafen zu befördern. Auch ein gewisser antidepressiver Effekt durch die Verabreichung von Tryptophan zur Anregung der Serotoninbildung wurde versucht und z.T. erreicht. Diese Wege wurden zumeist wieder verlassen. – Wohl aber wird versucht, durch verschiedene Serotonin-Wiederaufnahme-Hemmer (*re-uptake*-Blockade) eine antidepressive Wirkung zu erreichen. Diese Substanzen besitzen keine einheitliche chemische Struktur.

Die Serotonin-Antagonisten wie Methysergit (Deseril®) stehen chemisch den Ergotaminderivaten, in diesem Falle dem Methylergometrin, nahe, die ebenfalls die Indolgruppe besitzen, die bei Methysergit nur am Stickstoff der Indolgruppe methyliert ist, und werden ebenso wie diese zur Migräneprophylaxe eingesetzt, da Serotonin auch Migräneanfälle auslösen kann (wie die oben erwähnten Tyramin und Tryptamin).

Tryptamin- und besonders Serotonin-*Derivate* besitzen eine hochbedeutsame Wirkung. Wird der Wasserstoff der Aminogruppe durch geeignete Radikale substituiert, so entstehen hochwirksame Halluzinogene, z.B. das Dimethyltryptamin (DMT), das einen bereits nach drei bis fünf Minuten eintretenden Kurzrausch bewirkt. Diese Substanz findet sich in einigen südamerikanischen Leguminosen, z.B. in den Bohnen des Baumes *Anadenanthera* (oder *Piptadenia peregrina*), einer Akazienart. Die Leguminosen weisen ja in besonderer Weise eine Beziehung zum Stickstoff auf (z.B. Eiweißbildung in den Hülsenfrüchten). Aus diesen Samen stellten die Einheimischen ein Schnupfpulver (Cohoba, Paricà) her, das mehrere Tryptaminderivate enthält, z.B. außer DMT Diäthyltryptamin (DET). Auch im Aufguß der Wurzel der *Mimosa hostilis* findet sich DMT. Dessen Methoxyderivat wurde aus der Muskatnuß (*Myristica fragrans*) isoliert, das ebenfalls halluzinogen wirkt. Das synthetische Dipropyltryptamin (DPT) ist ein typisches Halluzinogen, das wie LSD wirkt, in seiner Wirkung aber nur zwei bis drei Stunden anhält. – Es ist chemisch leicht, die entsprechenden Radikale am Stickstoff zu substituieren, wodurch sich die halluzinogene Wirkung verlängern, verkürzen und qualitativ abwandeln läßt; diese Substanzen sind die sogenannten «designer drugs».

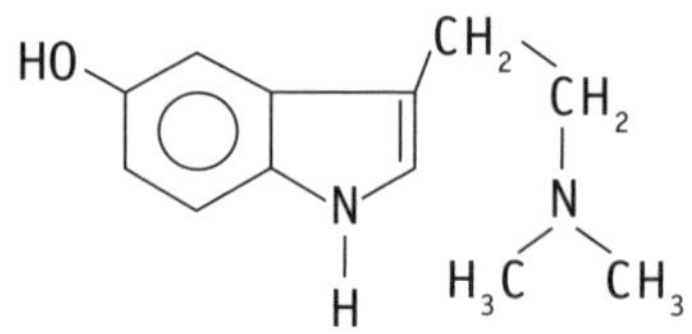

Bufotenin
(Dimethyl-Serotonin)

Auch natürliche Derivate des Serotonins wirken halluzinogen. Das Dimethyl-Serotonin (DHT, *D*imethyl-*H*ydroxy-*T*ryptamin) findet sich als *Bufotenin* in den Hautsekreten von Kröten, aber auch in den oben erwähnten Bohnen. Die halluzinogene Wirkung dieser Substanz besteht in kurzfristigen Sinnestäuschungen, Kongestionen des Gesichtes und vegetativen Symptomen. Der astralische Impuls, der sich in dieser Substanz ausdrückt, wurde in früherer Zeit in den produzierenden Pflanzen bzw. in den Erdkröten erlebt. Letztere bilden eine Reihe von Giften, auch Serotonin, Peptide und z.B. herzwirksame Substanzen (Bufotoxin, siehe Fett-Kapitel, S. 187 f.) – im Gegensatz zu den Fröschen, die nur in den Tropen zu starker Giftbildung neigen. Zwar sind beide Tiere Amphibien, d.h., sie leben eigentlich zwischen Wasser und Luft bzw. Erde; doch sind die Kröten zweifellos erdgebundener als die leichteren Frösche, worin sich eine andere Art von Astralität ausdrückt, die sich, wie beschrieben, bis in die Formeln verfolgen läßt. Auch ohne diese Zusammenhänge zu kennen, hat man in früheren Zeiten die niedere oder «schiefe» Astralität dieser Tiere erlebt – was sich sowohl in den Märchen spiegelt als auch z. B. in Kathedralen, in denen Kröten und Fabeltiere an den Außenwänden dargestellt wurden, als Hinweis darauf, daß diese Wesensart beim Betreten des Inneren zurückgelassen werden soll.

Nicht-substituiertes Tryptamin und Serotonin wirken nicht halluzinogen! Insofern liegen hier dieselben Verhältnisse vor, wie sie bei der Barbitursäure und auch beim Anilin erwähnt wurden. Erst deren Derivate besitzen die charakteristischen psychotropen bzw. farbigen Eigenschaften.

Wie erwähnt, wird Serotonin im Darm gebildet, wirkt aber als Neurotransmitter im Gehirn. Dennoch besteht die Möglichkeit – die durchaus auch diskutiert wird –, daß die Halluzinationen bei Schizophrenen dadurch hervorgerufen werden könnten, daß der Kranke Serotonin substituiert, d.h. selbst solche halluzinogenen Substanzen erzeugt. Selbstverständlich dürfte es sich dabei – entsprechend der Verschiedenheit der Symptomatik – um vielfältig abgewandelte biogene Amine oder Indolderivate handeln. Jedenfalls ist es möglich, durch Dialyse die Halluzinationen zu bessern, was natürlich die Grundkrankheit nicht beeinflußt.

Damit würde sich die *Schizophrenie* im Prinzip als eine Eiweißstoffwechselstörung darstellen, genauer gesagt als eine Unfähigkeit, besonders das Tryptamin bzw. Serotonin richtig zu verarbeiten. (Zu lokalisieren wäre die Störung organisch zwischen Niere und Darm, was hier nicht näher ausgeführt werden kann.) Jedenfalls handelt es sich bei den Halluzinationen um ein (falsches) Freiwerden von Ätherkräften im Stoffwechselgebiet (unkontrolliertes «Bauchhellsehen») – im Gegensatz zu dem physiologischen Freiwerden von Ätherkräften im Kopfbereich bzw. der weißen Substanz, um dem Denken dienen zu können.

In diesem Zusammenhang scheint auch das *Adrenochrom* eine Rolle zu spielen, ein Oxydations- und Kondensationsprodukt von Adrenalin, das bei der Melaninbildung eine Rolle spielt. (Die rötliche Verfärbung von alten, d.h. zum Teil oxydierten Adrenalinlösungen beruht auf der Bildung von Adrenochrom.) Injektionen dieser Substanz wirken zwar noch blutstillend, können aber Verwirrtheitszustände und Halluzinationen bewirken.

Ein wesentlicher Träger aller dieser psychotropen Wirkungen ist die Indol-Gruppe, vor allem wie sie im Tryptamin vorliegt. So kann z.B. das *Meskalin* aus dem mexikanischen Kaktus Peyotl (*Lophophora Williamsii*) sowohl als biogenes Amin mit der Grundstruktur Ring-C-C-N wie auch als Indolderivat vorliegen. Auf die psychotrope Methoxygruppe wurde bereits hingewiesen (siehe S. 254).

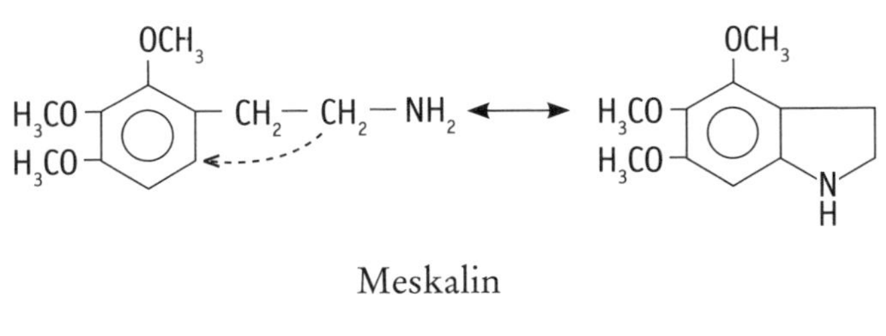

Meskalin

Ähnliche Wirkungen besitzen das *Psilocin* und das *Psilocybin* aus dem «göttlichen Pilz» der Gattung *Psilocybae* in Südmexiko (das Psilocybin besitzt statt der OH-Gruppe Phosphorsäure; die Wirkung ist ähnlich). Auch hier sieht man die für biogene Amine charakteristische Gruppierung: Ring-C-C-N (siehe unten). In diesem Falle ist der Indol-Ring der Träger der psychotropen Wirkung.

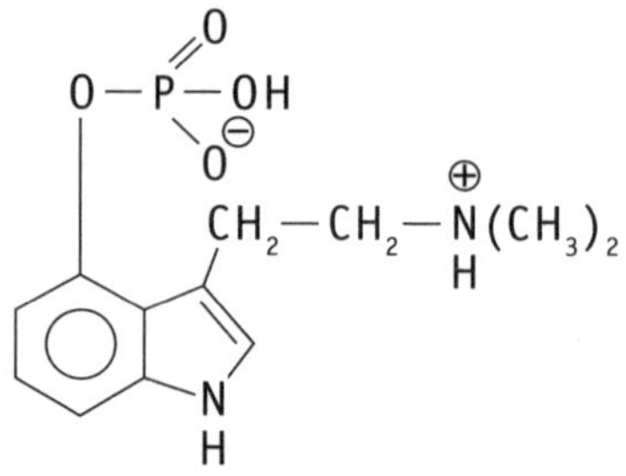

Psilocybin

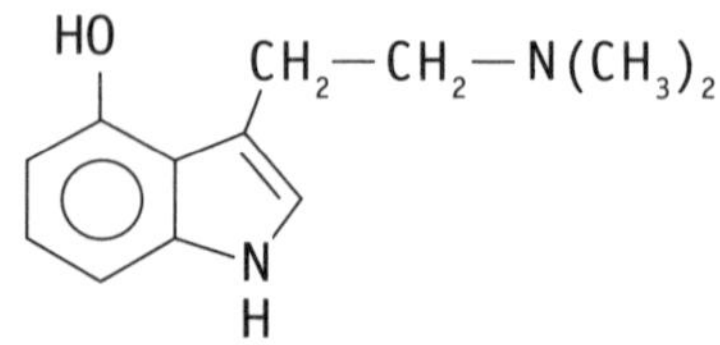

Psilocin

Zwar nicht als Indolgruppe, sondern in etwas abgewandelter Form liegt eine entsprechende Wirkung in der *Lysergsäure* vor, die eine wesentliche Wirksubstanz der Mutterkorn-Alkaloide ist. Die pharmakologischen Wirkungen der Lysergsäure besonders auf den Uterus werden sofort in halluzinogene verkehrt, wenn das OH der Carboxylgruppe (-COOH) durch substituierten (!) Stickstoff ersetzt wird, wie es auch an anderen Beispielen gezeigt wurde. Besonders wirksam sind zwei Äthylalkoholgruppen.

So entsteht das Lysergsäure-Diäthylamid (*LSD*) mit der bekannten halluzinogenen Wirkung. – Trotz einer Vielzahl aufgefundener Lysergsäurederivate wurde LSD in der Natur nicht gefunden.

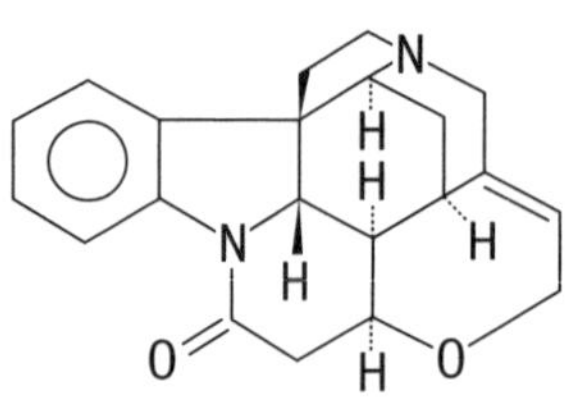

Strychnin

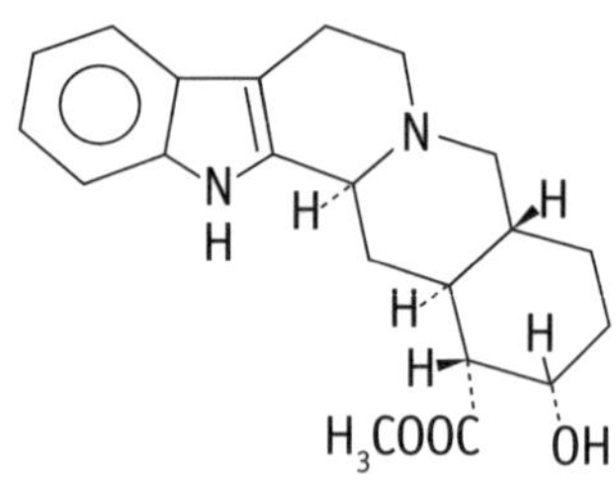

Yohimbin

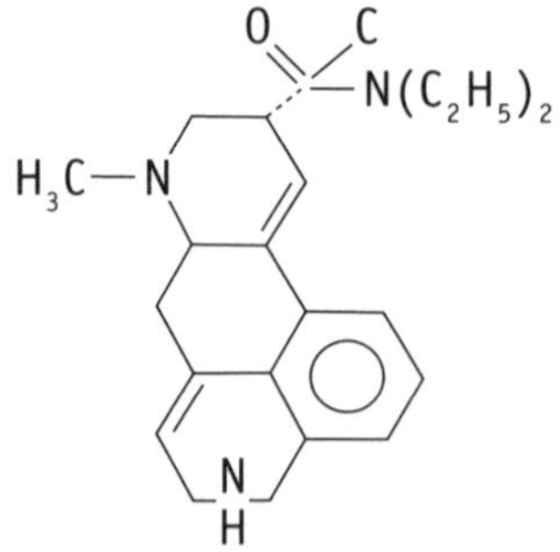

Lysergsäurediethylamid (LSD)

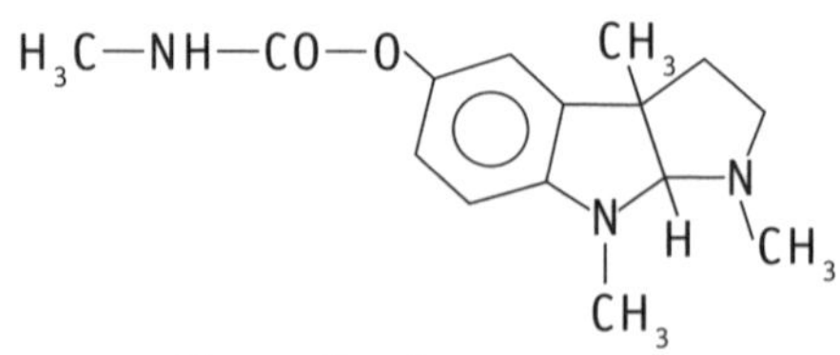

Physostigmin

Die Indolgruppe ist gebunden auch ein wesentlicher Wirkungsträger in dem Alkaloid *Strychnin*, das sich in der Brechnuß *(Nux vomica)* und in der Rauwolfia findet. Strychnin wirkt reflexsteigernd bis zu Krämpfen und erregend auf die Sinnesorgane. Die Anwendung erfolgt in der Homöopathie wegen des Umkehreffektes bei entsprechender Konstitution.

Auch *Yohimbin* aus Blättern und Rinde des Yohimbebaumes besitzt die Indolgruppe im Grundskelett. Yohimbin gilt als das stärkste natürliche Sympathikolytikum. Es ist offensichtlich, daß durch diese Substanz der Astralleib vom Nervensystem in untere Regionen umgeschaltet wird – weshalb die Substanz als Aphrodisiakum benutzt wird –, aber auch die glatte Muskulatur von Blase und Darm anregt, weshalb es auch bei paralytischem Ileus wirksam ist.

Schließlich sei mit der Indolstruktur noch das *Physostigmin* oder Eserin genannt, ein Alkaloid der Kalabarbohnen (*Physostigma venenosum*), das die Cholinesterase hemmt und die Curarewirkung aufhebt. Es wurde vor allem als Miotikum bei Glaukom benutzt. (Es ist heute durch Synthetica ersetzt.)

Einer besonderen Erwähnung bedarf noch das *Melatonin*, das Melanin-konzentrierende Hormon, das in der Epiphyse gebildet wird (Name: *melas* = schwarz – tonin von Sero*tonin*). Man kann es als ein Derivat des Serotonins (5-Hydroxytryptamin) auffassen, es ist ein acetyliertes Methoxytryptamin und findet sich in allen Lebewesen. Es bewirkt bei Amphibien eine Kontraktion der Melanophoren, so daß es zu einer Aufhellung der Haut kommt. Die Epiphyse besitzt grundsätzlich eine «zurückhaltende» Funktion; bei Warmblütern wird durch diese Substanz der Östrus unterdrückt. Wird in der Jugend beim Menschen etwa durch ein Adenom die Epiphyse weitgehend ausgeschaltet, so kommt es zur Pubertas praecox. Im Tierversuch hemmt Dauerbelichtung die Aktivität der Epiphyse, regt aber den Hypophysenvorderlappen an. Licht bewirkt also eine schnellere Entwicklung, was in das Akzelerationsproblem hineinwirkt. Allerdings bedeutet trotz des Lichtes die schnellere Entwicklung einen Reifungsprozeß, ein Dunkel-, d.h. Irdischwerden. Die Bildung unterliegt der «inneren Uhr», also einem zirkadianen Rhythmus mit Anstieg nachts und Maximum in den frühen Morgenstunden, also dem Zeitpunkt der täglichen Inkarnation. (Zur Epiphysenfunktion siehe Boie 1968.)

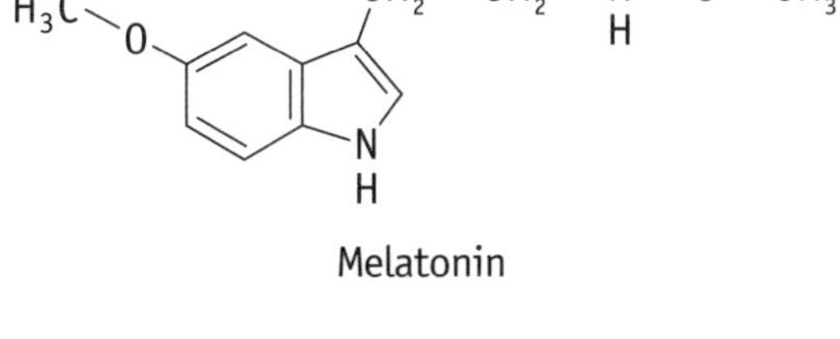

Melatonin

An diesen Beispielen mag ersichtlich werden, wie die charakteristischen Stickstoff- und Ringbildungen, in denen sich astralische Tätigkeiten ausdrücken, durch andere Komponenten abgewandelt werden können. Selbstverständlich reagieren diese Substanzen nicht von sich aus, sondern werden durch Enzyme gelenkt, die dies ebensowenig von sich aus tun, sondern Instrumente in diesem Falle des Astralleibs sind, der seinerseits als nichtmaterielles Wesensglied seine Impulse durch das Ich erhält.

Wenn die Indolgruppe des Tryptophans (Indol-Alanin) durch einen Imidazolring ersetzt wird, so kommt man zum *Histidin* (Imidazol-Alanin) bzw. Histamin.

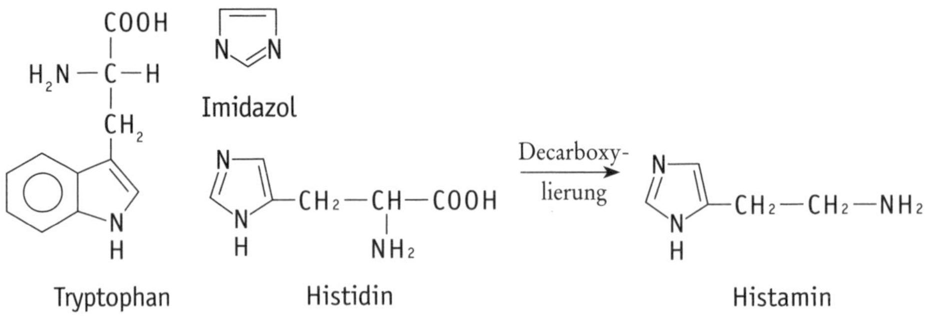

Ein interessantes Histidin-Derivat ist das *Carnosin*, ein Dipeptid aus Histidin und *beta*-Aminopropionsäure (das Alanin, das die Grundstruktur der erwähnten Aminosäuren bildet, ist die *alpha*-Aminopropionsäure). Carnosin findet sich in der quergestreiften Muskulatur bei Säugetieren zu 0,2 – 0,3 Gramm pro 100 Gramm. Da es sich trotz der für biogene Amine charakteristischen -CH_2-CH_2-NH_2-Gruppe um ein Dipeptid (mit der Peptid-Gruppe -CO-NH-) handelt, steht die Substanz sicher auf der aufbauenden Seite des Muskelstoffwechsels. Daß der Stickstoff mit dem Bewegungselement zusammenhängt, wurde wiederholt ausgeführt.

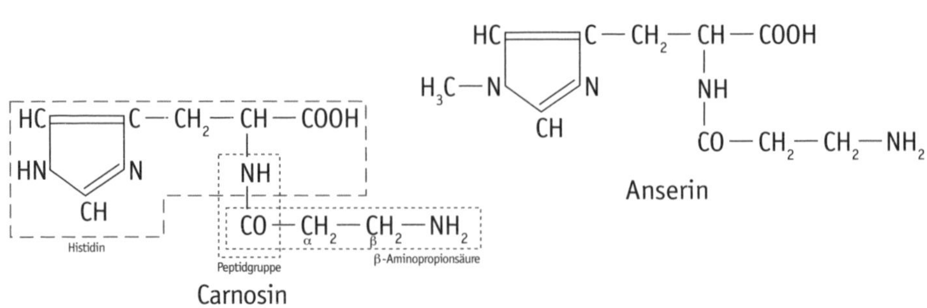

Eine ganz ähnliche Substanz, das *Anserin*, besitzt am N-Atom des Imidazolrings eine CH_3-Gruppe. Man findet diese Substanz vor allem in der Vogelmuskulatur (*Anser* = Gans). Nach dem über Kohlenstoff und Wasserstoff Gesagtem bedeutet die Methylgruppe die Tendenz, eine Substanz eher etwas aus dem irdischen Bereich herauszuziehen. Dies ist aber gerade die Tendenz der Vogelmuskulatur.

Gegenüber dem Tyramin, Dopamin und vor allem dem Tryptamin und deren Derivaten, deren Wirkung sich mehr im Nervensystem bzw. im psychischen Bereich äußern kann, liegt beim *Histamin* eine ausgesprochen organische, lokale Stoffwechselwirkung vor. Diese «tiefere» Wirkung wird durch die *zwei* Stickstoffe im Imidazol erreicht. Durch diese wird das tiefere Eingreifen des Astralleibes bis in den *physischen* Leib ermöglicht.

Histamin ist im Pflanzen- und Tierreich weit verbreitet. Es findet sich u.a. im Mutterkorn, in der Brennessel, im Bienengift und Speicheldrüsensekret stechender Insekten sowie in fast allen Geweben, besonders in Lunge, Haut und Gastrointestinaltrakt. Allerdings liegt es im Gewebe in einer gebundenen, inaktiven Form vor. In den meisten Geweben existiert eine spezifische Histidindecarboxylase, welche jederzeit örtlich Histamin freisetzen kann.

Histamin wirkt auf die glatte Muskulatur des Respirations- bzw. des Intestinaltraktes und des Uterus kontrahierend. Entsprechend der für den Astralleib polaren Wirkung werden aber Gefäße erweitert, so daß der Blutdruck gesenkt wird.

Nach örtlicher Anwendung kommt es zur Rötung und Quaddelbildung. Histamin wird deshalb als der eigentliche *Entzündungsstoff* angesehen. Ferner regt es die Salzsäureproduktion im Magen an; es ist der wirksamste Säurelocker.

Aus dieser Symptomatik wird ersichtlich, daß der Astralleib über Histamin tief in den örtlichen Stoffwechsel im abbauenden Sinne eingreift, was sich letztlich als Entzündung oder Säurebildung, aber auch als Schmerz äußert. Deshalb wird Histamin auch als wesentlicher *Schmerzstoff* bezeichnet. Schmerz ist gesteigertes Bewußtsein (Rudolf Steiner); dieses ist stark mit dem physischen Körper verbunden, z.B. bei Verletzungen, wo es zu örtlichen Ausschüttungen von Histamin kommt. Im übrigen bewirkt auch die Verschiebung des Gewebs-pH in das saure Gebiet (unter pH 6) eine Schmerzempfindung. Es wurde wiederholt darauf hingewiesen, daß die saure Reaktion ein Ausdruck des Eingreifens des Astralleibes ist. Die Imidazolgruppe mit ihren charakterisierten Wirkungen wird uns in erweiterter Form noch bei der Darstellung der Harnsäure begegnen.

Histamin wird heute pharmazeutisch lokal in Salben u.a. angewandt, um örtlich eine bessere Durchblutung und Durchwärmung zu erzielen, z.B. bei

Myalgien, rheumatischen Beschwerden usw. Umfassender ist die früher geübte örtliche Anwendung von Brennesseln, Ameisenspiritus, Bienenstichen. Deren Anwendung geht über die isolierte Histaminwirkung hinaus. Wegen der damit verbundenen Schmerzhaftigkeit erfreuen sich diese Anwendungen heute keiner Beliebtheit – trotz positiver Wirkung.

Die Einsicht in die chemische Struktur der biogenen Amine, insbesondere des Histamins, führte in der Pharmakologie dazu, in dieses Geschehen einzugreifen. Das Histamin wurde als das Ergebnis der Tendenz des Organismus geschildert, örtliche Entzündung zu erzeugen. Diese kann z.B. bei Heuschnupfen und anderen allergischen Erscheinungen subjektiv äußerst unangenehm sein, was jedoch nichts darüber aussagt, ob die Reaktion prinzipiell sinnvoll ist, was auch für den Schmerz gilt.

Ein Ergebnis dieses Eingreifens in die Histaminwirkung sind die *Antihistaminika* bzw. *Antiallergika* und *Antipyretika*. Diese verhindern nicht die Bildung des Histamins, sondern *verdrängen* dieses an den jeweiligen Rezeptoren, so daß Histamin nicht mehr wahrgenommen wird und somit auch nicht wirken kann. Das wird dadurch erreicht, daß man dem Organismus etwas anbietet, das im wesentlichen fast (!) genauso «aussieht» wie Histamin, es aber nicht ist.

Das erreicht man dadurch, daß der wesentliche Wirkungsträger des Histamins, der *Imidazol*-Ring – scheinbar nur ein wenig – abgewandelt wird zum (isomeren) *Pyrazol*-Ring. Weder dieser noch dessen Derivate kommen in der Natur vor!

Dadurch erhält man eine große Gruppe pharmazeutisch benutzter synthetischer Substanzen, die sich mehr oder weniger alle vom *Pyrazolon* (Pyrazol mit einem Sauerstoffanteil, was die Endung -on besagt) ableiten, wie das zunächst eingeführte *Antipyrin* (Phenazon), das zu den ersten (1884) synthetisch hergestellten Arzneimitteln gehört. Um die schlechte Verträglichkeit zu verbessern und zugleich die Wirkung zu steigern, hat man die Verbindung «organischer» gemacht. Hierzu bedient man sich im allgemeinen des Dimethylamino-Radikals, das deshalb vielfach bei synthetischen Produkten eingeführt wird. Das entsprechende 5-Aminoderivat ist in diesem Falle das Dimethylaminophenyl-dimethylpyrazolon = *Pyramidon*, das allerdings nach jahrzehntelangem Gebrauch wegen toxischer Wirkungen (Agranulozytose) nicht mehr im Handel ist.

Wohl aber werden noch andere Derivate wie das *Phenylbutazon* (Butazolidin®) vielfach benutzt. Dieses ist ein Pyrazolidin-Derivat. (Pyrazolidin ist ein gesättigter Pyrazol-Ring.)

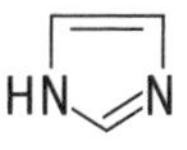

Imidazol

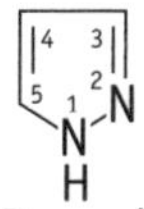

Pyrazol

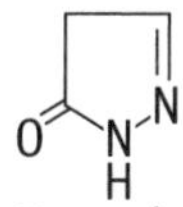

Pyrazolon

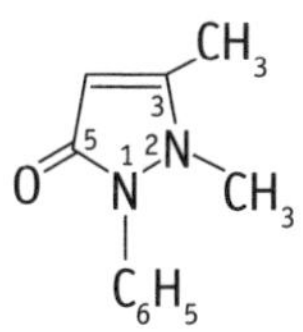

Antipyrin
Phenyldimethyl-
pyrazolon
(Phenazon)

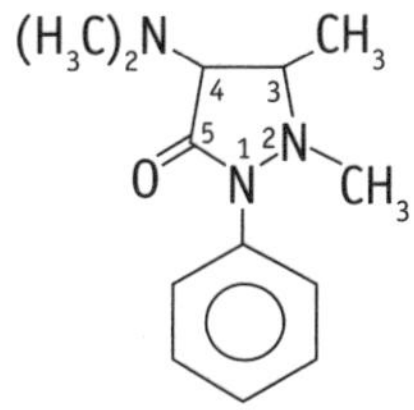

Aminophenazon
(Pyramidon®)
Dimethyl-amino-
phenyl-dimethyl-
pyrazolon

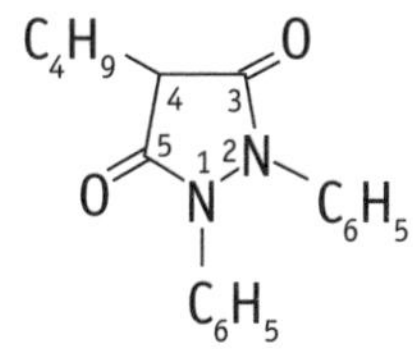

Phenylbutazon
(Butazolidin®)
1,2-Diphenyl, 4-Butyl,
3,5-Dion-Pyrazolidin

Antipyrin und dessen Amino-Derivate wirken vor allem antipyretisch und analgetisch.

Pyrazol und seine Derivate sind zwar nicht farbig, doch zeigen sie mit Säuren oder Eisen deutliche Farberscheinungen, worauf ihr Nachweis beruht. Der Weg zur Farbe ist von ihnen aus nicht weit.

Andere Analgetika und Antipyretika, die man als *Derivate des Anilins* (Phenyl-NH_2 = Anilin) auffassen kann, wie das *Phenacetin* und *Paracetamol*, sind bei Anilin abgehandelt (siehe S. 236).

Die geschilderte Verdrängung kann auf sehr verschiedene Weise geschehen. Oben wurde als Grundgerüst der biogenen Amine Ring-CH_2-CH_2-NH_2 genannt. Diese Grundstruktur wird auch so abgewandelt, daß z.B. an die Stelle des einen Ringes häufig zwei Ringe treten, die meist über einen Sauerstoff an die C-C-N-Kette gebunden werden. Als Beispiel sei *Diphenhydramin* genannt, das die Grundlage für viele abgewandelte Produkte (H_1-Antihistaminika) bildet. Man kann es auch als substituiertes Äthanolamin (Colamin) auffassen (siehe Lipoide). Dabei können die Ringe wieder substituiert und heterocyklische Ringe benutzt werden (z.B. Pheniramin) oder Propyl (C_3) an die Stelle von Äthyl (C_2) treten und so weiter. In den meisten Fällen befinden sich am ursprünglichen Amino-Stickstoff zwei Methylgruppen, wodurch – wie erwähnt – die Verträglichkeit erhöht wird. Hier ergeben sich unendlich viele Variationsmöglichkeiten.

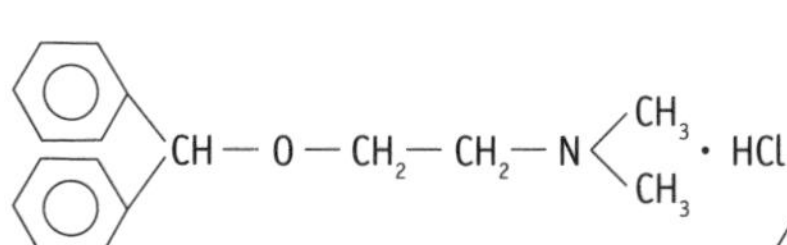

Diphenhydramin
(z.B. Benodryl®)

$H_2N—CH_2—CH_2—OH$

Colamin

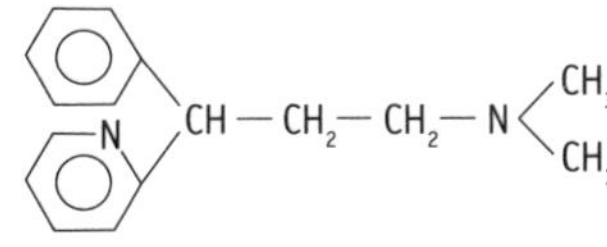

Pheniramin (Avil®)

Wenn auch das Ziel ist, das Histamin zu blockieren und damit die Entzündung zu verhindern, so ist doch allen Antihistaminika und Antipyretika ein zentral dämpfender Effekt gemeinsam. Das heißt, daß das Eingreifen des Astralleibes grundsätzlich behindert wird. Darüber hinaus kann eine Antihistaminwirkung auch durch Substanzen erreicht werden, die chemisch völlig anders gebaut sind, auf die hier aber nicht eingegangen wird.

Solch eine *Verdrängung* physiologischer Substanzen durch «ähnliche» spielt im pharmakologischen Bereich eine große Rolle, historisch wohl zuerst beim Ersetzen des Chlors durch Brom zur Beruhigung, später bei den Barbituraten und bei der Sulfonamidwirkung. In den letzten Jahrzehnten wurde dieses Prinzip in hohem Grade weiterentwickelt. Die meisten Antihistaminika, aber auch viele Antipyretika, Analgetika und die «-Blocker» beruhen auf diesem Prinzip.

Bei dieser Verdrängung handelt es sich eigentlich um eine Täuschung des Organismus, man könnte auch sagen, um einen Betrug (eine falsche Münze), indem an die Stelle einer physiologischen Substanz etwas gesetzt wird, was «ähnlich» ist wie diese, ja sogar die physiologische Substanz am Rezeptor vertreten kann, aber vom Organismus nicht als andersartig erkannt wird, weil ein Teil zwar zum Rezeptor «paßt», aber ein anderer Teil – eben der ersetzende – nicht «durchlässig» ist. Dadurch kann der Organismus die durch den Botenstoff gegebene Botschaft nicht wahrnehmen und reagieren. So kann im Falle des Histamins die örtliche Entzündung nicht eintreten, wodurch die ursprüngliche Intention des Organismus verhindert wird. Bei dieser Art von Medikation dürfte klar sein, daß es sich trotz hoher Wirksamkeit um einen symptomatischen Effekt handelt, der eine – von seiten des Organismus gesehen – beabsichtigte sinnvolle Reaktion (Entzündung, Fieber, Schmerz) verhindert. Die Entscheidung zur Anwendung sollte somit davon abhängen, inwieweit eine durchaus sinnvolle Reaktion routinemäßig unterdrückt werden soll oder darf.

Abbau der biogenen Amine

Die physiologisch durch Decarboxylierung (siehe S. 220 f.) gebildeten biogenen Amine stellen hochwirksame Substanzen dar, die für das Entstehen von Bewußtsein, Bewegung und Entzündung die Mittler sind. Über diese wirkt der Astralleib grundsätzlich im abbauenden Sinne. Voraussetzung dafür ist, wie geschildert, das Wirksamwerden der NH_2-Gruppe ohne die benachbarte COOH-Gruppe oder kurz: organischer Stickstoff ohne Sauerstoff.

Die biogenen Amine müssen vom Organismus weiter verarbeitet werden. Zum Teil erfolgt eine Wiederaufnahme und Speicherung im inaktiven Zustand, zum größten Teil aber ist letztlich ein Abbau notwendig, da ein Übermaß tödlich sein kann (Streß, Schock). Daß diese Substanzen andererseits für höheres (!) Leben «funktionsnotwendig» sind, ergibt sich sowohl aus ihrer «Notfallfunktion» als auch aus ihrer Bewußtseinsanregung. Ohne sie könnte der Astralleib nicht zur Wirksamkeit kommen, wie dies für Morbus Fölling geschildert wurde und noch deutlicher bei Kretinismus erkennbar wird (s. S. 306).

Für die lebensnotwendige *Entgiftung* gibt es viele verschiedene Möglichkeiten. Man kann in diesen jedoch einige grundsätzliche Wege erkennen: Nicht nur die biogenen Amine, sondern alle Eiweißabbauprodukte sind potentiell gefährlich. Jeder unphysiologische Abbau erzeugt Toxine aus Eiweiß, z.B. bei Verbrennungen, weshalb dabei entgiftende Maßnahmen im Vordergrund stehen.

Sowohl die meisten tierischen wie auch Pflanzengifte (Alkaloide, Solanaceenprodukte) sind stickstoffhaltig. Wird der Stickstoff entfernt, sind diese Substanzen meistens harmlos.

Die Entfernung des Stickstoffs geschieht im allgemeinen durch Desaminasen. Auf den hauptsächlichen physiologischen Abbauweg der oxydativen Desaminierung wurde hingewiesen. Da in den meisten Fällen nur ein Stickstoff in einer Aminosäure vorhanden ist, erfolgt dessen Entfernung durch die kupferhaltige Monoaminooxydase (MAO), besonders in den Synapsen. Es wurde wiederholt darauf hingewiesen, daß Kupfer das Eingreifen des Astralleibes begünstigt, der dadurch Zugriff auf «sein» Element, den Stickstoff, hat.

Hier setzt als therapeutisches Prinzip ein, dieses Enzym zu blockieren (MAO-Hemmer). Dadurch unterbleibt der Abbau der biogenen Amine, die also weiterwirken, und es kommt zur Aktivitätssteigerung (besonders durch die Adrenalinwirkung) und Verbesserung der Stimmungslage, besonders bei gehemmten Depressionen.

Dies gilt nicht für Histamin. Da dieses zwei weitere Stickstoffanteile (im Imidazol) enthält, kann dessen Abbau nur durch eine *Di*aminooxydase zur Imidazolessigsäure stattfinden.

Das Ende des Abbauweges sind, wie oben bei der oxydativen Desaminierung geschildert, organische Säuren, die durch Oxydation der zwischenzeitlich entstehenden Aldehyde gebildet werden, die in den allgemeinen Stoffwechsel eingehen. Als Beispiel sei das Tryptamin genannt, das durch MAO zu Indolacetat abgebaut wird. Entsprechend wird das Serotonin zum 5-OH-Indolacetat abgebaut.

Bei den physiologischen *Entgiftungs*vorgängen handelt es sich in erster Linie um das Entfernen oder Binden des Stickstoffs, was zumeist gekoppelt ist mit oxydativen Prozessen (Oxydasen). Naturgemäß wirkt also der *Sauerstoff* entgiftend, wie sich schon aus den obigen Ausführungen ergibt. Hierbei spielt Eisen als Cytochrom eine wesentliche Rolle. Bildhaft gesprochen ist die Vergiftung eine Erstickung (Stickstoff!), gegen die sich der Organismus durch Veratmung (Sauerstoff und Eisen) schützt. Dieses Bild wird dadurch ergänzt, daß die entsprechenden Enzyme, die die Atmung begünstigen, kupferhaltig sind (z.B. Monoaminooxydase, Hydroxylase, Oxydasen), was die Grundlage für die Eisentätigkeit bildet.

Ein anderer Entgiftungsvorgang verläuft über den *Schwefel.* So wird z.B. das Indol als Indoxylschwefelsäure ausgeschieden (Indikan, siehe S. 251).

Auch Cyanbindungen werden durch Schwefel zum Rhodanradikal gebunden und treten dann z.B. als Rhodankali (KCNS) im Speichel auf (siehe unten). Die entgiftende Funktion des Schwefels liegt aber auch dem «aktiven Methionin» zugrunde (Adenosyl-Methionin). Es handelt sich dabei um die Methyltransferase, die bei der Umwandlung von Noradrenalin in Adrenalin, Uracil in Thymin, Äthanolamin in Cholin u.a. beteiligt ist. Wie bereits erwähnt, bewirkt die *Methyl*gruppe eine gewisse «Erleichterung» der Substanz, ein Herausheben aus dem Physischen und Annäherung an den ätherischen Bereich. Darauf beruht die erwähnte entgiftende Wirkung der Dimethylierung der Aminogruppe im pharmakologischen Bereich.

Der Schwefel ist für den gesunden Eiweißstoffwechsel unbedingt nötig. Wird bei der Fäulnis der Schwefel herausgelöst, so treten toxische Produkte auf. Wegen der übergeordneten Funktion des Schwefels innerhalb des Eiweißes wirken schwefelhaltige Enzyme auch aufbauend (in Verbindung mit Phosphor).

Auch *Aufbau* kann die Voraussetzung für eine entgiftende Ausscheidung sein. Abgelagerte Substanzen (besonders Schwermetalle) können erst ausgeschieden werden, wenn sie mobilisiert sind, d.h. in eine organische Verbindung übergeführt und in den Ätherleib aufgenommen wurden. Erst dann ist die Ausscheidung möglich. Dabei spielt die *Glucuronsäure*, die sich von der Glucose ableitet und phosphorhaltig ist, eine wesentliche Rolle. Die entsprechenden «giftigen» Substanzen werden an das Glucuronat gebunden und konjugiert ausgeschieden, was eine Funktion des Leber-Galle-Systems ist. Diese Art von Entgiftung kann auch durch die ähnliche *Ascorbinsäure* angeregt werden, in der man einen Eisenprozeß erkennen kann (siehe Wolff 1955).

Daß Sauerstoff und Eisen eine funktionelle Einheit bilden, somit aufeinander angewiesen sind, ist die Grundlage der Atmung. Deshalb unterstützen sich beide in der entgiftenden Wirkung.

Wird die Entfernung von Sauerstoff bei biogenen Aminen vollständig durchgeführt, so kommt man zu Substanzen wie Amphetamin oder Pervitin, deren wachmachende Wirkung charakteristisch ist. Wie oben bereits ausgeführt, handelt es sich bei diesen Substanzen überwiegend oder ausschließlich um die Elemente Wasserstoff, Kohlenstoff und Stickstoff, die in einfachster Form HCN, das *Cyan,* bzw. die Blausäure bilden. Die erwähnten Substanzen sind somit «auf dem Wege zum Cyan». Dieses ist geradezu der Inbegriff einer Giftbildung für Mensch und höhere Tiere (nicht aber für Bakterien!). Die Giftwirkung des Cyans beruht auf einer völligen Blockierung der Oxydation, d.h. des Atmungsprozesses bis in jede Zelle. Genauer gesagt wird das *Eisen* blockiert, so daß es für die Atmungsfunktion als Cytochrom, aber auch als Hämoglobin ausfällt. Wenn aber Cyan das Eisen blockiert, so kann man umgekehrt mit Eisen Cyan binden, also entgiften. Eisen bildet mit Cyan Komplex-Salze, wobei ein Eisen sechs Cyan-Radikale binden kann. Im Gegensatz zu den Alkalicyaniden (z.B. KCN, Cyankali) geben die Metall-Komplexe keine Cyan-Ionen ab; sie sind deshalb ungiftig (sog. Chelat-Bildung, siehe EDTA). Es ist interessant, daß schon vor Jahrhunderten als Schutz vor – absichtlicher – Vergiftung ein universelles «Antidot» benutzt wurde, das im Prinzip ein hochaktives Eisen war.

Auch das *Porphyringerüst* des Hämoglobins ist eine hochmolekulare -C-N-Verbindung ohne Sauerstoff (als Protoporphyrin enthält es nur die zwei endständigen -COOH-Gruppen der Propionsäure). Porphyrine sind insofern «giftig», als sie eine pathologische Lichtempfindlichkeit bewirken können (Porphyrie). Durch die Verbindung mit Eisen im Häm sind sie «entgiftet». Jedenfalls ist durch die wiederholte -C-C-C-N-C-C-C-N-C-Folge bzw. C-pyrrol-C-pyrrol-C...- Folge bei fast fehlendem Sauerstoff die feste Eisenkomplexbindung im Häm gegeben und zugleich das «Sauerstoffbedürfnis», wodurch das Eisen die Atmungsfunktion erfüllen kann.

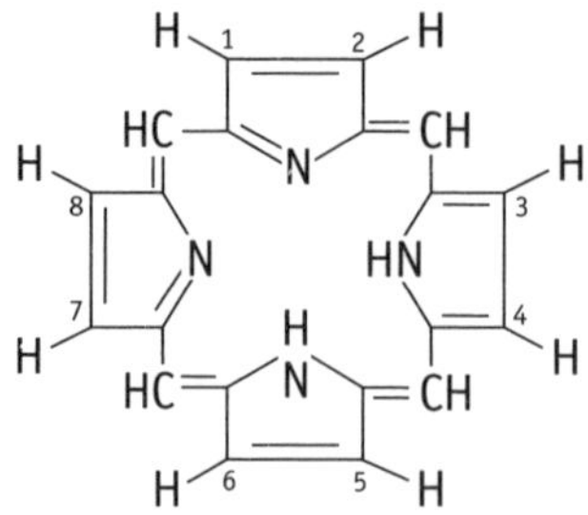

Porphyringerüst

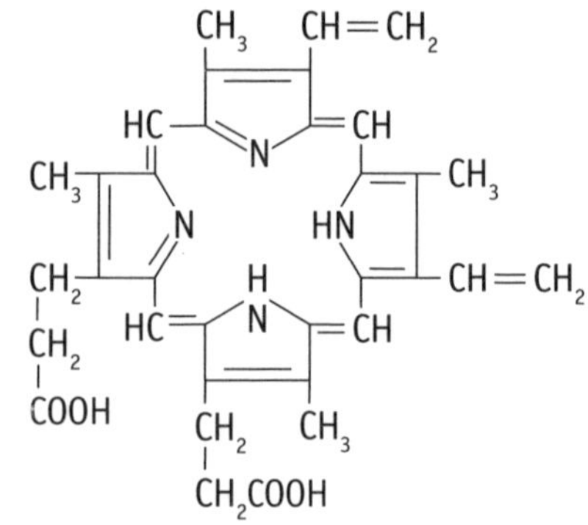

Protoporphyrin IX
(Vorstufe der natürlichen Porphyrine)

Nun ist aber der Atmungsvorgang der Weg der Inkarnation von Ich und Astralleib. Diese wirken primär abbauend. Erst sekundär wirken sie im Ätherleib im aufbauenden Sinne. Diese Verhältnisse finden ihren substantiellen Ausdruck in der Bildung von biogenen Aminen (ohne O_2; Abbau) bzw. Aminosäuren (mit O_2; Aufbau), wobei der Stickstoff die Schlüsselrolle spielt.

Schematisch kann man sagen, daß über den Sauerstoff die Richtung angegeben wird. Sofern er «in der Nähe» von $-NH_2$ ist, kommt es zur Peptid-Gruppe, die auf der aufbauenden Seite liegt. Wird der Sauerstoff entfernt, dann «berühren» sich Stickstoff, Kohlenstoff und Wasserstoff «zu eng» (dies nicht atomar, sondern bildhaft gemeint). Daraus ergeben sich Substanzen wie die erwähnten Weckamine, aber auch Porphyrin, die also eigentlich auf dem Wege zur Cyanbildung sind. In diesen Substanzen haben wir den von oben über das Nervensystem eingreifenden, wachmachenden Astralleib wirksam, der notwendigerweise zerstörend in den Ätherleib eingreifen muß. Dies ist zugleich auch die Bedingung dafür, daß Bewußtsein, aber auch seelische Äußerungen entstehen können, die auf die geschilderten abbauenden Substanzen angewiesen sind. *Novalis* drückt dies so aus: «Die Seele ist unter allen Giften das stärkste; ... sie ist der durchdringendste, diffusibelste Reiz.»

Im übrigen entsteht im menschlichen Organismus tatsächlich – wenn auch in geringer Menge – Cyan. Im Plasma wurden bei zehn gesunden Personen Werte bis 10,6 µg % (durchschnittlich 4,8 %) gemessen.* Welchen Sinn kann die Bildung einer derartig gefährlichen Substanz haben?

Selbstverständlich müssen dieses entstehende Cyan ebenso wie die «Vorstufen», die biogenen Amine, dauernd entgiftet werden.

* Ansell, M. et al., *Journal of Forensic Medicine*, Vol. 17, 1970, S. 148-155.

Cyan kann aber nicht nur durch Eisen, sondern auch durch Schwefel entgiftet werden, und zwar sowohl im intermediären Stoffwechsel wie auch in der Chemie: die Thiocyansäure (Rhodanwasserstoffsäure) HCNS und ihre Salze sind nicht giftig; Kaliumrhodanid KCNS kommt im Speichel und im Harn vor (erhöht z.B. bei Rauchern als Vorgang der Entgiftung; Nachweis durch Rotfärbung mit EisenIII-Salzen).

Im intermediären Stoffwechsel spielt der Schwefel als Cystin eine entgiftende Rolle, indem dieses durch Aufnahme von Cyan zu beta-Thiocyanoalanin verändert wird.

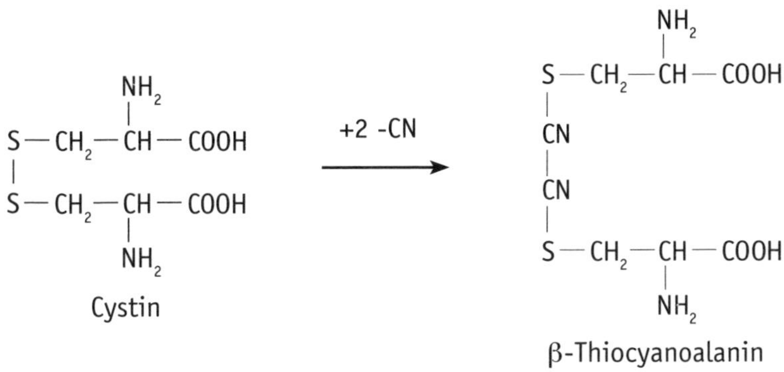

Ein Weg in die Richtung Cyan liegt nicht nur bei den decarboxylierten Aminosäuren vor, sondern auch bei Substanzen wie dem erwähnten Carnosin oder noch deutlicher bei *Kreatin* und verschiedenen Purinkörpern sowie Muskel-Adenylsäure (siehe unten).

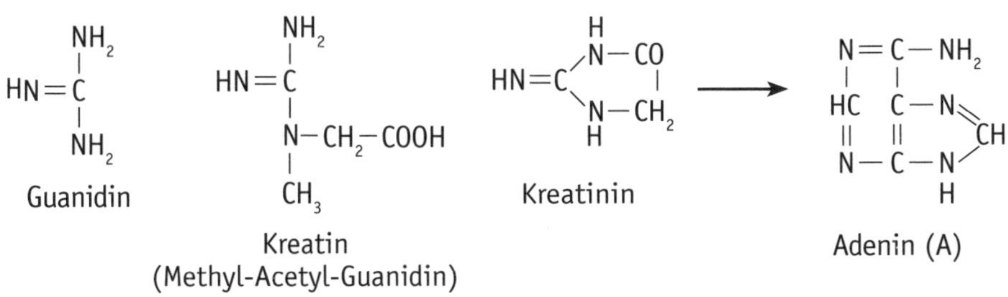

Alle diese stark stickstoffhaltigen, aber fast (Kreatin) oder ganz (Adenin) sauerstoffreien Substanzen, die sich im Muskel finden, sind Instrumente für die *Bewegung*, genauer: Sie ermöglichen dem Willen, in den Muskel (Kreatin) oder den Stoffwechsel (Adenin als ATP) einzugreifen. Beim Kreatin und Guanidin sind sämtliche Liganden des zentralen Kohlenstoffs an Stickstoff gebunden! Kreatin wird in Leber und Niere gebildet und im Muskel zu dem energiereichen Kreatinphosphat phosphoryliert, das als Energiespeicher für die Muskelkontraktion gilt. Dieses wird in einer spontanen Reaktion, also nicht enzymatisch, zu Kreatinin abgebaut, wodurch die chemische in mechanische Energie umgewandelt wird. Das dabei entstehende Kreatinin wird über die Niere ausgeschieden. Da Phosphor der Ich-Träger ist, greift das Ich über den Phosphor als Kreatinphosphat über ATP und ADP *direkt*, nicht über die Nervenbahnen, in den Stoffwechsel ein, wodurch der Willensimpuls aufgenommen werden kann, der in die Bewegung übergeführt wird. Dazu werden Substanzen benötigt, die «auf dem Wege zum Cyan» sind, doch dieses nicht ganz erreichen dürfen. Deshalb ist in der letzten Phase sowohl Eisen wie auch Sauerstoff, also ein Atmungsvorgang nötig, um die Bildung von KCN zu verhindern: «Unser Wille rührt eigentlich davon her, daß er fortwährend genötigt wird, die Cyankalibildung und die Blausäurebildung in uns zu verhindern» (Steiner 1923b).

Das sauerstoffreie Adenin kann über die Verbindung mit der Ribose als Adenosin ebenfalls drei Teile Phosphorsäure aufnehmen und wird dadurch zur eigentlichen Aktionssubstanz, zum universellen «Energiespeicher» Adenosin-Tri-Phosphorsäure ATP (siehe unten).

Entscheidend ist also, daß der *Tendenz* zur Cyanbildung bis zu einem gewissen geringen Grade stattgegeben werden muß, wie es bei den biogenen Aminen der Fall ist. Es handelt sich bei diesen um das Einwirken des Astralleibes auf das Nervensystem. Hierzu ist vor allem die richtunggebende aromatische Ringbildung nötig. – Andererseits bahnt sich im Stoffwechselsystem, insbesondere den Muskeln, durch die hohe Stickstoffkonzentration eine noch deutlichere Cyanbildung an, die aber durch Sauerstoff und Eisen dauernd am Entstehen verhindert werden muß. Dieser Vorgang ist die Grundlage des menschlichen Willens. Es gehört zu den Grundeinsichten der geisteswissenschaftlichen Menschenkunde, daß der Wille auf dem Stoffwechselsystem basiert. Das Nervensystem hat hierbei lediglich zielgebende, auslösende Funktion, kann aber aus Bau und Substanz niemals Ursprung des Willens sein (Näheres dazu in dem Artikel von Wolff: «Nerv und Muskel. Biochemische Grundlagen zum Verständnis ihrer Funktionen» in Schad 1992).

Zusammenfassend kann man sagen, daß bis zu einem gewissen Grade eine Giftbildung nötig ist, um das biologische in höheres Leben umzuwandeln, also das Eingreifen von Astralleib und Ich zu ermöglichen, was nur durch abbauende, begrenzende Vorgänge wirksam werden kann.

Anders ausgedrückt: Sowohl das Wachsein wie auch die Bewegung als seelische Äußerungen verdanken wir einem leichten inneren Giftbildungsprozeß, der an Stickstoff gebunden ist. Dazu dienen zwei Substanzgruppen, die beide «auf dem Wege» zu Cyan sind:

1. Die *biogenen Amine* erstrecken ihre dem Astralleib entstammende Wirksamkeit auf das Nervensystem und *Bewußtsein*, wofür die *Ring*bildung eine Notwendigkeit ist. Dadurch wird biologisches Leben zum bewußten *Er*-leben.
2. Das *Kreatin* kann innerhalb des Stoffwechsels den *Willens*impuls aufnehmen und damit die *Bewegung* ermöglichen. Hierfür ist eine typische Konfiguration nötig, die sich noch mehr dem Cyan nähert und eine intensive Verbindung mit dem Phosphor eingehen kann, was bei den biogenen Aminen nicht der Fall ist.

Zwischen diesen beiden polaren Vorgängen, Bewußtsein und Bewegung, und den damit verbundenen Substanzen, biogene Amine und Kreatinphosphat, steht die *Adenosin-Tri-Phosphorsäure*, ATP (siehe unten). Diese enthält den Zucker Ribose. Zucker wurde ausführlich als Träger der Ich-Organisation geschildert. Hier handelt es sich jedoch nicht um einen typischen Zucker der Struktur C_6, sondern um eine Pentose C_5, also eine Abwandlung. Die Fünfzahl gestattet innerhalb der Ich-Organisation eine Individualisierung, also einen *Ich-Impuls*, der aber durch den abgewandelten Zucker seine Beziehung zur Ich-Organisation behält und dadurch menschlich-individuell wirken kann. Über ATP erhält das Ich die Möglichkeit, den gesamten Stoffwechsel Ich-haft zu führen – ein Problem der «Physiologie der Freiheit» (Friedrich Husemann).

Mit den bekannten Grenzen eines Schemas seien diese Verhältnisse zusammengefaßt. Man sollte erwarten, daß in einem Schema zwischen Nerven-Sinnes-System und Stoffwechselsystem das rhythmische System zu finden sei. Hier ist es jedoch so, daß tatsächlich die ATP so universell ist, daß sie im gesamten Organismus zu finden ist und nicht speziell dem Gefühlselement entspricht, das die Grundlage für das rhythmische System darstellt. Daher geht diese Zuordnung über die allgemeine Dreigliederung des Menschen hinaus.

Nerven-Sinnes-System	Bewußtsein	biogene Amine	Ringbildung
Mitte	universell	ATP	Pentose
Stoffwechselsystem	Wille	Kreatinphosphat	Cyan

Folsäure

Beim Anilin ist der Stickstoff an das Phenyl, also einen Kohlenstoffring, gebunden. Eine völlig andere Wirkung tritt ein, wenn der Stickstoff innerhalb des einen Ringes als heterocyclischer Ring auftritt. Entsprechende Fünf-Ringe sind uns als Pyrrol-Ringe (im Indol) sowie als Imidazol-Ringe (im Histamin) bereits begegnet. Im entsprechenden Sinne gibt es auch sechsgliedrige Heterocyclen mit ein oder zwei Stickstoffen. Diese Ringe können gesättigt (Piperidin) oder ungesättigt (Pyridin) sein.

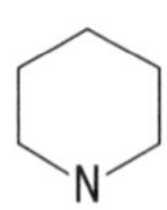
Piperidin

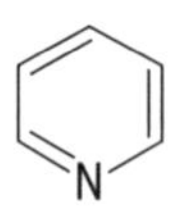
Pyridin

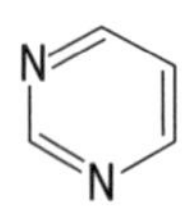
Pyrimidin (1,3-Pyrazin)

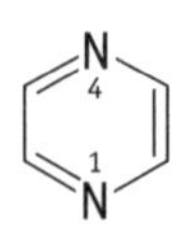
Pyrazin (1,4-Pyrazin)

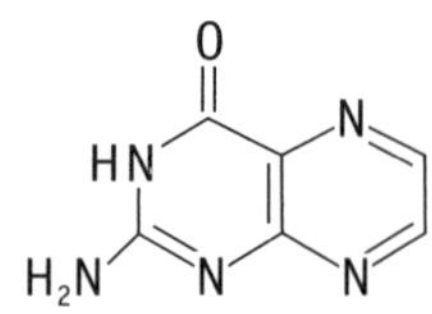
Pterin-Grundgerüst

Ursprüngliche Schreibweise:

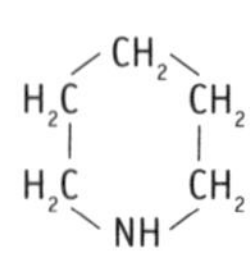
Piperidin

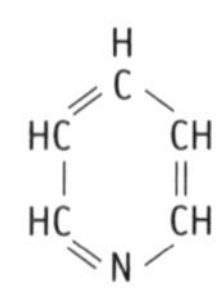
Pyridin

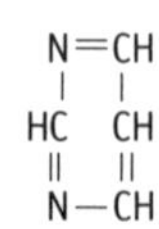
Pyrimidin

Eine besondere Stoffklasse stellen die *Pterine* mit dem Pteridingerüst dar, die aus Augen und Schmetterlingsflügeln isoliert wurden (*pteryx* = Flügel), und zwar das gelbe *Xanthopterin*, das durch Aufnahme von Sauerstoff leicht in das weiße *Leucopterin* übergehen kann. Xanthopterin kommt auch in Wespen und im Harn von Säugetieren vor. Mikroorganismen können es in Folsäure umwandeln. (In den gelben Flecken der Feuersalamander findet sich Isoxanthopterin.) Pterine fluoreszieren im UV-Licht; sie besitzen also die Fähigkeit, in den Lichtstoffwechsel einzugreifen. An ihrer Struktur kann man ohne weiteres das Pyrimidin und Pyrazin wiedererkennen, wenngleich die Synthese gewiß nicht aus beiden erfolgt. Es ist anzunehmen, daß die enorme Farbenvielfalt der Schmetterlinge wenigstens z.T. auf relativ geringen Abwandlungen des Grundgerüstes beruht.

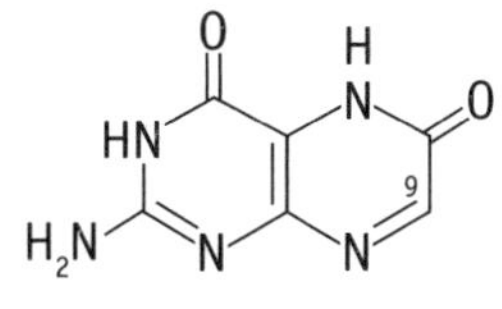

Xanthopterin

(Das Leucopterin besitzt an dem Kohlenstoff 9 eine zusätzliche OH-Gruppe.)

Aus Xanthopterin wird zusammen mit der p-Aminobenzoesäure (siehe PABA oben) und Glutaminsäure die *Folsäure* gebildet, eine weitverbreitete Substanz, die zuerst aus Leber und Hefe isoliert wurde. Der Name (*folium* = Blatt) wurde gegeben, weil diese Substanz auch in grünen Blättern vermehrt vorkommt, besonders im Spinat.

Hierauf beruht die ursprüngliche Empfehlung, Kindern Spinat und grüne Blätter zu geben, um die Blutbildung anzuregen, was durchaus berechtigt ist. Später fand man, daß Spinat keineswegs viel Eisen enthält. Deshalb glaubte man, daß er therapeutisch unwirksam sei. Dies ist ein Mißverständnis infolge der vorgefaßten Meinung, daß es nur auf das Eisen ankäme.

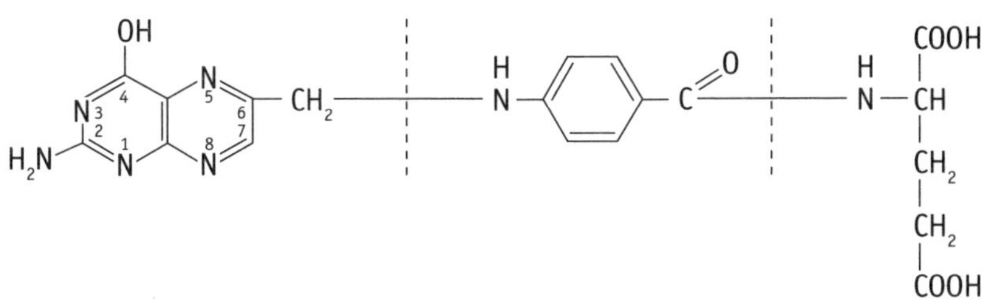

2-Amino-4-hydroxy-6-methyl-pteridin | p-Aminobenzoesäure | Glutaminsäure

Folsäure

Folsäure ist notwendig für den Aufbau, besonders die Blutbildung. Im menschlichen Darm kann Folsäure durch die Coli-Bakterien gebildet werden, ein Vorgang, der allerdings bei Mangelernährung gestört ist. Deshalb ist die Folsäure nicht unbedingt ein Vitamin. Bei Folsäuremangel kommt es vor allem zu einer Störung in der Zellteilung des blutbildenden Gewebes. Das entsprechende Blutbild gleicht dem einer perniziösen Anämie, ist also hyperchrom, d.h. aber, dem Eisen fehlt die Grundlage, das zelluläre Element, um wirken zu können.

Weshalb vermag hier eine Substanz zu wirken, die wenigstens zum Teil dieselbe ist wie in den Schmetterlingsflügeln? Dies kann aus dem Wesen des Schmetterlings verständlich werden. Rudolf Steiner hat in verschiedener Weise bildhaft den Schmetterling als die durch den Kosmos befreite Pflanze dargestellt (Steiner 1923d). Andererseits lebt in der Blüte der Pflanze der von der Erde gefesselte Schmetterling. Daß Schmetterlinge ebenso wie Blüten Farbigkeit aufweisen, ja bei den Orchideen direkt Insektenformen auftreten, ist ein Hinweis auf die die Pflanze in der Blüte berührende Astralität. Hierfür wurde wiederholt die Ringbildung als typisch gekennzeichnet. Bei den Pterinen treten eigentlich zwei Stickstoffe in zwei Sechserringen auf.

Nach dem über den Stickstoff wiederholt Gesagten kann man in dieser Substanz die Farbigkeit bereits erwarten. (Von der chemischen Seite her ist es interessant, daß durch Hydrierung die Farbigkeit der Pterine verschwindet; sie kann jedoch bereits durch den Luftsauerstoff wieder auftreten.)

Wenn die Farben die «Leiden und Taten des Lichtes» sind (Goethe), was ausgeführt wurde, dann zeigt die Farbigkeit des Schmetterlings bzw. dieser Substanzen das Wirken von Licht in der Substanz. Mit anderen Worten: Die Schmetterlinge durchlichten, vergeistigen die irdische Substanz (Steiner 1923d). Zwar braucht jedes Lebewesen Licht, um lebendige Substanz zu bilden, da Leben metamorphosiertes Licht ist; dennoch kann der innere Lichtprozeß fehlen, so daß die Aktivität, die mit dem Eisen verbunden ist, keine ausreichende Grundlage findet. Diese Grundlage für das Eisen kann sowohl Magnesium sein (beruhend auf der Polarität von Chlorophyll und Hämoglobin) als auch Kupfer, wie wiederholt erwähnt, oder eben der Lichtprozeß, der sich in den Pterinen ausdrückt. Diese Licht-Substanzen bilden die biologische Grundlage, ohne die das Eisen «machtlos» ist. Es sei daran erinnert, daß auch bei längerem Lichtmangel eine Anämie auftreten kann.

Bei Folsäuremangel entsteht eine hyperchrome Anämie, bei der typischerweise das zelluläre Element fehlt, so daß das Eisen im Hämoglobin keine genügende Grundlage findet – auch hier eine mangelnde Reifung des an sich genügend vorhandenen biologischen Geschehens, wohingegen die durch zwei Stickstoffe intensivierten Ringe die mangelnde Reifung im Sinne eines speziellen astralischen Prozesses durchführen können. Genauer gesagt ist es ein mangelndes Weiterführen, Umwandeln der Vitalität, was wiederholt mit der Ringbildung als astralischem Impuls in Zusammenhang gebracht wurde.

Heute sieht man die Bedeutung der Folsäure bzw. der aktiven reduzierten Form als Tetrahydrofolsäure (gesättigter Pyrazinring), «Coenzym F», in der Übertragung der C_1-Fragmente, der sogenannten aktiven oder «aktivierten Ameisensäure». Diese Erklärung und obige Darstellung schließen sich in keiner Weise aus, sondern können sich, richtig aufgefaßt, ergänzen.

Nukleinsäuren

Die oben erwähnten heterocyclischen Ringe mit zwei bzw. vier Stickstoffen (Pteridin-Gerüst) finden eine charakteristische Abwandlung bei den Nukleinsäuren, die sich sowohl im Vorkommen wie auch in der Stoffwechselart von den bisher erwähnten Eiweißsubstanzen unterscheiden. Diese wurden bereits 1869 aus Eiter, d.h. aus den Kernen weißer Blutkörperchen isoliert. Da sie leicht sauer reagieren, erhielten sie den entsprechenden Namen: Nukleinsäuren (Kernsäuren; nucleus = Kern, abgekürzt RNA = Ribo-Nucleic-Acid bzw. DNA, die Desoxyribo-Form). Es handelt sich bei diesen um hochmolekulare Substanzen, die man später zwar auch im Cytoplasma gefunden hat, deren Vorkommen aber dennoch gerade für den Zellkern und die Viren charakteristisch ist, denn Viren bestehen praktisch aus Nukleinsäuren, derselben Substanz wie der Zellkern.

Bei der Hydrolyse dieser Substanzen erhält man drei Komponenten, nämlich eine Base, einen Zucker (immer eine Pentose, Ribose oder Desoxy-Ribose) und Phosphorsäure. Treten diese drei Komponenten zusammen auf, so nennt man diese Nukleotide; finden sich aber in der Substanz nur die Pentose und eine Base, so bezeichnet man sie als Nukleoside.

Die betreffenden *Basen* leiten sich vom Pyrimidin oder Purin ab.

Wie aus der Formel ersichtlich ist, handelt es sich beim Pyrimidin um einen heterozyklischen Sechserring. Pyrimidin findet sich zwar als solches nicht in der Natur, jedoch als Bestandteil komplexer Verbindungen in vielen Naturstoffen. Es wurde bereits bei den Pterinen und der Folsäure erwähnt. – Bei den Nukleosiden treten als substituiertes Pyrimidin die Basen Cytosin, Uracil und Thymin auf.

Aus den Formeln der Basen (aus didaktischen Gründen wird in diesem Falle die alte Schreibweise bevorzugt) ist offensichtlich, daß die «linke Hälfte» praktisch Harnstoff darstellt, dagegen die «rechte Hälfte» eine C_3-Gruppe bildet, wie sie im Kohlenhydratstoffwechsel bevorzugt auftritt. Es handelt sich also, wie an dem «Harnstoff-Anteil» erkennbar ist, um ein Eiweißprodukt

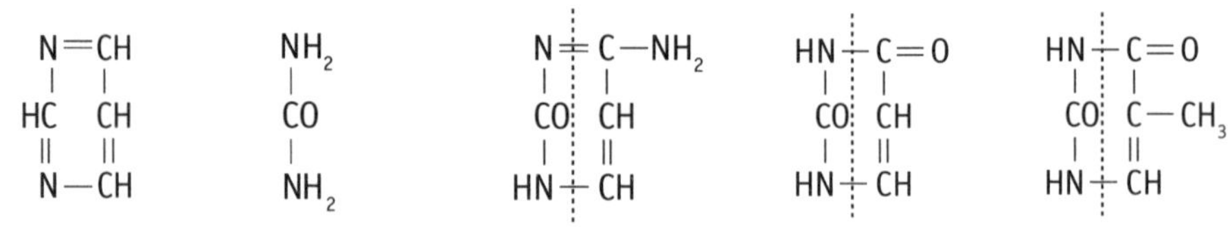

Pyrimidin   Harnstoff   Cytosin (C)   Uracil (U)   Thymin (T)

mit der entgiftenden Sauerstoff-Funktion, weshalb dieser Sechser-Ring trotz der zwei Stickstoffe nicht giftig ist – im Gegensatz zum Pyrimidin.*

Im chemischen Sinne stellen diese drei Nukleotide Pyrimidin-Derivate dar. Es ist jedoch nicht so, daß Pyrimidin selbst etwa die Muttersubstanz wäre, die dann substituiert würde. Vielmehr ist bei der Synthese, d.h. bereits beim Ringschluß, mit dem Stickstoff immer die -CO-Gruppe verbunden, so daß nicht wirklich Pyrimidin entsteht. Man kann deshalb genau so gut bzw. treffender die drei Basen dynamisch als *Harnstoff-Verbindungen* auffassen.

Auf dem Wege der Bildung der Pyrimidin-Nucleotide spielt die *Orotsäure* eine wesentliche Rolle, jedoch nur als Zwischenprodukt. Sie findet sich ansonsten in der Milch (nicht in der Frauenmilch) und wird diätetisch zur Leberschutztherapie und zur Anregung des Aufbaustoffwechsels benutzt (sog. Vit. B 13).

Der Harnstoff-Anteil verleiht also den genannten drei Basen den Eiweißbezug. Da es sich jedoch um keine Aminosäure handelt, kann die Wirkung auch nicht auf der aufbauenden Seite liegen, was sich auch aus dem erwähnten Skelettcharakter des Harnstoffanteils ergibt. Es liegt aber auch kein biogenes Amin vor, weshalb es sich auch um keine Bewußtseinswirkung oder eine der andern für biogene Amine typischen Wirkungen handeln kann. Vielmehr liegt hier ein Struktur- und *Organisationsprinzip* vor, was sich aus den weiteren Komponenten ebenfalls ergibt.

Thymin und Cytosin finden sich in der DNA der höheren Lebewesen, während in der RNA der Mikroorganismen Thymin durch Uracil ersetzt ist. Dies kann man so auffassen, daß die CH_3-Gruppe des Thymin, wie wiederholt dargestellt, die Substanzen organischer, «leichter» und offener macht für organisierende Kräfte, was bei den viel weniger organisierten Mikroorganismen nicht nötig ist. – In wesentlich gesteigerter Weise ist die CH_3-Wirkung beim Koffein zu beobachten (siehe unten).

Uracil, Thymin und Cytosin verbinden sich mit der Pentose Ribose zu den Nukleosiden Uridin, Thymidin und Cytidin (zur Bedeutung der Ribose siehe unten).

* Die Beziehung der Pyrimidine zu Harnstoff ergibt sich lediglich aus deren molekularer Struktur. Die biochemische Synthese erfolgt in mehreren Schritten, beginnt mit Carbamoylphosphat und benötigt u.a. die Orotsäure.

Außer den drei genannten Basen spielen in den Nukleinsäuren zwei weitere Basen eine ganz wesentliche Rolle, nämlich *Adenin* und *Guanin*. Diese besitzen als Zentrum ebenfalls einen Pyrimidinring, der jedoch durch einen Imidazolring «erweitert» ist. Dadurch entsteht eine neue Grundlage, das *Purin*-Gerüst, das verschieden substituiert wird. Aus der Formel ergibt sich, daß in Wirklichkeit Pyrimidin und Imidazol nicht zusammentreten; wohl aber geht etwas von deren Wesen in das Puringerüst ein. Während bei den bisher behandelten drei Basen die «linke Hälfte» praktisch Harnstoff darstellt, ist nunmehr auch in der «rechten Hälfte» in der Folge N-C-N Harnstoff vorgebildet. Charakteristisch ist aber, daß hier der Sauerstoff nur wenig (Guanin) oder gar nicht (Adenin) zur Wirksamkeit kommt, was nach dem wiederholt über Sauerstoff Gesagten ausdrückt, daß in ihrem Wirkungsbereich irdische Wirkungen zugunsten kosmisch-astralischer Wirkungen mehr oder weniger ausgeschaltet werden sollen. – Doch ist das Puringerüst auch in der Lage, relativ viel Sauerstoff aufzunehmen, wodurch sich naturgemäß eine starke Erdverbindung ergibt, was bei der Harnsäure zu besprechen ist (siehe unten).

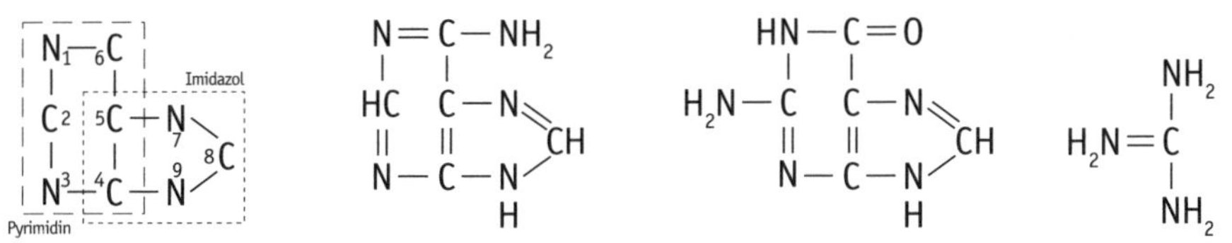

Puringerüst   Adenin (A)   Guanin   Guanidin

Auch Adenin (Name von *aden* = Drüse, was auf die aufbauende Seite hinweist) und Guanin verbinden sich mit Rib*ose* zu den Nukle*osiden* Aden*os*in bzw. Guan*os*in.

Eine zentrale Substanz des gesamten Stoffwechsels ist die Verbindung des Adenosin mit Phosphor zu *Adenosintriphosphat* (ATP), das sich in allen Zellen als eigentliche Aktionssubstanz, als «universeller Energiespeicher» findet. Es handelt sich also um eine hochaktive organische Phosphorverbindung, wobei es auf den Phosphor ankommt, der durch die Ribose und Adenin in den gesamten Stoffwechsel eingreift (zu Phosphor siehe auch Mineralstoffwechsel). Der Träger der «Energie» ist der Phosphor, d.h. es handelt sich hier um ein Lichtwirken – im Gegensatz zu organischen Sulfatverbindungen, die dem Wesen nach Wärmeträger sind. ATP ist somit Lichtwirksamkeit, d.h. aber *Ich-Wirksamkeit*, da das Ich des Menschen dem Wesen nach Licht ist, was verschiedentlich dargestellt wurde. Dies gilt auch für andere freie Nukleotide, die ebenfalls drei P über Ribose binden und so die Ich-Wirkung anders lenken können, doch ist ATP ganz universell. Das heißt aber letztlich, daß der gesamte Stoffwechsel vom Ich aus gelenkt, man kann auch sagen durchlichtet wird, allerdings unbewußt. Für die Bewußtseinswirkung bedarf es anderer Substanzen, so der biogenen Amine (siehe oben). Da aber Leben umgewandeltes Licht ist, wie eingangs dargestellt wurde, kann man die universellen Phosphorträger wie ATP auch als Träger ätherischer Kräfte bezeichnen. Mit anderen Worten: Das *Ich* ist hier *innerhalb des Ätherleibes* organisierend tätig, wobei der Astralleib über Adenin beteiligt ist. – Daß der völlig undifferenzierte Begriff «Energie» im organischen Bereich ungeeignet ist, die Realität zu erfassen, wurde wiederholt berührt. Leben ist zwar eine Form von Energie, aber Energie ist nicht gleich Leben. Deshalb bedarf es der differenzierten Darstellung, um welche Art von Kräftewirksamkeit es sich handelt, ätherische, astralische oder Ich-hafte, bzw. in welcher Weise diese zusammenwirken. Schließlich ist ja der Ätherleib nicht nur der Lebensleib, sondern kann auch als Lichtleib bezeichnet werden.

Guanin hat seinen Namen daher, daß es sich im Guano (Vogelexkremente) findet, aber auch in den Schuppen von Fischen, Amphibien und Reptilien. Das Glitzern der Fischschuppen (Fischsilber) wird auf Guanin zurückgeführt. Es kann leicht zum Guanidin abgebaut werden, bei dem in konzentriertester Form drei Stickstoffe mit einem C verbunden sind, wie beim Kreatin, was auf einen stark astralisierenden Impuls hinweist, der als solcher in die Cyanbildung einmünden kann (siehe oben); dieser Vorgang wird aber in den Derivaten verhindert, bei Guanin durch den entgiftenden Sauerstoff der OH-Gruppe. Guanidin findet sich gebunden als wesentlicher Faktor im Mutterkorn (Secale), Heringssperma und der «Muttersubstanz» Arginin und ist uns bereits als «Giftkomponente» im Bufotoxin und den Spinnengiften begegnet (siehe S. 187 f.).

Auch Guanin ist in der Lage, über Ribose drei Phosphate (GTP) aufzunehmen und somit ähnlich wie ATP bzw. Kreatinphosphat zu wirken. GTP ist bei außerordentlich vielen Vorgängen beteiligt, von Gluconeogenese über den Sehprozeß bis zur Protein-Biosynthese. Daß sich in dieser Substanz in ganz anderer Weise auch ein Lichtprozeß verbergen kann, zeigt das erwähnte Vorkommen auch in Schuppen von Reptilien, die früher als auf die Erde gefallene Vögel erlebt wurden, was entwicklungsgeschichtlich zu zeigen ist, indem die Sauropsiden die Saurier, Reptilien und Vögel umfassen. Auch das Auftreten von Iso-Guanin neben den Pterinen in den Schmetterlingsflügeln (siehe oben) zeigt die Lichtbeziehung.

Es ist sicher kein Zufall, daß das Guanin in Vogelexkrementen (Guano) und die Iso-Form in Schmetterlingsflügeln gefunden wurde, d.h. in «Lufttieren», die eben den Hauptbestandteil der Luft – den Stickstoff – auch innerlich gebunden wirkend haben. Im Kreatin tritt dieselbe astralische Stickstoffkonfiguration als Bewegungselement auf (siehe S. 267 f.).

Mit Recht gelten der Zellkern, die Chromosomen, Gene und letztlich die Nukleinsäuren als Träger der *Vererbung*. Im Laufe der Entwicklung mußte einmal der Vererbungsstrom festgelegt werden. Es besteht kein Zweifel, daß frühere Organismen undifferenzierter und plastischer, «chaotischer» waren und Übergänge bestanden. Ohne eine Festlegung hätten sich spezielle Formen nicht entwickeln und erhalten können. Diese Festlegungen erfordern eine «feste», nicht eine labile Substanz, wodurch erst eine weitere Entwicklung, ja Individualisierung ermöglicht wird, ohne aber zugleich in die vollständige Erstarrung zu gehen. Ein Träger hierfür sind die *Nukleinsäuren.* Sie besitzen eine außerordentliche Stabilität bis hin zur Kristallisationsfähigkeit, besonders die Purinkörper. Damit gewährleisten sie die notwendige Kontinuität im Vererbungsstrom. Dies heißt jedoch keineswegs, daß der Mensch «genetisch determiniert» ist, wie es sich aus einer materialistisch-mechanistischen Denkweise ergeben kann. Gewiß kennt man heute viele Einflüsse, z. B. seitens der Umwelt. Bedeutsamer sind jedoch die Einwirkungen seitens des Ich des Menschen, wie im Folgenden zu zeigen ist. – Im Gegensatz zu den Pteridinen, die man sich aus zwei Sechser-Ringen zusammengesetzt denken kann, die kosmischen Lichtcharakter haben, liegt beim Puringerüst prinzipiell eine Wirksamkeit von Sechs und Fünf vor – ähnlich wie bei der Indolgruppe, auch wenn in beiden Fällen nicht wirklich ein Fünfer-Ring an einen Sechser-Ring angelagert wird. Dennoch ist selbstverständlich ein Unterschied in der Wirksamkeit, je nachdem, ob es sich um zwei – ideell – zusammenwirkende Sechser-Ringe (Pterine) oder sechs plus fünf handelt. Die Wirksamkeit des Wesens der Fünf tritt – außer indirekt im Puringerüst – geradezu beherrschend in der *Ribose* auf.

Es muß auffallen, daß an dieser Stelle eine *Pentose* eine unersetzliche Rolle spielt, während die typische Zuckerkonfiguration die Hexose ist. Auf die Bedeutung der Zahlen Fünf und Sechs in diesem Zusammenhang wurde bereits ausführlich eingegangen (siehe S. 114 f.). Danach ist die Hexose Glucose als Blutzucker immer dort anzutreffen, wo es sich um das allgemein Menschliche handelt, also um die Ich-Organisation. Die Fünf ist jedoch Ausdruck der Individualität, der *Persönlichkeit innerhalb des Menschseins.* Bei der Vererbung muß selbstverständlich das allgemein Menschliche festgelegt werden, genauso wie dies im Tierreich für die Artspezifität gilt. Würden jedoch nur Einrichtungen vorhanden sein, die ausschließlich das allgemein Menschliche weitergeben, so müßte eine völlig einheitliche Menschheit entstehen. Daß das Ich, der Persönlichkeitskern des Menschen, aber die Möglichkeit hat, aus der unendlichen Fülle des Menschseins die ihm als Individualität adäquate Konfiguration herauszubilden, dafür bedarf es spezifischer Träger, die den Individualisierungsimpuls ermöglichen. Dies geschieht durch die Zahl Fünf, indem der Zucker als Träger der Ich-Organisation zur Fünf «verengt» wird, wodurch die Beziehung zur Ich-Organisation zwar erhalten bleibt (auch Pentosen sind eben «Zukker»), aber doch eine *individuelle Abwandlung* ermöglicht wird. Dies ist eine Notwendigkeit bei der «Auswahl» des Erbgutes, die die Individualität bei der

Konzeption vollzieht. – Im übrigen zeigt auch die hohe Beteiligung von Phosphor bei den Nukleotiden die Wirksamkeit des Ich (siehe Phosphor im Kapitel Mineralstoffwechsel).

Um einen Gedanken dieser Art real nehmen zu können, ist es eine Voraussetzung einzusehen, daß das Ich des Menschen nicht allmählich aus dem sich entwickelnden Embryo bzw. Kind «von allein» entsteht, sondern als Geistkeim schon vor der Konzeption in der Auswahl des zur Verfügung stehenden Erbgutes tätig ist, wie dies Rudolf Steiner in moderner Form dargestellt hat. Es ist deshalb das Zusammentreffen der Gene in keiner Weise willkürlich dem Zufall überlassen, sondern unterliegt der spezifischen Auswahl und Führung durch das Ich des sich inkarnierenden Geistkeimes innerhalb der vorhandenen Möglichkeiten des Erbgutes des Menschen. Letztlich kommt es darauf an, wie das Ich des Menschen mit dem «Erbgut» umgeht. Viele Biographien können aufzeigen, wie auch sogenannte «Behinderungen» etwa durch «genetische Defekte» für ein starkes Ich Anreiz sein können, besondere Fähigkeiten zu entwickeln.

Es ist interessant, daß die Ribose auch ein Bestandteil verschiedener Aminosäuredesaminasen ist. Dies würde bedeuten, daß die Desaminierung und damit die «Entgiftung» des Eiweißes ebenfalls ein Vorgang ist, der dem Ich untersteht, d.h. ganz individuell geschieht.

Harnsäure

Das dem Adenin und Guanin zugrundeliegende Puringerüst ist zwar festgelegt, aber bezüglich der Derivate sehr flexibel. Diese beiden Basen besitzen zwar außer den vier heterozyklisch gebundenen Stickstoffen noch eine zusätzliche NH_2-Gruppe, sind somit deutliche Instrumente des Astralleibes, aber doch starke Basen, was ihre Wirkungsrichtung auf den Ätherleib anzeigt. Auch besitzen sie die hohe Affinität zum Zucker (Ribose) und auf diesem Wege zum Phosphor, was ihre Ich-Wirksamkeit innerhalb des Ätherleibes ausdrückt. Hierzu gehört auch der schwache (Guanidin) oder gar fehlende (Adenin) Anteil von Sauerstoff.

Eine in dieser Beziehung geradezu gegenteilige Wirkung ist zu erwarten bei einem anderen Purinderivat, das die Grundlage einer hochbedeutsamen Substanz bildet, der Harnsäure.

Der im Harn ausgeschiedene Harnstoff wurde als das Ende des Eiweißstoffwechsels gekennzeichnet. Von dem Gesamtstickstoff des Harns sind etwa 85 Prozent Harnstoff als hauptsächlichstes Endprodukt des Eiweißstoffwechsels. Daneben findet sich jedoch eine für den Urin ebenfalls charakteristische Substanz, die *Harnsäure*, wenn auch nur in verhältnismäßig geringer Menge, nämlich ca. 0,8 Gramm pro Tag. Die Harnsäure selbst ist sehr schwer löslich (0,0645 Gramm in einem Liter Wasser bei 37 °C). Allerdings sind die Salze leichter löslich (ein bis zwei Gramm pro Liter als Urate). Die Harnsäure ist in bezug auf die Löslichkeit geradezu polar zum Harnstoff (vgl. S. 214).

Im Blut findet man 4 – 6 mg/dl Harnsäure. Höhere Werte schließen ein, daß sie sich bei Hinzutreten entsprechender Bedingungen in Geweben ablagern kann, was zur Gicht führt.

Die Harnsäure ist das Endprodukt von Ribonukleinsäuren, die Adenin und Guanin enthalten; sie entstammt also letztlich dem Zellkern.

Insofern lassen sich die zwei charakteristischen Endsubstanzen des Eiweißstoffwechsels – Harnstoff und Harnsäure – den verschiedenen Teilen der lebenden Zelle zuordnen: Der Harnstoff entstammt praktisch dem Eiweiß des Zytoplasmas, die Harnsäure aber dem Zellkern, was natürlich nur prinzipiell gilt, jedoch etwas über das Wesen der Substanz aussagt – ähnlich wie man die Kohlenhydrate wesensmäßig der Pflanze, die Eiweiße dem Tier zuordnen kann. Kern und Plasma bilden selbstverständlich eine Einheit, sind aber nach ihrer Funktion polar. Gedanklich kann man die Funktionen einer Zelle auseinandernehmen und auf die Polarität im Menschen erweitern. Zweifellos findet der lebhafteste Stoffwechsel im Zytoplasma statt; dies entspricht dem Stoffwechselsystem des Menschen. Dagegen zeigt der Kern formative Einflüsse. Über ihn laufen die gestaltenden und bewahrenden (Vererbung) Impulse, was seinerseits dem Nerven-Sinnes-System entspricht. Diese Polarität läßt sich bis in Einzelheiten weiterführen, indem zu dem Zytoplasma die Bakterien, zu dem Zellkern die Viren «gehören». Inwieweit diese tatsächlich in den Zellteilen ihren Ursprung haben und nicht unbedingt von außen kommen müssen, sei dahingestellt. Entsprechende Forschungen werden durch eine einseitige Auffassung vom Wesen der Infektion gar nicht erst angestellt. Jedenfalls sind die typischen Erkrankungen der Nervensubstanz selbst (nicht der Nervenzelle) zumeist Viruserkrankungen, während die Stoffwechselerkrankungen prinzipiell eher bakterieller Natur sind (siehe Husemann/Wolff, Bd. 3, Kapitel Infektionskrankheiten). Letzter Ausdruck dieser Polaritäten ist die Unterschiedlichkeit von Harnsäure und Harnstoff.*

Zelle
- Kern — Nerven-Sinnes-System — Viren — Harnsäure
- Plasma — Stoffwechsel-Gliedmaßen-System — Bakterien — Harnstoff

Ein Blick auf die Formel legt die Frage nahe, warum der Mensch – nicht aber die vergleichbaren Säugetiere – die so schwer lösliche Harnsäure ausscheidet, anstatt sie zu Allantoin abzubauen, wie es die Säugetiere tun.

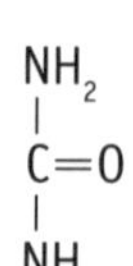

Harnstoff

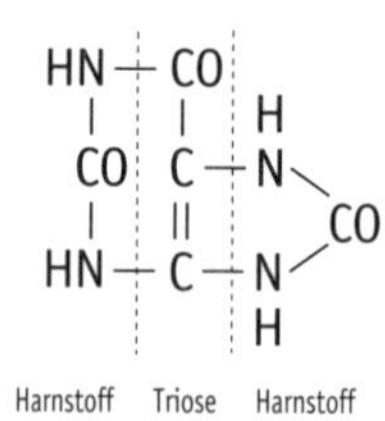

Harnsäure

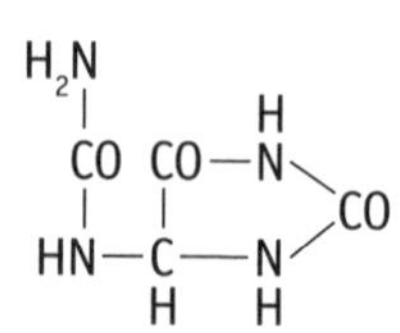

Allantoin

* Neuere Arbeiten bestätigen den Zusammenhang von Nerven-Sinnes-System und Harnsäure, die als Antioxidans im Gehirn bei der Entfernung von Radikalen eine zentrale Rolle spielt, und dessen Abwesenheit im Gewebe von an BSE erkrankten Tieren oder bei Patienten mit der Creutzfeldt-Jakob-Krankheit (vCJD) die Neurodegeneration beschleunigt.

Es müßte doch ein leichtes sein, durch ein Enzym die Harnsäure in der angedeuteten Weise in zwei Harnstoffe und eine Triose aufzuspalten. Dann wäre z.B. das Entstehen von Gicht unmöglich. Dieser theoretisch so naheliegende «einfache» Abbauweg findet jedoch weder beim Menschen noch bei den Tieren statt. Auch erfolgt die Bildung der Harnsäure nicht in entsprechender Weise aus Harnstoff, sondern wesentlich komplizierter. Geradezu mühsam wird die Harnsäure aufgebaut, weil sie offenbar benötigt wird. Hier zeigt sich eine Besonderheit, die zwar bekannt ist, aber auf Unverständnis stößt: Nur der Mensch und die meisten anthropoiden Affen scheiden Harnsäure neben Harnstoff aus. Die Säugetiere sowie z.B. die Schnecken und Fliegen (Diptera) bauen die Harnsäure zu Allantoin ab, also nicht zu Harnstoff, scheiden aber auch unabhängig davon Harnstoff aus. Dagegen ist bei den Vögeln und Landreptilien (Sauropsiden) sowie den Insekten (außer Diptera) das Endprodukt des gesamten Eiweißstoffwechsels die Harnsäure. Diese Tiere scheiden keinen Harnstoff aus.

Allantoin ist im Gegensatz zur Harnsäure leicht löslich, weshalb die Säugetiere keine Gicht bekommen können, wohl aber im Alter die Vögel. Allantoin hat einen weiteren «Vorteil»: Es ist ein hervorragendes Wundheilmittel! So findet es sich z.B. in der Pflanze Symphytum und macht sicher einen Teil ihrer heilenden Wirkung aus.

Besonders aber wurde man auf die Heilkraft aufmerksam, als bei Kriegsverletzten im Ersten Weltkrieg manchmal die Wundverbände nicht regelmäßig erneuert werden konnten. Überraschenderweise heilten diese Wunden wesentlich schneller als die, deren Verbände gewechselt wurden. Dies beruhte darauf, daß Fliegen in die Wunden Eier legten, die sich zu Maden entwickelten, welche nicht nur exakt das nekrotische Gewebe abfraßen, sondern daraus Allantoin produzierten, das die Wundheilung förderte.

Der Mensch (und manche Anthropoiden) stellt also eine Ausnahme innerhalb des Nukleinsäurestoffwechsels dar. Man erklärt diese «Unfähigkeit» des Menschen, die Harnsäure abzubauen, durch den Verlust der Uricase, des uricolytischen Enzyms. Diese «Erklärung» ist natürlich nur die Beschreibung eines Tatbestandes, besagt jedoch nichts über die entscheidende Frage, warum der Mensch als «Krone der Schöpfung» dieses Enzym verloren haben soll.

Daß das Fehlen dieses Fermentes mit dem Abbau der Harnsäure praktisch nichts zu tun hat, sieht man daran, daß eine Hunderasse, der Dalmatiner, sogar relativ viel Harnsäure ausscheidet, obwohl er das uricolytische Ferment besitzt – somit neben Harnsäure und Harnstoff auch Allantoin ausscheidet. Auch dieser Umstand findet selbstverständlich eine «Erklärung» im reduktionistischen Sinne: Bei diesem Hund findet im Tubulusapparat der Niere keine Rückresorption der Harnsäure statt, so daß die Harnsäure rasch entfernt wird, ohne daß eine Oxydation durch die Uricase erfolgen kann.

Auch das ausschließliche Auftreten von Harnsäure bei den Sauropsiden (Vögel und Reptilien) findet eine «Erklärung»: Im Urogenitalsystem bzw. der Kloake als gemeinsame Ausscheidungsöffnung von Darm und Harnleiter würde der leichtlösliche Harnstoff durch die Darmschleimhaut wieder rückresorbiert und könnte so nicht ausgeschieden werden. Durch die Synthese zu unlöslicher Harnsäure kann diese aber ausgeschieden werden. (Die schneeweißen Anteile des Vogelkotes bzw. in den Ausscheidungsprodukten von Schlangen sind praktisch reine kristallisierte Harnsäure.)

Wenn der Mensch über keine Uricase (Uratoxydase) verfügt, so muß dies nicht ein Verlust sein, wie man dies heute darstellt, sondern kann eine Notwendigkeit sein, die mit einer spezifisch menschlichen höheren Fähigkeit verbunden ist. Keineswegs sind nämlich beim Menschen alle physiologischen Funktionen optimal – im Gegenteil: Alle Teilfunktionen sind beim Tier «besser», d.h. vollkommener; der Hund riecht besser, der Adler sieht besser, das Auge des Tintenfisches ist unvergleichlich leistungsfähiger, das Herz des Fisches ist bezüglich der physiologischen Leistung wesentlich zweckmäßiger konstruiert und so weiter.

Es ist offensichtlich, daß der Mensch in diesen Beziehungen mit dem Tier nicht konkurrieren kann und daß viele physiologische Entwicklungen zurückgenommen sind, die sich beim Tier voll entfalten. In diesem Sinne darf man erwarten, daß die Harnsäure für den Menschen eine ganz besondere Bedeutung hat. Diese liegt offensichtlich nicht auf physiologischem Feld, denn da kann sie nur hinderlich sein im Sinne des Auftretens von Gicht. Vielmehr muß sie mit einer spezifisch menschlichen Fähigkeit, über die das Tier nicht verfügt, zu tun haben – und das ist das Denken.

Denken ist eine geistige Funktion, eine schöpferische Ich-Tätigkeit, die weit über das Kombinieren hinausgeht. Letzteres ist eine Tätigkeit, die auch ein Computer vollführen kann, und zwar unvergleichlich besser als ein Mensch, da es eine hochspezialisierte Teilfunktion ist, wie dies oben ganz allgemein als auch bei den Tieren vorliegend erwähnt wurde. Selbst neue Kombinationen sind noch keine schöpferische Leistung in diesem Sinne. Kombinieren können z.B. auch Menschenaffen, was in entsprechenden Experimenten immer wieder fälschlich als «Denken» bezeichnet wird. Doch ist eine *neue* Idee Ergebnis einer Conceptio, einer Befruchtung, wie man dies früher richtig empfunden hat (lat. *conceptio*, engl. *conception*, Begriff, Idee, Empfängnis, «Konzept»). Voraussetzung für Denken ist Bewußtsein. Dieses ist eine astralische Funktion, über die auch ein Tier verfügt. Damit aber Denken entstehen kann, ist es nötig, daß ätherische Kräfte so umgewandelt werden, daß sie frei ins Bewußtsein treten können. Mehrfach wurde darauf hingewiesen, daß dieser Abbau ätherischer Kräfte die Voraussetzung ist für Bewußtsein. Es handelt sich um das Lösen der Ätherkräfte aus der physischen Gebundenheit. Dies geschieht im Gehirn durch die spezifische Bildung der weißen Substanz (ausführliche Darstellung im Kapitel Fettstoffwechsel). Funktionell ist hierbei Natriumchlorid beteiligt (siehe das Kapitel Mineralstoffwechsel unter Natrium und Chlor).

Die Notwendigkeit einer physischen, ätherischen und astralischen Organisation als Grundlage für das Denken läßt sich leicht zeigen: Ist das Gehirn *physisch* zerstört, ist Denken nicht mehr möglich; fehlt es an *Äther*kräften wie bei schwerer Erschöpfung oder in Krankheit, ist das Denken ebenfalls zumindest erschwert, wenn nicht unmöglich. Daß Bewußtsein (*Astral*leib) eine Voraussetzung ist für Denken, dürfte klar sein, denn ein schlafender Mensch kann nicht denken. Das Denken selbst als geistige Funktion ist eine Tätigkeit des *Ich,* das allerdings seinem Wesen nach auch unabhängig von dieser leiblichen Bindung existiert.

Diese Gegebenheiten können nun durch eine *Funktion* benutzt werden, die alle erwähnten Bereiche erfaßt und bis ins Physisch-Tote geht. Sie wird durch die Harnsäure ermöglicht. Diese stammt nicht nur aus dem Leben (Ätherleib, Eiweiß), sondern zeigt geradezu als Konzentrat von Stickstoff die astralische Komponente. Der maximale Sauerstoffanteil im Puringerüst im Gegensatz zu Adenin und Guanin gibt die irdische Verbindung, wie dies mehrfach dargestellt wurde. Die schwere Löslichkeit gestattet einen aktuellen Übergang in den kristallinen Zustand als Ausdruck und Grundlage der Verbindung dieser Denkart mit der toten Materie. Tatsächlich bildet die Harnsäure im Urin besonders bei erhöhter Ausscheidung deutliche Kristalle (die typische Wetzstein-Struktur).

Für das hier in Rede stehende gehirngebundene Denken ist der Übergang einer ursprünglich lebendigen Substanz in eine kristalline tote Form eine notwendige Voraussetzung. Die Kristalle wurden bereits ihrem Wesen nach als rein, aber auch tot geschildert. Sie sind Repräsentanten der physischen, irdischen Gegebenheiten. Von diesen Kräften macht der Mensch Gebrauch beim logischen Denken. Dieses stützt sich auf den Kristallisationsvorgang; daher bezeichnet man es auch – wenn es gekonnt praktiziert wird – als glasklar. Die Folgerichtigkeit der Logik ist notwendigerweise mit irdischen Gesetzmäßigkeiten gekoppelt und deshalb zwingend. Es müssen also Erdenkräfte für diesen Vorgang zur Verfügung stehen. Dazu bedarf es einer Substanz, die aus dem Leben (Ätherleib) stammt und außerdem Bewußtseins-Elemente (Astralleib/ Stickstoff) enthält und in den mineralischen Zustand übergehen kann. Diese Bedingungen erfüllt nur eine einzige Substanz, die Harnsäure. Der Zucker z.B. kann wohl kristallisieren, ist aber so leicht löslich, daß er innerhalb des Organismus nicht kristallisieren kann. Alle Eiweiße können zwar ebenfalls in den toten Zustand übergehen, dann aber verhärten sie (z.B. Haare, Nägel), ohne zu kristallisieren. (Daß die «Mikrokristalle» der Aminosäuren und Enzyme oder der Fette in diesem Sinne keine wirklichen Kristalle sind, wurde im entsprechenden Kapitel ausführlich dargestellt.) Somit kann man sagen: *Harnsäure ist das funktionelle Denksubstrat.*

Beobachtet man diese Art des Denkens, so ist ohne weiteres zu bemerken, daß es sich genauso verhält wie die Kristallisation: Aus einer Fülle von Ideen wird z.B. eine einzige weiterverfolgt, bis diese zu einem gewissen Ende kommt, einer De-finition – was dieses Wort eben auch besagt. Dazu gehört aber nicht nur das Begrenzen, «Reinigen», sondern auch das Abtöten. Es wurde ebenfalls dargestellt, daß Kristalle ihrem Wesen nach tot sind. Das gleiche gilt für das logische Denken, das naturgemäß z.B. bei einer Definition halt macht; es ist erstorben und dadurch hervorragend geeignet für Technik, Physik, Chemie, letztlich typisch irdische, tote Belange. Es ist ebenso deutlich, daß in den letzten Jahrhunderten diese Art des Denkens nicht nur auf einen gewissen Höhepunkt gekommen ist, sondern damit zugleich die Meinung herrschend wurde, daß dies die einzig mögliche Art des Denkens sei.

Bevor das Denken aber zu dieser «Kristallisation» kommen konnte, war es lebendig, gerade nicht begrenzt. Es war ein Anliegen Rudolf Steiners, darauf hinzuweisen, daß diese Entwicklung der logischen Denkkraft beim Menschen zwar eine Notwendigkeit ist, aber eine Einseitigkeit darstellt, und daß der Mensch in Zukunft – ohne auf das klare Denken zu verzichten (!) – wieder ein lebendiges, d.h. universelles, umfassendes Denken entwickeln muß. Daß tatsächlich die Harnsäureausscheidung durch das geschilderte logische, gegenständliche, abstrakte Denken gefördert wird, hat zuerst aufgrund eines Hinweises Rudolf Steiners *G. Suchantke* (1929/30; vgl. auch Sahm 1959) experimentell gezeigt. Danach war die Harnsäureausscheidung nach mathematischer Denkanstrengung deutlich erhöht (selbstverständlich müssen dabei beeinflussende Faktoren wie Ernährung, Temperatur usw. berücksichtigt werden).

Daß die Harnsäure auch die mit dem Denken verbundene Wachheit fördert, weiß jeder Gichtkranke: Der Anfall ist nicht nur schmerzhaft, was gesteigertes Bewußtsein bedeutet, sondern ermöglicht auch erhöhte denkerische Leistung – soweit diese durch die geistige Situation des Menschen gegeben ist. So hat *Sydenham*, der erste Beschreiber der Gicht, seine entscheidenden Arbeiten über Gicht während der schlaflosen Nächte unter Gichtanfällen geschrieben. Allgemein ist bekannt, daß erhöhte Harnsäurewerte oft mit Schlaflosigkeit gekoppelt sind, auch wenn es noch nicht zu Gichtanfällen kommt.

Es liegt nahe, aus den geschilderten Verhältnissen zu folgern, daß die Harnsäure das Denken fördern müßte. Tatsächlich hat man versucht, durch Gaben von Harnsäure oder wenigstens purinreicher Kost den Intelligenzquotienten von Kindern zu steigern. – Man wollte auch nachweisen, daß Dalmatinerhunde (siehe oben) intelligenter seien als andere (was ohnehin der Besitzer glaubt). Außerdem müßten dieser Denkweise entsprechend die Vögel bzw. die Sauropsiden außerordentlich intelligent sein. Bereits aus diesen Zusammenhängen dürfte sich ergeben, daß die Schlußfolgerung irrig ist. Selbstverständlich bewirkt nicht die Harnsäure das Denken, sondern Denken ist eine geistige Ich-Funktion, die für diese eine besondere Art des Denkens – eben das logische, gegenständliche Denken – die Kristallisationsfähigkeit der Harnsäure als notwendiges Instrument benutzt. Harnsäure selbst, etwa durch Zufuhr, bewirkt bezüglich des Denkens genauso wenig, wie durch die Anwesenheit eines Schraubenziehers bereits die Reparatur geschieht – doch ohne den Schraubenzieher kann der betreffende Fachmann eine Reparatur nicht ausführen.

Die wahre Bedeutung der Harnsäure liegt also nicht auf physiologischem, sondern auf geistigem Gebiet, indem sie die funktionelle Schlüsselsubstanz ist zwischen einem geistigen und physischen Prozeß. Dieser Zwischenprozeß ist eben das leibgebundene, logische, gegenständliche Denken. Die irdischen Gesetzmäßigkeiten jedoch schließen nicht nur Leben, sondern auch Tod ein. Damit das Denken auch die irdischen Gegebenheiten erfassen kann, die es im Geistigen nicht gibt, nämlich den Tod, muß es eine Verbindung zu dem Todesgeschehen herstellen. Diese liegt am deutlichsten im Übergang einer primär lebendigen (Eiweiß) Substanz in den Kristallisationsvorgang (Harnsäure) vor, wie dies ausführlich geschildert wurde. Deshalb ist dieser Teil des Denkens, die Logik, die sich auf den Vorgang der Harnsäurekristallisation stützt, genauso zwingend wie die physische Welt.

Die Harnsäure ermöglicht also eine spezielle Art des Denkens, die spezifisch zum Erfassen der toten Welt geeignet ist. Letztlich beruht die Entwicklung der Technik auf dieser Art des Denkens. Die primäre Aufgabe der Harnsäure liegt im Ermöglichen der Verbindung einer speziellen geistigen Funktion und Qualität mit irdischen Gegebenheiten.

Erwähnenswert ist in diesem Zusammenhang, daß die Purine Adenin und Guanin die charakteristische Verbindung über Zucker (Ribose) mit Phosphor aufweisen und dadurch die Phosphor-Licht-Ich-Wirksamkeit in den *Stoffwechsel* lenken können, wo sie gebunden ist, was im alchimistischen Sinne einem Sulfur-(Phosphor-)prozeß entspricht. Durch die «Sättigung mit Sauerstoff» und die Unlöslichkeit fehlt der Harnsäure diese Beziehung vollständig, was einem Sal-Prozeß entspricht und zum *Nerven*-Sinnes-System gehört. Für das Denken muß das Ich frei sein, was durch die weiße Substanz ermöglicht wird (siehe Fettstoffwechsel). Das Ich sollte aber doch die Erdenkräfte (Kristallisationsfähigkeit) erleben und in der Logik an ihnen teilnehmen und sie handhaben können. Ohne diese Verbindung, d.h. die Harnsäure, wäre das logische Denken mit seiner notwendigerweise einseitigen, erdhaften Prägung nicht möglich.

Daß diese Art des Denkens heute als die allein mögliche angeschaut wird, ist zeitgebunden. Diese Art begann mit Plato, Sokrates und insbesondere den aristotelischen Kategorien, in denen die Begriffsbildung festgelegt wurde. Die Menschen zuvor hatten ein bildhaftes, aber kein logisches Denken. Für die zukünftige Entwicklung wird es nötig sein, diese Errungenschaft des logischen, gegenständlichen Denkens, das mit der Harnsäure zusammenhängt, nicht etwa zu verlassen und zurückzukehren zu «vor-logischen» Weisheiten, wie sie besonders im Osten allgemein zu finden sind, sondern unter Erhalt und Weiterführung des logischen Denkens dieses zu beleben zu einem neuen bildhaften, lebendigen Denken. Der Weg hierzu wurde von Rudolf Steiner ausführlich in philosophischen und anthroposophischen Werken geschildert (1894; 1914;

1916; 1904/05; 1910). Eine Erweiterung des Denkens im Sinne eines Denkens in Polaritäten wurde durch Goethe begründet. Ohne dieses ist z.B. bereits die organische Welt nicht bzw. nur teilweise verständlich, was das Problem der modernen Biologie ausmacht.

Die Natur der Harnsäure kann auch eine natürliche Verstärkung erfahren: In einer Vielzahl von Pflanzen findet sich ein Harnsäurederivat, das *Coffein*, das identisch ist mit Thein.

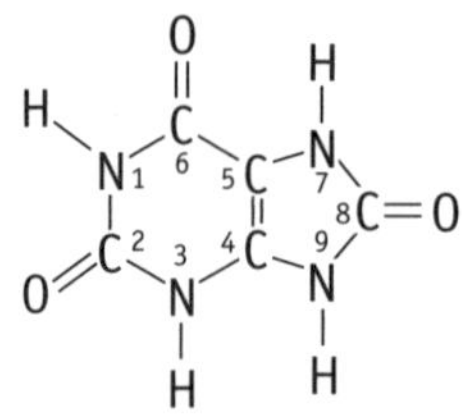

Harnsäure
2,6,8 Trioxypurin

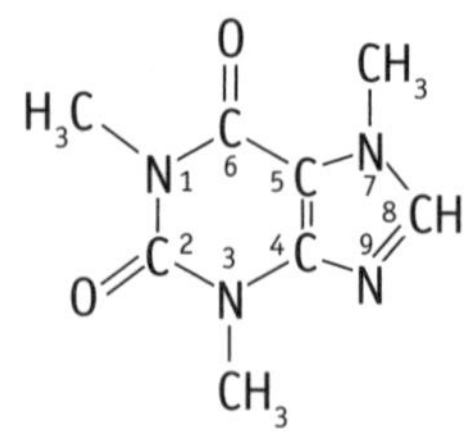

Coffein
1,3,7 Trimethylxanthin
Xanthin = 2,6 Dihydroxypurin

Wie an der Formel ersichtlich ist, besteht der Unterschied zur Harnsäure in drei zusätzlichen Methylgruppen und dem Fehlen eines Sauerstoffs. Nach dem Erarbeiteten läßt sich daraus ablesen, daß eine etwas geringere Erdbeziehung (Sauerstoff) vorliegt, dafür aber eine stärkere Aktivität im Sinne einer organischeren Wirkung, einer «Leichte» (Methylgruppe bzw. Wasserstoff). Die bekannte Kaffee-Wirkung ist typisch astralisierend, nämlich Anregung des Bewußtseins und der Diurese sowie Blutdrucksteigerung. Daß die Niere ein Organ des Astralleibes ist, wurde mehrfach erwähnt.

An dieser Stelle sei eine interessante Beobachtung erwähnt: Man hat inzwischen in über 70 Pflanzen Coffein nachgewiesen, jedoch zumeist in sehr geringer Menge. Diejenigen Pflanzen aber, die Coffein in größerer, wirksamer Menge enthalten, waren alle schon Jahrhunderte vor der chemischen Identifizierung bekannt.

Ganz gewiß hat man diese Pflanzen nicht durch «Probieren» gefunden, wie man heute annimmt. In ältesten Zeiten herrschte eine unmittelbare Anschauung vom Wesen einer Pflanze, eines Tieres oder Minerals. Dieses wurde in der damaligen «Denkweise», der Imagination, die man heute als hellsichtig bezeichnen würde, erkannt; auf diesem Wege wurden auch die Heilpflanzen gefunden. «Probieren» setzte erst ein, als die unmittelbaren Wahrnehmungen abblaßten bzw. total verschwunden waren. Ein Experiment, wie dies heute als Erkenntnismittel benutzt wird, wäre in der damaligen Zeit undenkbar gewesen.

Etwas abgewandelt ist die Wirkung des Coffeins im *Theobromin*, das nur 2 Methylgruppen an Stellung 3 und 7 besitzt. Es ist das wichtigste Alkaloid der Kakaobohne. Diese Substanz wirkt noch diuretisch und gefäßerweiternd, jedoch kaum noch bewußtseinsanregend. Eine zum Theobromin isomere Substanz ist das *Theophyllin* (1,3-Dimethylxanthin), das früher in der Medizin noch häufiger verwendet wurde, vor allem gefäßerweiternd wirkt und auch heute noch diesbezüglich seinen Platz hat. Es regt den Astralleib und dessen Inkarnation besonders im Nierensystem an. Die spasmolytische Wirkung bei Asthma beruht auf dieser Wirkung über die Niere (!), was in Husemann/Wolff, Bd. 3, Kapitel Das Nierensystem ausführlich dargestellt ist. Außerdem verstärkt Theophyllin die Herzmuskeltätigkeit. (Euphyllin und andere Handelspräparate sind durch Ethylendiamin u.a. löslicher gemachtes Theophyllin.)

Zusammenfassend seien die biogenen Amine und heterozyklischen Ringbildungen kurz charakterisiert:

Aus dem Überblick der dargestellten biogenen Amine ist ersichtlich, daß diese eine gemeinsame Struktur aufweisen, nämlich

$$\text{Ringbildung-}CH_2\text{-}CH_2\text{-}NH_2\text{, kurz: Ring-C-C-N}$$

Diese Grundstruktur erfährt vielseitige Abwandlungen. So kann als Ringbildung eine Phenylgruppe (z.B. Katecholamine), Indolgruppe (Tryptamin) oder Imidazolgruppe (Histamin) auftreten. Allen gemeinsam ist eine abbauende Tendenz, die sogar beim Thyroxin die sonst aufbauende Konfiguration der Aminosäure überwiegt.

Im allgemeinen wirken die biogenen Amine mit der *Phenyl*-Gruppe blutdrucksteigernd und anregend auf das *Bewußtsein*, maximal bei den Weckaminen. Sie sind Ausdruck des auf das Nervensystem gerichteten abbauend wirkenden Astralleibes (Neurotransmitter). Der Polarität des Astralleibes entsprechend, erstreckt sich die Wirkung entweder auf das *Bewußtsein* (extrem: Weckamine) oder die *Bewegung* (direkt: Kreatinphosphat, indirekt: DOPA).

Heterozyklische Ringe:

Wird Phenyl durch eine *Indol*-Gruppe ersetzt, so zeigt sich deutlich eine Beziehung zur Seele bzw. zur Lockerung des Ätherleibes, worauf der halluzinogene Effekt der Derivate beruht. Indol-C-C-N wirkt aus dem Stoffwechsel «nach oben» und zeigt psychotrope bis halluzinatorische Wirkungen (Serotoninderivate).

Imidazol-C-C-N wirkt in die umgekehrte Richtung und repräsentiert die Wirkung des Astralleibes im physischen Leib, was sich z.B. als *Entzündung* und/oder *Schmerz* äußert (Histamin). Die charakterisierten Gruppen können

Teil eines größeren Moleküls sein, wie dies bei der Lysergsäure und den Alkaloiden der Fall ist.

Heterozyklische Doppelsechser-Ringe (Pteridine) tendieren zu Licht und/oder Farbigkeit und wirken in weiterer Bindung aufbauend (Folsäure).

Pyrimidine und Purine vermitteln als astralische Substanzen durch ihre Affinität zu Zucker (Ribose, $C_{5)}$ und Phosphor organisierende Impulse von Ich-Organisation (Zucker) und Ich (Phosphor) an den gesamten Stoffwechsel (ATP). – Ohne Zucker und Phosphor, d.h. ohne Beziehung zum Stoffwechsel ermöglicht die kristallisationsfähige Harnsäure das logische Denken.

MINERALSTOFFWECHSEL

Metalle und Nicht-Metalle

Der Ausgangspunkt der bisherigen Ausführungen war das Leben, das in geeigneten Substanzen festgehalten wird, nämlich den Kohlenhydraten, Fetten und Eiweißen, die als Leben tragende Substanzen die Grundlage nicht nur für Leben, sondern auch für Seele und Geist bilden. Diesen Substanzen liegen vier Elemente zugrunde, nämlich Kohlenstoff, Wasserstoff, Sauerstoff, Stickstoff. Es wurde eingangs versucht, deren Wesen darzustellen. Alle diese vier gehören zu der Gruppe der Nicht-Metalle, die ein völlig anderes Verhalten zeigen als die Metalle. Es ist eine bedeutsame Tatsache, daß innerhalb der 92 natürlichen Elemente die metallischen Elemente *zahlenmäßig* weitaus die Nicht-Metalle übertreffen (siehe das Periodische System S. 332). Dieser Tatsache steht gegenüber, daß bezüglich der *Häufigkeit* die Nicht-Metalle an erster Stelle stehen. Bereits Sauerstoff und Silicium als Kiesel bilden mit ca. 75 % die Hauptmasse der Erdoberfläche (siehe Tabelle S. 30).

Wenn gesagt wurde, daß zahlenmäßig die metallischen Elemente die Nicht-Metalle bei weitem überwiegen, so muß man sich doch dabei vergegenwärtigen, daß der größere Teil dieser «Metalle» im natürlichen Vorkommen nicht als Metall auftritt. Wenn man unter den eigentlichen Metallen diejenigen verstehen will, die in der Natur tatsächlich als Element auftreten, so kommt man zu den Schwermetallen, deren Prototypen die Edelmetalle sind und deren typischer Vertreter das Gold ist. Diese offenbaren am deutlichsten das Wesen der Metalle. Aus einem richtigen Empfinden heraus hat man sie als «edel» empfunden, weil sie sich nicht ohne weiteres mit den anderen Elementen verbinden, aber doch eine «gewichtige» Rolle spielen, d.h. effektiv schwere, also doch irdische Substanzen sind. Mit anderen Worten: Sie sind ausgesprochen geistig und irdisch.

Den Edelmetallen stehen die vielen unedlen Leichtmetalle gegenüber, die in der Natur niemals elementar auftreten, weil sie sich mit sehr vielen anderen Elementen verbinden, ja deutlich in der Erdbildung tätig sind. Ihr Metallcharakter wurde erst relativ spät entdeckt. Kalium und Natrium wurden erstmals 1808 von Davy im elementaren Zustand durch Elektrolyse rein dargestellt, wodurch sich erst der metallische Charakter offenbarte.

Da das Leben sich zwischen Kosmos und Erde abspielt, benötigt es irdische Substanzen, mit denen es sich verbinden kann. Als die eigentlichen Träger des Lebens wurden die vier Nicht-Metalle Kohlenstoff, Sauerstoff, Wasserstoff und Stickstoff dargestellt. Diese benötigen aber für ihre Funktion die andere, mengenmäßig kleinere Seite der Elemente, nämlich die Metalle. Hierbei spielen gerade die unedlen Metalle eine substantiell größere Rolle, während die halbedlen «wirklichen» Metalle, z.B. Kupfer und Eisen, eine übergeordnete Rolle spielen. Die Edelmetalle nehmen substanzmäßig am biologischen Leben nicht teil, wohl aber besitzen sie in den höheren Bereichen eine dynamische Funktion.

Die ganz unedlen Metalle befinden sich im Periodischen System auf der linken Seite als erste Gruppe, als sogenannte *Alkalimetalle.* Ihr Charakteristikum ist ihre starke alkalische Reaktion, wie der Name richtig besagt. Diese wird ermöglicht durch eine ausgesprochene Beziehung zum Wasser, die so stark ist, daß z.B. Kalium dem Wasser den Sauerstoff so intensiv entreißt, daß der frei werdende Wasserstoff sich entzündet. Das entstehende Kaliumhydroxid zerfällt in K^+ (Kation) und OH^- (Anion). Jedenfalls ist Kalium bzw. seine Salze leicht löslich, ja diese sind ausgesprochen hygroskopisch; sie «gehören» eben zum Wasser. Diese Wesensbeziehung zum Lebenselement Wasser ist jedoch völlig anders als diejenige des Kohlenstoffs zum Wasser, die geschildert wurde (Kohlenhydrate). Daß innerhalb der Hauptgruppen die Elemente ähnliche Eigenschaften haben, führte ja zur Aufstellung des Periodischen Systems. So sind innerhalb der ersten Hauptgruppe diese Elemente durch alkalische Reaktion, Wasserbeziehung und Löslichkeit der Salze gekennzeichnet. Diese Tendenz nimmt mit steigendem Atomgewicht (nach unten) zu und erreicht im Cäsium ein Maximum (siehe Periodisches System S. 332).

Um zu einem wirklichen Verständnis der Mineralstoffe zu kommen, ist es notwendig, auch ihre Beziehung zueinander und ihre «Stellung» zu berücksichtigen. Dies ist möglich geworden durch das Periodische System der Elemente, das den folgenden Ausführungen zugrunde liegt.

Alkali- und Erdalkalimetalle

Kalium

Die Leitelemente der Alkalimetalle für das Leben sind Kalium und Natrium, die im chemischen Bereich naturgemäß außerordentlich ähnlich sind, weshalb ihre chemische Trennung sehr schwierig ist. Dies ändert sich vollständig im biologischen Bereich. Analysiert man irgendeine dem Leben entnommene Flüssigkeit, so findet man mit Sicherheit Kalium; es ist also eine lebensnotwendige Substanz – genauso wie Wasser. Man kann direkt sagen, Wasser und Kalium gehören zusammen. Wenn anfangs geschildert wurde, daß Wasser selbst, im Sinne von H_2O, zwar eine tote Substanz, aber dennoch *Träger des Lebens* ist, so gilt dasselbe für Kalium. Im Sinne der bisherigen Ausführungen kann man sagen, daß am Anfang nicht das «reine» Wasser stand, sondern eine lebendige Flüssigkeit, die mindestens Wasser und Kalium enthielt.

In reinster Form tritt Leben in der Pflanzenwelt auf. Deshalb ist Kalium für die Pflanzenwelt lebensnotwendig. Es ist aber eine tragische Verkennung des Wesens des Lebens und der Substanz, wenn man heute meint, Kalium sei ein «Nährstoff» für die Pflanze, denn ernähren bzw. beleben kann sich die Pflanze nur durch Licht (siehe S. 36). Wohl aber braucht sie, um das Wasser zu ergreifen und mit Leben zu durchdringen, ein geeignetes Instrument, d.h. eine Substanz, die zum Wasser gehört – und das ist das Kalium. Konkret: Durch Zufuhr von Kalium kann die Pflanze mehr Wasser aufnehmen, wird aber dadurch zunächst nicht lebendiger, sondern nur wäßriger. Leben kann sie nur aus dem Licht aufnehmen, niemals aus toten Substanzen. Kalium ist somit ein Instrument, das der *Ätherleib* – genauer: der chemische Äther – braucht, um innerhalb des Wassers wirken zu können.

Die Bedeutung des Kaliums für die Pflanze und das Leben war den Alchimisten im Mittelalter bereits klar, indem sie in der verbrannten lebendigen Substanz, der Asche, die «Basis» der Pflanze sahen, die diese bzw. überhaupt das *Leben auf der Erde festhält* (daher heute noch die «basische» = al-*kali*-sche Reaktion). Die Pflanze wurde ihrem Wesen nach richtig als primär kosmisch und nicht irdisch empfunden (siehe S. 31), was auch für das Leben gilt. – Im übrigen nannten die Alchimisten die Asche, die sie in ihrem Verbrennungstopf (Pott) fanden, «Pottasche». Spätere Analysen zeigten, daß es sich größtenteils um Kaliumkarbonat handelt. Doch ging der latinisierte Name von Pottasche in die englischen und romanischen Sprachen als pottassium für Kalium ein, während im deutschen Sprachraum das arabische al-qali zu Kalium wurde.

Da Mensch und Tier ebenfalls lebendig sind, findet man auch in ihnen Kalium, jedoch sehr differenziert. Ein erwachsener Mensch verfügt über 150 – 200 g Kalium, und zwar hauptsächlich intrazellulär; nur 3 g finden sich extrazellulär. Dies kann verständlich werden aus der Tatsache, daß ja die Zelle die kleinste Einheit des Lebens und Angriffsort des Ätherleibes ist. Besonders reich an Kalium sind die Zellen der Leber und des Herzens. Zum Glykogenaufbau in der Leber tritt Kalium in die Zelle ein, um überhaupt den Aufbau zu ermöglichen. – Bedeutsam ist der Kaliumreichtum des Herzens. Zwar ist jeder Muskel kalium- und glykogenreich, schließlich muß dieses ätherische Potential für die Bewegung zur Verfügung stehen; das Herz hat jedoch eine darüber hinausgehende Beziehung zum Kalium. Es wurde daher als «Kaliumbatterie» bezeichnet, und zwar findet sich das Maximum im mittleren Drittel des Ventrikelseptums, also im «Herzen des Herzens». Dieser auffällige Kalireichtum wäre allein für die Funktion der Kontraktion wohl nicht nötig; vielmehr kann hier ersichtlich werden, daß das Herz – außer vielem anderem – ein übergeordnetes Ätherorgan ist, von dem man in früherer Zeit wußte, daß der Tod eintritt, wenn das Herz stehenbleibt, was natürlich auch heute noch gilt, wenn dies längere Zeit der Fall ist; denn der Tod tritt ein, wenn der Ätherleib sich vom physischen Leib löst. Eine akute Kaliverarmung beim Herzen wäre somit tödlich, bei der Leber oder dem Muskel aber «nur» schädigend. Im entsprechenden Sinne wird eine Herzinsuffizienz erst dann manifest, wenn intrazellulär das Kalium vermindert ist. Diese Einsicht führte unter anderem zu der Empfehlung, Herzglykoside möglichst zusammen mit Kalium (und Magnesium) zu verabreichen.

Daß Kalium für das Zellwachstum und die Regeneration nötig ist, ersieht man auch daran, daß in Neoplasmen das Kalium erhöht ist. Deren gesteigertes Wachstum ist keine Sache der Zelle, sondern einer fehlenden Begrenzung und Umwandlung der aufbauenden Impulse. Die umgekehrten Verhältnisse liegen z.B. bei der Leberzirrhose vor, bei der sich ein Kaliummangel findet.

Zusammenfassend kann man sagen, daß Kalium ebenso wie Wasser ein *Instrument des Ätherleibes* ist. Über das Kalium kann er das Wasser zum Wasser-Organismus organisieren. Dies ist im Organismus die Aufgabe der Leber, die sich dabei des Kaliums bedient. Deshalb kann man mit Kalium auf die Verarbeitung des Wassers wirken und z.B. gestautes, nicht richtig belebtes Wasser durch Kaliumpräparate so verlebendigen, daß es in den Ätherleib aufgenommen und dann weitergeführt oder ausgeschieden werden kann. Daraus ergibt sich die therapeutische Anwendung von Kalium. Diese kann als Substitution erfolgen, z.B. bei Herzinsuffizienz. Reich an Kalium sind Bananen, Fruchtsäfte und Fleisch; entsprechend sollte die Natriumaufnahme reduziert werden. Die erwähnte Stauung des nicht richtig durchdrungenen Wassers wird besonders in weichen Geweben offensichtlich, z.B. den Oberlidern, findet sich jedoch im ganzen Körper (im Gegensatz zu einem lokalen Ödem). Da Wasser die höchste Wärmekapazität besitzt, also viel Wärme aufnehmen kann, fühlt sich der ganze Organismus kalt an. Die Schwellungen sind besonders am Morgen ausgeprägt, weshalb diese Patienten Hilfe durch starken Kaffee mit seiner diuretischen Wirkung suchen. Konstitutionell kann man – im Gegensatz zur Substitution – mit Kalium carbonicum D6 dem Organismus die Fähigkeit vermitteln, das Wasser zu durchdringen, es in den Ätherleib aufzunehmen, wonach es erst ausgeschieden werden kann. Dieses Bild entspricht weitgehend dem homöopathischen Kalium-Carbonicum-Typ.

Kalisalze wirken in der Pflanze wasseraufnehmend, beim Menschen jedoch diuretisch, da bei ihm die Kaliumwirkung überlagert wird. Die Beziehung des Kaliums zum Ätherleib läßt sich noch differenzieren: Die Reaktionen im Organismus verlaufen grundsätzlich im wäßrigen Milieu, was schon den Alchimisten bekannt war («Corpora non agunt nisi fluida»). Es ist also der Chemismus, in dem das Kalium wirksam ist, und damit ist es Ausdruck des chemischen Äthers.

Natrium

Jede lebendige Flüssigkeit enthält Kalium. Untersucht man jedoch die Flüssigkeiten von Mensch und Tier, so findet man neben Kalium auch Natrium, das, wie gesagt, chemisch dem Kalium ganz ähnlich ist; es wird jedoch von lebendigen Organismen völlig anders benutzt: Bietet man einer Pflanze Natrium- statt Kaliumsalze an, so geht sie ein. Sie kann praktisch diese Ähnlichkeit nicht unterscheiden. Offenbar kann Natrium nicht die Aufgabe des Kaliums erfüllen, d.h. es kann nicht ätherische Kräfte vermitteln. Es gibt nur wenige Pflanzen, die im Seewasser leben können wie der Blasentang oder die an der Seeküste gedeihen können wie *Salicornia*, der Queller, oder *Carex arenaria* (Segge) oder *Cineraria maritima*, die geradezu Natrium brauchen und dadurch eine Besonderheit aufweisen, die sie therapeutisch benutzbar machen. – Allerdings überwiegt beim Blasentang *(Fucus vesiculosus)* der Jodgehalt die sonst vorliegende Natriumkomponente – in beiden Fällen ein astralischer Impuls.

Wenn man aber Natrium regelmäßig bei Mensch und höheren Tieren in der

Körperflüssigkeit findet, so ist es naheliegend zu schließen, daß es Aufgaben haben muß, über die Mensch und Tier verfügen, aber nicht die Pflanze – und das ist die über das Biologische hinausgehende astralische Funktion. Dennoch hat auch Natrium die ausgesprochene Beziehung zum Wasser: Ißt man Kochsalz, so verlangt dieses Wasser; Durst tritt auf. Wenn gesagt wurde, daß Kalium ein Instrument des Ätherleibes ist, um in das Wasser eingreifen zu können, so gilt Entsprechendes für das Natrium: Es ist ein Instrument des Astralleibes, um in Flüssigkeiten eingreifen zu können. Die Folge eines vermehrten Salzkonsums ist deshalb eine Expansion des Wasserorganismus, die sich in erhöhtem Blutdruck äußert.

Im Gegensatz zum Kalium finden wir das Natrium in der extrazellulären Flüssigkeit, also im Serum, Liquor cerebrospinalis und im Um. Die Wirkung auf die Flüssigkeit ist aber bereits sekundär. Primär ist Natrium ein Instrument des Bewußtseins und damit des Astralleibes, dem auch der Blutdruck dient. Auch diese Verhältnisse haben die Menschen in früherer Zeit gewußt: Das lateinische Wort Sal heißt nicht nur Salz, sondern auch scharfer Verstand, Bewußtsein, Esprit. «Un homme salé» ist eben ein «gewitzter» Mensch. Während Natrium für die Pflanze Gift ist, bedeutet es für Tier und Mensch eine *Notwendigkeit für das Bewußtsein*. Deshalb ist das Salzbedürfnis abhängig vom «Bewußtseinsbedürfnis» – und dieses ist beim Menschen am ausgeprägtesten. Im Gegensatz zu Tieren fügt deshalb der Mensch praktisch jedem Essen Salz zu. In der Vergangenheit wurde deshalb bei schwerem Salzmangel Salz mit Gold aufgewogen.

In diesem Zusammenhang kann verständlich werden, daß die Nervenfunktion auf Natrium-Ionen basiert. Die bewußte katabole Funktion bewirkt, daß Kalium aus der Zelle austritt und Natrium eintritt. Das heißt aber nichts anderes, als daß der Astralleib den Ätherleib abbaut und partiell umwandelt, was tagsüber in der Bewußtseinsfunktion geschieht. Nachts und in der anabolen Regenerationsphase werden die Vorgänge umgekehrt: Kalium wandert in die Zelle und Natrium heraus. Diese Verschiebungen sind Ausdruck der Kalium und Natrium handhabenden Wesensglieder, des Ätherleibes und Astralleibes, die ihrerseits vom Ich und dessen Tätigkeit gelenkt werden. Dazu bedient sich das Ich des Phosphors (siehe dort). In der heutigen mechanistischen Denkweise spricht man von einer Kalium-Natrium-Pumpe, die von Phosphor «gesteuert» wird, obwohl selbstverständlich von irgendwelchen mechanischen Saug- oder Druckvorgängen keine Rede sein kann.

Dieselben Verhältnisse liegen auch bei der muskulären Aktivität vor: Durch Kontraktion wird Kali vom Muskel ausgeschieden, obwohl nicht direkt bei der Kontraktion beteiligt; diese ist primär Calcium-abhängig. Kalium wird in der Regeneration wieder aufgenommen (weniger ausgesprochen beim Herzmuskel!).

Da Schmerz ein gesteigertes Bewußtsein ist, kann verständlich werden, daß durch Schmerz Kalium freigesetzt wird, was bei längerer Dauer entsprechend zur Erschöpfung oder einem Nervenzusammenbruch führen kann.

Es wurde bereits geschildert, daß die Gallenbildung ein Ausdruck astralischen Wirkens ist. Deshalb kann es verständlich werden, daß die Gallenflüssigkeit reich an Natrium, aber arm an Kalium ist. Im Prinzip gilt dies auch für das Organ des Astralleibes, die Niere, die grundsätzlich Natrium ausscheidet und Kalium retiniert. Aus dem Gesagten können auch die Symptome von Natrium-Mangel und -Vergiftung verständlich werden: Die Nebennierenrindeninsuffizienz ist Ausdruck eines mangelnden Eingreifens des Astralleibes in die aufbauende Funktion des Ätherleibes, wodurch die Steroidbildung gestört ist (siehe S. 167 f.). So kann auch das Natrium nicht festgehalten werden, und es kommt zum Salzverlust-Syndrom mit entsprechenden Symptomen wie Hypotonie, Exsiccose und Adynamie. – Umgekehrt liegen die Verhältnisse bei einer Natriumvergiftung. Dadurch kommt es nicht nur zu einer Hypertonie, sondern im Extrem zu Krämpfen, die immer ein Ausdruck eines übermäßig bzw. falsch eingreifenden Astralleibes sind, z.B. Eklampsie bzw. EPH-Gestose.

Eine besondere Form von intrazellulärer «Natriumstauung» liegt bei der Depression vor, aber noch ausgeprägter bei *manischen* Phasen, also endogenen Erkrankungen. (Die Na-Werte im Plasma bleiben normal!) Diese Erkrankungen kann man natürlich unter verschiedenen Gesichtspunkten darstellen. An den geschilderten Natriumverhältnissen kann man jedoch ablesen, daß hier der Astralleib zu stark festgehalten, eben gestaut ist, was u.a. dazu führt, daß Schlaflosigkeit bzw. gesteigertes Bewußtsein eintritt. Damit eröffnen sich therapeutische Wege, die Natrium-Retention durch Lithium zu verdrängen (siehe unten).

Zusammenfassend kann man sagen, daß Natrium – besonders im Zusammenwirken mit Chlor als Kochsalz – für höhere Organismen ein Instrument ist, um dem Astralleib das Einwirken in den Wasserorganismus zu ermöglichen, was die Voraussetzung für höhere Funktionen wie Blutdruck, Bewußtsein u.a. ist.

Lithium

Wie sich aus der ersten Hauptgruppe des Periodischen Systems ergibt, ist dem Natrium und Kalium das Lithium «übergeordnet». Für Lithium sind keinerlei physiologische Funktionen bekannt. Wohl aber kann man es therapeutisch für die dem Biologischen übergeordneten Funktionen benützen, nämlich bei Depressionen und Manie. Hier kann es nämlich das Natrium, dem es näher steht als dem Kalium, aus der Zelle (!) verdrängen, wodurch man dem Astralleib sein Instrument entzieht. Dadurch wird der übermäßig im Körper, sogar in der Zelle, festgehaltene Astralleib befreit, was eine Bewußtseinsänderung bedeutet, wodurch sich die Depression bessern kann. Die Verdrängung des Natriums liegt auch der (symptomatischen) Anwendung von Lithium bei rheumatischen Erkrankungen zugrunde, wobei es sowohl leicht analgetisch als auch entwässernd wirkt.

* * *

Die zweite Hauptgruppe des Periodischen Systems zeigt wieder zwei Leitelemente, die Natrium und Kalium entsprechen, nämlich Magnesium und Calcium. Bereits der Name *Erdalkali* deutet an, daß diese Gruppe zwar noch eine deutlich alkalische Reaktion zeigt, aber eine stärkere Beziehung zur festen Erde besitzt, während bei der ersten Hauptgruppe die Beziehung zum Wasser im Vordergrund stand. Die Wasserlöslichkeit wird also nicht mehr so groß sein können. Die Erdbildung dieser zweiten Hauptgruppe zeigt sich in typischen Gebirgen wie Jura (Calciumcarbonat) oder Dolomit (Magnesium-Calcium-Carbonat). Diese «Erdbildung» findet auch im biologischen Bereich statt, indem bei höheren Tieren und Menschen «Steine» gebildet werden, nämlich Knochen und Zähne, die die genannten Substanzen enthalten. Dies kann man als Bild der Vergangenheit auffassen: Alle Kalkgebirge entstammen tierischen Organismen, waren also ursprünglich einmal «lebendiger Kalk», der als toter Kalk ausgeschieden wurde.

Zunächst einmal ist zu bemerken, daß Magnesium und Calcium ebenso wie Natrium und Kalium im biologischen Bereich eine unersetzliche Rolle spielen. Dabei zeigt sich praktisch dieselbe polare Beziehung wie zwischen Kalium und Natrium auch zwischen Magnesium und Calcium, obwohl Mg und Ca sich chemisch längst nicht so ähnlich sind wie K und Na.

Magnesium

Das augenfälligste Merkmal von Magnesium ist seine unabdingbare Anwesenheit im Chlorophyll. Man kann dieses geradezu als typisches organisches Magnesium bezeichnen, da sich in ihm das Wesen des Magnesiums offenbart. Die unersetzliche Funktion des Chlorophylls ist es, die Photosynthese zu ermöglichen. Dazu muß diese Substanz in der Lage sein, Licht aufzunehmen und weiterzugeben. Würde Chlorophyll das Licht behalten, so müßten die von der Pflanze erzeugten lebendigen Substanzen, also die Kohlenhydrate (Stärke), grün sein. Chlorophyll behält also das Licht nicht, sondern vermittelt es weiter an den Kohlenstoff, in dem das Licht umgewandelt wird und als Leben weiterwirkt.

Die eigentliche Bedeutung des Magnesiums liegt also in der Licht*aufnahme*. Magnesium wurde 1830 erstmals als Element dargestellt. Seitdem kann man die genannte Fähigkeit des Magnesiums benützen und demonstrieren, indem man metallisches Magnesiumband oder -pulver anzündet. Daß es nicht Wärme, auch nicht irgendeine Farbe, sondern praktisch Sonnenlicht ist, das im Magnesium verschlossen ist, kann man daran sehen, daß durch Verbrennen ein rein weißes Licht entsteht, während alle anderen Alkalimetalle und Erdalkalimetalle beim Verbrennen farbiges Licht bilden. Auch quantitativ überwiegt die Lichtausbeute bei weitem die der anderen genannten Elemente. Magnesium ist somit das geeignetste Gefäß, Licht aufzunehmen. Da Leben bzw. Ätherkräfte differenziert wirken, kann man hier sagen, daß Magnesium Träger des *Lichtäthers* ist. (Daß auch andere Element, z.B. Phosphor, Kohlenstoff und Eisen, Licht beinhalten können, ist bei den betreffenden Elementen erwähnt.)

Die Pflanzenwelt ist für die Photosynthese unbedingt auf Magnesium als Substanz des Lichtäthers angewiesen. Da dieser auch bei Mensch und Tier wirksam ist, findet man bei diesen naturgemäß Magnesium in derselben Rolle, wenn auch nicht als Chlorophyll, sondern in aufbauenden Enzymen, die ihre Bedeutung besonders in der Leber haben, aber auch überall dort, wo die Grundlage für das Eingreifen des Astralleibes vorbereitet werden soll; denn dieser braucht, um wirken zu können, die ätherische Grundlage. Der erwachsene Mensch besitzt 21 bis 28 g Magnesium, die Hälfte davon in den Knochen. Hier vermittelt es die *Form*kraft des Lichtes. Bekanntlich ist die Mineralisierung des Knochens abhängig von Licht (Rachitis), was heute ausschließlich mit dem sogenannten Vitamin D in Verbindung gebracht wird, das aber seinerseits erst durch Licht aktiviert wird (siehe S. 178). Von den inneren Organen sind besonders die Leber und die quergestreifte Muskulatur reich an Magnesium, was für die ätherischen Aufbauprozesse (Glykogenbildung, Kohlenhydratstoffwechsel) nötig ist. Etwa 35 % des gesamten Magnesiums sind an Eiweiß gebunden.

Die erwähnte Fähigkeit der Lichtaufnahme durch Magnesium, wie sie im Chlorophyll vorliegt, findet in entsprechend abgewandelter Form auch beim Menschen statt, indem magnesiumhaltige intrazelluläre Enzyme bei ATP-Reaktionen und oxydativen Phosphorylierungen beteiligt sind. In diesen Fällen wirkt das lichtätherische Magnesium mit einer anderen Lichtsubstanz, dem Phosphor, zusammen (siehe S. 326).

Die den Lichtäther anregende aufbauende Wirkung kann man darin sehen, daß bei therapeutischer Überdosierung von Magnesium Atemdepressionen und narkoseähnliche Zustände eintreten, die nicht nur zur Entspannung führen, sondern im Extrem zu Herzstillstand in Diastole, da nun die astralische Calciumwirkung, die für die Bewegung bzw. Kontraktion unerläßlich ist, antagonistisch ausgeschaltet wird.

Im übrigen steht Magnesium seit mehreren Jahren im Mittelpunkt der entsprechenden Forschungen und findet – wenigstens in Europa – immer mehr therapeutische Anwendung in organischer Form, was berechtigt ist, da die Ernährung in industrialisierten Ländern zunehmend magnesiumärmer wird – das hängt sicherlich zum großen Teil damit zusammen, daß eine starke Kalidüngung zu einer Magnesiumverdrängung führt, die sich bei den dort weidenden Tieren als Weide-Tetanie äußern kann. Selbstverständlich hat die konstitutionell zunehmende Schwäche der Ätherleiber noch viele andere Gründe.

Eine spezielle therapeutische Bedeutung hat Magnesium beim *Carcinom*, zu dessen Behandlung es schon 1944 empfohlen wurde, und zwar aufgrund des Befundes, daß in Gegenden mit magnesiumarmen Böden doppelt so viele Carcinome auftreten wie anderswo. Diese Zusammenhänge wurden vielfach bestätigt und führten zur erfolgreichen therapeutischen Anwendung. Es wurde geschildert, daß die Carcinom-Zelle reich an Kalium ist; sie ist aber auch arm an Magnesium, denn das, was der Carcinom-Zelle fehlt, ist die Gestaltung, die weitgehend über Licht verläuft, was man an den Pflanzen des Hochgebirges ohne weiteres sehen kann. Selbstverständlich ist nicht jeder Tumor allein durch Magnesium heilbar; es kommt auf den Umgang des Organismus mit der Substanz an.

In diesem Zusammenhang ist aber aufschlußreich, daß die Mistel, die von Rudolf Steiner als Heilmittel des Krebses angegeben wurde, außerordentlich magnesiumreich ist, ja als «Magnesiumparasit» bezeichnet wurde. In diesem Sinne kann man den Krebs auch als Lichtstoffwechselkrankheit bezeichnen (siehe Husemann/Wolff, Bd. 2). Dieser Anwendung nahe steht die therapeutische Anwendung von Magnesium zur Behandlung der endogenen Depression, die ebenfalls eine Lichtstoffwechselstörung ist. Daß bei der Depression dem Patienten ein inneres Licht fehlt, kann man unmittelbar erleben. Hier ist es allerdings nötig, das Magnesium an den Ort zu bringen, an dem die Substanz lichthaft oder eben lichtlos gebildet wird, und das ist die Leber. Das entsprechende Präparat ist Hepar-Magnesium, das sich in D4 als subcutane Injektion über die Leber oder D10 intravenös insbesondere bei Erschöpfungsdepressionen vielfach bewährt hat.

Calcium

Nach dem Gesagten bedürfen die höheren Tiere und der Mensch eines anderen Elementes, das die ätherisch-biologische Funktion des Aufbaues weiterführt und die Grundlage für das Eingreifen eines Astralleibes ermöglicht, der prinzipiell weit vielseitiger ist als der Ätherleib, ja in seinem Wesen polar veranlagt ist (Sympathie/Antipathie). In spezifischer Weise ist das dem Magnesium verwandte Calcium dessen Gegenspieler, entsprechend dem Verhältnis zwischen Kalium und Natrium. Die letzten beiden hatten als gemeinsamen Wirkungsort das Wasser. Für Magnesium ist das zugehörige Lebenselement das Licht. Zum Licht hat aber das Calcium keine Beziehung, ebenso wie es zur Pflanzenwelt nur eine sehr lose Beziehung hat (es gibt kalkliebende und kalkabweisende Pflanzen). In entsprechendem Sinne «gehört» Calcium zur *Erdbildung*. Ganze Gebirge bestehen aus Kalk (Jura). Von diesen weiß man, daß ihre Substanz einmal lebendig war und Ausscheidungsprodukt der Muscheltiere ist. Kalk ermöglicht die Bildung von «Erde» auch in höheren Tieren und im Menschen, nämlich als Knochen und Zähne. Erst durch diese kommen die Lebewesen wirklich auf die Erde und können sich auf ihr frei bewegen. Kalk ermöglicht dem Tierwesen, *auf die Erde zu kommen*, d.h. dem Astralleib, sich in einem irdischen Organismus zu inkarnieren.

Bei niederen Tieren wie den Gastropoden, also Schnecken, Muscheln und Tintenfischen, kann man den Eindruck haben, daß der Kalk geradezu als tödliche Bedrohung empfunden wird und sofort aus dem sehr vitalen Eiweiß nach außen ausgeschieden wird. Dadurch erhält dieses Eiweiß seine vitale und vitalisierende Komponente. Bildhaft gesprochen: Diese Tiere erleben geradezu die todbringende Wirkung der Mineralisierung und weisen sie ab. Deshalb bleibt das Eiweiß im Innern extrem vital. Sie umgeben sich mit einem *Außen*skelett, erst bei den Tintenfischen verlagert sich das Skelett, aber noch sehr oberflächlich, ins Innere. Da diese Tiere sich mit dem Kalk nicht wirklich verbinden, sondern ihn ausscheiden, kommt eine Form zustande, die charakteristisch für Kalk ist, nämlich die *Rundung*, die besonders die Mollusken kennzeichnet. Damit ist auch eine *Hohlraum*bildung gegeben, wie sie für astralisches Wirken charakteristisch ist. Studiert man diese Raumbildung bei Schnecken, so kann man sehen, daß die einwickelnde Krümmung Ausdruck mathematischer Gesetze, genauer: des Goldenen Schnittes ist. Unmittelbar erlebbar ist auch die Schönheit dieser Bildungen. Man kann sagen, sie sind Ausdruck höchster kosmischer Reinheit und Sternenweisheit. Es ist eben Sternenwirken, nämlich der Astralleib, der bei diesen Tieren unbewußt das Wesen des Kalkes offenbart. Bis zu einem gewissen Grade ist diese Rundung auch beim Menschen wirksam, jedoch nur im Schädel, in der desmoidalen Knochenbildung, bei der eine primäre Verkalkung stattfindet, die die typische Krümmungstendenz des Kalkes offenbart. Im Gegensatz dazu werden die Gliedmaßen beim Menschen durch ein gerades Prinzip der Streckung gebildet, das mit dem Licht zusammenhängt (siehe Kiesel, Phosphor, Magnesium). Dieses überlagert die Kalk-Tendenz, die im Gegensatz zu den Weichtieren und dem Kopfbereich in einem *Innenskelett* wirksam ist. Voraussetzung hierfür ist die primäre Knorpelbildung mit späterer Verkalkung (enchondrale Knochenbildung; siehe Husemann/Wolff, Bd. 1, Kapitel Die Ich-Organisation).

Selbstverständlich findet die menschliche und tierische Bildung nicht so statt, daß zuerst das Feste, der Knochen, gebildet wird, auf den dann die Weichteile aufgetragen werden, wie dies ein Techniker machen würde. Vielmehr steht am Anfang immer das Leben, aus dem das tote Mineralische ausgeschieden wird. Daß dies selbst bei der Bildung der Kalkgebirge der Fall war, wurde erwähnt. Es gilt aber auch entsprechend für die gesamte Erdbildung.

Calcium als astralische Substanz hat also nicht nur eine Beziehung zur Erde, sondern auch zum Leben. Die bevorzugte Verbindung dazu ist CO_2 als Carbonat bzw. Bicarbonat, die bereits beim Kohlenstoff erwähnt wurden. Dabei gibt der Kohlenstoff als Lebenselement die Verbindung zum Leben und Sauerstoff die Erdbindung. Bedeutsam ist hierbei, daß das Bicarbonat wesentlich löslicher ist und damit dem Leben näher steht als das Carbonat. Auf dieser Verschiedenheit beruht nicht nur die Eigenheit der Kalkgebirge, Tropfstein*höhlen* (!) zu bilden, sondern auch die Möglichkeit im menschlichen Organismus, den festen Kalk wieder zu lösen, zu verlebendigen. Dadurch ist der feste, «tote» Zustand nicht endgültig wie bei den Muscheln, die die Schale nicht mehr aufzulösen vermögen. Auf diese Weise ist bei Mensch (und höheren Tieren) die Möglichkeit gegeben, im Innern des Knochens die Spongiosa zu bilden, die die Grundlage für das Knochenmark hergibt und damit für die Überwindung des irdischen Todes.

Für Mensch und Tier bedeutet dies, daß am Anfang «lebendiger» Kalk vorhanden ist, der in Ionenform bedeutsame Aufgaben hat. In dieser Form ist er notwendig für die *Bewegung*: Ohne Calcium ist eine koordinierte Bewegung nicht möglich. Schon hypocalzämische Zustände bewirken eine Tetanie und Krämpfe, also ein «falsches» Eingreifen des Astralleibes. Der wirkliche Zugang des Astralleibes zum Muskel, dem Bewegungsorgan, geschieht über das Calcium, wobei wieder das Calcium als Instrument des Astralleibes ersichtlich werden kann.

Wenn oben gesagt wurde, daß Kalium und Natrium Instrumente sind, um den Wasserorganismus zu beherrschen, und ihre Wirkung streng nach Zellinnerem (K) und extrazellulärer Flüssigkeit (Na) unterschieden ist, so stellt die Zellmembran die Grenze dar. Und hier sind sowohl Magnesium wie auch Calcium «tätig» (Calcium «dichtet ab»). Auch diese dienen dem Ätherleib (Magnesium) und dem Astralleib (Calcium), sind aber dem Kalium und Natrium übergeordnet. So ist der Eintritt von Calcium in die Zelle durch die sogenannten Calciumkanäle weitgehend abhängig vom Magnesium in der Zellmembran. Mit anderen Worten: Die Calciumwirkung bedarf des Magnesiums als Grundlage, ebenso wie der Astralleib des Ätherleibes als Grundlage bedarf, was auch für Natrium und Kalium gilt.

Diese Verhältnisse können für die Therapie bedeutend werden: Wenn z.B. einem Menschen bei einer Kropf-Operation die Nebenschilddrüsen irrtümlich entfernt wurden, kann er an den erwähnten tetanischen Zuständen leiden. Dann kann der Astralleib nicht richtig in das Blutsystem eingreifen und versucht deshalb, über das Nervensystem Zugang zu gewinnen. Deshalb kommt es zu Kopfschmerzen und Kontraktionen, die sich dann auch in peripheren Durchblutungsstörungen äußern können. Insgesamt wird der Mensch «nervös», übererregt. Durch Substitutions-Gaben von löslichem Calcium (am raschesten intravenös) gibt man dem Astralleib ein Instrument, in das Blut einzutauchen, wodurch er vom Kopf losläßt (Calcium «beruhigt») und es zu einer verstärkten Durchblutung der Peripherie kommt. Daraus kann deutlich werden, daß Calcium eine deutliche Beziehung zum Blut und Stoffwechsel hat, aber auch zum Gliedmaßensystem, was bei seiner Bedeutung für Bewegung und Knochen geschildert wurde.

Ist bei einem Menschen der Astralleib grundsätzlich mehr im Stoffwechsel-Gliedmaßen-System inkarniert, dann ist die Konstitution so, daß der Stoffwechsel und die Gliedmaßen vorherrschend sind, was eher dem pyknischen Habitus entspricht und von den Homöopathen als Calcium-Carbonicum-Typ seit langem beschrieben wird. Ein solcher Mensch ist gut mit der Erde verbunden.

Beim Menschen wird allerdings die Bildung von Calciumcarbonat in den Knochen überlagert durch die Bildung von Calciumphosphat, das sogar kristallin als Apatit auftreten kann. Auch Magnesiumcarbonat findet sich im menschlichen Knochen. Mit Hilfe dieser zwei Lichtelemente Magnesium und Phosphor (und Kiesel, siehe unten) hat der Mensch die Möglichkeit, im Knochen das gestreckte Lichtprinzip so wirken zu lassen, daß die Extremitäten gerade gebildet werden und die dem Calcium immanente Rundung dort überwunden ist, wohl aber im Kopfbereich zu finden ist.

Halogene

Von den bisher behandelten Elementen der ersten und zweiten Gruppe des Periodischen System sind nur K, Na, Mg und Ca lebenswichtig. In der dritten Gruppe, den *Erdmetallen*, findet sich kein wirklich lebensnotwendiges Element. Offenbar sind diese Elemente durch ihren Erdcharakter zu weit vom Leben, das sich ja zwischen Kosmos und Erde entfaltet, entfernt. Lediglich im pathologischen Bereich kann das Erdmetall Aluminium neuerdings eine Rolle bei der Alzheimerschen Erkrankung (siehe unter Fluor) spielen.

Es wurde erwähnt, daß die Alkalimetalle naturgemäß alkalisch reagieren. Den Alkalibildnern stehen die Säurebildner polar entgegen. Diese wurden als Nicht-Metall-Oxyde dargestellt (siehe S. 66). Geht man jedoch vom Periodischen System der Elemente aus, so zeigt sich, daß polar zu der ersten Gruppe auf der anderen Seite die siebente Gruppe steht, die die sogenannten *Halogene* umfaßt. Daß dieser Name («Salzbildner») ganz einseitig ist, wurde erwähnt, denn die Salzbildung geschieht aus Alkali- *und* Säure-Elementen.

Tatsächlich sind die Halogene *Säurebildner*, obwohl sie kein Oxyd sein müssen. Die bisher genannten Säuren wurden so geschildert, daß sie aus der Oxydation eines Nichtmetalls und Wasser entstanden sind; sie basieren auf dem Radikal bzw. Ion $-CO_3$, $-COOH$, $-SO_4$, $-PO_4$ usw., das heißt, die Säurewirkung ist sogar an «viel Sauerstoff» gebunden. Daß auch diese Bezeichnung völlig einseitig ist, wurde dargestellt, denn die Alkalität basiert auf dem -OH-Ion, das auch Sauerstoff enthält.

Bei den Halogenen treten nun Säuren auch *ohne* Sauerstoff auf (HF, HCl, HBr, HJ). Während in der ersten Gruppe des Periodischen Systems die Alkalität mit steigendem Atomgewicht (nach unten) zunimmt und im Cäsium ein Maximum erreicht, nimmt polar dazu der Säure*charakter* der Halogene mit abnehmenden Atomgewicht (nach oben) zu und erreicht im HF ein Maximum an Agressivität.

Es ist offensichtlich, daß der Säurecharakter zum Nicht-Metall gehört. Demnach sollten die sogenannten Halogene richtiger *die eigentlichen Säurebildner* heißen.

Nun wurde der Sauerstoff dem Wesen nach als typische Erdensubstanz bezeichnet. Demnach sollten die Halogene gar nicht wirklich auf der Erde sein, da sie sich selten mit dem Sauerstoff verbinden. Zwar gibt es mehrere verschiedene Stufen bei den Verbindungen von Sauerstoff und Chlor, die eigentlich durch Sauerstoff erheblich gesteigerte HCl sind, wie ClOH (unterchlorige Säure), ClO_3H (Chlorsäure, Salze = Chlorate), ClO_4H (Überchlorsäure, wohl die stärkste Säure überhaupt, da stärker ionisiert als andere Säuren gleicher Konzentration; Salze = Perchlorate). Viele dieser Sauerstoffverbindungen – aber nicht alle – sind starke Oxydationsmittel, bringen also die Verbindung intensiv auf die Erde. Vielmehr offenbart sich das Wesen der Halogene am deutlichsten in der sauren Form, d.h. der Verbindung mit *Wasserstoff*, dem kosmischen Wärmestoff; denn die Wasserstoff-Ionen-Konzentration bestimmt den sauren Charakter einer Substanz. Es wurde bereits ausführlich dargestellt, daß alkalische Reaktion einen Hinweis auf ätherisches Wirken gibt, saure Reaktion dagegen astralisches Wirken ausdrückt. Danach wären die Halogene Substanzen, deren sich der Astralleib bedient, was sich auch aus den Differenzierungen zeigen läßt. Ihr geistiger Bezug, ihre eigentliche Heimat ist die Sternenwelt (astra), genauer der Tierkreis, nicht die Planeten. Die mangelnde Beziehung zum Sauerstoff allein besagt aber noch nicht, daß sie nicht wirklich auf der Erde sind, sondern zeigt nur, daß sie nicht erd-*bildend* tätig sind; es gibt keine Halogen-Gebirge! Wohl aber zeigt bereits ihre starke Säurebildung ihre konzentrierte astralische Tätigkeit; dieser Zusammenhang wurde im ersten Kapitel ausführlich dargestellt. Während die Erdalkali- und Erdmetalle *substantiell* erdbildend tätig sind, ist die Erdbeziehung der Halogene *funktionell, dynamisch*; sie repräsentieren Erden*kräfte*, können deshalb auch ohne Sauerstoff «oxydieren». Daraus kann verständlich werden, daß sich ihre Wirkung vor allem auf den geistig-seelischen Bereich erstreckt: Sie besitzen eine ausgesprochene Beziehung zu *beseelten* Wesen, d.h. dem *astralischen* Leben auf der Erde, das sie, ihrem astralischen Charakter entsprechend, *abwandeln* und differenzieren, was zu zeigen sein wird.

Bedeutsam ist auch die Tatsache, daß elementares Fluor und Chlor reine Gase sind und somit zur Luftregion gehören. Lediglich Jod ist bei Zimmertemperatur fest, zeigt aber trotzdem eine ganz charakteristische Beziehung zur Luft (Sublimation, siehe unten), während Brom außer Quecksilber das einzige flüssige Element ist (allerdings auch schon Halbgas bei Zimmertemperatur).

Der Vielzahl der grundsätzlich alkalisch wirkenden unedlen Metallen der ersten bis dritten Gruppe des Periodischen Systems stehen hier lediglich vier Elemente als Säurebildner gegenüber, nämlich Fluor, Chlor, Brom und Jod, von denen sich wiederum Jod und Fluor polar zueinander verhalten.

Jod

Das Jod ist das am längsten bekannte Element der Halogene. Sein Hauptcharakteristikum ist, daß es das Element mit der höchsten Ordnungszahl und damit das *schwerste* Element ist, das sich in einer physiologischen Funktion bei höheren Organismen findet, ja daß es eine Drüse gibt zur speziellen Anreicherung mit diesem Element, nämlich die Schilddrüse. Diese enthält bis zu 20 % des Gesamtgehaltes des Organismus an Jod, was eine enorme Konzentration in der relativ kleinen Schilddrüse gegenüber anderen Organen bedeutet.

Jod ist ein seltenes Element, wenn auch weit verbreitet; es ist z.B. wesentlich seltener in der Erdrinde zu finden als Brom. Dennoch wurde Jod schon 1811 – unabsichtlich – entdeckt, da es sich durch die typische violette Färbung des entweichenden Dampfes bei der Sodagewinnung zu erkennen gab. (Das häufigere Brom wurde erst vierzehn Jahre später entdeckt.)

Ein charakteristisches Phänomen von Jod ist, daß es im elementaren Zustand in fester Form auftritt. Erhitzt man es, so wird es nicht wie andere Elemente oder Substanzen zunächst flüssig und danach gasförmig. Jod sublimiert, d.h. es geht unmittelbar von dem festen in den gasförmigen Zustand über, überspringt also die flüssige Phase. Jod ist auch kaum wasserlöslich; wohl aber kann das zum Wasser gehörende Kalium vermitteln. Kaliumjodid ist nicht nur löslich, sondern ermöglicht auch die Löslichkeit von elementarem Jod (Jod-Jodkali-Lösung = Lugolsche Lösung). Man kann diese Verhältnisse so auffassen, daß Jod sehr wohl eine irdische Substanz ist, aber seinem Wesen nach zu dem gasförmigen Zustand, der Luft, strebt, die seit alters her als Ort der Seele empfunden wurde. Dies ist ein anderer Ausdruck der oben bereits erwähnten Zusammenhänge, daß Jod ein Instrument des Astralleibes ist und diesen tief (Schwere) in den physischen Organismus eingreifen läßt.

Bekannt und viel benutzt wurde Jod als Desinfektionsmittel, gelöst in Alkohol als Jodtinktur. Dies zeigt, daß das Jod für den Menschen und höhere Tiere wenig giftig ist, jedoch das unorganisierte Leben der Bakterien vernichtet. Dies ist aus deren Wesen verständlich, da Mikroorganismen eine ungeordnete Vitalität besitzen, die nicht weitergeführt werden kann, während Jod in einem höheren Organismus auf dessen ätherische Substanzen eine «verbrennende» Wirkung ausübt und gerade in der *Umwandlung der Vitalität* wirksam ist.

Auf organischer Ebene kann man diese Verhältnisse deutlich sehen, wenn ein Kind ohne Schilddrüse geboren wird (Kretinismus) oder die Schilddrüse wegen eines Kropfes total entfernt wird, was in den Anfängen der Chirurgie öfters gemacht wurde. Diese Kinder bzw. Erwachsenen zeigen ein eigenartiges Verhalten: Beim Kretin ist das ganze Gewebe wäßrig und «lebendig», zeigt aber keine Entwicklung, d.h. der Ätherleib und physische Leib werden vom Astralleib nicht durchgestaltet; die Metamorphose unterbleibt auf organischer Ebene auf Dauer ebenso wie die Umwandlung der Bildekräfte in Bewußtseinskräfte. Diese Menschen demonstrieren geradezu ein rein vegetatives Leben, wie es der Pflanze adäquat ist. Sie können aber kein seelisch-geistiges Leben entfalten, da der Astralleib nicht zur Wirksamkeit kommen kann. Sein Eintrittsort in den Stoffwechsel, die Schilddrüse, ist nicht vorhanden, somit besteht keine Möglichkeit, eine immaterielle Wirkung zu materialisieren, was immer in den Hormonen vorliegt, die früher treffender Botenstoffe genannt wurden. Die entsprechende Substanz hier ist das Thyroxin, das erst durch drei (3, 5, 3-Trijodthyronin) bzw. vier Jod (Thyroxin) seine spezifisch umwandelnde Wirkung erhält (siehe S. 242). Aber auch im umgekehrten Fall, bei der Symptomatik der Hyperthyreose bzw. des Morbus Basedow, wird eine entsprechende Veränderung erkennbar, indem mit dem spezifisch gesteigerten Abbau zugleich ein gesteigertes Bewußtsein verbunden ist.

Es ist charakteristisch, daß die vier Jod an den aromatischen Ringen ansetzen, wodurch der astralische Impuls noch verstärkt wird. Diese tief in den Stoffwechsel hineinführende Umwandlung und Weiterführung ätherischer Kräfte durch den Astralleib bewirkt eine Umgestaltung des gesamten Organismus.

Dies läßt sich durch einen schon lange bekannten Versuch eindrucksvoll zeigen: bei der physiologisch ablaufenden Umwandlung der Kaulquappe zum Frosch. Füttert man den Kaulquappen Schilddrüsensubstanz, so wird die Entwicklung wesentlich beschleunigt. Dabei handelt es sich also nicht nur um eine Reifung, wie sie für die Ringbildung als typisch geschildert wurde, sondern um einen viel tieferen Eingriff, der an die spezifische organische Jodbindung gebunden ist. Dadurch kommt es zum wahren Gestaltwandel, zur Metamorphose (μετά = danach, hinterher; μορφή = Gestalt; wörtlich also «nach-Gestalt»), dem Umbau der ätherisch wäßrigen Kaulquappe in den festen, luftigen Frosch, was schrittweise zu beobachten ist. Diese Entwicklung bedeutet zugleich den Schritt vom Wasser aufs Land und in die Luft (Amphibien = in beiden lebend). Damit verbunden ist auch eine Stoffwechseländerung: Die Ausscheidung von Ammoniak bei der Kaulquappe wird nunmehr umgewandelt in die Ausscheidung von Harnstoff beim Frosch. Zugleich findet der Übergang von der Kiemen- zur Lungenatmung statt und die Ausbildung von Extremitäten anstelle des Schwanzes. Damit, d.h. durch Jod – im weiteren Sinne die Halogene – ist überhaupt erst die Entwicklung höheren Lebens in einem biologischen Organismus möglich geworden.

Therapeutisch wurde und wird Jod auch zur Behandlung des Kropfes angewandt, was anscheinend schon vor ca. 3000 Jahren praktiziert wurde, indem zu diesem Zweck Meeresalgen benutzt wurden, von denen man heute weiß, daß sie jodhaltig sind. Die Vergrößerung der Schilddrüse zum Kropf ist der frustrane Versuch, mehr Jod zu binden. Durch die Fähigkeit des Jods, leicht zu sublimieren, geht es von den am Meeresrand trocknenden Algen, die aus dem Meer Jod aufgenommen haben, über in die Luft und wird dadurch weit verbreitet – naturgemäß weniger in meeresfernen Gebieten, weshalb dort die Kröpfe häufiger auftreten. Doch wird die Kropfbildung entscheidend auch von anderen Faktoren überlagert.

Durch viele Jahrzehnte war Kaliumjodid (KJ) als hochwirksames Expectorans bzw. Mycolyticum in Gebrauch (z.B. 10%ig; 3 x 10–15 Tropfen). Die Wirkung dürfte auf einer astralischen Durchgestaltung des ätherisch-wäßrigen Schleimes beruhen. Auf derselben Ebene liegt auch die bewährte Anwendung von Jod als Antiskleroticum, indem atheromatöse Ablagerungen abgebaut werden. Jod galt durch viele Jahrzehnte als «die Medizin der alten Leute» (Jodbäder als «Jungbrunnen»).

Brom

Das herausragende Phänomen ist die Tatsache, daß Brom das einzige bei Zimmertemperatur flüssige Nicht-Metall ist (Schmelzpunkt – 7,2 °C; Siedepunkt 58,8 °C). Es ist ebenso wie Jod sehr weit verbreitet, u.a. im Meerwasser, und findet sich zusammen mit Jod in den entsprechenden Pflanzen wie dem Seetang. Interessant ist, daß besonders die Hülsenfrüchte Brom akkumulieren. Auch von diesem Gesichtspunkt aus ist es aufschlußreich, daß griechische Philosophenschulen ihren Schülern den Genuß von Bohnen und Erbsen verboten haben. Dies kann man zwar durch die erwähnte Bildung von Methan «erklären», jedoch könnte den Menschen früher als unmittelbares Erlebnis der Eindruck entstanden sein, daß diese Pflanzen eine dumpfmachende Wirkung haben. Die heutige Frage, worauf dies beruht, war den Menschen damals fremd. Schließlich war ihnen ja auch Methan unbekannt. Sie empfanden noch das übergeordnete Wesen der Pflanze, unabhängig von der Substanz.

Bald nach seiner Entdeckung 1825 erhielt Brom den Namen aus dem Griechischen *bromos* = Gestank, und bereits zehn Jahre später bemerkte man die «beruhigende» Wirkung der Bromsalze, besonders des Kaliumbromids. Deshalb war «Brom» durch Jahrzehnte der Inbegriff eines Beruhigungs- und Schlafmittels. In der Folge wurde entdeckt, daß durch die dazumal recht häufige und kräftige Dosierung Brom im Gehirn angereichert wird, besonders in der Hypophyse, in der es sogar physiologisch vorzukommen scheint. Die bei dieser Medikation oft bewirkte Brom-Akne war eine Begleiterscheinung der Therapie.

Die Bewußtseinsdämpfung durch Brom beruht darauf, daß Brom dem Chlor chemisch sehr ähnlich ist (ähnlich wie Kalium und Natrium bzw.

Magnesium und Calcium einander ähnlich sind). Bei einem relativen Überangebot verdrängt in höheren Lebewesen Brom das Chlor, während in der Chemie aus einer Lösung das Brom stets durch Chlor verdrängt wird, letzteres also «stärker» ist. Aus der Phänomenologie der Bromwirkung ist also ablesbar, daß Brom das Eingreifen des Astralleibes über das Chlor und damit das Entstehen des Bewußtseins verhindert. In diesem Zusammenhang wäre auch zu verstehen, daß Brom in der Hypophyse physiologisch ist, da diese übergeordnete Drüse des Ätherleibes von astralischen Bewußtseinseinflüssen bewahrt bleiben muß.

Technisch wird Brom in der photographischen Industrie benutzt, da die Lichtempfindlichkeit von Silberbromid wesentlich höher liegt als die anderer Silbersalze. Für die technische Herstellung von Filmen ist die Unlöslichkeit (die Körnigkeit) entscheidend, weshalb vor allem Brom-, jedoch auch Jodsilber zur Verwendung kommen (bezüglich der Löslichkeit siehe die Tabelle unter Fluor). Auch Natrium wurde als Instrument des Astralleibes geschildert, jedoch wirkt dieses ausgesprochen im wäßrigen Bereich, wozu Jod gerade keine Beziehung hat. Thyroxin wirkt eher entwässernd. Die Verschiedenheit der Instrumente des Astralleibes zeigt nur dessen Vielseitigkeit.

Chlor

Chlor dürfte das bekannteste der vier Halogene sein. Schließlich ist in der Natur seine häufigste Verbindung das Natriumchlorid, das für die Menschen unentbehrlich ist. Es wurde bereits darauf hingewiesen, daß dieses als «das Salz» schlechthin empfunden wurde und daß die Wirkung von Salz auf das Bewußtsein im Altertum bekannt war.

Bereits aus dem Vorkommen ist ersichtlich, daß Chlor und Natrium «zusammengehören», obwohl man heute weiß, daß sie in Lösung als Ionen getrennt fungieren. Daß Natrium eine Wesensbeziehung zum Wasser hat, wurde dargestellt. Diese gilt gewiß auch für das Chlor, doch ist es eigentlich müßig, die zwei zu trennen. Trotzdem ist es offensichtlich, daß die Bewußtseinskomponente des Salzes mehr auf dem Chlor als dem Natrium beruht: Die Bewußtseinseinschränkung ist durch Natriumbromid (fast) genauso gut möglich wie durch Kaliumbromid, während umgekehrt Kaliumchlorid keinerlei erkennbare Wirkung auf das Bewußtsein, wohl aber auf den Wasserhaushalt ausübt.

Es wurde erwähnt, daß die Halogene auch ohne Sauerstoff Säurebildner sind. Darüber hinaus ist Chlor auch ein starkes Oxydationsmittel, benimmt sich also fast wie Sauerstoff, obwohl es ihn nicht enthält. Deshalb kann man es auch zum Bleichen benutzen. Bekannt ist in der praktischen Anwendung seine bereits beim Jod erwähnte bakterizide Wirkung, die aber für alle elementaren Halogene gilt. – Als billigstes und relativ harmloses Halogen benutzt man chlorabgebende Verbindungen zur Chlorierung, d.h. zur Keimabtötung in Trinkwasser, Schwimmbädern und so weiter.

Während Chlor in mineralischer, ionisierter Form als Bestandteil des Kochsalzes völlig harmlos – genauer: zwar nicht lebens-, wohl aber bewußtseinsnotwendig – ist, ändert sich dies vollständig, wenn Chlor sich mit organischer Substanz direkt verbindet.

Bereits die einfachste Verbindung von Chlor mit Kohlenstoff, der Tetrachlorkohlenstoff CCl_4, ist giftig, und zwar lebertoxisch. Er fand mit ähnlichen Verbindungen vielfach als billiges Fettlösungsmittel Anwendung im sogenannten Fleckwasser.

Sofort wird man aber mit einem Widerspruch konfrontiert. Ersetzt man nämlich zwei Chlor des Tetrachlorkohlenstoffs durch zwei Fluor, so müßte die Substanz, das Dichlordifluormethan, noch giftiger sein, da Fluor noch weit aggressiver ist als Chlor. Das Gegenteil ist jedoch der Fall. Diese Substanz ist für Mensch und Tier nur gering toxisch und fand deshalb unter der Bezeichnung *Frigen®* als Treibmittel in Spraydosen, Kältemittel für Kühlschränke usw. durch Jahrzehnte eine umfangreiche Anwendung. Erst seit 1974 ist bekannt, daß diese und ähnliche Verbindungen in der Stratosphäre photolysiert werden und weitgehend für die Zerstörung der Ozonschicht verantwortlich sind. Die «Giftigkeit» zeigt sich also erst zeitlich und örtlich versetzt.

Allerdings kann man die Wirkung von Tetrachlorkohlenstoff und anderen chlorierten Kohlenwasserstoffen mit Recht auch so verstehen, daß diese Substanzen als gute Fett-Lösungsmittel die fettabhängigen Prozesse verunmöglichen. Diese spielen eine wesentliche Rolle in der Leber und im Nervensystem. Darauf beruht nicht nur die Lebertoxizität der chlorierten Kohlenwasserstoffe, sondern auch ihre das Bewußtsein aufhebende Wirkung durch die Blockierung der Nervenfunktion, wie sie z.B. im Chloroform ($CHCl_3$, Trichlormethan) als Narkosemittel Anwendung fand. Heute werden mehr oder weniger alle organischen Lösungsmittel in der Drogenszene zum Kurzrausch benutzt. Bei längerer Anwendung kommt es naturgemäß zur Auflösung bzw. Zerstörung der Nervensubstanz.

Zwischen biologischer Harmlosigkeit und Giftigkeit gibt es zahllose Übergänge, z.B. *DDT*, dessen Giftigkeit sich zunächst nur auf das Insektenreich erstrecken sollte und deshalb weltweit eingesetzt wurde (und z.T. noch wird). Wie die meisten organischen Chlorverbindungen ist es sehr beständig, kann also in der Natur nicht abgebaut werden und findet sich weitverbreitet in Boden, Tier und Mensch, besonders im Fettgewebe, wobei eine Bioakkumulation vorliegt, also Weitergabe und Anreicherung in der Nahrungskette mit den ökologischen

Folgen. Dies führte dazu, daß sich DDT nunmehr im Fett praktisch sämtlicher Tiere einschließlich der Pinguine der Antarktis findet, zu denen es durch eine lange Nahrungskette gelangt. Obwohl nicht direkt giftig, werden indirekt, d.h. bei langer Einwirkung verschiedene Funktionen bzw. Enzyme blockiert, z.B. bei Vögeln die Eischalenbildung, so daß die Fortpflanzung gefährdet oder verhindert wird.

Noch weit verträglicher als DDT und universell anwendbar schien zunächst eine andere Chlorverbindung, die Polyvinylchloride *(PVC)*. Aus diesen wurden nahezu unbegrenzt verschiedene Kunststoffe hergestellt (Hart-PVC und Weich-PVC, aus denen ein Großteil der technischen Produkte besteht). Als besonderer Vorteil gilt die Haltbarkeit und Unempfindlichkeit gegen Witterung, Chemikalien, Alterung und so weiter. Auch hier zeigt sich die Problematik erst nach längerer Zeit bei der «Entsorgung». Diese Produkte sind biologisch nicht abbaubar, bleiben also für Jahrzehnte unverändert oder erzeugen bei der Verbrennung Salzsäure und andere hochtoxische Chlorverbindungen wie Dioxin.

Eine sprunghafte Entwicklung von chlorhaltigen oder durch Chlor möglich gewordenen synthetischen Produkten führte seit Anfang der dreißiger Jahre dazu, daß derzeit ca. 11000 chlororganische Verbindungen auf dem Markt und im Gebrauch sind, bei steigender Tendenz. Diese Entwicklung beruht auf der Reakionsfreudigkeit des elementaren Chlors oder verschiedener hochaktiver organischer Zwischenprodukte, wie z.B. Phosgen. Dabei entsteht das Problem der mehr oder weniger gelungenen «Zähmung» der Giftigkeit und Aggressivität bis hin zu höchster Toxizität. Diese liegt im *Dioxin* vor. Es gibt viele isomere Dioxine, von denen das 2,3,7,8-Tetrachlordibenzodioxin (TCDD) die bisher giftigste synthetisierte Substanz ist (Soveso-Gift). Auch Dioxin ist sehr beständig, deshalb gilt das für DDT Gesagte auch hier: weltweite Verbreitung, Anreicherung in der Nahrungskette und bei genügend langer Einwirkung Störungen der Fertilität und des Immunsystems. Die Problematik der chlororganischen Verbindungen ist bekannt, ohne daß daraus ausreichende Konsequenzen gezogen werden.*

Zwei chlorierte ähnliche Ringbildungen mit unterschiedlicher Wirkung seien noch erwähnt, da sie von praktischer Bedeutung sind: Das Hexachlorcyclohexan $C_6H_6Cl_6$ (Lindan®) wurde schon 1852 erstmals hergestellt, doch hat man seine insektizide Wirkung erst 80 Jahre später entdeckt (was in entsprechender Form auch für DDT gilt, das schon 1874 synthetisiert wurde). Es findet Anwendung gegen Läuse und Milben (Scabies), während das Hexachlorbenzol C_6Cl_6 fungizid wirkt. Pikanterweise hat es einen leicht östrogenen Effekt.

* Siehe dazu *GEO* 1996, Nr. 10, S. 150 ff.; *Kunststoffe*, 80, 1990, S. 1072 – 1075; HCl-Emmissionen aus der Müllverbrennung und PVC, VKE, Frankfurt am Main 1986; Tötsch und Gaensslen: PVC – Zur Umweltrelevanz eines Standardkunststoffes, TÜV Rheinland, 1990.

Man kann also durchaus sagen, daß alle organischen Chlorverbindungen lebensfeindlich sind; doch läßt sich im vorhinein nicht sagen, in welchem Bereich und wann die Giftigkeit auftritt. Allerdings wurden in den letzten Jahren quasi als Kuriosum in Pilzen, Fröschen und verschiedenen Lebewesen organische Chlorverbindungen in geringen Mengen gefunden, so das 2-Cl-4-Nitrophenol. Dies ist zunächst ein Kuriosum, dessen Bedeutung (Entgiftung?) sich erst durch genaueres Studium erschließen wird.

Weshalb ist das Chlor in Verbindung mit Kohlenwasserstoffen, also in organischer Bindung, so unheilvoll, während es in ionisierter, anorganischer Form als Bestandteil des Kochsalzes harmlos ist?

Dies kann man so verstehen, daß durch die organische Bindung der prinzipiell abbauende Astralleib (Chlor) direkt in den Ätherleib (Kohlenstoff) eingeschaltet wird, so daß dieser *unmittelbar* abgebaut und zerstört wird, ohne daß eine Umwandlung in Bewußtsein möglich ist, wie dies durch organisches, spezielles Jod (Thyroxin) geschehen kann. In der organischen Form wirkt der prinzipiell abbauende Astralleib so, daß der Ätherleib herausgelöst wird. Wird aber der Ätherleib herausgelöst aus dem physischen Leib, so ist dieses identisch mit dem Eintritt des Todes. Grundsätzlich ist Chlor wesentlich aggressiver als Brom oder gar Jod.

Fluor

Von dem am längsten bekannten, häufigsten und meist benutzten Halogen, dem Chlor, scheint es nur ein kleiner Schritt zu sein zum letzten Halogen, dem Fluor. Dieser Schritt ist jedoch so groß, daß er praktisch alle Dimensionen sprengt! Deshalb gelten die meisten beim Chlor erwähnten Verhältnisse in gesteigertem Maße beim Fluor. In ihm ist das Halogenwesen auf die absolute Spitze getrieben. Zwar benutzte der Alchimist Basilius Valentinus bereits den Namen Fluor, meinte jedoch damit den Flußspat (Calciumfluorid), der deshalb so heißt, weil er verhältnismäßig leicht bei metallurgischen Prozessen die Schmelze zum Fließen bringt (*fluere* = fließen). Sehr aufschlußreich kann die Entdeckungsgeschichte des Elementes Fluor sein. Zwar wurden bereits Anfang des 18. Jh. die Flußsäure, also HF, und deren Salze hergestellt, jedoch entzog sich das Element Fluor weiterhin der Entdeckung. Viele Forscher wurden das Opfer ihres Bemühens, die in der Wirkung bereits erkannte «hochaggressive Substanz» zu isolieren; Vergiftungen, Leiden, ja Tod der Forscher waren die Folge des Ringens um die Isolierung von elementarem Fluor. Sie gelang erst 1886 durch Elektrolyse und mußte unterhalb von minus 23 °C durchgeführt werden. Auch heute noch ist die Elektrolyse praktisch das einzige Verfahren zur Herstellung von elementarem Fluor. Wenn man zu einem anthropomorphen Bild dieser Tatsachen greifen will, so kann man sagen, daß es sich mit allen Mitteln seiner Entdeckung entzogen hat; sein Wesen sollte nicht offenbar werden.

Inzwischen ist Fluor ausführlich studiert und findet eine zunehmend umfangreiche Anwendung. Dabei zeigte sich, daß es so gut wie in jeder Hinsicht ins Extrem übersteigerte Eigenschaften aufweist und somit das stärkste und zugleich gefährlichste Element ist. Aus der Vielzahl der extremen Reaktionen können nur einige erwähnt werden, die aber das Wesen beleuchten. Es soll deshalb im folgenden versucht werden, von einem völlig anderen Gesichtspunkt aus einen Zugang zum Fluor, seinem Auftreten, seinen Eigenschaften und seiner umfassenden Bedeutung für die Ganzheit des Menschen (nicht nur für den Zahn) und evtl. therapeutische Anwendung zu gewinnen. Während man für Jod, Brom und Chlor sagen kann, daß sie zwar nicht sehr häufig, wohl aber weit verbreitet auf der Erdoberfläche, also der Region des Lebens, sind, so kann man vom Fluor sagen, daß es dort selten auftritt, wohl aber konzentriert an wenigen Stellen und in tieferen Schichten der Erdkruste zu finden ist. Es gibt wenige, relativ stark fluorhaltige Mineralquellen. Diese kommen aus größeren Tiefen der Erde.

Das häufigste natürliche Vorkommen ist das *Fluorit*, die Calciumverbindung CaF_2, oft als Begleiter von Quarzgestein. Auch dieses findet man meist nicht gerade an der Erdoberfläche. Es ist charakteristisch, daß Fluorit sehr schöne und auch große Kristalle bildet, auf deren Bedeutung schon ausführlich eingegangen wurde. In erster Linie handelt es sich um Würfel, die ein Bild der Erde sind; es kann aber auch als Oktaeder auftreten, der das Würfelelement auf höherer Ebene darstellt. In diesem Zusammenhang ist interessant, daß nur Calciumfluorid unlöslich ist, während Calciumchlorid, -bromid und -jodid alle leicht löslich sind.

Eine Besonderheit innerhalb des natürlichen Vorkommens ist *Kryolith* (Eisstein, Na_3AlF_6), der sich im Südosten von Grönland in großen Mengen fand, aber inzwischen für die Aluminiumgewinnung ausgebeutet ist. Fluor tritt hier konzentriert in der Polargegend auf, der Region der ewigen Kälte ohne Leben. Dem entspricht, daß extrem reich an Fluor der Krill ist. Dies ist das sogenannte tierische Plankton. Dabei handelt es sich in erster Linie um kleine Krebstiere, die ausschließlich in Polarmeeren, also extrem kalten Bereichen, leben. Sie bilden die Nahrungsgrundlage für Bartenwale, Pinguine, Robben und andere. Im Krill reichert sich extrem viel Fluor im Skelett an, also der definitiv toten Substanz (bis 4 g/kg Trockengewicht), nicht im Fleisch (siehe Wolff, Merkurstab 1990, S. 198).

Eine unübersehbare Signatur von Fluor zeigt sich also in seinem natürlichen Auftreten: die Bevorzugung von Erden*tiefen* und extremer *Kälte* sowie die «Wahlverwandtschaft» zu dem *Erd*alkali *Calcium* und dem *Erd*metall *Aluminium.*

Wenn bei der Besprechung der ersten Gruppe des Periodischen Systems, den Alkalimetallen, gesagt wurde, daß deren Vertreter ausgesprochen unedel sind, da sie sich eben vehement z.B. schon mit Wasser verbinden, so gilt dies entsprechend in noch stärkerem Maße für Fluor, das an der Spitze der Halogene steht und eine Polarität zu den Alkalimetallen bildet (die größte Polarität ist somit die zwischen Fluor und Cäsium). Insofern ist Fluor das *typischste Nichtmetall.*

Fluor verbindet sich fast mit allen anderen Elementen und tritt deshalb auch nicht elementar auf. Diese Verbindungen verlaufen infolge des eminenten Energiepotentials meistens geradezu aggressiv. Fluor greift sogar die sonst völlig reaktionslosen Edelgase (außer Helium!) an und verbindet sich mit Krypton, Xenon und Radon zu deren Fluoriden. Es reißt auch Chlor an sich und bildet mit ihm die hochenergetischen Tri- und Pentafluoride. Ja, es verdrängt in heißem Wasser den Sauerstoff, wodurch die groteske Situation entsteht, daß durch diese «Verbrennung» Sauerstoff frei wird, wobei HF, die höchst aggressive Fluorwasserstoffsäure, gebildet wird. Fluor ist das *stärkste Oxydationsmittel* und kann dadurch den Sauerstoff selbst aus der Verbindung mit Wasser verdrängen. Außerdem gibt es in vielseitigem Verhältnis Verbindungen mit Stickstoff und mit Kohlenstoff. Fluor ist also in keiner Weise «wählerisch» in bezug auf seine «Partner», jedoch kann es als reaktionsstärkstes Element alle anderen verdrängen bzw. bezwingen.

Auffallend ist die bei sonst keinem Element sich findende Reaktion mit reinem *Kohlenstoff*: Unter Wärmeentwicklung bis zum Glühen bildet sich Tetrafluormethan CF_4. *Alle* Kohlenwasserstoffe, aber auch andere Kohlenstoffverbindungen werden durch Fluor unter extremer Wärmebildung zerstört, wobei nur HF und CF_4 entstehen.

In letzter Zeit haben relativ neue Kohlenstoff-Fluor-Verbindungen im praktischen Leben große Bedeutung gewonnen: *Teflon* ist eine dem Polyäthylen entsprechende Verbindung, bei der aber *alle* Wasserstoffatome durch Fluor ersetzt sind. Die praktische Anwendung erfolgt z.B. in der Beschichtung von Bratpfannen mit den bekannten außerordentlich praktischen Eigenschaften: Braten ohne Fett; nichts bleibt hängen; leichte Reinigung. Auch andere *Fluorcarbone*, besonders Polytetrafluorethylene (PTFE), finden als Chemiefasern umfangreiche Anwendung, da sie leicht sind, ausgezeichnet Wärme isolieren, Feuchtigkeit abweisen und von Säuren nicht angegriffen werden. Außerdem bleiben diese Werkstoffe temperaturunabhängig elastisch und verspröden nicht bei Kälte; sie sind temperaturbeständig von – 240 ° bis + 270 °C. Daraus ergeben sich ganz hervorragende Eigenschaften z.B. für Textilien und Schuhe, die unter geschütztem Namen im Handel sind, z.B. Gore-Tex® (Jahresproduktion an PTFE 1990 weltweit 42500 t, steigend).

Damit entstehen aber auch bislang kaum beachtete Probleme: Die nahezu unbegrenzte Unzerstörbarkeit dieser Chemiefaser widersetzt sich einer wirklichen «Entsorgung». Werden die Kleidungsstücke nicht mehr gebraucht, landen sie im Müll und werden entweder abgelagert, ohne daß sie abgebaut werden können, oder verbrannt. Bei den erwähnten viel verwendeten PVC-Werkstoffen (Polyvinylchlorid) entsteht dabei HCl, bei der Verbrennung der PTFE-Produkte entsteht jedoch die unvergleichlich giftigere und aggressivere Flußsäure HF.

Wenn gesagt wurde, daß Calcium das Fluor zähmen kann, so gilt dies in noch weit stärkerem Maße für Kohlenstoff. Niemand kann den genannten absolut ungiftigen und bestens verträglichen Verbindungen ansehen, daß sie das aggressivste Element enthalten, das «nur» durch Kohlenstoff gezähmt ist. Nimmt man hinzu, daß Kohlenstoff der wahre Lebensträger ist (siehe S. 41), so kann man bildhaft sagen, daß dieser dauernd bedenkenlos «geopfert» wird zugunsten einer extrem dauerhaften unangreifbaren Substanz, die jeden Bezug zum Leben verloren hat.

Das erwähnte polare Verhalten von organischen Chlorverbindungen bezüglich biologischer Verträglichkeit und Toxizität äußert sich noch ausgeprägter beim Fluor in dem höchst aggressiven, aber auch – recht gebunden – vordergründig bestens verträglichen Verhalten. Eine besondere Bedeutung hat Fluor bei der Herstellung von spaltbarem Material erlangt, indem das zur Spaltung geeignete ^{235}U nur über Hexafluorit vom ^{238}U abgetrennt und somit angereichert werden kann. Ohne diese Trennung wäre die Herstellung von Atombomben und -reaktoren kaum bzw. erst wesentlich später möglich gewesen.

Aufschlußreich kann folgender Versuch sein: Alle Halogene bilden mit Wasserstoff die entsprechenden Säuren, von denen die Jodverbindung HJ am schwächsten ist und zur Bildung Energie erfordert. Bringt man aber z.B. die beiden Gase Chlor und Wasserstoff zusammen, so passiert nichts. Jedoch kann Lichteinwirkung oder schon ein Funke eine explosionsartige Reaktion, d.h. Verbindung, auslösen. Bringt man jedoch in extremer Kälte, wo so gut wie alle Reaktionen aufhören, flüssigen Wasserstoff und festes Fluor zusammen, so erfolgt eine heftige Explosion schon im Dunkeln ohne jede Aktivierung, und zwar passiert diese noch bei minus 235 °C unter Flammenbildung. Fluor braucht also keinerlei «Hilfe» im Sinne einer Aktivierungsenergie, denn es ist selbst das energiereichste Element! Darauf beruht die extreme Aggressivität gegenüber den anderen Elementen. Wenn man dazu nimmt, daß es dem Charakter nach an der Spitze des unedlen Verhaltens steht, sollte das Wesen erkennbar sein; also unedles Verhalten gepaart mit Macht (Energie, Aggressivität, Lebensfeindlichkeit). – Als typischer Vertreter des edlen Verhaltens seien die Edelmetalle, besonders Gold, erwähnt, das keinerlei aggressives Verhalten zeigt und auch selbst fast unangreifbar ist – außer durch Cyan, Chlor und Fluor.

Welche enorme Wärme und maximale Energie Fluor bei Verbrennung liefert, zeigt folgende Aufstellung:

Wasserstoff + Sauerstoff ergibt	2.800 °C
Acetylen + Sauerstoff	3.500 °C
Fluor + Wasserstoff	3.700 °C

Es versteht sich bei diesen Werten, daß Fluor als maximaler Energielieferant auch für die Raketenforschung höchst attraktiv ist. (Auf die hochenergetischen Chlor-Fluor-Verbindungen als geeigneter Raketentreibstoff wurde oben schon hingewiesen.)

Daß die Halogene zwar keinen Sauerstoff enthalten, aber dennoch oxydierend wirken, wurde bereits beim Chlor erwähnt. Dies gilt in noch stärkerem Maße für Fluor, das das *stärkste Oxydationsmittel überhaupt* ist. Fluor weist auch von allen Elementen die *größte Elektronegativität* (in der Spannungsreihe) auf.

Bei der Besprechung des Sauerstoffs wurde erwähnt, daß der Sauerstoff als Erdenstoff alle Substanzen durch Oxydation irdischer macht. Demnach müßte man zum Fluor als stärkstem Oxydationsmittel sagen, daß es die Tendenz hat, alle Substanzen *noch irdischer zu machen*. Das stimmt tatsächlich bis zu einem gewissen Grade. Der entscheidende Unterschied liegt jedoch darin, daß der Sauerstoff zur Erdoberfläche gehört und auf dieser das *Leben* ermöglicht, während Fluor dem Wesen nach mit den Erden*tiefen* verbunden ist und ausgesprochen aggressiv und *lebensfeindlich* wirkt, sofern es nicht «gezähmt» ist – wie sich aus den geschilderten und noch zu erwähnenden Phänomenen ergibt.

Außerordentlich bedeutsam ist die Löslichkeit von Fluorverbindungen. Die typische unlösliche Substanz ist das erwähnte Calciumfluorid. Calcium scheint geradezu die einzige Substanz außer Kohlenstoff zu sein, die Fluor wirklich zähmen kann. Eine Besonderheit liegt bei den Silberhalogenen vor, wie folgende Tabelle zeigt.

Löslichkeit in 100 ml Wasser bei 18 °C

AgF	195,4 g
AgCl	0,00015 g
AgBr	0,00001 g
AgJ	0,0000005 g

Auch hier ist ablesbar, daß der Schritt von Fluor zu Chlor unvergleichlich größer ist als der von Chlor zu Brom oder von Brom zu Jod (AgF ist über 1 Million mal löslicher als AgCl, während dieses nur 10mal löslicher ist als AgBr). – Man kann hinzunehmen, daß auch Aluminiumfluorid extrem gut löslich ist. (Daß beide wesensverwandt sind, wurde beim Kryolith erwähnt.)

Andererseits kann man Aluminium als dem Silber verwandt ansehen, was hier nicht näher ausgeführt werden soll. Da aber Aluminium im Gegensatz zu Silber in Nahrungsmitteln und Medikamenten häufig zum Einsatz kommt, können beide unerkannt Zugang zum Menschen bekommen, was Konsequenzen für die Pathologie bis Mb. Alzheimer haben kann (näher ausgeführt bei Wolff 1994c).

Alle Halogene sind mehr oder minder giftig, jedoch ist der Unterschied von Fluor zu Chlor schon groß, der zu Jod gewaltig. Jod «vergiftet» Bakterien, ist aber für Tier und Mensch entwicklungs-, jedoch nicht gerade lebensnotwendig und deshalb praktisch ungiftig, worauf die viel benutzte desinfizierende Wirkung basiert. Genauso wirkt elementares Chlor (zu organischen Chlorverbindungen siehe oben). Mit großem Abstand dazu sind die meisten Fluorverbindungen, allen voran HF, für *alle* Lebewesen extrem giftig, weshalb man Fluorsalze zur Bekämpfung von Schimmelpilzen und Insekten einsetzt. – Bedeutsam ist die Wirkung im biologischen Bereich: So kann man mit den meisten Fluorverbindungen praktisch *alle* Enzyme, also Lebenswirkstoffe blockieren.

Eine wenig beachtete bzw. wenig verstandene Rolle spielt Fluor in den letzten Jahren bei der modernen Chemotherapie: Viele synthetische Glucocorticoide enthalten im B-Ring des Steroidgerüstes ein Fluoratom, wodurch die Wirkung ganz erheblich gesteigert wird. So besitzen z.B. Triamcinolon eine 6 mal stärkere und Dexamethasan (Fortecortin®, Dexamed® u.a.) eine etwa 30 mal stärkere antiphlogistische Wirkung als Cortisol (Hydrocortison). Verständlich kann diese antiinflammatorische Wirkung werden durch die erwähnte in der Substanz verinnerlichte Kältebeziehung des Fluors. – Die damit verbundene Erdbeziehung findet auch Anwendung bei den Psychopharmaka: Innerhalb der *Neuroleptika* besitzen alle Butyrophenone (Haloperidol u.a.) ein Fluoratom an der Phenylgruppe. (Bei anderen Grundgerüsten kommt besonders das -CF_3-Radikal zum Einsatz). Bei deren spezifischer Indikation – Halluzinationen als Ausdruck einer partiellen Exkarnation – trägt das Fluor sicher zur symptomatischen «Erdung» des Patienten bei.

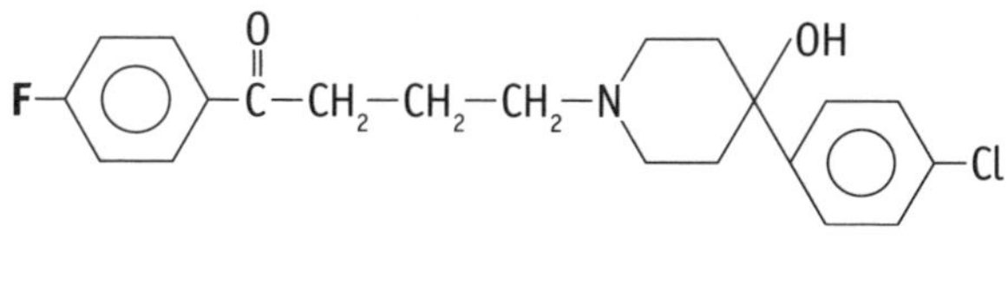

Butyrophenone (Haloperidol, Duraperidol®, Haldol® u.a.)

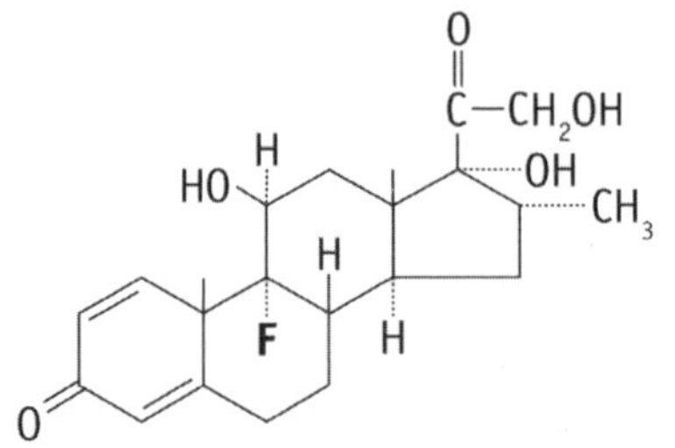

Dexamethason (Dexamed®, Fortecortin®)

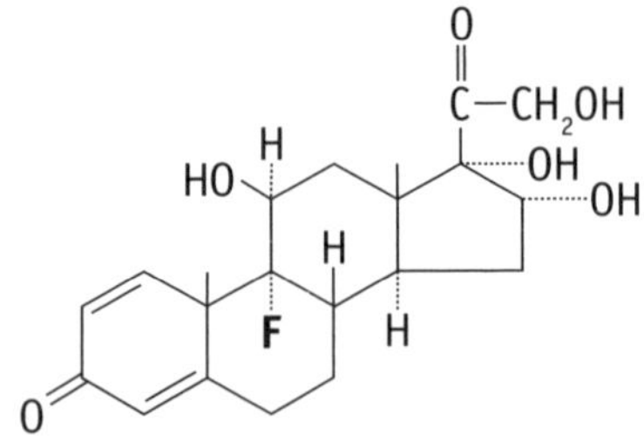

Triamcinolon (Volon®, Delphicort®)

Es wurde darauf hingewiesen, daß im Prinzip die Halogene zwar nicht direkt zur Erdensubstanz gehören, aber dennoch bzw. gerade deshalb eine funktionelle, *geistige Beziehung zu Erdenkräften* ermöglichen. Innerhalb dieser ist am schwersten und relativ trägsten das Jod, das am «tiefsten» wirkt, nämlich bis in den Stoffwechsel, die Vitalität umwandelnd, was für höheres, bewußtes Leben eine Notwendigkeit ist und in der Steigerung bei Hyperthyreose offensichtlich wird.

Chlor und Brom hängen unmittelbar mit dem Bewußtsein zusammen (siehe oben). Das leichteste Halogen ist das Fluor, das als energiereichstes Element fast reine Kraft bei wenig Materie ist. Insofern entspricht es dem Wasserstoff, jedoch ist dieser eine rein kosmische Substanz mit verinnerlichter Wärme, während Fluor, obwohl geistig, eindeutig zur Erde und Kälte gehört. In dieser Beziehung sind Wasserstoff und Fluor polar! Sie beinhalten kosmische bzw. irdische «Energie», die aber qualitativ polar ist. Deshalb verbinden sie sich mit maximaler Energieausbeute. In deren Ergebnis, dem extrem giftigen HF, überwiegt aber eindeutig der Fluor-Charakter, während in der Verbindung des Wasserstoffs mit Sauerstoff, dem Wasser, die harmonische Mitte zwischen Kosmos und Erde als Grundlage des Lebens offenbar wird (siehe Einleitung). Kraft ist immer Geistigkeit – es kommt jedoch auf deren Qualität an, d.h. darauf, welcher Art und Herkunft sie ist. Im Falle des Fluors ist es diejenige des kalten, toten und lebensfeindlichen Erdenteiles.

Damit aber wird auch die physiologische Wirkung im menschlichen Organismus verständlich, denn Fluor hat auch für den Menschen eine bedeutsame Funktion: Man findet es im Schmelz der *Zähne*, also der härtesten Substanz eines Organismus überhaupt. Der Schmelz ist härter als das Dentin, ja sogar härter als Knochen, in dem man Fluor sogar in Kristallform als Apatit finden kann (Hydroxyl-Fluor-Calcium-Phosphat).

Es besteht kein Zweifel, daß Fluor das wesentliche Element ist, das dem Zahn, besonders dem Schmelz, aber auch dem Knochen seine *Härte* verleiht. Deshalb glaubt man heute, «gesunde Zähne» durch Verabreichung von Fluorpräparaten erreichen zu können. Hierüber existiert eine nicht mehr überschaubare Literatur, die jedoch gegensätzliche Ergebnisse aufweist. Oft ist eine Beurteilung nicht möglich, da die Auseinandersetzungen pro und contra Fluoridierung bzw. Fluorprophylaxe vielfach emotionell überlagert sind. Nur ein Problem sei erwähnt: Härte bedeutet noch nicht Güte! Bekanntlich ist eine Substanz um so brüchiger, je härter sie ist. Das Problem der Zahnbildung ist nicht auf eine einzige Substanz zu reduzieren, sondern ein komplexes Geschehen.

Dieselbe Problematik lag bei der therapeutischen Anwendung von Fluoriden zur Behandlung der Osteoporose vor, indem Fluoride zwar den Mineralgehalt des Knochens erhöhen können, zugleich aber die Brüchigkeit grundsätzlich steigern. Erst nach jahrzehntelangem Gebrauch wurde die Anwendung von Fluoriden bei Osteoporose eingestellt. Die Knochenbildung selbst ist ein Problem der organischen Substanzen des Knochens (Wolff 1993b und 1995).

Die Bedeutung des Fluor im Zahnschmelz geht jedoch weit über dessen Härte hinaus. Durch den Schmelz erhält der Zahn einen *Abschluß*, der für den Menschen charakteristisch ist. Dieser bildet das entscheidende Bauprinzip des menschlichen Zahnes. Bekanntlich können Zähne bei Tieren lebenslang weiterwachsen, z.B. die Mahlzähne der Rinder und Pferde, die durch die Kaubewegungen immer wieder abgeschliffen werden. Beim Elefanten jedoch wachsen die oberen Zweier, die praktisch nur aus Dentin bestehen (Elfenbein), ungehemmt weiter, weshalb man aus ihrer Länge das Alter des Tieres bestimmen kann. Der menschliche Zahn ist aber seinem Bauprinzip nach abgeschlossen, sein Wachstum begrenzt, und zwar durch die Schmelzbildung, genauer durch die Fluorwirksamkeit. Hierin kann man die physiologische Grundlage für den «Abschluß» sehen, der für den Menschen charakteristisch ist und sich bis in die Denkqualität erstreckt, genauer das logische Denken mit dem Bedürfnis nach Definition (zu-Ende-kommen; *finis* = Ende), was gleichbedeutend mit Abschluß, Festigkeit, Sicherheit und Härte ist – alles Ausdruck der Erdbeziehung.

Wenn der menschliche Zahn durch den Abschluß nicht weiter wachsen kann, so erscheint dies als ein «Mangel» gegenüber den Tieren, wie man dies in der Physiologie öfters finden kann. Bei diesem scheinbaren Mangel handelt es sich jedoch immer um einen Verzicht innerhalb der Physiologie, durch den eine *höhere* Funktion ermöglicht wird. Der Abschluß beim Zahn ist eine Begrenzung, ein Zu-Ende-Kommen, was typisch ist für den Menschen, der gegenüber dem Tier abgeschlossener ist. Dies äußert sich bis in die Denkart, den Instinktverlust und anderes. Die Denkart des modernen Menschen strebt nach einem Abschluß, einer Definition, und Härte als vermeintlicher Sicherheit.

Denken als solches ist primär lebendig. Um zu einer Definition zu kommen, muß es abgetötet, abgeschlossen werden, zu Ende kommen. Die physiologische Grundlage hierfür ist vor allem das Geschehen bei der Zahnbildung, genauer bei der Bildung der zweiten Zähne. Deshalb wies R. Steiner in verschiedensten

Zusammenhängen immer wieder auf die große Bedeutung des Zahnwechsels hin, also die Zeit der Bildung der zweiten Zähne. Diese steht im Zusammenhang mit der Entwicklung der Denkfähigkeit, genauer der Denkqualität. Es handelt sich also dabei um die Herausbildung des Intellektes und dessen grundlegender Form, der Logik, die für ihre Entfaltung den Übergang vom Leben in den Tod benötigt. Die Intelligenz ist also ein Spezialfall innerhalb des Denkens; sie ist immer in Gefahr, «intellektuell», d.h. abstrakt, nicht nur tot, sondern losgelöst von der Wirklichkeit zu werden.

Auf diesem Feld hat Fluor seine Bedeutung. Es macht selbst weder intelligent noch dumm, wohl aber ermöglicht es dem Menschen, eine Form von einseitiger, überspitzter Intelligenz zu entwickeln, den *Intellekt*, der naturgemäß mit Stärke und Überheblichkeit zusammengeht – mit all den Gefahren der damit verbundenen Verhärtung und Abstraktion, d.h. des Abschlusses von der Wirklichkeit und der Trennung von der all-umfassenden Weisheit und damit Unempfindlichkeit gegenüber wesentlichen Dingen des Lebens. Deshalb kann gerade ein hochintelligenter, genauer: ein intellektueller Mensch mehrere «blinde Flecken» haben. Sein Denken ist zwar hochspezialisiert, aber isoliert, einseitig und ohne Verbindung zu anderen, vielleicht sogar wichtigeren Bereichen. Unter diesem Gesichtspunkt kann man solch einen hochintelligenten Menschen mit Recht sogar als partiell dumm bezeichnen, denn das eigentliche Spezifische des Denkens ist die Universalität. – Damit soll nichts gegen Spezialisierung und Fachkenntnisse gesagt sein; es kommt jedoch auf deren Standortbestimmung und notwendige Ergänzung an.

Fluor gehört zweifellos spezifisch zur *Menschenbildung*. Das Problem ist wie bei allen anderen Substanzen das rechte Maß zur rechten Zeit.

Der erwachsene (!) Mensch ist seinem Wesen nach sowohl kosmischer als auch irdischer Natur; er muß beide Welten in sich haben. Deshalb braucht er auch die irdische Substanz Fluor, wenn auch im Schmelz gezähmt durch Calcium. Fluor verleiht ihm nicht nur harte (zweite!) Zähne und Knochen, sondern die mit diesen verbundene *erdbezogene Geistigkeit.* Diese richtet sich nicht nur beispielsweise als Logik auf die irdischen Gegebenheiten und führt schließlich zu einer hochentwickelten Technik, sondern ermöglicht auch diejenige Denkart, die sich nur an der Erde und ihren Kräften entwickeln kann – und das ist der dem Wesen nach *kalte Intellekt.* Daß zum Denken verschiedene Substanzen nötig sind, wurde immer wieder erwähnt (Gehirnlipoide, Harnsäure). Zu ihnen gehört auch das Fluor, das einerseits eine extrem «energiereiche», d.h. geistige Substanz ist, andererseits eine typisch erdhafte kalte Qualität aufweist und so der einseitigen intellektuellen Entwicklung dient.

In diesem Zusammenhang ist folgendes Phänomen sehr aufschlußreich: Das für chemische Arbeiten bevorzugte Gefäß ist das widerstandsfähige Glas. Dieses wird aber durch Flußsäure angegriffen, weshalb man sie zum Atzen von Glas benutzt. Auch Quarzgefäße, die im allgemeinen widerstandsfähiger und neutraler als Glas sind, werden angegriffen. Was bedeutet das? Quarz zeigt alle Kennzeichen einer kosmischen Substanz auf Erden (siehe unten). Fluor wurde als eine irdische oder zutiefst irdisch machende Substanz geschildert – im Gegensatz zum Sauerstoff, der «physiologisch» irdisch macht, d.h. im Sinne einer «rechten» lebendigen Erdverbindung. Man kann die Wirkung der Flußsäure so auffassen, daß der kosmische Charakter des Quarzes durch die eminenten Erdenkräfte des Fluors zerstört wird.

Im Kiesel und im Fluor stehen sich eine kosmische und eine irdische, man kann auch sagen, eine dem Wesen nach warme und eine kalte Substanz in ihrer Geistigkeit gegenüber. Es ist sehr aufschlußreich, daß das Fluor den Kiesel zerstört, also akut stärker ist. Verständlich kann dies werden, wenn man als Bild für diesen Vorgang dazunimmt, daß auch Intelligenz die Weisheit zerstören kann, was leicht zu beobachten ist. Der Weise, der naturgemäß weiterblickend ist, ist so gut wie immer dem kurzsichtigen Intellekt, der auf Wirkung und Erfolg aus ist, nicht gewachsen, ebenso wie der Edle vordergründig dem Brutalen unterlegen ist. Auf längere Sicht können sich die Verhältnisse umkehren oder überlagern. – Nach diesen Gesichtspunkten sollte insbesondere die generelle therapeutische Anwendung von aktiven Fluorsalzen zur vordergründig «besseren» Zahnbildung, die in einer vermehrten Härtung besteht, keinesfalls nur unter diesem Gesichtspunkte angewandt oder empfohlen werden.

Es handelt sich also beim Fluor um eine hochkonzentrierte Geistigkeit, die nach den Phänomenen stark, aber unedel ist und ihrem Wesen nach zu den Erdenkräften gehört, die mit Kälte und Dunkelheit zusammengehen und den Lebenskräften feindlich sind. Seit alten Zeiten hat man kosmische Kräfte mit Licht und erhabenen göttlichen Wesen in Zusammenhang gebracht, die tieferen Erdenkräfte aber mit Dunkelheit und starken zerstörerischen «Gegenmächten».

Kiesel (Silicium)

In den bisherigen Ausführungen war es möglich, aus dem einzelnen chemischen Element etwas von dem Wesen darzustellen, das durch die Verbindungen modifiziert wird. Beim Silicium liegen die Verhältnisse insofern anders, als es mit einem geradezu unendlichen Abstand zu anderen Verbindungen als Oxyd SiO_2 vorkommt, nämlich als «Urgestein», Kiesel, Sand, Quarz, Edelstein. Wie erwähnt (Tabelle S. 30), besteht der größte Teil der Erdoberfläche aus dieser Verbindung von Sauerstoff mit Silicium. Letzteres wurde erst im 19. Jahrhundert elementar dargestellt.

Kiesel ist somit die eigentliche «Ursubstanz», die ziemlich genau drei Viertel der Erdoberfläche bildet. Es wurde bereits darauf hingewiesen, daß die Kalkgebirge sekundärer Natur sind. Um sein Wesen zu erkennen, kann man deshalb von der reinsten Form, dem Quarz, ausgehen. Kiesel ist also führend im Mineralreich. Man findet ihn jedoch auch im Pflanzenreich, besonders in den Gräsern. So enthält Hafer in den Knoten mehr als 10 %, im Kelchblatt 8 %, im Laubblatt 5 % Kiesel, zumeist in der Form von Opal, der selbst bis 15 % Wasser enthalten kann und amorph auftritt. Reich an Kiesel sind besonders die Spitzen und Ränder (deshalb kann man sich auch am Gras schneiden). Häufig läuft die Epidermisbildung in «Haaren» aus. Bereits hier ist ersichtlich, daß Kiesel nach der Peripherie strebt.

Demgegenüber ist der Kieselgehalt bei höheren Tieren und Menschen gering und auf die Rolle eines «Spurenelementes» begrenzt. Diese Tatsache führte dazu, daß seine bedeutende Rolle erst sehr spät entdeckt wurde, und zwar von russischer Seite (Voronkov 1975). Eine ausgesprochene Beziehung zum Kiesel im Tierreich besitzen die einzelligen Radiolarien, die über ein Außenskelett verfügen, das strahlig gestaltet ist. In diesem findet man eine radiäre Symmetrie, die in Spitzen ausläuft – im Gegensatz dazu bilden die ebenfalls einzelligen Foraminiferen aus Kalk schneckenförmige Rundungen. Bereits auf dieser Ebene treten zwei Gestaltungsprinzipien auf: die Rundung, die mit dem Kalk verbunden ist, und das strahlige Prinzip, das mit dem Kiesel verbunden ist. Daß letzteres Ausdruck einer Lichtwirksamkeit ist, dürfte unmittelbar klar sein, da die Geradlinigkeit zum Licht gehört.

Quarz als reinste Form von Kiesel zeigt eine deutliche Sechseckstruktur. Dies ist um so erstaunlicher, als man, von der Tetraederstruktur des Siliciums ausgehend, eher die Vier als Formprinzip erwarten sollte, die sich auch in der Vierwertigkeit des Siliciums ausdrückt. Offenbar kommt aber ein höheres Prinzip vorherrschend zur Geltung, das auf der Sechszahl beruht. Das ist das Licht mit seinen strahlend wirkenden Formkräften (siehe S. 178). Als deren Träger kann man also den Kiesel bezeichnen. Während die Kieselsubstanz den größten Teil der mineralischen Erdoberfläche bildet, tritt sie auf dem Wege über Pflanze und Tier bis zum Menschen mengenmäßig immer mehr zurück, was jedoch nicht bedeutet, daß sie weniger wirkt. Vielmehr sind es die über die Substanz wirkenden formativen Kräfte, die mehr im Vordergrund stehen.

Quarz ist letztlich nicht nur ein Sinnbild, sondern wirklich Ausdruck göttlicher Schöpfungskräfte, die mit der Sechszahl verbunden sind (siehe S. 77) und im Bergkristall zu Ende kommen. Insofern kann man in ihm nicht nur einen Vermittler kosmischer Formkraft sehen, die mit dem Licht zusammenhängt, sondern ein Urbild göttlicher Schöpfungsmächte. Die weisheitsvolle Formung und Ordnung der lebendigen Substanz verläuft über die Kieselkräfte und wird im Kohlenstoff festgehalten (siehe S. 41 ff.).

Tatsächlich ist der Kiesel im Menschen Vermittler der Formkräfte. Dadurch wird das substantielle Auftreten verständlich. Am notwendigsten sind die Formkräfte in der allerersten Entwicklungszeit: Ohne sie würde sich aus den ersten wachsenden Zellen ein Zellhaufen, aber kein Organismus bilden. So sind im embryonalen Gewebe und noch mehr in dessen Umgebung höhere Kieselwerte anzutreffen als im späteren Leben. Die absolut reichste Kieselsubstanz ist das Amnion, also die Haut, die den Embryo umgibt. Man findet in ihrer Asche über 22 % Kieselsäure (Voronkov 1975). Auch die Whartonsche Sulze der Nabelschnur ist kieselreich. Man muß sich immer wieder vergegenwärtigen, daß grundsätzlich die Bildungsimpulse von außen nach innen wirken. Deshalb wird zuerst die Hand gebildet, dann Unterarm, Oberarm, Schulterblatt, während die Verkalkung umgekehrt von innen nach außen verläuft (näher ausgeführt in Husemann/Wolff, Bd. 1). Die Organisationsprinzipien liegen also keineswegs im Embryo, sondern wirken von außen auf ihn ein. Wohl aber wirkt hierbei der Kiesel als Aufnahmeorgan kosmischer Kräfte für die Bildung.

Wenn gesagt wurde, daß der Kiesel nach der Peripherie tendiert, so läßt sich dies auch analytisch zeigen: Reich an Kiesel sind während des ganzen Lebens Haut und Haare. Dies wirft auch ein Licht auf die sonst unverständliche Tatsache, daß der Fetus behaart ist. Diese Lanugobehaarung ist etwas völlig anderes als die bleibenden Haare und keinesfalls ein Relikt des Affen, wie dies darwinistisch «erklärt» wird. Vielmehr sind die Haare Antennen,

Wahrnehmungsorgane wie die Fühler der Insekten, von denen der Ausdruck Antenne übernommen ist. Diese embryonalen Haare sind Aufnahmeorgane, Durchgangssubstanzen für kosmische Kräfte, die über den Kiesel wirken können. Auch hierin ist ablesbar, daß der Mensch primär ein kosmisches Wesen ist und durch kosmische Kräfte gebildet wird.

Erst im Laufe der Entwicklung wird die bereits gebildete Form mit irdischer Substanz (besonders Kalk) erfüllt. Träger der kosmischen Kräfte kann nur eine Substanz sein, die selbst lichthaft gebildet und innerlich durchlichtet ist – und das ist in reinster Form der Quarz. Gewiß gibt es auch andere Kristalle, die klar und durchsichtig sind, wie Kochsalz, Fluorit u.a., doch verraten sie z.B. durch ihre Würfelform eher die Beziehung zu Erdenkräften. In der Sechszahl, die dem Quarz zugrunde liegt, sind geistige Schöpfermächte wirksam, was ausführlich dargestellt wurde (siehe S. 77). Konkret handelt es sich um diejenigen Wesenheiten, die den Menschen als Menschen zunächst geistig geschaffen haben. Das Wirkprinzip, das zunächst den Menschen zum Menschen macht und das allen Menschen zugrunde liegt, wird geisteswissenschaftlich die Ich-Organisation genannt. Diese ist immer mit der Sechszahl verbunden, worauf beim Zucker ausführlich eingegangen wurde. Ebenso wie dieser ist der Kiesel ein *Träger der Ich-Organisation*.

In der Einleitung wurde ausführlich dargestellt, daß Leben das Zusammenwirken von Erde und Kosmos erfordert. Ohne einen Statthalter kosmischer Kräfte auf Erden, den Kiesel, wäre dies nicht möglich. Ohne den Kiesel könnte sich der Mensch als geistiges Wesen auf der Erde nicht entwickeln.

Wenig beachtet wird das Verhältnis des Kiesels zum *Wasser*. Selbstverständlich sind alle erwähnten Kieselformen nicht wasserlöslich. Doch wurde bereits erwähnt, daß Opal, ein natürlich auftretender amorpher Kiesel, bis 15 % Wasser enthalten kann. Der Kiesel kann aber auch organisch werden. Dann vermag ein Mol SiO_2 330 Mol Wasser zu binden (sogenanntes «Wasserglas»), und zwar so fest, daß es nur noch durch Glühen zu entfernen ist. Dieses Phänomen ist auf anorganischer Ebene geradezu ein Bild für das Verhältnis von Kohlenstoff zu Wasser, das auf organischer Ebene zu den Kohlenhydraten führt. Schließlich steht ja im Periodischen System der Elemente Silicium direkt unter Kohlenstoff; sie sind also wesensverwandt (beide sind dynamisch durch die Sechszahl als Ausdruck der Ich-Organisation geprägt; und es ist auch gewiß kein Zufall, daß das Bild für den aromatischen Ring dem Querschnitt durch einen Bergkristall gleicht). Dieses Phänomen besagt, daß der Kiesel durchaus eine organisierende Beziehung zum Wasser besitzt. So können auch kleinste Mengen Kiesel gerade beim Wachstum, für das ja Wasser erforderlich ist, formend und Elastizität verleihend wirken.

Kiesel hat nicht nur in der Jugend die formende Aufgabe. Die elastischen

Nägel der Kinder werden im Alter bis zu einem gewissen Grade brüchig. Ein Übermaß kann eine erkennbare Indikation für Kiesel sein. Hier kann Kiesel in geeigneter Form antisklerotisch wirken, was durch Jahrzehnte praktiziert wurde, heute aber nahezu vergessen ist.

Das polare Wirken von Kiesel und Kalk in der Entwicklung des Menschen ist also offensichtlich. In der ersten Zeit herrscht das kosmische, formative *Kieselprinzip* vor, das von der Peripherie aus wirkt, erkennbar an der *Ausbildung* und *Formung* der Extremitäten, die in der Peripherie beginnt und sich nach innen zu fortsetzt, während die Gesamtformung über das *Nervensystem* verläuft, das in dieser Zeit die größte Ausdehnung besitzt. Erst später kommt die irdische, *erfüllende Kalkeinlagerung* hinzu, die zentral beginnt und sowohl von innen nach außen fortschreitet als auch vom Stoffwechsel her nach oben wirkt. – Im Alter sollten wieder die umgekehrten Verhältnisse herrschen, doch kann der Kalk übermächtig werden bzw. bleiben und somit zur «Verkalkung», Brüchigkeit, Sklerotisierung führen. Hier kann Kiesel therapeutisch ein Gegengewicht bilden, was durchaus in früherer Zeit bekannt war und häufiger praktiziert wurde (Handelspräparat z.B. Sklerosol®). – Ein Überwiegen der Kiesel- oder Kalk-Dynamik bildet die charakteristische Konstitution.

Die Polarität Kiesel und Kalk kann man kurz in einige Charakteristika zusammenfassen:

Kiesel	*Kalk*
kosmisch	erdhaft
Pflanze	Tier, Mensch
gerade	gebogen, spiralig-einwickelnd
strahlig-lichthaft	dunkel
Form-bildend	Form-erfüllend
Peripherie	Innenraum
Nerven-Sinnes-System	Stoffwechsel-Gliedmaßen-System
organisch: elastisch	härtend
edel	begierdehaft
Ich-Organisation	Astralleib

Phosphor und Schwefel

Im organischen Bereich spielen noch Phosphor und Schwefel funktionell und substantiell eine unersetzliche Rolle. Es wurde bereits darauf hingewiesen, daß die Domäne des Phosphors der Kohlenhydratstoffwechsel ist, den er «beherrscht». Im Gegensatz dazu geht der Schwefel direkt in den Eiweißstoffwechsel ein, indem in den Aminosäuren Methionin und Cystin Schwefel im Eiweiß fest gebunden ist. Phosphor und Schwefel zeigen viele gemeinsame Eigenschaften, was auf eine gemeinsame Herkunft deutet; doch bestehen ebenso Gegensätze, die man als eine sekundäre Polarität auffassen kann. Deshalb werden immer wieder Querverweise notwendig sein, aus denen sich dann das jeweilige Bild ergeben kann.

Elementarer Phosphor kommt in der Natur nicht vor. Er wurde zuerst 1669 durch den Alchimisten Brand aus eingedampftem Urin hergestellt (später aus Knochen). Seit 1750 wurde Phosphor in der Medizin sowohl als «Erregungsmittel» wie auch zur Anregung des Knochenwachstums benutzt. Da die alchimistischen Forscher die Substanzen als Ausdruck eines Wesens auffaßten, gaben sie diesen die entsprechenden Namen, d.h. sie erkannten Phosphor als *«Lichtträger»*, was der griechische Name *phos-phoros* besagt. Das Phänomen des Leuchtens im Dunkeln zeigt deutlich, daß er ein Gefäß für Licht ist. Das sind zwar andere Elemente auch, jedoch fließt an der Luft Licht gewissermaßen dauernd aus Phosphor heraus, und zwar *kaltes Licht* – auch ohne Erwärmung –, bis er sich selbst entzündet. Phosphor erfordert also eine extrem niedrige Aktivierungsenergie. Gewiß sind auch Magnesium, Eisen, Kohlenstoff «Lichtträger», jedoch ist das Licht in ihnen mehr (Eisen) oder weniger (Magnesium) fest verschlossen. Diese Substanzen müssen also erst stark «aktiviert» werden, um das eingeschlossene Licht zu befreien.

Was aber ist Licht? Die sichtbare Erscheinungsform des Geistes. Der Geist, der im Menschen wirksam ist, ist das Ich, der geistige Wesenskern. Es ist kein Zufall, daß in germanischen Sprachen das Wort L-ich-t das Ich beinhaltet. Mit anderen Worten: Wo Phosphor im menschlichen Organismus auftritt, handelt es sich um eine Ich-Wirksamkeit. *Phosphor ist der Ich-Träger* und ermöglicht das Eingreifen vor allem in Stoffwechselvorgänge, wo dieses Eingreifen unbewußt geschieht.

Phosphor findet sich in mehr oder weniger gebundener Form im ganzen Organismus, ja in jeder Zelle. Eine hochaktive Form ist die *Adenosin-triphosphorsäure* (ATP), von der Phosphor als Phosphat leicht abgegeben und auch wieder aufgenommen werden kann, wodurch das Di- und Monophosphat (ADP und AMP) entstehen. Die entsprechenden Phosphorylierungsvorgänge beherrschen praktisch den ganzen Stoffwechsel, insbesondere aber den Kohlenhydratstoffwechsel, wodurch die Beziehung zur Ich-Organisation hergestellt ist (siehe S. 104 ff.).

Eine besondere Verbindung besteht zwischen Phosphor und dem männlichen Organismus: So weisen die Spermatozoen als Trockensubstanz mit 3,1/100 g einen extrem hohen Wert auf. Auch der saure Phosphatasegehalt der Prostata überschreitet bei weitem den aller anderen Organe. Aus dem Auftreten und seinen Enzymen kann man erkennen, daß Phosphor eine besondere Beziehung zum männlichen Organismus hat, weshalb man von einer «Phosphorphilie» des männlichen Organismus sprechen kann, was sich später sicher einmal analytisch wird beweisen lassen. Während hier der Phosphor funktionell auftritt, ist er polar dazu im Gehirn in den Phospholipiden in fest gebundener Form vorhanden. Noch fester aber ist die Bindung im Skelett: Knochen enthalten etwa 5 g Phosphor/100g. Er tritt dort als Apatit (Calciumphosphat) auf. Wenn elementarer, gelber Phosphor so aktiv ist, daß 1/10 g tödlich ist, so ist Phosphor in der Menge von ca. 250 g im Knochen durch den Kalk extrem festgehalten, «gebändigt».

Diesen Sachverhalt hat man in der griechischen Zeit imaginativ im Bild des *Prometheus* erlebt. Dieser brachte das Feuer bzw. das Licht vorzeitig den Menschen und wurde zur Strafe dafür an den Kaukasus geschmiedet. Das Feuer, der geistige Funke lebt in der Phosphorsubstanz, wird aber trotz aller Aktivität im Knochensystem an die Erdensubstanz Kalk «angeschmiedet». Der Phosphor schwankt also zwischen höchster Aktivität und völliger, fester Bindung.

Eine besondere Rolle spielt Phosphor in den *Phosphatiden*, die im Fettkapitel ausführlich behandelt sind (siehe S. 160 ff.); er liegt dort in einer «inneren Salzbildung» vor. Diese steht zwischen dem hochaktiven ATP und dem gebundenen Calciumphosphat. Innerhalb der Phosphatide spielt das *Kephalin* für den Bau des Gehirns eine bedeutsame Rolle, und zwar der weißen Substanz, die – wie dort ausgeführt – dem Denken dient. Zwar spielen auch andere Salze hierbei eine Rolle (siehe Natrium), doch handelt es sich beim Phosphor um den Ich-Träger, und Denken ist zweifellos eine Ich-Funktion, weshalb Phosphor in der weißen Substanz vonnöten ist. Denken ist Leben im Licht. Allerdings gibt es auch hochaktive ungesättigte Phosphatide in den

Photorezeptoren des Auges. Auch hier hat Phosphor als Licht-Element eine spezifische Bedeutung.

Wenn gesagt wurde, daß der Phosphor sich an der Luft selbst entzünden kann, so mag dies auch ein Bild für die Funktion im Organismus sein: Die erwähnten Substanzen wie ATP und Phosphatasen initiieren den Stoffwechsel, d.h. durch den Phosphor wird die Aktivität des Ich in den Stoffwechsel gelenkt. Das funktionelle, anfeuernde Element ist aber im menschlichen Organismus der *Wille*, dessen Impulse im wesentlichen über den Phosphor verlaufen. «Dadurch, daß wir den Phosphor in uns haben, ist der Wille da. Und wenn wir zuviel Phosphor haben, dann fängt dieser Wille an zu zappeln» (Steiner 1922). Dies wirft auch ein Licht auf die Problematik der hyperkinetischen Kinder und das «Phosphorproblem» (Wolff 1993). Das Ich hat aber auch die Aufgabe, am «Entwickeln von Gleichgewichten» (Steiner 1921) zu arbeiten, das heißt, Einseitigkeiten, die dem Wesen nach aus dem Astralleib kommen, durch das übergeordnete Ich zu beherrschen – was aber auch eine Frage der Zeit ist, indem die Beherrschung vom Ich gelernt und geübt werden muß.

Therapeutisch läßt sich daraus die Indikation für Phosphor ableiten: Als Träger des Ich appelliert der potenzierte Phosphor (z.B. D5) an das Ich des Menschen, sich mehr zu inkarnieren, mit dem Körper mehr zu verbinden, was z.B. bei der Rachitis indiziert ist. Daß Rachitis auch auf äußerem Lichtmangel beruhen kann, ist seit langem bekannt. – Durch die Beziehung zum Kohlenhydratstoffwechsel und auch zur Leber ist Phosphor in niedriger Potenz auch ein wesentliches Medikament zur Behandlung des Diabetes und chronischer Leberstörungen.

Phosphor in hoher Potenz kann exkarnierend wirken, insbesondere bei Schlaflosigkeit, z.B. als Phosphor D25 cum floribus malvae. – Phosphor ist auch zur Behandlung der Osteoporose angezeigt, besonders als Agaricus comp./Phosphorus. Auch Pamidromat ist ein modernes Phosphorpräparat, durch das der Phosphor inkarnierend auf den Knochenstoffwechsel wirkt (Wolff 1993b und 1995). Phosphor ist auch bei Fieber, besonders bei Erkältungen, angezeigt. Die Wirkungsweise geschieht allerdings nicht dadurch, daß der «anzündende» Effekt des Phosphors umgekehrt wird, sondern dadurch, daß durch Anregung der Aktivität im Stoffwechsel der Organismus nicht mehr Fieber zu erzeugen braucht und dieses deshalb sinkt. Besonders hat sich dabei die Verbindung des Phosphor mit Eisen als Ferrum phosphoricum D6, D8 bewährt.

Elementarer *Schwefel*, in der Natur z.B. bei tätigen Vulkanen zu finden, ist der Menschheit seit alten Zeiten bekannt. Nicht nur durch sein goldgelbes Aussehen verliehen die Alchimisten ihm den Namen Sulfur (von sol-ferrus, das heißt Sonnenträger). Diesen Namen verdient er mit Recht, da man im Altertum unmittelbar erlebte, daß er in erster Linie ein *Wärmeträger* ist. Man erlebte intensiv, daß praktisch alle Wärme von der Sonne kommt. Ebenso wußte man früher, daß alle Substanzen, die man in der Natur findet und die brennbar sind, einmal lebendig waren, worauf bereits hingewiesen wurde. Im Verbrennen werden Wärme und Licht frei, die einmal von einem Lebewesen direkt oder auf Umwegen vom Sonnenlicht aufgenommen wurden. Nun ist aber bei dem elementar sogar kristallin auftretenden Schwefel offensichtlich, daß er nicht aus dem Leben stammt und trotzdem brennbar ist, ja außerordentlich viel Wärme bilden kann. Deshalb galt den Alchimisten der Schwefel als Inbegriff der Brennbarkeit und der verinnerlichten Wärme, ja er wurde als Repräsentant aller brennbaren Substanzen empfunden, die eben Imponderables, d.h. unwägbare Qualitäten verinnerlicht enthalten; diese nannte man deshalb sulfurisch. Als später der Phosphor entdeckt wurde, erlebte man in ihm den Lichtträger, der Licht verinnerlicht hatte, im Gegensatz zu seinem «Bruder», dem Wärmeträger Schwefel. Ihre Wesensverwandtschaft ist offensichtlich; beide haben getrennt die Sonnenwirksamkeit Licht und Wärme verinnerlicht.

Wenngleich Schwefel innerhalb des Eiweißes nur in kleinen Mengen auftritt, so hat er doch eine das Eiweiß organisierende Funktion, da «auf dem Wege des Schwefels der Geist in das Physische der Natur hereinwirkt» (Steiner 1924). Der Schwefel ist im Eiweiß nur sehr locker gebunden, was sich bereits darin zeigt, daß bei der Denaturierung (Kochen, Braten) intensive schwefelhaltige Duftstoffe auftreten, die bei massivem Abbau (Fäulnis) zu stinkenden Mercaptanen (Thioalkohole R-SH) und schließlich zu Schwefelwasserstoff «vereinfacht» werden.

Die Bedeutung des Schwefels liegt also nicht nur darin, innerlich zu organisieren, sondern durchwärmend und damit auflösend zu wirken, was insgesamt eine Stoffwechselfunktion ist. Die auflösende Fähigkeit des Schwefels zeigt sich schon in der keratolytischen Fähigkeit von Schwefelsalben; sie wird auch in der Aminosäure Cystein benutzt, indem Acetylcystein ein viel gebrauchtes Mucolyticum ist. Schwefel macht «die physischen Tätigkeiten des Organismus dem Eingreifen des Ätherischen geneigter» (Steiner 1925, 13. Kapitel). Darauf beruht die auflösend-belebende Wirkung bei chronisch-degenerativen bzw. sklerotischen Prozessen, wie sie bei Arthrosen, aber auch rheumatischen Erkrankungen vorliegen. Es gehört zum Wesen der Wirkung, daß damit auch entzündliche Vorgänge gefördert werden können, weshalb Schwefelanwendungen, besonders in höheren Potenzen oder auch als Bäder, eine Erstverschlimmerung oder Aktivierung des Krankheitsgeschehens bewirken können, z.B. bei Rheuma oder Tuberkulose. Diese oft nachhaltige und unerwünschte Exazerbation des Krankheitsgeschehens war schon Hahnemann bekannt, weshalb er durch einen genialen Kunstgriff den Schwefel «zähmte» und Hepar sulfuris, «Schwefelleber», ein Calciumsulfid, herstellte. Allerdings kann diese auflösende Wirkung auch erwünscht sein, z.B. um einen Furunkel zum Einschmelzen zu bringen, etwa durch lokale Schwefelkompressen oder Hepar sulf. D3 bis D4; höhere Potenzen (D12) bringen die Einschmelzung zurück.

Das Prinzip der Auflösung mineralisierender Tendenzen liegt auch der Anwendung des Schwefels bei Schlaflosigkeit zugrunde, da diese oft auf zu stark mineralisierenden Vorgängen, wie sie für das Nervensystem typisch sind, beruht. Diese werden durch Schwefel begrenzt.

Die Schwefelwirkung kann durch die entsprechenden Verbindungen vor allem durch Metalle «gelenkt» werden, zu denen der Schwefel eine ausgesprochene Affinität hat Dies sind zwar viele Metalle, in erster Linie jedoch Silber und Stibium, deren natürliche Verbindungen Argentit (Silberglanz) bzw. Antimonk (Grauspießglanz) sind. Vor allem durch letzteres wird die organisierende Kraft beider Elemente auf den Eiweißstoffwechsel gelenkt.

Eine hochaktive Form des Schwefels tritt in Pflanzen auf, vor allem bei den Cruziferen und Liliaceen. Es handelt sich vor allem um Allyl*senföle*, die sich besonders in Senf und Meerrettich finden, sowie Eikyl- und Vinylsulfide u.a., die in Zwiebeln, Knoblauch und anderen Lauchgewächsen vorkommen. Diese wirken durchwärmend, bakteriostatisch und auflösend. Das schwefelhaltige Methionin wird heute bei Harnwegsinfekten eingesetzt und begünstigt die Auflösung von Nierensteinen, interessanterweise besonders von Phosphatsteinen.

$$CH_2{=}CH{-}CH_2{-}N{=}C{=}S$$

Allylsenföl

Zusammenfassend kann man sagen, daß, entsprechend der alchimistischen Auffassung, in Phosphor und Schwefel als «Sonnenträger» Licht und Wärme substantiell getrennt sind, auch wenn sie zusammengehören und somit die beiden Substanzen sich ergänzen. In diesem Sinne kann man sagen; Schwefel ist Wärme, Phosphor *erzeugt* Wärme; oder auch: «Phosphor ist ein himmlisches Feuer auf der Erde, der Schwefel aber ist ein unterirdisches Feuer» (Eugen Kolisko).

Einer besonderen Erwähnung bedarf die entgiftende Funktion des Schwefels. So kann Cyan durch Schwefel entgiftet werden: KCN + S ergibt KSCN, das Kalithiocyanat (Rhodan-Kali). Im Speichel finden sich ca. 10 mg% Thiocyanate, die z.B. bei Rauchern als Zeichen des Entgiftungsprozesses wesentlich erhöht sind (nachweisbar durch die Rotfärbung der Fe^{III}-Salze).

Eine weitere Besonderheit ist die Beziehung des Schwefels zum weiblichen Geschlecht. Nach Untersuchungen von Max Bürger (1958) übertrifft «der Schwefelgehalt in den Lipoiden des weiblichen Geschlechts durchwegs den der Männer». Diese *Thiophilie* ist eine Eigentümlichkeit des weiblichen

Organismus. Es handelt sich dabei um einen «echten chemischen Geschlechtsdimorphismus». Aus der Polarität Mann-Frau und Phosphor-Sulfur muß sich ergeben, daß entsprechend beim Mann eine Phosphorphilie vorliegt, auf die bereits hingewiesen wurde. Verständlich werden diese Unterschiede aus dem Wesen der Geschlechter und der Elemente, indem die Frau mehr mit dem lebendigen Anteil der Erde, dagegen der männliche Organismus mehr mit dem Wesen des Kosmos und dem toten Teil der Erde verbunden ist, wie dies wiederholt berührt wurde.

Die Beziehungen von Schwefel und Phosphor zum Menschen lassen sich so zusammenfassen: Der Schwefel findet sich zwar in jedem Eiweiß, doch deutlich betont in Haut, Haaren und Nageln, das heißt in der Peripherie nach außen wirkend. Im Gegensatz dazu findet sich zwar der Phosphor in allen Zellen, doch substantiell «festgelegt» im Gehirn (Phospholipide), den männlichen Genitaldrüsen und -produkten sowie im Knochen, d.h. mehr im Inneren des Organismus. Die substantiellen Träger des Lebens, nämlich Kohlenhydrate, Fette und Eiweiße, zeigen eine differenzierte Beziehung zu Phosphor bzw. Schwefel. Für den gesamten Stoffwechsel der Kohlenhydrate ist Phosphor «zuständig», während praktisch kein Eiweiß ohne Schwefel existiert. Auch in dieser Beziehung stehen die Fette in der Mitte, was ausführlich behandelt wurde. Zwar gibt es auch Phospholipide, doch steht bei den Fetten der «Dritte im Bunde», der Licht- *und* Wärmeträger, der Kohlenstoff, als Leben- und Geistbewahrer im Vordergrund. Darauf wurde auf S. 41 ff. und im Kapitel Fette ausführlich eingegangen.

Schematisch sei die Sonnen-Trias von Phosphor, Schwefel und Kohlenstoff zusammengefaßt (vgl. auch S. 203):

Sonne

Licht
Phosphor
Kohlenhydrate
männlich
Ich, Astralleib

Verbrennung

Wärme
Schwefel
Eiweiß
weiblich (Thiophilie)
Ätherleib, physischer Leib

Auflösung

Leben
Kohlenstoff
Gestaltbildung

(Fette)

Das Periodische System der Elemente

Eine systematische Anordnung der Elemente liegt im Periodischen System der Elemente vor, dessen Entdeckung bzw. Aufstellung eine der Großtaten des menschlichen Geistes ist. Seine wirkliche Bedeutung als Bild für die Welt- und Menschheitsentwicklung ist noch keineswegs erschlossen, da die Aufstellung ausschließlich aus den Eigenschaften der Substanzen erfolgte und nach deren Bezug zum Menschen und zur Erdentwicklung überhaupt nicht gefragt wurde. An dieser Stelle können nur wenige diesbezügliche Gesichtspunkte behandelt werden. Es sei auch nachdrücklich auf die grundlegenden Ausführungen von *Bindel* und *Blickle* hingewiesen, die die Frage der rhythmischen Ordnung unter anderen Gesichtspunkten schon aufgegriffen haben (Bindel und Blickle 1985).

Bereits 1829 erkannte *Döbereiner* Ähnlichkeiten verschiedener Elemente und Gruppierungen nach deren physikalischen und chemischen Eigenschaften; es zeigte sich auch schon eine Einteilung in acht Gruppen. Später (1869) gelang *Lothar Meyer* und *Mendelejeff* unabhängig voneinander die Anordnung der Elemente, wie sie heute im Periodischen System vorliegt. Zweifellos gibt diese systematische Zuordnung auch eine innere Verwandtschaft des Wesens der Elemente wieder. Es sei nur noch erwähnt, daß sich auch andere Anordnungen ergeben können, wodurch verschiedene Schreibweisen möglich sind.

Es wurde ausführlich dargestellt (S. 66 f.), daß der Polarität von Lauge und Säure die Polarität von Metall und Nichtmetall zugrunde liegt. Dabei ist offensichtlich, daß sich die Metalle auf der linken Seite des Periodischen Systems finden mit dem Maximum links unten (Cäsium), die typischen Nichtmetalle dagegen auf der rechten Seite mit dem Maximum rechts oben (Fluor). Diese Laugen- und Säurebildner stellen eine Polarität dar, die – wie jede Polarität – aus einer Einheit entstanden ist; diese ist bzw. war ihrerseits eine brennbare, ehemals lebendige Substanz, beispielsweise Holz. Deshalb darf man erwarten, daß die typischen Leben tragenden Elemente in der Mitte zwischen Säure- und

Laugenbildnern stehen müssen. Das ist auch tatsächlich der Fall, wie ein Blick auf die Ordnungszahlen im Periodischen System zeigt. Auf diese Verhältnisse wurde bereits in der Einleitung hingewiesen, indem das «Lebenszentrum» nicht nur zwischen links und rechts, sondern auch zwischen oben und unten steht (siehe S. 57).

Allerdings muß man berücksichtigen, daß der Wasserstoff insofern eine Sonderstellung einnimmt, als er sich nicht wirklich in das Periodische System einordnen läßt, weshalb man ihn *über* alle Elemente schreiben muß. Wie ausgeführt, ist er ja auch fast keine Substanz, sondern im Sinne der Charakterisierung (siehe S. 28 ff.) eigentlich nur Inhalt, nämlich in der elementaren Form Wärme; er berührt nicht wirklich die Erde und «gehört» nicht zu ihr, sondern zum Kosmos. Er repräsentiert eigentlich einen archaischen Urzustand. Man darf ihn als Repräsentanten des Kosmos betrachten, der allen anderen Elementen gegenübersteht. – Die anderen drei Lebenselemente, Kohlenstoff, Stickstoff, Sauerstoff, befinden sich in der zweiten Reihe des Periodischen System *nebeneinander* und bilden zusammen mit dem Wasserstoff das Lebenszentrum.

Auch im Periodischen System der Elemente ist offensichtlich, daß das Lebenszentrum oben stehen muß, d.h. an der Grenze *zwischen* Kosmos und Erde. Leben ist gerade dadurch charakterisiert, daß es sich nur auf der Oberfläche der Erde abspielen kann.

Verfolgt man die absteigende Reihe der Elemente anhand der Ordnungszahlen, so kommt man beim Uran mit der Ordnungszahl 92 an die Grenze der natürlich vorkommenden Elemente. Zuvor jedoch sind drei auffällige Gruppen in ihren jeweiligen Gemeinsamkeiten unübersehbar: die Lanthanoiden, die Edelmetalle und die Aktinoiden.

Die Gruppe der Elemente 76 bis 79 wird durch die *Edelmetalle* Osmium, Iridium, Platin und Gold gebildet. Trotz der deutlichen Schwere (spezifisches Gewicht: 22!) und Erdgebundenheit nehmen sie an den chemischen Vorgängen nicht oder kaum teil, was den edlen Charakter ausmacht; sie haben im Gegensatz zu den nachfolgenden Elementen ihre kosmische Verbindung und Stärke bewahrt, sie bleiben «rein», obwohl sie durch ihre deutliche Schwere zeigen, daß sie Teil der Erde geworden sind. Sie vermögen ihr Wesen direkt zu offenbaren und bedürfen insbesondere nicht des Sauerstoffs, um auf die Erde zu kommen.

Bei den *Lanthanoiden*, den Elementen der Ordnungszahl 57 bis 71, die den Edelmetallen noch vorausgehen, liegt ein unübersehbarer Einschlag vor. Sie werden auch – zusammen mit Scandium, Yttrium und Lanthan – als *seltene Erden* bezeichnet. Mengenmäßig sind sie zwar keineswegs selten, doch so fein in der Erdkruste verteilt, daß sie schwer zu isolieren sind. Daß die gesamte Gruppe aus der sonstigen Ordnung herausfällt, ersieht man z.B. daran, daß sie alle dreiwertig sind, also aus der fortlaufenden Ordnung des Periodischen Systems

PERIODENSYSTEM DER CHEMISCHEN ELEMENTE

Periode	Schale	Reihe	Gruppe I a b	Gruppe II a b	Gruppe III b a	Gruppe IV b a	Gruppe V b a	Gruppe VI b a	Gruppe VII b a	Gruppe VIIIb (Gruppe VIII)			Gruppe VIIIa (Gruppe 0)	Anzahl
1	1 s	I	**1 H** Wasserstoff 1,00797 *1*										**2 He** Helium 4,0026 *2*	2
2	2 p 2 s	II	**3 Li** Lithium 6,939 *1*	**4 Be** Beryllium 9,0122 *2*	**5 B** *1* Bor *2* 10,811	**6 C** *2* Kohlenstoff *2* 12,01115	**7 N** *3* Stickstoff *2* 14,0067	**8 O** *4* Sauerstoff *2* 15,9994	**9 F** *5* Fluor *2* 18,9984				**10 Ne** Neon *6* 20,179 *2*	8
3	3 p 3 s	III	**11 Na** Natrium 22,9898 *1*	**12 Mg** Magnesium 24,305 *2*	**13 Al** *1* Aluminium *2* 26,9815	**14 Si** *2* Silicium *2* 28,086	**15 P** *3* Phosphor *2* 30,9738	**16 S** *4* Schwefel *2* 32,064	**17 Cl** *5* Chlor *2* 35,453				**18 Ar** Argon *6* 39,948 *2*	8
4	3 d 4 s	IV	**19 K** Kalium 39,102 *1*	**20 Ca** Calcium 40,08 *2*	**21 Sc** Scandium *1* 44,956 *2*	**22 Ti** Titan *2* 47,90 *2*	**23 V** Vanadin *3* 50,942 *2*	**24 Cr** Chrom *5* 51,996 *1*	**25 Mn** Mangan *5* 54,9380 *2*	**26 Fe** Eisen *6* 55,847 *2*	**27 Co** Kobalt *7* 58,9332 *2*	**28 Ni** Nickel *8* 58,71 *2*		18
	4 p 3 d 4 s	V	**29 Cu** *10* Kupfer *1* 63,546	**30 Zn** *10* Zink *2* 65,37	*1* **31 Ga** *10* Gallium *2* 69,72	*2* **32 Ge** *10* Germanium *2* 72,59	*3* **33 As** *10* Arsen *2* 74,216	*4* **34 Se** *10* Selen *2* 78,96	*5* **35 Br** *10* Brom *2* 79,904				**36 Kr** *6* Krypton *10* 83,80 *2*	
5	4 d 5 s	VI	**37 Rb** Rubidium 85,47 *1*	**38 Sr** Strontium 87,62 *2*	**39 Y** Yttrium *1* 88,905 *2*	**40 Zr** Zirkonium *2* 91,22 *2*	**41 Nb** Niob *4* 92,906 *1*	**42 Mo** Molybdän *5* 95,94 *1*	**43 Te** Technetium *6* [97] *1*	**44 Ru** Ruthenium *7* 101,07 *1*	**45 Rh** Rhodium *8* 102,905 *1*	**46 Pd** Palladium *10* 106,4		18
	5 p 4 d 5 s	VII	**47 Ag** *10* Silber *1* 107,868	**48 Cd** *10* Cadmium *2* 112,40	*1* **49 In** *10* Indium *2* 114,82	*2* **50 Sn** *10* Zinn *2* 118,69	*3* **51 Sb** *10* Antimon *2* 121,75	*4* **52 Te** *10* Tellur *2* 127,60	*5* **53 J** *10* Jod *2* 126,9044				**54 Xe** *6* Xenon *10* 131,30 *2*	
6	5 d 6 s	VIII	**55 Cs** Cäsium 132,905 *1*	**56 Ba** Barium 137,34 *2*	**57 La** *) Lanthan *1* 138,91 *2*	**72 Hf** Hafnium *2* 178,49 *2*	**73 Ta** Tantal *3* 180,948 *2*	**74 W** Wolfram *4* 183,85 *2*	**75 Re** Rhenium *5* 186,2 *2*	**76 Os** Osmium *6* 190,2 *2*	**77 Ir** Iridium *7* 192,2 *2*	**78 Pt** Platin *9* 195,09 *1*		32
	6 p 5 d 6 s	IX	**79 Au** *10* Gold *1* 196,967	**80 Hg** *10* Quecksilber *2* 200,59	*1* **81 Tl** *10* Thallium *2* 204,37	*2* **82 Pb** *10* Blei *2* 207,19	*3* **83 Bi** *10* Wismut *2* 208,980	*4* **84 Po** *10* Polonium *2* (210)	*5* **85 At** *10* Astat *2* [210]				**86 Rn** *6* Radon *10* [222] *2*	
7	6 d 7 s	X	**87 Fr** Francium [223] *1*	**88 Ra** Radium [226] *2*	**89 Ac** **) Actinium *1* [227] *2*	**104 Ku** Kurtschatovium (260)	**105 Ha** Hahnium (260)	**106** Element 106						

*) Lanthanoide

5 d 6 s 4 f	**58 Ce** Cer *2* 140,12 *2*	**59 Pr** Praseodym *2* 140,907 *3*	**60 Nd** Neodym *2* 144,24 *4*	**61 Pm** Promethium *2* (147) *5*	**62 Sm** Samarium *2* 150,35 *6*	**63 Eu** Europium *2* 151,96 *7*	**64 Gd** *1* Gadolinium *2* 157,25 *7*	**65 Tb** Terbium *2* 158,924 *9*	**66 Dy** Dysprosium *2* 162,50 *10*	**67 Ho** Holmium *2* 164,930 *11*	**68 Er** Erbium *2* 167,26 *12*	**69 Tm** Thulium *2* 168,934 *13*	**70 Yb** Ytterbium *2* 173,04 *14*	**71 Lu** *1* Lutetium *2* 174,97 *14*

**) *Actinoide*

6 d 7 s 5 f	**90 Th** Tho- *2* rium *2* 232,038	**91 Pa** Protacti- *1* nium *2* [231] *2*	**92 U** Uran *1* *2* 238,03 *3*	**93 Np** Neptu- *1* nium *2* [237] *4*	**94 Pu** Plutonium *1* *2* [244] *5*	**95 Am** Ameri- *1* cium *2* [243] *6*	**96 Cm** Curium *1* *2* [247] *7*	**97 Bk** Berke- *1* lium *2* [247] *8*	**98 Cf** Califor- *1* nium *2* 252 *9*	**99 Es** Einstei- *1* nium *2* [254] *10*	**100 Fm** Fer- *1* mium *2* [257] *11*	**101 Md** Mende- *1* levium *2* [257] *12*	**102 No** Nobelium *1* *2* [255] *13*	**103 Lr** Lawren- *1* cium *2* [256] *14*

herausfallen, weshalb sie getrennt geschrieben werden. (Normalerweise sollte die Wertigkeit innerhalb einer Periode bis vier ansteigen und wieder abnehmen als Zeichen einer Evolution und Involution.) Außerdem wäre zu erwarten, daß sich ihre Eigenschaften der Goldgruppe nähern sollten, aber das Gegenteil ist der Fall: Sie bleiben relativ leicht, obwohl sie zu den Schwermetallen gehören, und sind unedel. Am häufigsten findet man sie im Monazitsand. Selbst wenn man sie isoliert, ist ihre jeweilige Trennung nur schwer durchführbar, weshalb man diese Mischung «Mischmetall» nennt.

Auffällig ist, daß alle Lanthanoiden eine ausgesprochene Beziehung zum Licht haben; sie treten daher meist als Phosphate auf. (Daß Phosphor Lichtträger ist, wurde ausführlich auf Seite 326 behandelt.) Technisch finden sie eine Anwendung z.B. zur Herstellung optischer Gläser, die sie wesentlich verbessern. Charakteristisch ist ihre Anwendung in Glühstrümpfen, was auf *Auer von Welsbach* zurückgeht, der sich speziell mit den seltenen Erden befaßt hat: Eine Leuchtgasflamme sendet wesentlich mehr Wärme als Licht aus; läßt man sie jedoch in einem Glühstrumpf brennen, der mit seltenen Erden imprägniert ist, dann erhöht sich die Leuchtkraft um ein Vielfaches. Das ist ein außergewöhnlicher Vorgang, denn es wird Wärme in Licht umgewandelt, was sonst nur bei extrem hoher Temperatur möglich ist. Die Lanthanoiden sind geradezu Lichtkatalysatoren. Das Licht jeder Kerzenflamme beruht auf dem glühenden Kohlenstoff, dessen Temperatur und damit Leuchtkraft schon z.B. durch einen Glaszylinder erhöht wird. (Wesentlich leichter wird Licht in Wärme umgewandelt, was eine Zunahme der Entropie bedeutet.) – Auch wenn der Kohlenstoffelektrode in Bogenlampen Spuren eines der erwähnten Mischmetalle zugesetzt werden, wird Wärme in Licht umgewandelt. – Der weltweit verwendete Feuerstein, der ja im Feuerzeug Funken sprühen soll, besteht zum größten Teil aus *Cer*, dem Element, das innerhalb dieser Gruppe am häufigsten vorkommt (es gibt mehr Cer als Blei!) und direkt dem Lanthan folgt. Das Funkensprühen besagt als Phänomen, daß durch Krafteinwirkung Licht aus einer Substanz freigesetzt werden kann, was urbildhaft beim Eisen seit alten Zeiten beobachtet wurde. (Andere Metalle «funken» nicht!) Während hierfür beim Eisen jedoch eine relativ hohe Kraftentfaltung nötig ist, erfordert das Cer im Feuerzeug nur einen minimalen Kraftaufwand, nur eine geringe Aktivierungsenergie. Es zeigt also Eigenschaften, die es verwandt mit Phosphor und Eisen ausweisen. – Als Kuriosum der Lichtbeziehung sei noch erwähnt, daß eine dieser Lanthanoiden, das Europium, den Fernsehbildschirmen erst die Farbigkeit verleiht.

Außergewöhnlich ist noch, daß diese Elemente kaum oder überhaupt nicht giftig sind, obwohl sie praktisch schon zu den Schwermetallen gehören; ja in verschiedenen Pflanzen wurden sogar nicht unerhebliche Mengen gefunden, so daß die Vermutung nahe liegt, daß sie als Spurenelemente noch eine große Rolle spielen können. Therapeutisch ist bislang nur *Cerit* angewandt worden, das in gewisser Weise die Lichtbeziehung des Eisens in konzentrierter Form enthält. Daher kann man es bei Lichtstoffwechselstörungen wie Tuberkulose, Karzinom, Depression u.a. anwenden, insbesondere in Verbindung mit oder nach Magnesium. Es hat sich erwiesen, daß die Wirkung am besten ist bei blonden, eher anämischen Konstitutionstypen. Unabhängig davon wirkt Cerit D6 oft überraschend als Injektion (2 Ampullen i.v.) bei Hyperemesis gravidarum.

Gewissermaßen als Gegenspieler der Lanthanoiden fungieren auf der andern Seite der Goldgruppe die *Aktinoiden* (89 bis 103), welche die Transurane einleiten, die durch radioaktiven Zerfall – statt wie die Lanthanoiden durch Lichtentwicklung – gekennzeichnet sind. Auch ohne die inzwischen bekannte extreme Giftigkeit der Transurane (d.h. Elemente mit einer Ordnungszahl größer als 92, die künstlich durch Atomumwandlung erzeugt werden und bis dahin in der Natur nicht vorkamen) kann man aus dem Wesen dieser Substanzen ihren «unterirdischen» und lichtlosen Charakter erkennen; sie sind der Inbegriff der toten Erde, genauer gesagt: tötender Erdenkräfte, die dem Leben, das seinen Ursprung im Kosmos hat und metamorphosiertes Licht ist, feindlich gegenüberstehen. Leben ist gerade dadurch charakterisiert, daß es sich nur auf der *Oberfläche* der Erde abspielen kann. Deshalb müssen die ausschließlich mit der Erdentiefe und extremer Schwere verbundenen konzentrierten Erdenkräfte lebensfeindlich sein. Dies ist bereits beim Blei erkennbar und wird über Radium, Uran, Plutonium und andere synthetische Elemente geradezu in sich steigernder Weise deutlich.

Ähnlich wie die Lanthanoiden fallen auch die Aktinoiden aus der Ordnung des Periodischen Systems heraus, weshalb sie mit Recht getrennt geschrieben werden; es handelt sich bei den Aktinoiden nicht um eine reguläre Fortsetzung der Entwicklung, sondern um eine Übersteigerung der Erdkräfte, die dem Wesen der Materie widerspricht und deshalb zum radioaktiven Zerfall führt.

Bei den Gruppierungen der Lanthanoiden und Aktinoiden liegen also zwei gegensätzliche Impulse vor, die zwei andersartige Einschläge in das System ausdrücken. Die Edelmetallgruppe mit dem Gold steht zwischen ihnen und bildet schwerpunktartig einen Ausgleich im Sinne der regulären Entwicklung. Man kann bereits aus dieser kurzen Schilderung erkennen, daß es sich um Weltenkräfte handelt, die auch im Menschen wirksam sein müssen.

Wie eingangs ausgeführt, geht die heutige Denkweise – ohne diese Voraussetzung in Frage zu stellen – vom Primat der Materie aus und versucht entsprechend, die Eigenschaften von Substanzen, vom Lebendigen der Pflanzen bis zum Menschen, aus der atomaren Anordnung zu «erklären». Es ist das Anliegen der bisherigen Ausführungen, aufzuzeigen, daß diese Korrelationen tatsächlich existieren. Der Ausgangspunkt ist jedoch nicht die Materie, sondern das Leben. Es ist eine Tatsache, daß Leben niemals aus toter Materie «von allein» entstehen kann, sondern aus dem Licht, d.h. aus vorangehenden und übergeordneten Kräften stammt.

Sieht man die Weltentwicklung nicht theoretisch und abstrakt an – alles sei «von allein», z.B. durch einen Urknall bzw. durch Zufall oder «im Kampf ums Dasein», entstanden –, sondern real – geistige Schöpfermächte haben die Welt und damit die Substanz geschaffen –, dann kann man diese Entwicklung greifbar bis in die Einzelheiten verfolgen, was auch in allen vorangehenden Ausführung versucht wurde. Dieses Grundwissen ist nicht nur in den Mythologien so gut wie aller Völker niedergelegt, sondern durch die moderne Geistesforschung *Rudolf Steiners* jedermann zugänglich.

Wie oben bereits kurz dargestellt (siehe S. 57 f.), verlief die Weltentwicklung unter der Führung konkreter geistiger Wesenheiten in vier Stufen. Auch die eigentliche Erdentwicklung verläuft in verschiedenen Phasen. In einer dieser Phasen – sie wird geisteswissenschaftlich die lemurische Epoche genannt – erfolgte ein Einschlag in den Schöpfungsplan durch geistige Wesen, die sich der menschlichen Entwicklung hemmend entgegenstellten. Sie werden im griechischen Text der Bibel, im Neuen Testament, personifiziert als διάβολος (Diabolos) bezeichnet, später mit dem lateinischen Wort «Luzifer», das in die moderne Geisteswissenschaft übernommen wurde. Diabolos bedeutet wörtlich «Durcheinander-Werfer», während Luzifer wörtlich «Licht-Träger» bedeutet. Beide Aspekte sind ein völlig exakter Ausdruck dieses Wesens, das sowohl die Entwicklung durcheinanderwirft als auch dem Menschen das Licht bringt. Diese Kräfte bewirkten Veränderungen innerhalb der menschlichen Entwicklung, die sich so äußerten, daß den Menschen «die Augen aufgetan» wurden. Das heißt, die Wahrnehmung der Welt durch die Sinne begann, und damit traten Veränderungen ein, die sich bis in die Anatomie und Physiologie auswirkten. Dieser Impuls erfolgte in der Menschheitsentwicklung vorzeitig und führte zur Ausbildung von Trieben und Begierden, aber auch zu Interesse an Kunst, zu Freiheit und Selbständigkeit. In den verschiedenen Mythologien wird dieses Ereignis als «Sündenfall» bezeichnet, womit die vorzeitige, frühreife Verbindung des Menschen mit der Erde gemeint ist, die aber einen für die menschliche Entwicklung gefährlichen Weg bedeutet.

Geht man davon aus, daß alle Substantialität nicht das Primäre ist, sondern ein Geschaffenes, dann kann man verstehen, daß die Substanzen durchaus nicht immer so waren, wie sie heute erscheinen, sondern Veränderungen unterlagen, die durch die zugrunde liegenden Kräfte bewirkt wurden. Aber nicht nur innerhalb des Menschen, sondern auch im Substanzgeschehen der Erde traten Veränderungen auf. Wie bei jedem vorzeitigen Impuls folgte daraus eine Störung der Weiterentwicklung, die jetzt als die Gruppe der Lanthanoiden erkennbar ist. Diese 14 Elemente zeigen die geschilderte überraschende Einheitlichkeit und geringe Differenzierung. Die durch Erdenkräfte ermöglichte Differenzierung und Individualisierung sollte durch die luziferischen Kräfte blockiert werden. Die zu erwartende Weiterentwicklung im Sinne einer Verdichtung in Richtung der Schwermetalle erfolgte nicht. Statt einer Steigerung der Wertigkeit und Verdichtung bleibt es bei einer einheitlichen Dreiwertigkeit und Undifferenziertheit. Dies ist der Ausdruck eines vorzeitigen Impulses, der auf dieser Stufe verharren und somit eine Weiterentwicklung verhindern möchte. Es wurde bereits erwähnt, daß in diesen Elementen Lichtprozesse eine große Rolle spielen. Schließlich ist das mit Luzifer bezeichnete geistige Wesen der Lichtträger, der auch dem Menschen – vorzeitig – das Gedankenlicht verliehen hat.

In der regulären Entwicklung liegt die «Goldgruppe», welche die deutlichsten Schwermetalle, Osmium, Iridium, Platin, Gold, mit einem spezifischen Gewicht um 22 umfaßt. Insbesondere das Gold liegt in der Richtung einer Durchdringung der Erde, ohne sich mit dieser zu verbinden; die geistige Seite bleibt erhalten, ohne von der Erde (z.B. dem Sauerstoff) berührt zu werden, was den edlen Charakter ausmacht.

Auf der andern Seite der «Goldgruppe» liegen die *Aktinoiden*, die ganz in die Schwere gehen. Diese Gruppe ist nicht abgeschlossen, sondern «nach unten» d.h. in die Schwere offen. Hier sind Erdenkräfte zu erkennen, die ebenfalls geistiger Natur sind und die ebenfalls die menschliche und die irdische Entwicklung in ihre – dem geistigen Schöpfungsplan entgegengesetzte – Richtung leiten wollen. Diese «Schwere» ist nicht nur, wie geschildert, extrem lebensfeindlich, sondern wirkt auf den Menschen im Sinne einer stärkeren Verbindung mit der Erde und damit einer Abtrennung von seinem geistigen Ursprung. Diese Gegenmächte zu den göttlichen Schöpfungskräften wurden in früherer Zeit als ahrimanische Wesen bezeichnet. Als Charakterisierung dieser Wesen steht im griechischen Text des Neuen Testamentes der Name Σατανᾶς (Satanas). Satan ist naturgemäß ein völlig anderes geistiges Wesen als Diabolos bzw. Luzifer. Der Unterschied war für die Menschen in alten Zeiten noch unmittelbar erlebbar. Als dieses Erleben verglomm, wurden beide Namen mit dem ganz undifferenzierten Wort «Teufel» übersetzt, wodurch die absolute Verschiedenheit dieser Kräfte völlig zugedeckt wurde, was naturgemäß die Quelle tiefgreifender Mißverständnisse und Irrtümer wurde und ist.

Es ist von entscheidender Wichtigkeit zu sehen, daß es sich hierbei um drei Weltenkräfte handelt: die luziferischen, die den Menschen vorzeitig in ein geistiges Reich weg von der Erde führen möchten; die ahrimanischen Mächte als deren Gegenspieler, die auf der Erde ihr eigenes Reich aufbauen wollen mit Menschen, die sich vom Geist losgelöst haben; in der Mitte die Geistesmacht, die diese beiden den Schöpfermächten entgegengesetzten Kräfte überwunden hat, das Christusprinzip, das den Geist auf der Erde zur Wirksamkeit bringt, ohne ihr zu verfallen. Als Repräsentanten dieser Geistesmacht hat man in früherer Zeit immer das Gold erlebt.

Zusammenfassend kann man sagen, daß die zunehmende Verdichtung der Materie den Menschen einen Entwicklungsschritt bietet, der eine Individualisierung ermöglicht. Auf diesem Wege sind Hemmungen bzw. Abweichungen erkennbar, die in der Seele des Menschen als Sündenfall erlebt wurden. Diese haben ihren Niederschlag auch im Substanzgeschehen gefunden und sind dort erkennbar: Die fortschreitende Entwicklung wird in den Lanthanoiden unterbrochen, die ein vereinheitlichendes Element darstellen, das eine fortschreitende Entwicklung *mit* der Erde und damit Individualisierung zugunsten eines erdflüchtigen «Licht-Weges» verhindert. – Der gegenteilige Impuls ist in den Aktinoiden erkennbar. Diese sind losgelöst vom kosmischen Zusammenhang und stellen isolierte, überspitzte und damit lebensfeindliche Erdenkräfte dar. In der Mitte zwischen ihnen ist die Goldgruppe bzw. das Gold, als Bild der fortschreitenden Entwicklung; in den Elementen der Goldgruppe sind dynamisch-kosmische und irdische Kräfte vereint, was die Bedingung für die Entwicklung von Mensch und Erde darstellt.

Man kann also das ganze Periodische System als Bild der kosmisch-irdischen Entwicklung der Substanzen und auch des Menschen anschauen. Danach bilden die Leben-tragenden Elemente den dynamischen Mittelpunkt des ganzen Systems zwischen Himmel und Erde. Innerhalb dieser Elemente bildet der Kohlenstoff als der wirkliche Lebensträger das eigentliche Zentrum auch der Erdensubstanzen, des gesamten Lebens und deshalb auch der Menschheitsentwicklung.

Schließlich besteht die Besonderheit des Menschen als eines geistigen Wesens darin, daß er sich über das Leben, also die Leben-tragenden Substanzen, besonders den Kohlenstoff, wirklich mit der Erde verbinden kann. In dieser Beziehung gewinnt er eine Möglichkeit, die höheren geistigen Wesen nicht gegeben ist. Die erwähnte Universalität des Kohlenstoffs ermöglicht nicht nur die unendliche Vielfalt des Lebens, sondern auch die Umwandlung des biologischen in geistiges Leben. Ein Bild dieser Entwicklung kann der Diamant sein, der durch seine außerordentliche Verdichtung und die daraus resultierende Härte intensiv Erdenkräfte aufgenommen, aber diese zu Reinheit, Klarheit und Durchlässigkeit für das Licht geführt hat. Deshalb ist er seit alters her Sinnbild für das Ziel der edelsten Entwicklung des Menschen. Darum war es im ausgehenden Mittelalter das Ziel der Rosenkreuzer-Alchimisten, über ein spirituelles Stoffes-Wissen zur Weisheit zu gelangen. So sahen sie im Kohlenstoff bzw. dem Diamanten den Stein der Weisen als Bild dieser angestrebten Entwicklung.

Zur Methodik

In der Entwicklung der Wissenschaft sind wechselnde Zeitströmungen zu beobachten, die dem jeweiligen Bewußtseinszustand der Menschheit entsprechen. Heute bezeichnet man solche grundlegenden Veränderungen der Bewußtseinszustände als Paradigmenwechsel. So ist beispielsweise in der Medizin der Gegenwart der Ruf nach «Ganzheit» unüberhörbar. Er ist die notwendige Reaktion auf die bislang herrschende analytische Denkweise, die zwar zu einer genauen Kenntnis der Materie führte, zugleich aber wesentliche Dinge völlig negierte. Diese Entwicklung war nur dadurch möglich, daß man analytisch zunächst bis zu den chemischen Elementen kam und dann immer weiter ins Detail ging, bis schließlich auch das – wie der Name sagt – «unteilbare Atom» als Grundelement der Materie geteilt wurde, ein Prozeß, der sich fortlaufend noch auf den Kern erstreckt. Dies führte notwendig zu einem heute kaum noch zu überschauenden zusammenhanglosen Detailwissen.

Verbunden damit ist methodisch der *Reduktionismus*, bei dem die Ursache irgendeiner Veränderung in immer kleineren Elementen gesucht wird. Symptomatisch für diese Bestrebungen ist die Molekularbiologie, die die Ursache einer Veränderung und letztlich des Lebens selbst in molekularen Gegebenheiten sieht, z.B. die Veränderung in der Vererbung eines Phänotypus in der Veränderung einer Aminosäure im Gen; das ist zwar sachlich richtig, jedoch: Wer verändert die Aminosäure?

Die reduktionistische Denkweise basiert auf der Auffassung des Primats der Materie, deren Entstehung durch einen Urknall und Weiterentwicklung durch sich selbst organisierende Kopiermechanismen, wobei aus der toten Materie spontan Leben gebildet werden soll und Seele und Geist aus der Tätigkeit der Gehirnzellen abgeleitet werden. Solche Gedanken sind letztlich Ausdruck einer materialistischen Ideologie.

Trotzdem nehmen die Vertreter dieser Weltanschauung für sich in Anspruch, völlig «objektiv», wert- und gefühlsfrei beziehungsweise «frei von jeder Weltanschauung» zu sein. Es ist jedoch leicht einzusehen, daß durch den praktizierten

Reduktionismus und die einseitig vereinfachende Begrenzung auf Materie es sich nur um Teilerkenntnisse handeln kann, isoliert von der – absichtlich ausgeschlossenen – Ganzheit der Realität. Geht man unvoreingenommen an diese grundlegenden Fragen heran, müßte man dem zweifellos vorhandenen Leben, der Seele oder dem Geist ebenso viele Chancen als primärem Sein einräumen wie der Materie. Und die weitere Aufgabe bestände dann darin, ihre Verhältnisse zueinander zu bestimmen.*

Man muß sich darüber im klaren sein, daß diese «moderne» naturwissenschaftliche Denkweise erst seit etwa 300 bis 400 Jahren existiert, was im Verhältnis zur Menschheitsentwicklung eine sehr kurze Zeitspanne ist: – Es wurde erwähnt, daß in der Entwicklung der Menschheit Bewußtseinsänderungen eintreten. So war grundsätzlich bis zum Aufkommen der Naturwissenschaften das Denken der Menschen bildhaft, was sich historisch leicht beobachten läßt. Entsprechend besaßen die Menschen andere Wahrnehmungsfähigkeiten. Sie erlebten z.B. den ganzen Kosmos beseelt oder auch geistdurchdrungen – bis hin noch zu *Johannes Kepler* (1571 – 1630), der in gewisser Weise der letzte Vertreter einer spirituellen Kosmologie ist. Die Titel seiner Werke – beispielsweise *Mysterium cosmographicum* (1596) und *Harmonices mundi* (1619) – zeigen, daß er als Astronom keineswegs mit nur materiellen oder mechanischen Gegebenheiten im Kosmos rechnete, im Gegensatz zu seinem Zeitgenossen *Galilei.* Als Mathematiker entwickelte er die Keplersche Faßregel zur Berechnung des Faßinhaltes; als Astronom beschäftigte er sich auch intensiv mit dem sechseckigen Schnee (*Strena seu de neve sexangula*, 1611). In dieser kleineren Arbeit zeigte er das Bildungsprinzip der Sechs auch bei den Bienenwaben, dem Bergkristall und den Liliaceen auf und entdeckte ganz nebenbei bei den Blattstellungen der Pflanzen die Proportionsreihe 1/2 – 1/3 – 2/5 – 3/8 – 5/13 ... bis zur Sectio divina, dem *Goldenen Schnitt*, als Ausdruck der die Materie harmonisch ordnenden Kräfte. Diese Zahlenverhältnisse wurden später durch *Braun* und *Schimper* wiederentdeckt (vgl. dazu Bühler 1996). Darüber hinaus bemerkte Kepler auch, daß 5-zählige Blüten (Kürbis, Gurken, Rosazeen und andere) reiche Früchte bilden, während 6-zählige Blüten (Liliaceen) kleine Samen in trockenen Hülsen bilden – ein Ergebnis, das man heute kaum noch in einem Botanikbuch zitiert findet, weil das Verständnis für das Wesen der Zahlen und deren Qualitäten völlig verloren gegangen ist. Kepler beschäftigte sich aber auch mit philosophischen und theologischen Fragen, z.B. in *Unterricht vom heiligen Sakrament des Leibes und Blutes Jesu Christi, unseres Erlösers* (1617). Besonders aus dem Schluß der *Harmonices mundi* geht hervor, wie ihn die von ihm entdeckte Weltenharmonie dazu führte, in der Sonne keineswegs

* Eine ausführliche Auseinandersetzung mit dem Thema in: Kiene, H.: «Komplementärmedizin – Schulmedizin». Der Wissenschaftsstreit am Ende des 20. Jahrhunderts. Schattauer Verlag 1994.

ein leeres Gefäß zu sehen, sondern einen Gottesbeweis; sie war ihm «die Mitte der Welt, ihr Herz, der Ursprung des Lebens und der Bewegung». Für Kepler waren die Himmelskörper geistig belebt; darauf kam es ihm an. Deshalb suchte er einen Lehrstuhl für Astro*logie*, die er als die Amme der Astro*nomie* bezeichnete, wobei er innerhalb der Astrologie sehr wohl Sternen-Aberglaube und Sternen-Weisheit unterschied. Kepler ging zweifellos von umfassenden Beobachtungen und Berechnungen aus, nicht von der Bibel oder einem Glaubenssystem. Gerade dadurch, daß er sich nicht auf Astronomie oder Mathematik beschränkte, sondern Universalität anstrebte, war es ihm möglich, zu weiter reichenden geistigen Erkenntnissen und zur Zusammenschau, eben zur Welt-Harmonik, zu gelangen.

Da diese umfassende Denkweise Keplers heute nicht verstanden wird, läßt man nur noch die Keplerschen Gesetze gelten, die sich «neutral» auf Verhältniszahlen beziehen. Man hält seine Grundwerke für spekulativ, was sie mit Sicherheit nicht sind. Schließlich sind die Ergebnisse durch Berechnungen und nicht durch Spekulation errungen worden. Ansonsten wurde später die geistige Seite des Kosmos bewußt zugunsten einer toten Himmelsmechanik völlig vernachlässigt. Die ausschließlich auf die Materie gerichtete Denkweise schafft Halbwahrheiten, die immer ein Entfernen von der Realität einschließen, wodurch eine an sich richtige Idee, z.B. die Keplerschen Gesetze, notwendigerweise überwertig wird, bis hin zu der wirklichkeitsfremden Wahnidee, daß dies «alles» sei.

Es kann sich nicht darum handeln, die charakterisierte Denkweise und deren Ergebnisse bezüglich der Materie etwa in Bausch und Bogen abzulehnen. Vielmehr ist es heute nötig, die dadurch bewirkte eminente Einseitigkeit und Einengung des Bewußtseins zu sehen und daraus die Folgerung zu ziehen, nämlich diese Denkweise zu ergänzen, d.h. die durch Jahrhunderte vernachlässigten Dimensionen wieder hinzuzunehmen.

Der Verlust der Erkenntnis kosmischer Wesen – die für Kepler noch eine Realität waren – war der Preis für die Wachheit und Klarheit des heutigen Bewußtseins. Dieses ist aber an das Nervensystem als Organ des Wahrnehmens und Vorstellens gebunden. Hingegen beruht jede Art von Kraft beziehungsweise Willen auf den Stoffwechselvorgängen. In den letzten Jahrhunderten stützte sich der Mensch durch seine Lebensweise immer mehr auf das Nervensystem und das Denken. Jedoch ist die heutige Denkart zumeist ganz passiv – die Aktivität im Denken würde eine stärkere Willenstätigkeit erfordern – und erstreckt sich nun lediglich auf Beobachten, genauer gesagt: Registrieren. Die unendlich vielen unverstandenen Ergebnisse der modernen Wissenschaft, oft zusammenhanglos aneinandergereiht, sind ein Ergebnis dieser einseitig gewordenen Denkart.

Ein typisches Beispiel innerer Passivität im Denken ist der heute überall verlangte *Beweis*: Man ist von einer Sache nur dann überzeugt, wenn sie möglichst experimentell nachgewiesen ist; das erscheint logisch. (Ob aber beispielsweise die Wirkung eines Medikamentes stärker oder schwächer ist, rascher oder langsamer einsetzt, besagt für die Beurteilung der heilenden Wirkung sehr wenig.) Nun können aber äußere Beweise niemals hundertprozentig sein, sondern nur Annäherungen ergeben. Deshalb fordert man eine statistische Verifizierung und erfindet hochkomplizierte Rechnungen, um zu bestimmen, ab wann die Wahrscheinlichkeit eines Beweises besteht. Ist diese Wahrscheinlichkeit gegeben, akzeptiert man das Ergebnis – in Wirklichkeit aber glaubt man es, da man in den allerseltensten Fällen die gesamte Versuchsanordnung, den Ansatz, die benutzte Rechnung und die Berechtigung der Schlußfolgerungen durchschaut.

Zur Klärung dieses Sachverhalts kann ein Beispiel hilfreich sein, das *Rudolf Steiner* benutzte: Um die Winkelsumme eines Dreiecks festzustellen, gibt es grundsätzlich zwei Möglichkeiten. Die erste besteht darin, daß man mit Hilfe eines Winkelmessers die drei Winkel mißt und addiert, dann wird man irgendeinen Wert in der Nähe von 180° erhalten; das Resultat wird natürlich von der Genauigkeit der Messung abhängen. Um «sicher» zu sein, wird man möglichst viele Messungen durchführen und wird sich so statistisch immer mehr auf den Wert von 180° zubewegen, jedoch in den seltensten Fällen diesen Wert exakt erreichen. – Die zweite Möglichkeit besteht darin, durch die Spitze des Dreiecks eine Parallele zur Grundlinie zu ziehen. Aus Einsicht in die geometrischen Gegebenheiten kann man erkennen, daß die beiden Winkel der Basis denen entsprechen, welche die Parallele mit den Dreieckseiten bildet; diese ergeben aber mit dem Winkel der Spitze zusammen genau 180°. Hierzu braucht man nicht einmal eine genaue Zeichnung, man braucht auch nicht zu messen; wohl aber braucht man ein inneres Bemühen und Einsicht in die geometrischen Gesetze, d.h. eine innere Aktivität im Denken.

Dieses einfache Beispiel läßt sich natürlich auf schwierigere Gegebenheiten übertragen. Ob beispielsweise ein Medikament zur Linderung einer Krankheit wirksamer ist als ein anderes oder ein Placebo, läßt sich gewiß statistisch erfassen. Eine zweite Möglichkeit besteht jedoch darin, aus dem Studium der Krankheit und des Therapieansatzes einen inneren Zusammenhang zu erkennen und auf dieser Grundlage zu entscheiden, ob die Wirkungsrichtung die Heilung unterstützt oder lediglich die Symptome beeinflußt. Das ist ein Erkenntnisproblem, das sich niemals statistisch erfassen läßt. Ob eine antipyretische Wirkung bei einer Krankheit sinnvoll ist, ist unabhängig davon, ob eine Antipyrese wirksam ist oder nicht. – Es sei indessen ausdrücklich erwähnt, daß beide Methoden ihre Berechtigung haben und die Schwierigkeit heute darin besteht, daß man glaubt, nur das sei real, dessen Wirkung möglichst rasch eintritt und sich darüber hinaus statistisch beweisen läßt.

Daß «Beweise» eigentlich nur für Äußerlichkeiten gelten und gerade die wesentlichen Dinge, z.B. Lebensentscheidungen, niemals bewiesen werden können, sei nur am Rande erwähnt. Im übrigen ist der Beweis eine typische

Folge des kausalanalytischen Denkens. Er zwingt den Geist unweigerlich zur Anerkennung, ebenso wie das Definieren, durch welches das Denken zu einem Ende (finis) kommt. Auf die Schwierigkeit, eine Beweisführung vollständig zu durchschauen, wurde bereits hingewiesen.

Diesem Vorgehen steht die *vergleichende Methode* gegenüber, wie sie *Goethe* für die lebendige Welt ausgearbeitet hat. Als Beispiele seien die Metamorphose des Blattes in die Blüte erwähnt, der Vergleich verschiedener Pflanzen innerhalb einer Familie oder Tierbildungen in verschiedenen Bereichen. Diese Methode erfordert allerdings eine aktive Willensanstrengung. Man kann auch sagen, daß dazu ein Erleben, eine seelische Aktivität nötig ist, aus der dann die Einsicht entspringt. Das Ergebnis hat dann zwar auch beweisenden Charakter, ist aber freilassend, der Wirklichkeit der vielseitigen Lebenswelt adäquat. Demgegenüber sind die erwähnten Beweise mit Zwangscharakter der anorganischen Welt angemessen. Das schließt nicht aus, daß der logische Charakter des Beweises A = B, B = C, folglich A = C ursprünglich ein philosophisches Problem ist. Diese Logik ist eben gehirngebunden und hat damit einen ausgesprochen irdischen Charakter. Daher sind die Beziehungen zum Bereich des Toten gegeben, während der Lebensbereich ein anderes Vorgehen erfordert, nämlich z.B. das bildhafte Erfassen vergleichbarer Objekte. Diese Fähigkeit kann bei einem Menschen von Anfang an gegeben sein; sie läßt sich aber auch üben und schulen und kann dann eine Sicherheit erlangen, die weit über den zuerst genannten Beweischarakter hinausgeht – entsprechend dem mathematischen Beweis beim Dreieck.

Es handelt sich also darum, eine Methode zu finden, die dem Leben adäquat ist. Dies ist nur dadurch möglich, daß die innere Aktivität gesteigert wird, indem das «Instrument Mensch» sich einerseits in der Wahrnehmung, andererseits im Erleben schult. Dieses Problem war Goethe durchaus geläufig. Daher seine Aversion gegen die Linnésche Methode des Nur-Registrierens, die ihm mit Recht abstrakt vorkam. Nicht nur in seinen naturwissenschaftlichen Schriften, sondern auch im *Faust* hat er diese Situation des modernen Menschen weitblickend dargestellt: Um die Geisteswelt zu erfahren, bedarf es eines inneren Aktivierungsprozesses, sowohl einer Kräftigung der Sinneswahrnehmung als auch eines Sich-Öffnens der Seele. So läßt er Faust sagen:

Drum hab' ich mich der Magie ergeben,
Ob mir durch Geistes Kraft und Mund
Nicht manch Geheimnis würde kund;
Daß ich nicht mehr mit sauerm Schweiß
Zu sagen brauche, was ich nicht weiß;
Daß ich erkenne, was die Welt
Im Innersten zusammenhält,

Schau' alle Wirkenskraft und Samen,
Und tu' nicht mehr in Worten kramen.
(Verse 377–385)

Im Gegensatz zu diesem Bemühen Fausts lehrt Mephistopheles, in «Vertretung» von Faust, den Schüler:

Wer will was Lebendigs erkennen und beschreiben,
Sucht erst den Geist herauszutreiben,
Dann hat er die Teile in seiner Hand,
Fehlt leider! nur das geistige Band.

Schüler:
Kann Euch nicht eben ganz verstehen.

Mephistopheles:
Das wird nächstens schon besser gehen,
Wenn Ihr lernt alles reduzieren
Und gehörig klassifizieren.
(Verse 1936–1945)

Goethe drückt also klar aus, daß der Reduktionismus und das tote Systematisieren den «Geist heraustreiben», so daß das geistige Band, das wirkliche Verständnis sich gar nicht erst einstellt. Diese Haltung ist also von Mephistopheles – nach Goethe der personifizierte «Geist, der stets verneint», der als «Sohn der Hölle» das «Böse sein eigentliches Element» nennt – inspiriert.

Ein Wahrnehmen der Schöpferkräfte ist nur möglich durch ein innerliches Sich-Öffnen und Verlebendigen des erstarrten Denkens. Diese Lebensart bezeichnete Goethe noch als Magie oder Mystik, mit Worten also, denen heute infolge Unverständnisses anderer Zeiten eine völlig andere Bedeutung beigelegt wird, nämlich im Sinne von nebulos, unbegreiflich. Rudolf Steiner hat sich ausführlich mit der Mystik und ihren Vertretern als wesentliche Geistes-Strömung der Menschheit auseinandergesetzt, jedoch darin keinen Weg einer weiteren Entwicklung gesehen.* – Der Irrtum der mystischen Anschauung bestehe darin, daß sie erleben wolle, was sie wissen solle (siehe Steiner, Philosophie der Freiheit).

Die angebliche Unmöglichkeit, geistige Kräfte als Schöpfermächte zu erkennen, ist ein Kunstprodukt: Erst dadurch, daß man den Geist drei bis vier Jahrhunderte lang negiert hat, findet man naturgemäß keinen Zugang mehr zu

* R. Steiner: Die Mystik im Aufgange des neuzeitlichen Geisteslebens und ihr Verhältnis zur modernen Weltanschauung. GA 7.

ihm. Auch die Polarisierung von Geist und Materie ist ein Kunstprodukt. Tatsächlich liegt vor, daß der Geist in der Substanz der Erde zu Ende gekommen, verzaubert ist. In früheren Zeiten war das den Menschen ein reales Erlebnis; ein Nachklang davon lebt in dem schwäbischen Mystiker *F. Ch. Oetinger* (1702–1782), der sagte: «Die Leiblichkeit ist das Ende der Wege Gottes.»

Gewiß findet sich in der heutigen Zeit die Einsicht, daß der Materialismus die heutige Weltanschauung nicht nur entscheidend beeinflußt hat, sondern die daraus entspringende Denkweise das ganze Leben des Menschen beherrscht. Deswegen verurteilen viele Menschen den Materialismus total und lehnen auch dessen Errungenschaften ab. Das ist jedoch ein Irrtum. Viel mehr kann man seitens der Geisteswissenschaft finden, daß es im Laufe der Menschheitsentwicklung verschiedene Weltanschauungen gibt, worauf verschiedentlich hingewiesen wurde. In dieser Entwicklung spielt der Materialismus eine wesentliche Rolle für die Menschheit. Ohne dessen zeitweilige Vorherrschaft hätte sich der Mensch nicht die heutigen Kenntnisse der Materie bis in Einzelheiten erwerben können, und zwar durch eigenes Denken, wofür es nötig war, sich von anderen Quellen, vor allem sich vom Glauben zu distanzieren. Dadurch hat der Mensch die Freiheit und Selbständigkeit errungen, sich aber auch isoliert von der Wirklichkeit. Es kann sich also nicht darum handeln, Wissen oder wissenschaftliche Ergebnisse abzulehnen, sondern deren Einseitigkeit zu erkennen. Wissen ist niemals Selbstzweck, sondern muß umgestaltet werden zur Geistesweisheit, wie Rudolf Steiner ausführte. Die Wege dazu hat er verschiedentlich gewiesen. Systematisch findet sich diese Lehre der übersinnlichen Erkenntnis in «Wie erlangt man Erkenntnis der höheren Welten?» (siehe Literaturverzeichnis).

Die systematische Einengung des Denkens zu überwinden war zeitlebens eine von Steiners Hauptbemühungen, z.B.: «Das Denken hat den Ideen gegenüber dieselbe Bedeutung wie das Auge für das Licht, das Ohr dem Ton gegenüber; es ist das Organ der Auffassung» (siehe Rudolf Steiner: Einleitung zu Goethes naturwissenschaftlichen Schriften; eine grundlegende Auseinandersetzung und Darstellung Goethes Methode zum Erfassen der organischen Welt, über die auch heute noch hinweggegangen wird). Rudolf Steiner bezeichnete Goethes Methode des Studiums organischer Naturen eine «wissenschaftliche Tat ersten Ranges». (Siehe Literaturverzeichnis, R. Steiner: «Goethes naturwissenschaftliche Schriften» und «Grundlinien einer Erkenntnistheorie der Goetheschen Weltanschauung», GA 2.)

Diesen Ausarbeitungen folgte 1894 «Die Philosophie der Freiheit», auf die hier wiederholt hingewiesen wurde. Diese Schrift erschien an einem wesentlichen Punkt der menschlichen Geistesentwicklung. Galt damals noch in der Erkenntnistheorie als Grundlage Hegel, so erfolgte um diese Zeit die Abkehr von ihm und die weitgehende Akzeptanz der Erkenntnistheorie Kants, der sich bekanntlich intensiv bemühte, die Grenze der menschlichen Erkenntnis festzulegen und gleichzeitig zu postulieren, daß diese Grenze vom Menschen nicht überschritten werden könne. Zur gleicher Zeit begann die Abkehr des Interesses der Menschheit an Philosophie, Religion und Kunst zugunsten der Naturwissenschaft, insbesondere durch deren praktische und so erfolgreiche Nutzanwendung in der Technik, wobei kritiklos übernommen wurde, daß die Naturwissenschaft auf dem angewandten Materialismus basierte.

Nicht darum also geht es, die Errungenschaften der materialistischen Forschungsart abzulehnen, sondern in ihnen das Ende von Schöpferkräften zu erkennen. Allerdings wird es immer schwieriger zu unterscheiden, ob irgendein «Ergebnis» einer Tatsache entspricht oder ausgedachte Theorie ist. Durch die grundlegende Begrenzung auf mechanistische «Erklärungen» bei den Theorien ist es gegeben, daß die mit der Substanz verbundenen Schöpferkräfte ausgeschlossen werden, der Geist erst «herausgetrieben» wird. Hinzu kommt das methodische Problem, daß den Sinnesorganen nicht getraut wird; das ist die Folge einer einseitig angewandten *Sinnesphysiologie*. Auch diesen Sachverhalt hat bereits *Goethe* durchschaut und in die Worte gefaßt: «Die Sinne trügen nicht, das Urteil trügt!» Jedenfalls führte die an sich berechtigte Erweiterung der Sinne durch Mikroskop-Ultramikroskop, Teleskop, Radioteleskop usw. zu einer Begrenzung und Ausschließung des unmittelbaren Erlebens. Auch dies wird von verschiedener Seite gesehen.

In diesem Zusammenhang muß darauf hingewiesen werden, daß die heutige Einschränkung des Weltbildes nicht naturgegeben, sondern durch den Menschen entstanden ist. Der englische Physiker *Eddington* charakterisierte dies mit den Worten, der Mensch habe sich «zum einäugigen, farbenblinden Zuschauer» gemacht («one-eyed colour-blind onlooker», zitiert bei Lehrs 1966). Das ist eine kurze, treffende Charakterisierung des Reduktionismus, der weitgehend der Denkweise und damit der Forschung zugrunde liegt, indem er das Umfassendere aus dem Speziellen, das Ganze aus dem Teil «erklärt» – obwohl doch allgemein zugegeben wird, daß das Ganze mehr ist als die Summe seiner Teile.

In anderer Weise faßt *Fritjof Capra* die Situation in Worte: «Dahin schwinden Sicht, Klang, Geschmack, Berührung und Geruch, und mit ihnen sind seither dahin Ästhetik und moralische Empfindsamkeit, Werte, Qualität, Form; dahin sind auch Gefühle, Motivation, Absichten, Seele, Bewußtsein, Geist. Die Erfahrung an sich ist aus dem Bereich wissenschaftlicher Forschung ausgestoßen worden.»

In solchen und ähnlichen Einsichten drückt sich also aus, daß eine Erweiterung, ein Wiedereinschließen der Sinnesqualitäten in die Erkenntnis nötig sind. Dies erfordert auch eine Schulung des *Beobachtens*, wodurch qualitativ Werte erschlossen werden können, die ebenso notwendig sind wie die meist nur quantitativen Detailerkenntnisse, aber mehr über das Wesen eines Gegenstandes aussagen als die quantitativen Werte.

In diesem Zusammenhang weist Rudolf Steiner auf *Raimundus von Sabunda* hin (gestorben 1436), der wohl einer der ersten Denker war, der diese Entwicklung klar vorausgesehen und Wege gewiesen hat, die Einseitigkeit zu vermeiden. Sein grundlegendes Werk wurde und wird jedoch nicht zur Kenntnis genommen. Raimundus führt in seinen Werken durch die Naturreiche bis zum Menschen und darüber hinaus bis zum Einswerden mit der Gottheit als Schöpfer. Dabei stützt er sich nicht auf die Bibel, sondern entwickelt diesen Weg aus dem *Lesen ins Buche der Natur* (siehe dazu auch Huttler 1851). Durch diese Art der Betrachtung kann das reine, d.h. «objektive», zusammenhanglos aufgehäufte Wissen erlöst werden zu einem koordinierten Leben im Geiste.

Außer der Sinnesschulung ist eine Schulung des *Gefühlslebens* Voraussetzung, um sich dem Wesen einer Sache zu nähern. Ein unvoreingenommenes Empfinden bringt seelische Beteiligung mit Wärme zusammen, während das intellektuelle Denken als kalt empfunden wird und es auch ist. Wiederum kann es sich nicht darum handeln, das Denken auszuschalten und nur noch in Gefühlen zu schwelgen – was viele Menschen heute anstreben und was einer der Gründe für die Suchtentstehung ist. Wohl aber ist es heute notwendig, das Denken, das sich im Laufe der Zeit immer mehr einseitig entwickelt hat in Richtung Erstarrung, Definition (Zu-Ende-Kommen), Abstraktion, Logik und damit Zwang, wieder zu beleben, ohne das Erreichte aufzugeben.* Daß die genannten Charakteristika des heutigen Denkens an das Gehirn und dessen spezifischen substantiellen Aufbau gebunden sind, wurde dargestellt.

Das Denken muß also durch Gefühl und künstlerisches Empfinden erweitert werden. In der Antike sah man im Staunen den Anfang allen Philosophierens und damit allen Erkennens überhaupt. Staunen gilt heute als subjektiv, geradezu als naiv, da man alles ja objektiv und ohne Zuhilfenahme unbekannter Faktoren glaubt erklären zu können. – Hilfreich ist auch die innere Stille, die ja nur noch schwer herzustellen ist und die oft durch pausenlose Geräuschberieselung absichtlich «gefüllt» wird. Ebenso wußte man früher, daß Ergebenheit, also die Anerkenntnis einer höheren Gesetzmäßigkeit, die Voraussetzung ist, diese zu erkennen und sich mit ihr zu verbinden. Intellektuelle Überheblichkeit, die sich aus der heutigen Denkart und Erziehung schon bei Jugendlichen breitmacht, verhindert diese Empfindungen.

Weiterhin wird es sich darum handeln, mit dem *Willen* das Denken zu ergreifen, aber so, daß dieser die Denkgesetze nicht verletzt, sondern das Denken so öffnet, daß es aus seiner Erstarrung befreit und wieder belebt wird und die Phänomene sich über die Sinne aussprechen können. Dann ist es möglich, auch

* Siehe dazu: Scaligero, Massimo: «Traktat über das lebende Denken», Stuttgart 1993, und «Die Logik als Widersacher des Menschen», Stuttgart 1991.

die Welt des Werdens und des Zukünftigen zu erfassen, statt nur das Gewordene, also die Vergangenheit, zu untersuchen. Diese Willensanstrengung muß zu der Pflege der Sinne und des Gefühls hinzukommen. Das heißt aber, das durch die Sinne Vermittelte mit seelisch-geistigem Inhalt zu erfüllen oder zu durchsetzen, man kann auch sagen: «das Mechanische zum Seelischen zu erweitern» (Steiner 1910, S. 435). Dies führt zu einer erweiterten Erkenntnisfähigkeit und einer Annäherung an die der Substanz zugrunde liegenden geistigen Kräfte. Der Zusammenhang von Wahrnehmen und Denken und das dadurch bewirkte Schaffen der Wirklichkeit ist ein Grundthema von Rudolf Steiners *Philosophie der Freiheit* (1894). Der Untertitel dieses Werkes lautet: «Seelische Beobachtungsresultate nach naturwissenschaftlicher Methode. Grundzüge einer modernen Weltanschauung.» Dabei geht Rudolf Steiner als Ansatzpunkt vom Denken aus, als dem Element, das wir als eigene Tätigkeit beobachten können, das als reines Denken zugleich lebendiges Denken werden kann, frei von Abstraktionen und Erstarrungen, die ihm durch die heutige Einengung anhaften.

Von vielen Seiten wird heute versucht, einen Zugang zur geistigen Welt zu gewinnen. Hierzu gehören viele Bestrebungen, die an östliche Methoden anknüpfen, wie sie vor Jahrhunderten und Jahrtausenden geübt wurden. Auf diese Weise einen Zugang zum Geist zu erlangen zugunsten eines persönlichen Geist-Erlebens – wobei vielfach auf die inzwischen erreichten Errungenschaften verzichtet wird –, ist durch die Veränderung der menschlichen Konstitution längst nicht mehr in dem Maße möglich wie früher. Auch der in der Gegenwart weit verbreitete Drogenkonsum entspringt weitgehend dem Hunger der Menschen nach «Erlebnissen» (vgl. die obigen Ausführungen über Mystik).

Man kann drei verschiedene Wege gehen, um eine Verbindung von Geist und Materie beziehungsweise Kosmos und Erde zu erreichen:

1. Der moderne Weg durch Entwicklung, d.h. Schulung des Denkens, Fühlens und Wollens, wie ihn Rudolf Steiner als moderner Mensch, der voll in der Gegenwart und der Naturwissenschaft zu Hause war, selbst gegangen ist und den er für den heutigen Menschen umfangreich erschlossen hat (1904/05), wurde bereits kurz geschildert. Man muß aber klar sehen, daß dieser Weg persönliche Anstrengungen verlangt und daß naturgemäß die meisten Menschen bequemere Wege vorziehen.

2. Die meisten Menschen bleiben bei den «Errungenschaften», d.h. im Grunde genommen bei der materialistischen Denkweise, stehen. Ausdruck dieser Tendenz ist z.B. die physikalische Erforschung des Universums mit Mitteln, die aus den irdischen Verhältnissen gewonnen sind. Es ist selbstverständlich, daß auf diese Weise der Geist nicht erfaßt werden kann. Das gleiche gilt, wenn man heute Leben auf Elektronenkonfigurationen, Spin, Schwingungen usw. oder Seele und Geist auf neurobiochemische Reaktio-

nen zurückführt. Ein charakteristisches Beispiel dafür, wie der Materialismus einfach auf den Geist projiziert wird, ist der Satz: «Geist ist so etwas wie ein Epi-Phänomen, das durch biochemische Abläufe hervorgebracht wird» (D. E. Zimmer).

3. Ein weiterer, zum zweiten polarer Weg, sich dem Geist zu nähern, wird meist als Spiritismus bezeichnet. Menschen, die diesen Weg gehen, versuchen durch Ausschaltung des wachen Bewußtseins einen anderen, leibfreien Zustand zu erreichen (Trance), durch den sie «Wahrnehmungen» haben. Diese können durchaus real sein, doch unterliegen sie dadurch, daß das Bewußtsein ausgeschaltet ist, keinerlei Kontrolle. Vielfach wird sogar versucht, den Geist zu «materialisieren» (Tischerücken, «Erscheinungen» und so weiter). Daß diese Manipulationen, zu denen auch die Hypnose gehört, einen Eingriff in die Freiheit des Menschen darstellen und zumeist ebenfalls unkontrollierbar verlaufen, liegt in der Natur der Sache. In Wirklichkeit wird so zwischen Geist und Materie keine freie Verbindung hergestellt.

Demnach dürften die zwei zuletzt genannten Wege mit einem modernen wissenschaftlichen Vorgehen nicht vereinbar sein. Wohl aber ist der zuerst genannte Weg heute jedermann zugänglich, der bereit ist, sich selbst entsprechend zu schulen.

Vielfach erfolgt der Einwand, daß durch seine besonderen Fähigkeiten und Begabungen vielleicht Rudolf Steiner diesen ersten Weg gehen konnte, daß man ihm aber dann die Ergebnisse seines Forschens doch nur «glauben» könne. Das ist ein grundlegendes Mißverständnis. Selbst wenn nicht jede Erkenntnis des Geistesforschers unmittelbar auch selbst erworben werden konnte, kann sie doch durch das Denken, wenn es sich in der oben geschilderten Weise geschult hat, nachvollzogen werden und ihre innere Wahrheit und Lebendigkeit entfalten. Dieses Verhältnis gilt im übrigen auch für alle anderen Wissenschaften, Berufe und Lebensbereiche. Jeder Mensch kann beispielsweise lernen, Geige oder Klavier zu spielen, zu malen und so weiter. Trotzdem gibt es Künstler, die überragend sind und dann versuchen, ihre Kunst anderen Menschen nahezubringen. Aus gutem Grund gibt es in allen Handwerkssparten Lehrlinge, Gesellen und Meister. Es wäre völlig sinnlos, von einem Lehrling dieselben Fähigkeiten zu verlangen wie von einem Meister.

Ein wesentlicher Einwand, der gerade von wissenschaftlicher Seite vorgebracht wird, ist der, daß man durch die Verbindung mit dem Geist die Sicherheit aufgeben müsse, weil man «den Boden unter den Füßen verliert». Das kann auch tatsächlich passieren, wenn man die Gesetze der geistigen Welt nicht kennt oder sie mißachtet. Berücksichtigt man sie jedoch, erhält man dieselbe Sicherheit wie durch physische Gegebenheiten. Vergleichsweise kann man sagen, daß auch ein tonnenschwerer Gegenstand, nämlich ein Flugzeug, ohne Verbindung mit der Erde sicher in der Luft fliegen kann, wenn nur die dort herrschenden Gesetzmäßigkeiten exakt berücksichtigt werden. Dasselbe gilt für das Leben des Menschen in der geistigen Welt. Da herrschen zwar andere Gesetze als in der physischen Welt, doch müssen sich beide nicht ausschließen. Das Anliegen dieser Ausführungen ist es, gerade dieses Zusammenwirken erkennbar zu machen.

Die der Materie zugrunde liegende Geistigkeit war bei den Alchimisten und Rosenkreuzern noch das eigentliche Ziel ihres Forschens. Daher sind sie keine Vorläufer der heutigen Chemiker. Erst das Abschneiden der Geistigkeit führte zu der isolierten Betrachtung der Materie und damit zur materialistischen Weltauffassung. Hinzu kam, daß die praktische Anwendung dieser Kenntnisse der Materie in der Technik tatsächlich überwältigende Erfolge aufweisen konnte.

Auch wenn die aus dieser Denkweise und Entwicklung sich ergebenden Schwierigkeiten vielfach gesehen werden, wird trotzdem an der Meinung festgehalten, daß die so erfolgreichen Denkgewohnheiten auf materiell-mechanistischer Grundlage ohne weiteres auf andere Gebiete übertragen werden können, z.B. die Biologie (Gen-Technik), Medizin (Bevorzugung physikalischer Apparate vor ärztlicher Fähigkeit; Denken in Wirkungsmechanismen*; Blokkierung von Reaktionen u.a.). Selbst Psychologie oder das soziale Leben sind von dieser Denkweise durchdrungen.

Ein Beispiel dafür, wie ein imaginatives Denken und Empfinden das Denken erweitern kann, ist *Kekulé*, der im Text erwähnt wurde. Durch sein bildhaftes Denken verwandelte er das intellektuelle Denken, es wurde offen und umfassend, also ganzheitlich. Aus einem unmittelbaren sprachlichen Empfinden heraus wurde ein Mensch mit diesem *bild*haften Denken «gebildet» genannt, während ein intellektuelles Teilwissen als «Stückwerk» empfunden wird. Es kommt eben nicht auf das abfragbare, gespeicherte Wissen an, sondern darauf, die Fähigkeit zu entwickeln, das errungene Wissen zu einem Bilde umzuschmelzen, um sich so der «schaffenden Weisheit» (R. Steiner) zu nähern.

In der Entwicklung wurde mit Recht der sogenannte Glaube als bloßes Fürwahr-Halten durch Wissen ersetzt. Ursprünglich bedeutete πιστις (Glaube) jedoch die zum Teil übermenschliche Kraft, «Berge zu versetzen», also einen enormen Willensimpuls, der im Laufe einiger Jahrtausende abnahm. Erst als diese Glaubenskraft schwächer und damit unsicher wurde, kam das Verlangen auf, sich an etwas Gegebenem festzuhalten; man glaubte an etwas, das angeblich dem Denken entzogen war und deshalb dogmatisch festgelegt wurde. Über das «Kirchendogma» glaubt man sich heute hinwegsetzen zu können. In Wirklichkeit hat sich aber der «Glaube an etwas» nur verlagert, z.B. auf Au-

* Wolff, «Zum medizinischen Sprachgebrauch», Merkurstab 1996, S. 273–277.

toritäten oder «wissenschaftliche Ergebnisse»; diese werden oft kritiklos wie ein Dogma übernommen und «geglaubt», dürfen auch nicht mehr hinterfragt werden. Damit ist eine eminente Machtausübung verbunden. Dadurch ist gegeben, daß man entweder die offiziell anerkannte Meinung übernimmt, d.h. sich ihr unterwirft, oder man erleidet etwa dasselbe Schicksal wie früher die Ketzer; nur die Methoden haben sich durch die Jahrhunderte hindurch verändert: Anstelle öffentlichen Verbrennens von Büchern oder des Ketzers selbst ist öffentliches Diffamieren oder aber Totschweigen getreten.

Aus der Kenntnis der Einzelheiten der Materie gelang es, eine nahezu unbegrenzte Menge neuer Substanzen herzustellen, die es vorher auf der Erde nie gegeben hatte. Dabei zeigten diese oft außerordentlich positive Eigenschaften, die weit über die der entsprechenden Naturprodukte hinausgehen. Kein Wunder also, daß der Glaube an die menschliche Schöpferkraft und Machbarkeit unerschütterlich schien. Indem aber, durch die überwältigenden Erfolge angeregt, das Prinzip auch auf andere Bereiche, z.B. Leben, Seele und Geist ausgedehnt wurde, hat man die an der Materie entwickelte Denkweise auf Gebiete übertragen, auf denen sie keine Gültigkeit hat. Da dies nicht durchschaut wurde, war eine dem Seelisch-Geistigen angemessene Begriffsbildung unmöglich. So beschreibt man jeden Vorgang, der sich z.B. innerhalb des Organismus abspielt, in der Medizin als «Wirkungsmechanismus», obwohl man weiß, daß mit Sicherheit kein Mechanismus vorliegt. Im Sinne des Reduktionismus geht man in immer kleinere Einzelheiten und entfernt sich damit vom «Ganzen», d.h. aber von dem Wirkenden und damit der Wirklichkeit. Die Bewegung einer Hand, z.B. eines Pianisten, ist niemals aus der Hand als solcher zu verstehen, sondern nur aus dem «Ganzen», also dem musikalischen Menschen, obwohl nur der Teil Hand für diese bestimmten Bewegungen gebildet und damit unabdingbar ist. Es besteht die Gefahr, daß der ungehemmte Weg in Einzelheiten, obwohl er durchaus sachlich richtige Ergebnisse liefert, letztlich wirklichkeitsfremd wird, weil die Einzelergebnisse ohne Beziehung zum Wesen gesehen werden, das mit der Ganzheit verbunden ist.

Begriffe wie Feldsteuerung, Selbstorganisation, Schwingungsenergetik, Frequenzmuster, autokatalytische Selbstreplikation, Steuerungssubstanzen usw. entspringen dem auf biologische Vorgänge übertragenen Materialismus und gehen am Wesen vorbei. Gewiß kann eine Substanz, beispielsweise ein Hormon, etwas bewirken. Aber woher «weiß» dieses, was es tun soll? Selbst wenn man annimmt, daß die Wirkungsweise «programmiert» ist, bleibt doch die Frage, wer das Programm geschaffen hat. Man kommt also wieder zu übergeordneten Kräften, die sich mit der Substanz verbinden bzw. sich dieser als Instrument bedienen. Nicht von letzteren, also der Materie, gehen die Wirkung und die Entwicklung aus, sondern von den übergeordneten Kräften.

Deren Zusammenhang mit den Substanzen und die Funktion der Substanzen als Instrumente darzustellen ist das Ziel dieser Arbeit.

Es kann sich nicht darum handeln, Theorien «beweisen» zu wollen, sondern darum, Phänomene sich selbst aussprechen zu lassen. Dazu ist es notwendig, ein entsprechendes «Gehör», eine Wahrnehmung zu entwickeln. Voraussetzung ist die Einsicht, daß die Natur und das Leben Gegebenheiten sind, die der Materie übergeordnet sind, und daß es möglich ist, die in ihnen wirkende Weisheit zu erkennen.

Methodisch können nicht noch mehr neue Einzelheiten und kleinere Details weiterführen, sondern nur eine Überschau, der Zusammenhang, das Wirken zwischen den Dingen, nicht das Entziffern, sondern das Lesen-Lernen im Buche der Natur.

Literatur

Anschütz, R. (1929): *August Kekulé.* 2. Band. Biographie und gesammelte Publikationen. Verlag Chemie, Berlin.

Beckh, Hermann (1997): *Die Sprache der Tonart in der Musik von Bach bis Bruckner.* Verlag Urachhaus, Stuttgart, 3., erw. Auflage.

Bindel, Ernst (1958): *Die geistigen Grundlagen der Zahlen. Elemente einer spirituellen Geometrie und Arithmetik.* Verlag Freies Geistesleben, Stuttgart, 5. Aufl. 1998.

– (1985): *Die Zahlengrundlagen der Musik im Wandel der Zeiten.* Verlag Freies Geistesleben, Stuttgart.

– (1932): *Die ägyptischen Pyramiden als Zeugen vergangener Mysterienweisheit.* Verlag Freies Geistesleben, Stuttgart, 5. Aufl. 1979.

Bindel, Ernst und Blickle, Arnold (1985): *Zahlengesetze in der Stoffeswelt und in der Erdenentwicklung.* Verlag Freies Geistesleben, Stuttgart, 4. Auflage.

Boie, Dietrich (1968): *Das erste Auge. Ein Bild des Zirbelorgans aus Naturwissenschaft, Anthroposophie, Geschichte und Medizin.* Verlag Freies Geistesleben, Stuttgart.

Bühler, Walter (1996): *Das Pentagramm und der Goldene Schnitt als Schöpfungsprinzip.* Verlag Freies Geistesleben, Stuttgart.

Bürger, Max (1958): *Geschlecht und Krankheit.* München.

Enquist, Magda (1970): *Gestaltkräfte des Lebendigen.* Vittorio Klostermann, Frankfurt am Main.

– (1975): *Physische und lebensbildende Kräfte in der Pflanze.* Vittorio Klostermann, Frankfurt am Main.

– (1977): *Die Steigbildmethode. Ein Indikator für Lebensprozesse in der Pflanze.* Vittorio Klostermann, Frankfurt am Main.

Fierz-David, H. E. (1945): *Die Entwicklungsgeschichte der Chemie.* Basel.

Hollwig, F. (1979): *The Influence of Ocular Light Perception on Metabolism in Man and Animal.* Springer Verlag, Heidelberg, Berlin, New York.

Husemann, Armin (1993): *Der musikalische Bau des Menschen. Entwurf einer plastisch-musikalischen Menschenkunde.* Verlag Freies Geistesleben, Stuttgart, 3., durchgesehene Auflage.

Husemann, Friedrich / Wolff, Otto: *Das Bild des Menschen als Grundlage der Heilkunst.* Verlag Freies Geistesleben, Stuttgart.

- Band I (1991a): *Zur Anatomie und Physiologie.* 10., überarbeitete und erw. Auflage.
- Band II (1991b): *Zur allgemeinen Pathologie und Therapie.* 5. überarbeitete und erw. Auflage.
- Band III (1993): *Zur speziellen Pathologie und Therapie.* 4. Auflage.

Husemann, Gisbert (1962): *Erdengebärde und Menschengestalt. Das Zinn in Erde und Mensch.* Verlag Freies Geistesleben, Stuttgart.

Huttler, Maximilian (1851): *Die Religionsphilosophie des Raimundus von Sabunda. Ein Beitrag zur Geschichte der Philosophie.* Augsburg. – Neu herausgegeben im Verlag Freies Geistesleben, Stuttgart 1961.

Julius, Frits H.: *Stoffeswelt und Menschenbildung.*

- (1960): Teil I: *Chemie an einfachen Phänomenen dargestellt.* 3. Auflage 1992 unter dem Titel Grundlagen einer phänomenologischen Chemie. Teil I: *Zum Chemieunterricht der Mittelstufe.*
- (1965): Teil II: *Grundlagen einer phänomenologischen Chemie.* 2. Auflage 1988 unter dem Titel *Grundlagen einer phänomenologischen Chemie.* Teil 2: *Zum Chemieunterricht der Oberstufe.*

Kepler, Johannes: *Strena seu de Nive Sexangula. Vom sechseckigen Schnee.* 1611.

Kiene, H.: *Komplementärmedizin – Schulmedizin. Der Wissenschaftsstreit am Ende des 20. Jahrhunderts.* Schattauer Verlag 1994.

Kipp, Friedrich A. (1991): *Die Evolution des Menschen im Hinblick auf seine lange Jugendzeit.* Verlag Freies Geistesleben, Stuttgart, 2., überarbeitete Auflage.

Kolisko, Eugen (1989): *Auf der Suche nach neuen Wahrheiten. Goetheanistische Studien.* Verlag am Goetheanum, Dornach.

Kranich, Ernst-Michael (1997): *Pflanze und Kosmos. Grundlinien einer kosmologischen Botanik.* Verlag Freies Geistesleben, Stuttgart, 3., aktualisierte und erweiterte Auflage.

Lehrs, Ernst (1966): *Mensch und Materie.* Vittorio Klostermann, Frankfurt am Main, 2. erweiterte Auflage.

Lievegoed, Bernard (1992): *Planetenwirken und Lebensprozesse in Mensch und Erde. Beiträge zum Verständnis des Wirkens der von Rudolf Steiner für die Landwirtschaft angegebenen Heilpflanzenkomposte.* Hrsg. vom Forschungsring für Biologisch-Dynamische Wirtschaftsweise. Verlag Freies Geistesleben, Stuttgart, 6. Auflage.

Mees, Leendert F. (1974): *Living Metals.* Regency Press, London. Deutsche Ausgabe: *Lebende Metalle.* Mellinger Verlag, 2. Auflage Stuttgart 1983.

Meffert, Ekkehard (1982): *Nikolaus von Kues. Sein Lebensgang, seine Lehre vom Geist.* Verlag Freies Geistesleben, Stuttgart.

Oberkogler, Friedrich (1987): *Tierkreis- und Planetenkräfte in der Musik. Vom Geistgehalt der Tonarten.* Novalis Verlag, Schaffhausen.

Pelikan, Wilhelm (1981): *Sieben Metalle. Vom Wirken des Metallwesens in Kosmos, Erde und Mensch.* Verlag am Goetheanum, Dornach, 4., erweiterte Auflage.

Roßlenbroich, Bernd (1994): *Die rhythmische Organisation des Menschen. Aus der chronobiologischen Forschung.* Verlag Freies Geistesleben, Stuttgart.

Sahm, Friedhelm (1959): *Gibt es eine Abhängigkeit der Harnsäure-Harnstoff-Ausscheidung von geistiger Arbeit und äußerem Temperatureinfluß?* Dissertation, Heidelberg.

Scaligero, Massimo (1993): *Traktat über das lebendige Denken.* Stuttgart.

– (1991): *Die Logik als Widersacher des Menschen.* Stuttgart.

Schad, Wolfgang (Hrsg., 1992): *Die menschliche Nervenorganisation und die soziale Frage.* Verlag Freies Geistesleben, Stuttgart. – Teil I: *Ein anthropologisch-anthroposophisches Gespräch.*

– Teil II: *Dokumentarischer Anhang.*

Schmidt, Th. H. (1974): *Musik und Kosmos als Schöpfungswunder.* Frankfurt.

Selawry, Alla: *Wissenschaft der Metalltherapie von Organ und Psyche.*

– (1963): Band I: *Zinn und Zinn-Therapie.* Verlag Freies Geistesleben, Stuttgart.

– (1966): Band II: *Silber und Silber-Therapie.* Verlag Freies Geistesleben, Stuttgart.

Selawry, Alla und Oleg (1957): *Die Kupferchlorid-Kristallisation in Naturwissenschaft und Medizin.* Stuttgart.

Steiner, Rudolf (das Werk erscheint innerhalb der Gesamtausgabe = GA im Rudolf Steiner Verlag, Dornach/Schweiz):

– (1984–1897). J. W. Goethe: *Naturwissenschaftliche Schriften.* Mit Einleitungen, Fußnoten und Erläuterungen im Text herausgegeben von Rudolf Steiner. Photomechanischer Nachdruck nach der Erstauflage in «Kürschners Deutsche National-Litteratur». Fünf Bände. GA 1a-e.

– (1893): *Grundlinien einer Erkenntnistheorie der Goetheschen Weltanschauung.* GA 2.

– (1894): *Die Philosophie der Freiheit. Grundzüge einer modernen Weltanschauung – Seelische Beobachtungsresultate nach naturwissenschaftlicher Methode.* GA 4.

– (1904): *Theosophie. Einführung in übersinnliche Welterkenntnis und Menschenbestimmung.* GA 9.

– (1904/05): *Wie erlangt man Erkenntnisse der höheren Welten?* GA 10.

– (1907): Vortrag am 15. September 1907; in: *Mythen und Sagen. Okkulte Zeichen und Symbole.* GA 101.

– (1910): *Die Geheimwissenschaft im Umriß.* GA 13.

– (1910a): *Die Geheimnisse der biblischen Schöpfungsgeschichte.* GA 122.

– 1911a): Vortrag am 1. Oktober 1911, Fragenbeantwortung; in: *Das esoterische Christentum und die geistige Führung der Menschheit.* GA 130.

– (1914): *Die Rätsel der Philosophie in ihrer Geschichte als Umriß dargestellt.* GA 18.

– (1916): *Vom Menschenrätsel. Ausgesprochenes und Unausgesprochenes im Denken, Schauen, Sinnen einer Reihe deutscher und österreichischer Persönlichkeiten.* GA 20.

– (1921): Vortrag am 15. April 1921; in: *Geisteswissenschaftliche Gesichtspunkte zur Therapie.* GA 313.

– (1922a): Vortrag am 19. September 1922; in: *Die Erkenntnis des Menschenwesens nach Leib, Seele und Geist. Über frühe Erdzustände.* GA 347.

– (1922b): Vortrag am 22. Oktober 1922; in: *Geistige Zusammenhänge in der Gestaltung des menschlichen Organismus.* GA 218.
– (1922c): Vortrag am 28. Oktober 1922; in: *Heileurythmie.* GA 315.
– (1923a): Vortrag am 13. Januar 1923; in: *Über Gesundheit und Krankheit. Grundlagen einer geisteswissenschaftlichen Sinneslehre.* GA 348.
– (1923b): Vortrag am 10. Oktober 1923; in: *Mensch und Natur. Das Wirken des Geistes in der Natur. Über das Wesen der Bienen.* GA 351.
– (1923c): Vortrag am 16. Oktober 1923; in: *Erziehung und Unterricht aus Menschenerkenntnis.* GA 302a.
– (1923d): *Der Mensch als Zusammenklang des schaffenden, bildenden und gestaltenden Weltenwortes.* GA 230.
– (1924): Vortrag am 11. Juni 1924; in: *Geisteswissenschaftliche Grundlagen zum Gedeihen der Landwirtschaft.* Landwirtschaftlicher Kursus. GA 327.
– (1925): *Grundlegendes für eine Erweiterung der Heilkunst nach geisteswissenschaftlichen Erkenntnissen.* Zusammen mit Ita Wegman. GA 27.

Thun, Maria (1994): *Hinweise zur Konstellationsforschung.* Maria Thun Verlag, Biedenkopf, 8. Auflage.

Voronkov, Zelchan u.a. (1975): *Silicium und Leben.* Berlin.

Wolff, Otto: *Zur Physiologie der Metalle.*
– (1954): I. Silber und Blei. *Beiträge zu einer Erweiterung der Heilkunst,* S. 175–185.
– (1955): II: Kupfer und Eisen. *Beiträge zu einer Erweiterung der Heilkunst,* S. 15–30. Vgl. auch das Kapitel «Die sieben Metalle» in Husemann/Wolff, Bd. 2, 1991b.
– (1992): Nerv und Muskel. Biochemische Grundlagen zum Verständnis ihrer Funktionen; in: Schad, W.: *Die menschliche Nervenorganisation und die soziale Frage,* Teil I. Verlag Freies Geistesleben, Stuttgart.
– (1993a): Das hyperkinetische Syndrom; *Der Merkurstab* 1993, S. 1 ff.
– (1993b): Zur Osteoporose – Pathogenese und Therapie; *Der Merkurstab,* S. 440–447.
– (1994a): Zur therapeutischen Anwendung der ungesättigten Fette, insbesondere Gamma-Linolensäure und Omega-3-Fettsäuren; *Der Merkurstab,* S. 165–170.
– (1994b): Taurin – ein neuer Wirkstoff in Erfrischungsgetränken; *Der Merkurstab,* S. 588–594.
– (1994c): Zur Wesenserkenntnis der Alzheimerschen Erkrankung; *Der Merkurstab, S.* 89–97.
– (1995): Zur Osteoporose. Grundlage eines neuen Konzeptes zur Pathologie und Therapie; *Erfahrungsheilkunde,* Heft 9, S. 563–567.
– (1996): Vom Wesen des Fluors; *GZM (Zahnmed. Zeitschrift) Praxis und Wissenschaft,* Heft 2, S. 21–25.

Sachregister

Über den Autor

Dr. med. Otto Wolff (1921 – 2003): Nach dem medizinischen Staatsexamen war er in der Klinik tätig, mit besonderer Forschungsrichtung Biochemie. Danach niedergelassen als praktischer Art und Schularzt. Während vieler Jahre arbeitete er in der Heilmittelforschung und -entwicklung. In den letzten Jahren entfaltete er eine umfangreiche Lehrtätigkeit in Europa, Nord- und Südamerika und Afrika.

Im Verlag Freies Geistesleben sind von ihm erschienen: *Anthroposophisch orientierte Medizin und ihre Heilmittel; Heilmittel für typische Krankheiten; Die naturgemäße Hausapotheke; Das Bild des Menschen als Grundlage der Heilkunst* (3 Bde.) und *Was essen wir eigentlich?*

Friedrich Husemann / Otto Wolff

DAS BILD DES MENSCHEN ALS GRUNDLAGE DER HEILKUNST

Entwurf einer geisteswissenschaftlich orientierten Medizin

Band 1
Zur Anatomie und Physiologie
268 Seiten, Leinen

Band 2
Zur allgemeinen Pathologie und Therapie
460 Seiten, Leinen

Band 3
Zur speziellen Pathologie und Therapie
623 Seiten, Leinen

Dieses Standardwerk der anthroposophischen Medizin gibt einen umfassenden Einblick in ihre Methoden und in alle Bereiche ihres Wirkens.

Verlag Freies Geistesleben

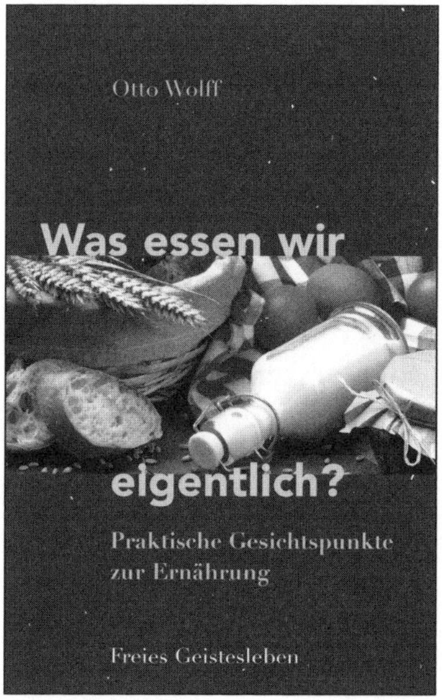

Otto Wolff
Was essen wir eigentlich?

Praktische Gesichtspunkte
zur Ernährung
133 Seiten, gebunden

Welche Lebensmittel können wir mit gutem Gewissen zu uns nehmen? Was ist gesünder: Butter oder Margarine? Ist Rohkost gekochtem Gemüse vorzuziehen? Welche Milch- und welche Backprodukte sind besonders empfehlenswert?
Diesen Fragen widmet sich Dr. med. Otto Wolff in seinen Betrachtungen. Er zeigt, dass nicht nur die Stoffe und Substanzen als solche uns ernähren, sondern auch die feineren Lebenskräfte in ihnen eine Rolle spielen.
Das Buch bietet dem Verbraucher wichtige Urteilsgrundlagen über die Bestandteile der Ernährung und die eigenen Essensgewohnheiten. Die Themen reichen von Rohkost und Gemüse über Milch, Brot und Eier bis zu Zucker, Fett, Vitaminen und Lebensmittelzusätzen.

Verlag Freies Geistesleben

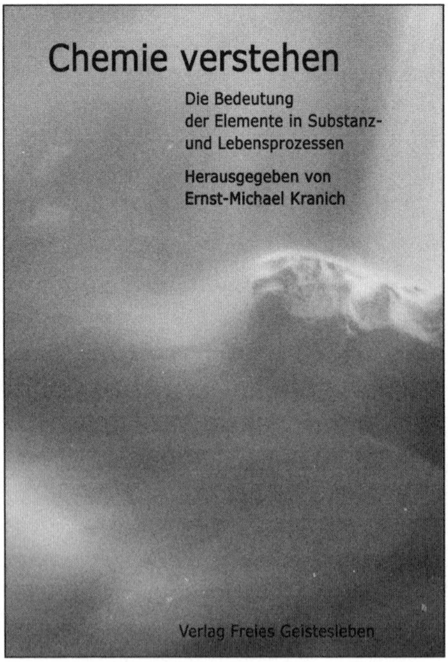

Chemie verstehen

Die Bedeutung der Elemente in Substanz- und Lebensprozessen
Hrsg. von Ernst-Michael Kranich
Mit Beiträgen von Gottfried Beyer, Gunter Gebhard, Ernst-Michael Kranich, Elmar Schroeder und Volker Seelbach
376 Seiten, gebunden

Die Chemie ist eines der wichtigsten Gebiete der Naturerkenntnis, denn die Natur erscheint überall in einem materiellen Gewand, das durch chemische Prozesse entstanden ist und fortwährend neu gebildet wird. Dennoch ist die Chemie bis heute ein Bereich, der dem Verstehen weitgehend verschlossen ist. Die Autoren dieses Buches versuchen dieses Dilemma zu beseitigen und eine Betrachtungsweise zu entwickeln, die das Gebiet der Chemie dem Verstehen erschließt.

Verlag Freies Geistesleben